实用临床外科学诊治

主编◎ 徐晓炜 王 静 赵 刚

天津出版传媒集团

天津科学技术出版社

图书在版编目(CIP)数据

实用临床外科学诊治 / 徐晓炜,王静,赵刚主编.
--天津:天津科学技术出版社,2019.7
ISBN 978-7-5576-6953-9

Ⅰ.①实… Ⅱ.①徐…②王…③赵… Ⅲ.①外科–疾病–诊疗
Ⅳ.①R6

中国版本图书馆CIP数据核字(2019)第153131号

实用临床外科学诊治
SHIYONG LINCHUNAG WAIKEXUE ZHENZHI
责任编辑:王连弟　王　冬
责任印制:兰　毅
出版:天津出版传媒集团
　　　天津科学技术出版社
地址:天津市西康路35号
邮编:300051
电话:(022)23332369
网址:www.tjkjcbs.com.cn
发行:新华书店经销
印刷:山东道克图文快印有限公司

开本 787×1092　1/16　印张 22.5　字数 532 000
2019年7月第1版第1次印刷
定价:108.00元

《实用临床外科学诊治》
编委会

主　编

徐晓炜　聊城市中医医院

王　静　聊城市中医医院

赵　刚　聊城市中医医院

前　　言

随着医学科学技术的发展,国内医学领域新理论、新技术、新方法不断涌现,各科疾病的基础理论研究、临床诊断和治疗均取得了巨大进展。为了便于广大临床医师,尤其是基层医疗单位的医务工作者在较短时间内,系统、全面地了解掌握各科疾病的基础理论、临床诊断与治疗,我们特组织有丰富临床经验的医学专家编写本书本。

本书共十五章,内容包括外科休克、外科感染、颈部疾病、乳腺外科疾病、腹外疝、胃和十二指肠疾病、阑尾疾病、胰腺疾病、脾脏疾病、神经外科疾病、胸心外科疾病等常见病的诊断要点、鉴别诊断要点、治疗原则等内容。内容丰富、文字简练、深入浅出,是广大基层医师,尤其是临床医师必备的参考书。

感谢所有参与编写本书的相关学科的专家在繁忙紧张的工作之余对本书的大力支持,书中难免有不足之处,敬请广大读者同仁提出宝贵意见。

编　者

目　　　录

第一章　外科休克

第一节　概论

【基本概念】

1.定义

休克是有效循环容量锐减,组织器官微循环灌注急剧下降为基本特征的急性循环功能衰竭,它是一个由多种病因引起的综合征。其结果是组织的代谢需要得不到满足、炎性介质释放、细胞损伤、细胞功能障碍、器官损害和患者死亡。目前,人们认为休克是从亚临床阶段的组织灌注不足到多器官功能不全综合征(MODS)发展的连续过程。

2.休克的共同特点

有效循环血量急剧减少。有效循环血量是指单位时间内通过心血管系统进行循环的血量,不包括贮藏于肝、脾或滞留于毛细血管内的血量。有效循环血量的维持主要依赖充足的血容量、有效的心排血量和良好的周围血管张力。其中周围血管张力分为阻力血管(后负荷),主要指动脉和小动脉;毛细血管和容量血管(前负荷)。动脉系统的阻力改变、血液的重新分布、毛细血管的开放充盈程度、动静脉分流的改变、静脉容量血管的扩张、血容量的变化和心功能的改变决定了休克的不同特性,也在很大程度上影响了休克治疗方法的实施。

若组织的灌注能得到及时恢复,则细胞损伤可逆;否则,为不可逆。因此,恢复对组织细胞的供氧、促进其有效利用,重新建立氧的供需平衡和保持正常细胞功能是治疗休克的关键环节。组织器官灌注不足不是同时发生的,最早是肠系膜血管,之后是骨骼肌,最后才是肾和肝。

【分类】

1.按病因分类

①失血性休克;②烧伤性休克;③创伤性休克;④感染性休克;⑤过敏性休克;⑥心源性休克;⑦神经源性休克。

2.按发生休克的起始环节分类

按影响有效循环血量的三大因素分为:①低血容量性休克,见于循环容量丢失。②心源性休克,基本机制是泵功能衰竭,CO下降。③管源性休克,又称分布性休克,基本机制是血管的舒缩调节功能异常。这类休克中,一部分表现为体循环阻力降低,导致血液重新分布,主要见于感染性休克。另一部分表现为体循环阻力正常或增高,主要是容量血管扩张、循环血量相对不足,见于神经阻断、脊髓休克等神经损伤和麻醉药过量。④梗阻性休克,又可进一步分为心内梗阻性休克和心外梗阻性休克。基本机制是血流的主要通道受阻,见于腔静脉梗阻、心包缩窄或心脏压塞、心瓣膜狭窄、肺动脉栓塞及主动脉夹层动脉瘤。

【病理】

1.组织缺氧

休克的本质是组织灌注不足导致的组织缺氧。氧是维持细胞代谢和功能的重要营养底物。组织缺氧的主要环节是 DO_2 不足、VO_2 增加或氧利用障碍(线粒体功能不良)。当氧需超过 DO_2 时,即形成氧债。

低血容量性休克、心源性休克和梗阻性休克的共同特点是 DO_2 减少。所以这三类休克的治疗原则是控制原发疾病和提高 DO_2。感染所致的分布性休克则表现出了极为不同的特性,由于全身炎症反应,氧需增加和利用障碍,尽管 DO_2 在正常范围甚至高于正常范围,仍有氧债。

2.酸中毒

血乳酸值升高,提示有氧债,乳酸值升高与死亡率成正相关,但是,血乳酸值升高并不一定都伴细胞乏氧。如肝功能不佳时,乳酸不能被清除,血乳酸可持续升高,细胞并无乏氧。有氧高代谢时,血乳酸也可升高。血乳酸盐/丙酮酸盐(L/P)比值是判断细胞有无乏氧的良好指标,无氧酵解时 L/P 比值明显升高。

轻度酸血症(pH>7.2)时儿茶酚作用为主:HR 增快、CO 增加、血管收缩。

重度酸血症(pH<7.2)时酸的作用为主:HR 降低、CO 降低、血管扩张。甚至恶性心律失常和 DIC。

3.循环重分布

循环对低灌注和低氧血症的反应是选择性的循环再分布。减少皮肤、皮下组织和胃肠道的血流,从而保证心、脑等重要脏器的 DO_2。久之,肠道发生不可逆性损害、全身炎症反应加重,导致 MODS。

4.肠道在休克中的作用

肠道功能障碍是休克的表现之一,也是各类休克后期的共同归途,是不可逆休克和MODS 的加速器。肠道损伤的机制是黏膜乏氧和再灌注损伤。正常内脏血流占心排血量的15%~20%。休克时,内脏血流明显减少,黏膜缺血、细胞乏氧、再灌注损伤接踵而至,使病情进一步恶化。肠黏膜损伤的结局是黏膜通透性增加,肠内细菌或细菌毒素移位进入循环,使SIRS 发展、触发 MODS。

【临床表现】

1.隐性代偿性低血容量

健康人血容量丢失 10%~15%,BP、P 和 CO 变化不大,表现口渴、UO 减少,饮水后即可改善。患者则代偿受限,入水又受医生控制,就容易发生低血容量。隐性代偿性低血容量的主要临床表现是倦怠、恶心和呃逆等中枢神经系统症状,尿液检查示尿渗透压升高和尿钠浓度降低,对口渴者要注意评估容量情况。

2.显性代偿性低血容量

休克的"代偿"是以内脏血流减少为代价的。表现为精神紧张、交感兴奋(面色苍白、手足湿冷),心血管系统兴奋(P 增快、SBP 增高、PP 变小)、R 增快、UO 正常或减少。补液试验和头低足高卧位后 P 和 R 减慢。

3.失代偿性低血容量

表情淡漠、精神错乱、黑蒙(视网膜血供不足)、颈外静脉萎瘪(心源性休克除外)、SBP<90mmHg(12kPa)、脉细速100～120次/分、口渴。重度休克时,口唇、肢端发绀,全身皮肤苍白、湿冷,脉搏扪不清,血压测不到,少尿甚至无尿。皮肤、黏膜出现瘀斑或有消化道出血,提示有弥散性血管内凝血。出现进行性呼吸困难或叹气样吸气,吸氧不能改善呼吸状况,提示呼吸窘迫综合征。

【诊断】

1.一般监测

血容量减少最早的体征是直立性心率加快,然后是直立性低血压和卧位低血压。BP、HR、Hct、UO、毛细血管再充盈时间和皮肤温度等指标异常,已非休克早期表现;反之,这些指标正常,也不能反映休克逆转情况,因为它不能反映氧债和组织灌注情况,即使尿量满意、MAP>80mmHg也不能说明组织没有隐性乏氧。由于机体的代偿机制极为复杂,加上复苏用药的效应交互作用,有时PCWP也不能完全反映血容量情况。

(1)精神状态:反映脑组织灌流。例如患者神志清楚,对外界的刺激能正常反应,说明患者循环血量已基本足够;相反,若患者表情淡漠、不安、谵妄或嗜睡、昏迷,反映脑血液循环不良。

(2)肢体温度、色泽:反映体表灌流。如患者的四肢温暖(蹲趾温暖提示血流动力学稳定)、皮肤干燥,轻压指甲,局部暂时缺血呈苍白,松压后色泽迅速转为正常,表明末梢循环已恢复、休克好转;反之,则说明休克情况仍存在。但影响因素很多,客观性差。肤色灰白伴甲床苍白都说明血容量严重不足。

毛细血管充盈时间:将手放在心脏水平,压迫中指末节指骨5秒,观察色泽转为正常所需的时间。正常人男性2秒,女性3秒,老人4秒。

(3)BP:BP的个体差异很大。休克一般都伴有低血压,但休克不一定都有低血压。SBP反映SVR,DBP反映血容量,PP反映CO和血容量。PP的大小往往表示休克的存在与否。PP<40mmHg提示CO降低。PP<20mmHg、SBP正常,提示组织灌注不足。PP正常、SBP80～90mmHg,提示组织灌注尚可。维持稳定的BP在休克治疗中十分重要。BP并不是反映休克程度最敏感的指标,观察BP情况时,还要强调比较。通常认为SBP<90mmHg或高血压患者较原基础水平下降20%以上、PP<20mmHg、UO<25ml/h是休克诊断的重要依据;BP回升、PP增大则是休克好转的征象。

(4)脉搏:脉率和脉搏强度往往比血压更灵敏。脉搏增快是血容量不足最早的体征,之后才出现直立性血压下降和卧位血压下降。当血压还较低,但脉率已恢复且肢体温暖者,常表示休克趋向好转。触及桡动脉脉搏示血压≥80mmHg,扪及股动脉脉搏示血压≥70mmHg,未及颈动脉搏动示收缩压<60mmHg。常用脉率/收缩压(mmHg)计算休克指数,帮助判定休克的有无及轻重。指数为0.5多提示无休克;>1.0～1.5提示有休克;>2.0为严重休克。

(5)UO:反映肾灌流状况,<20ml/h表示休克严重;>30ml/h,反映肾脏血流灌注良好。

(6)Hct:<0.35需输血,>0.35应通过输液扩容或输血浆。

2.血流动力学监测

(1)CVP:正常人的CVP在-2～5cmH$_2$O,休克时要求CVP维持在5～8cm H$_2$O的理想

水平。CVP 受血管容量、右心功能、胸膜腔内压以及血管张力等诸多因素影响,仅当输液试验前后或利尿试验前后测得的 CVP 才可正确解读。①CVP 高($>14cmH_2O$)提示容量超负荷或右心功能不全,也见于胸膜腔内压高或血管强烈收缩,应结合血压和尿量分析鉴别;②CVP 低提示容量不足,也见于急性左心室衰竭;③在无充血性心衰竭的患者,颈静脉充盈的变化反映了血容量的变化,也间接反映了全身钠含量的变化;④仰卧时,颈静脉萎瘪提示血容量不足,需要输含钠溶液。CVP 低提示血容量不足。

低血容量情况下一般主张从右颈内静脉途径测 CVP,锁骨下静脉穿刺不容易成功,并且出血和气胸等并发症的发生率陡然增多。若患者在头低足高卧位无不适,颈静脉依然萎瘪,明智而安全的方法是在 30~60 分钟内先从外周静脉输入 500ml 胶体液,然后再穿刺。很少有患者会在输入胶体液后病情恶化,应立即停止输液,患者取坐位。

(2)PCWP:Swan-Ganz 管头部的气囊充盈后在呼气末测得的压力称为 PCWP,正常值 15~18mmHg(2.0~2.4kPa),该压力反映的是左房压力和左心室功能,严重二尖瓣狭窄除外。PCWP 比 CVP 能更准确地反映血容量,尤其在重症患者。充血性心力衰竭前,PC-WP 就明显升高。

PCWP 提供的是左室充盈压。要注意的是,PCWP 和右房压不仅受循环血量影响,而且受血管收缩程度、左右心的顺应性以及疼痛和激动等交感张力影响。PCWP 低提示低血容量,PCWP 高并不代表容量充足。

(3)CO:通过热稀释法可测得 CO,该数值应在呼吸周期的同一时相反复测定,取其均值。正常值为 4~6L/min。CO 是判断心源性休克的好指标,但是,对大多数外科患者来说,CO 并不是一个好指标。

(4)CI:CI=CO/体表面积(m^2)。正常值为 2.5~3.5L/(min·m^2)。

3.血电解质监测

4.氧代谢监测

脉搏血氧饱和度仪(脉氧仪)或肺动脉插管(Swan-Ganz 管)可提供许多血流动力学参数和 DO_2 资料,有助于指导治疗和维持心功能。肺动脉插管时,3%~5%的人可发生并发症,如气胸、血胸、动脉损伤、气栓、静脉血栓形成、肺动脉破裂、导管打结、瓣膜损伤、导管全身性感染和心律失常。

(1)DO_2 与 VO_2:间断动态监测 DO_2、VO_2 和 O_2 ext,可早期发现休克、了解组织灌注的纠正情况。

1)DO_2 指单位时间内由左心室送往全身组织的氧的总量。$DO_2(ml/min)=CaO_2(ml/L)\times CO(L/min)$,正常值为 1000ml/min[550~650ml/(min·m^2)]。CaO_2 主要取决于动脉 SaO_2 和 Hgb 含量。

$$CaO_2(ml/L)=[SaO_2\times1.34\times Hgb(g/dl)+0.0_23\times PaO_2(kPa)]\times10$$

$$CaO_2(ml/L)=[SaO_2\times1.34\times Hgb(g/dl)+0.003\times PaO_2(mmHg)]\times10$$

式中 $SaO_2\times1.34\times Hgb$ 为结合氧,而 $0.0_23\times PaO_2$ 为物理溶解氧。据此,可以认为,DO_2 主要受循环系统(CO)、呼吸系统(SaO_2)和血液系统(Hgb)影响。正常 Hgb 为 15,SaO_2 为 97%,PaO_2 为 80mmHg(10.7kPa),CaO_2=200ml O_2/L。

2）VO_2 指单位时间内组织从循环中摄取的氧量。$VO_2 = (CaO_2 - CvO_2) \times CO$，也可通过代谢仪直接测定。70kg 的人在基础状态下的 VO_2 为 $200 \sim 260ml$ O_2/min，此时的（$CaO_2 - CvO_2$）为 $(5 \pm 1)ml/dl$。当 VO_2 随 DO_2 增加而增加时，称为氧输送依赖性氧耗。此时的 VO_2 ＜机体的氧需，存在氧债。正常人静息 VO_2 为 250ml/min，DO_2 为 1000ml/min，剩余 750ml/min，因此 CvO_2 为 150ml/L，$CaO_2 - CvO_2 = 50ml/L$。

3）O_2ext 指全身组织对动脉氧的摄取率。O_2 ext $= VO_2/DO_2 = (CaO_2 - CvO_2)/CaO_2$，正常值为 0.25。$O_2$ ext＞0.35 提示组织摄取氧增多，DO_2 不足。低血容量或心源性休克时，DO_2 降低明显，而反映 O_2ext 的动静脉氧差增大。

（2）SvO_2 和 MvO_2：抽取肺动脉血检测，正常 SvO_2 为 75％，MvO_2 为 5.3kPa。SvO_2 由 DO_2 与 VO_2 决定。SvO_2 低提示 DO_2 不足（CO 低、Hgb 低或 SaO_2 低）或 VO_2 增加，混合静脉血氧监测可早期发现 DO_2 不足或血流动力学紊乱。感染性休克的早期即可出现氧供依赖性氧耗，表现为 SvO_2 不降低或上升、动静脉氧差缩小。这种氧代谢的障碍可能与细胞水平上氧利用障碍，或是微循环中动静脉短路开放、血流分布不当有关。

MvO_2 增高提示 VO_2 减少、A-V 短路、PaO_2 增高或 Hgb 氧离曲线左移。MvO_2 降低提示 VO_2 增加，MvO_2＜27mmHg 细胞代谢已不能维持，＜20mmHg 为不可逆性休克。部分组织高灌注，另一部分组织低灌注，MvO_2 可表现为正常。

（3）动脉血乳酸盐和 L/P 比值：血乳酸盐正常值 $0 \sim 2mmol/L$。血乳酸水平升高能反映低灌注及休克的严重程度，与休克患者的存活率呈负相关。当血乳酸＞12mmol/L，死亡率＞90％。正常 L/P 比值＜10，＞15 提示细胞乏氧。

（4）动脉血气：测 pH、HCO_3^-、PaO_2 和 $PaCO_2$。正常值：PaO_2 为 $80 \sim 100mmHg$（$10.7 \sim 13kPa$），$PaCO_2$ 为 $36 \sim 44mmHg$（$4.8 \sim 5.8kPa$），pH 为 $7.35 \sim 7.45$。$PaCO_2$ 超过 $45 \sim 50mmHg$（$5.9 \sim 6.6kPa$），常提示肺泡通气功能障碍；PaO_2 低于 60mmHg（8.0kPa），吸入纯氧仍无改善者可能是 ARDS 的先兆。

（5）胃肠黏膜内 pH（pHi）：在休克组织灌流中胃黏膜首先受影响，而复苏后恢复最迟，pHi 可反映局部缺氧情况。

5.DIC 监测

对疑有 DIC 的患者，应了解血小板的数量和质量、凝血因子的消耗程度及反映纤溶活性的多项指标。当下列五项检查中出现三项以上异常，加之临床上有休克及微血管栓塞症状和出血倾向，便可诊断 DIC。包括：①血小板计数低于 $80 \times 10^9/L$；②凝血酶原时间比对照组延长 3 秒以上；③血浆纤维蛋白原低于 1.5g/L 或呈进行性降低；④3P 试验阳性；⑤血涂片中破碎红细胞超过 2％等。

【治疗】

原则是迅速恢复组织灌注、输送足量的氧到组织，积极治疗原发病。近年强调氧供应和氧消耗超常值的复苏概念，要求达到下列标准：DO_2＞600ml/（min·m²），VO_2＞170ml/（min·m²），CI＞4.5L/（min·m²）；最终目标是防止 MODS。

1.一般紧急措施

维持呼吸道通畅，用面罩或鼻管给氧。尽快控制活动性出血，压迫、包扎出血创口。尽早建立外周静脉通道,采集血样以供血型及交叉配合试验,开始液体复苏治疗。充气抗休克裤适用于休克患者院前急救。身体平躺,头胸部稍抬高以利呼吸,下肢抬高 $200 \sim 300$ 以利静脉回流。注意保暖。

2.保持理想的 DO_2

理想的 DO_2 依赖于 SaO_2、Hgb 浓度和 CO,应保持 $SaO_2 > 90\%$。如扩容效果不理想,应考虑输入红细胞,一般主张将 Hgb 维持在 $110 \sim 130 g/L$。增加 DO_2 最有效的环节是 CO。

轻度休克,单用输液即可纠正,不必监测血流动力学。

中、重度休克应该用 Swan-Ganz 管来指导治疗,以获得最佳 $C()(> 4.5L/min)$ 和 $DO_2[> 600ml/(min \cdot m^2)$ 或输送非依赖性氧耗]。扩容至 PCWP 在 $15 \sim 18mmHg$、$SvO_2 > 65\% \sim 70\%$、MAP $60 \sim 80mmHg(8 \sim 10.7kPa)$、输送非依赖性氧耗最理想。无条件用 Swan-Ganz 管来指导治疗时,复苏的目标为:血压恢复($SBP > 120mmHg(16kPa)$ 或 MAP$60 \sim 80mmHg$、HR 下降(< 90 次/分)、UO 增多$[> 60ml/h$ 或 $0.5 \sim 1ml/(kg \cdot h)]$、酸中毒纠正。

休克时输液的速度、量及种类取决于体液丢失的程度。开始时可按 $10 \sim 25ml/(kg \cdot h)$ 快速输入乳酸钠林格液,严重容量不足可以在开始 $10 \sim 15$ 分钟快速输入 $1000 \sim 1500ml$。若晶体液扩容效果不理想,应考虑输入红细胞(保证理想的 Hgb)或胶体液。晶体液扩容的缺点是时效短、效力低,1 小时后,仅 25% 存在于血管内。胶体液可根据情况选用中分子羟乙基淀粉、右旋糖酐或白蛋白。要注意的是大量输注胶体液对肺和肾功能不利。

主张胶体液复苏者认为大分子物质在血管内滞留时间长,有利于血压的维持。但是,主张晶体液复苏者认为白蛋白会漏至血管外,休克时更容易漏出,因此,用晶体液复苏更安全,且晶体液价格低廉、来源丰富。作者认为,如果目的是增加前负荷、增加心排血量和血液,用晶体液即可;若目的是提高氧输送,则应该补充红细胞。

补液试验:在 10 分钟内输入 $100 \sim 200ml$ 等渗晶体液,若 PCWP(CVP)升高 $< 3mmHg (2cmH_2O)$,提示容量不足,应扩容;若 PCWP(CVP)升高 $> 7mmHg(5cmH_2O)$,提示容量补足或心功能不全,应停止输液。此称 3-7(2-5)规则。

3.心血管药物

休克时应用血管活性药物的主要目的是提高组织的血流灌注。药物输注最好采用输液泵,精确调控,并监测 BP、P、CVP 等,通常应维持 $SBP \geqslant 110 \sim 130mmHg(14.7 \sim 17.3kPa)$,$DBP \geqslant 60 \sim 80mmHg(8.0 \sim 10.6kPa)$。

前负荷补足后,若病情无好转,应该考虑用正性肌力药物,常用于休克治疗的正性肌力药物有多巴酚丁胺、肾上腺素以及去甲肾上腺素,应用哪种药物最佳无定论,随医生而异。

(1)血管活性药物:血管收缩药可增加血压,但有可能减少组织灌注,作为应急措施可暂时升高血压,保证重要生命器官灌注。常用于休克治疗的心血管药物有多巴胺、多巴酚丁胺、去甲肾上腺素以及异丙肾上腺素等交感胺类药物。

1)去甲肾上腺素:血管收缩剂,兴奋 α 受体,收缩外周血管,升高血压,扩张冠状动脉,可激活 β1 受体而增加心肌收缩力与心排血量。半衰期为 $2 \sim 3$ 分钟,可以 $0.5 \sim 2mg$ 加入 5% 葡萄糖溶液 $100ml$ 中静脉滴注,通过调节滴速以达到预期作用。

2)多巴胺:为最常用的血管活性药物,作用与浓度有关 $0.1 \sim 2\mu g/(kg \cdot min)$ 时,激活多巴胺受体,扩张肾、肠系膜及内脏血管,拮抗休克时的肾血管收缩,此剂量无正性肌力作用。浓度为 $3\sim10\mu g/(kg\cdot min)$ 时,激活 β2 受体,增加心率、心肌收缩性与心排血量。剂量 $>15\mu g/(kg\cdot min)$ 时,主要兴奋 α 受体,起血管收缩作用。

3)多巴酚丁胺:有很强的 α1 兴奋作用,增加心肌收缩性、心率与心排血量,降低肺动脉楔压,很少诱发心律失常。多巴酚丁胺静脉滴注的起始浓度通常为 $2\sim5\mu g/(kg\cdot mln)$,然后渐增加至出现心毒性(异位节律)。

4)异丙肾上腺素:纯 α 受体兴奋剂,增加心肌收缩性、心率与心排血量,扩张肠系膜与骨骼肌血管床。对心源性休克,异丙肾上腺素可增加异位心律的出现,应慎用。

(2)血管扩张剂:可降低血管阻抗、降低心脏后负荷,扩张微循环血管,改善心脏功能。要求收缩压≥90mmHg。用血管扩张剂的指征是持续血管收缩、少尿、CVP 或 PCWP 增高,有肺水肿。使用剂量要小,四肢温暖转红后立即停用,否则可引起血压骤降,导致不良后果。

1)硝普钠:作用开始迅速,持续时间为 $1\sim3$ 分钟,同时扩张小动脉与静脉,降低前、后负荷及心室充盈压,增加每搏量。持续静脉滴注,速度控制在 $20\sim100\mu g/min$。初始量宜小,每 $5\sim10$ 分钟增加 $10\mu g/min$,以达到预期效果。使用时注意避光,长时间大剂量使用可致硫氰酸中毒。

2)酚妥拉明:α 受体阻断剂,扩张动脉与静脉,降低外周血管阻抗,可使血压下降。主要降低后负荷,可用于低排高阻型心源性休克、肺水肿等情况。使用时以 $20\sim40mg$ 加入葡萄糖液中缓慢滴注,作用时间长,应注意补充血容量,以免引起血压骤降的不良反应。

3)山莨菪碱(654-2):是抗胆碱能药物,可解除平滑肌痉挛使血管舒张,改善微循环。还可通过花生四烯酸代谢,降低白三烯、前列腺素的释放而保护细胞,是良好的细胞膜稳定剂。用于休克治疗时,静脉注射每次 $10mg$,每 15 分钟 1 次,或 $40\sim80mg/h$ 持续静脉滴注,直到症状改善。

(3)洋地黄类药:可用于治疗对扩容反应差,或伴有心力衰竭的休克患者。常用毛花苷 C 注射液 $0.2\sim0.4mg$ 静脉注射;或以地高辛 $0.5mg$ 首剂静脉注射,并以 $0.25mg/d$ 维持。

4.治疗原发病

外科疾病引起的休克不少需要手术处理。创伤性休克应及时给予止痛和骨折固定;失血性休克应及时控制出血;感染性休克需积极控制感染,外科感染性休克治疗中最主要的措施是手术引流和病灶清除,而不是使用抗菌药物。

5.纠正酸碱失衡

休克的根本治疗措施是改善组织灌注,并适时和适量地给予碱性药物。目前对酸碱平衡的处理多主张"宁酸勿碱",酸性环境能增加氧与血红蛋白的解离从而增加向组织释氧,对复苏有利。另外,使用碱性药物须首先保证呼吸功能完整,否则会导致 CO_2 潴留和继发呼吸性酸中毒。

6.治疗 DIC 改善微循环

对诊断明确的 DIC,可用肝素抗凝,一般 $1.0mg/kg$,6 小时一次,成人首次可用 10000U($1mg$ 相当于 125U)。有时还使用抗纤溶药,如氨甲苯酸、氨基己酸;抗血小板黏附和聚集的阿司匹林、双嘧达莫(潘生丁)和小分子右旋糖酐。

7.皮质激素以及其他药物的应用

皮质类固醇可用于感染性休克和其他较严重的休克。一般主张大剂量静脉滴注,只用1～2次。

加强营养代谢支持和免疫调节治疗,适当的肠内和肠外营养可减少组织的分解代谢。联合应用生长激素、谷氨酰胺具有协同作用。

其他类药物包括:①钙通道阻断剂如维拉帕米、硝苯地平和地尔硫革等;②吗啡类拮抗剂纳洛酮;③氧自由基清除剂如超氧化物歧化酶(SOD);④调节体内前列腺素(PGS)如输注前列环素(PGI_2);⑤应用三磷酸腺苷一氯化镁($ATP-MgCl_2$)疗法。

第二节　低血容量性休克

低血容量性休克(hypovolemic shock)是外科临床上最常见的一种休克,特点是循环容量丢失,结果 CO 减少,DO_2 减少。体液丢失的原因各异,失血多见于创伤、肝脾破裂、上消化道出血等;血浆及细胞外液丢失可见于创伤、烧伤、急性胰腺炎或肠梗阻等。

【临床表现】

低血容量休克的症状与体征取决于血管内容量丢失的严重程度。面色苍白、皮肤厥冷、毛细血管再充盈缓慢,患者多有恐惧和不安。循环血量丢失＜15％时,一般无休克体征。血容量减少最早的体征是 P 加快、PP 缩小、毛细血管再充盈减缓和皮肤湿冷。循环血量丢失达 30％时,P 增快、SBP 下降,同时 UO 减少。如果血容量丢失＞40％,将会严重威胁生命。严重低血压,持续时间过长(超过 2 小时),患者就很难从低血容量休克中成功复苏。这说明复苏治疗的紧迫性。

【血流动力学】

典型的低血容量休克表现为左、右充盈压均下降(CVP 下降、PCWP 下降)、CO 减少或正常,外周阻力增加以及混合静脉血氧饱和度降低。

【诊断】

低血容量休克的诊断应依据病史、体检等判断有无急性血管内容量丢失的情况以及机体相应的代偿反应。实验室检查包括血红蛋白和血细胞比容变化。失血导致血红蛋白降低;肠梗阻情况下,体液的移动可引起 Hgb 与 Hct 升高。

对低血容量休克经复苏而临床征象改善不明显者,应置入中心静脉导管或肺动脉导管行血流动力学测定。仅当输液试验前后或利尿试验前后测得的 CVP 或 PCWP 才可正确解读。可以用 200～500ml 胶体液在 5～10 分钟内输入,比较输液前后 CVP 或每搏量(不是 CO)的变化。若 CVP 或 PCWP 持续升高≥3mmHg(0.4kPa),且每搏量不升,提示血容量已经补足。

【治疗】

1.一般治疗

A(保持呼吸道通畅);B(保证良好的通气,必要时行气管插管或气管切开机械通气);C(维持良好循环)。病因治疗。

2.补充丢失之血液或体液

低血容量性休克的主要治疗措施是尽快补足容量,要求依据临床诊断在数分钟内启动体液复苏,不要因等待实验室结果而延误数小时或数日。①先开通两条大口径输液通道(至少16号针头)。这些静脉路可通过经皮穿刺技术在非受伤肢体建立,然而,血容量严重丢失的伤员外周静脉塌陷,建立静脉通路的唯一方法是静脉切开,踝部的大隐静脉适合此操作,也可经皮穿刺股静脉或行股静脉切开。②锁骨下静脉和颈内静脉不适合立即建立静脉通路,因为塌陷的静脉穿刺难以成功,且容易发生血胸或气胸。在血容量得到纠正后,再行静脉穿刺插管就相对安全,还可置入 Swan-Ganz 管或中心静脉管指导输液。③无条件时,应输液至没有口渴、尿量达 $0.5\sim1.0ml/(kg\cdot h)$、尿液分析正常、MAP65~70mmHg、代谢性酸中毒改善、HR正常。

(1)快速扩容:无论是哪一种失液,在初期复苏时都输乳酸钠林格液,但是一般不要超过50ml/kg。休克严重时,可在 15 分钟内快速输入 2L(小儿 20ml/kg),这称为快速容量复苏(fluid bolus,fluid challenge)。同时,密切观察,随时调整输液速度,直至尿量满意。患者对补液的反应是指导下一步补液治疗的最佳指标。若二次快速大量输液后,患者血流动力学仍无变化或有大出血临床表现时,应同时输用全血或红细胞。必要时应手术紧急止血。全血丢失时可按估计失血量的 3~4 倍补充晶体液,如失血 500ml,当补入乳酸钠林格液 1.5~2L。

(2)休克裤:充气后压迫腹部和两下肢,增加回心血量。不良反应是进一步加重了下肢灌注不足和缺氧。主要适用于紧急时或现场急救时,尤其适用于骨盐骨折。心源性休克、胸外伤、膈外伤和妊娠是用休克裤的禁忌证。

(3)胶体液和高渗盐水:在低血容量性休克时,胶体液(鲜冻血浆、右旋糖酐、羟乙基淀粉)和高渗(3%~7.5%)盐水的应用仍然有分歧意见。理论上,这些液体的扩容作用比等渗液好,还可减轻肺间质水肿,因为等渗液在进入血管的同时也进入组织间隙。但是,在创伤性休克的复苏中,多中心前瞻性研究未显示其优越性。如休克系失血所致,并对晶体液复苏反应短暂,应尽快交叉配血后输血。失血量大、有贫血的休克患者应输血,紧急情况下可先用 1 单位"O"型浓缩红细胞,如因条件所限不能输血时,可适当给予血浆增量剂,如中分子右旋糖酐、羟乙基淀粉等。注意维持 Hct 在 0.30~0.35 左右,在此范围内血液流体特性维持最好,并且有足够的携氧能力。

(4)对因治疗:立即找出失液或失血的原因,进行止血处理,必要时手术。严重心、肺衰竭的出血性休克患者有时可以在急诊室剖胸夹闭降主动脉(详见第七章创伤)。低血容量性休克患者用正性肌力药物治疗很少有益。

举例:男性,72 岁,行腹主动脉瘤修补术后 18 小时,气管插管机械通气,呼之能睁眼,四肢能自主活动,T38.2℃(肛温),P120 次/分,RR28 次/分,BP75/50mmHg,前 3 小时 UO10ml。平卧位检查全身皮肤湿冷,甲床苍白有斑纹,颈静脉塌陷,心音正常,无奔马律,两肺呼吸音粗,腹胀。

从临床表现看患者有休克。根据 BP＝CO×SVR,该患者 BP 低、SVR 高(全身皮肤湿冷,甲床苍白),CO 必然低。CO＝每搏量×HR,该患者 HR 快,每搏量必然低。每搏量又与心脏前负荷、心肌收缩力及后负荷有关,该患者 SVR 高即后负荷增加,由于交感张力高,心肌收缩力可能增强,前负荷很可能低,即很可能有血容量不足。但还不能完全排除心功能不全,要测心功能指标。经检测初始 CVP 为 0~2cmH$_2$O。快速输入 LR 液 1L 后,CVP 为 2cmH$_2$O,提示输液有效,再快速输入 LR 液 1L 后,CVP 为 6cmH$_2$O,HR 降至 95 次/分,BP 升至 110mmHg,UO 升至 55ml/h。说明休克已基本纠正。

3.纠正酸中毒

随着血容量补充与静脉回流恢复,乳酸大量进入血液循环,适当补充 5% 碳酸氢钠,有助于维持心肌收缩性及对血管活性药物的反应。

4.复苏目标

应能保证 SaO$_2$>90%,Hb>10g 或 Hct>0.30),CVP12~14cmH$_2$O(1.18~1.37kPa),左心充盈压 PCWP 在 15~18mmHg(2.0~2.4kPa),平均动脉压在 60~80mmHg(8.0~10.7kPa),SvO$_2$ 在 65%~70%,氧供量与氧耗处于非依赖相作为复苏目标。在没有 CVP 或 PCWP 监测的情况下,复苏应达到使尿量维持在 0.5~1ml/(kg·h),HR 与 BP 正常,神志清醒,毛细血管充盈良好的目标状态。

第三节 感染性休克

感染性休克(septic shock)是由脓毒症引起的低血压状态,又称为脓毒性休克。

【病因和分类】

大多数感染性休克是 Gram 阴性菌暴发性脓毒症,也可能是 Gram 阳性菌或真菌。常见病因有胆道系统感染、泌尿生殖系感染、肺部感染、伤口软组织感染、脓肿和静脉导管感染。

按照感染性休克的临床表现与血流动力学的某些特点,可以分为高动力型、低动力型两种。前者表现为外周血管扩张、皮肤比较温暖、尿量与脉压基本正常、全身血管阻抗降低、心排血量正常或增高,又称为高排低阻型;低动力型表现为脉搏细速、皮肤湿冷、外周血管收缩、全身血管阻抗增加、心排血量减少,又称为低排高阻型。实际上这些不同类型可能只是感染性休克演变过程中不同时相的表现。

【病理生理】

感染性休克时动-静脉氧含量差减小,原因:①动静脉短路开放;②内毒素抑制细胞功能,线粒体对氧的利用受损;③氧代谢下调;④分布异常(微血栓、水肿、局部血管强烈收缩等原因所致的毛细血管梗阻)导致 VO$_2$ 减少和 O$_2$ ext 减少。全身性感染患者的解剖分流还未被证实,但可能存在生理性分流。许多全身性感染患者血 L/P 比值并不升高,不支持微循环灌注不足的理论。

由感染所致的分布性休克则表现出了极为不同的特性,血流动力学的主要改变是体循环阻力降低,而 DO$_2$ 则往往正常或高于正常。

【临床表现】

早期为高动力状态(暖休克),患者面部潮红、四肢暖、有精神错乱,BP 下降,SVR 明显降低,RR 加快。CO 明显增加,可达每分钟 10L。除高动力外,还有高代谢,表现为静息能耗增加、糖异生增加、分解代谢增加、VO_2 增加,因此高血糖、糖尿和呼吸性碱中毒的出现往往提示感染性休克早期。休克进一步发展,由于心肌功能减弱,后期为低动力状态(冷休克),低动力性休克是一种失代偿状态,特点是 T 升高或降低、CO 减少、少尿、白细胞升高或减少、精神状态不佳。最终周围血管收缩,出现四肢厥冷,患者出现低血容量性休克的一些特征。低动力性休克的死亡率比高动力性休克高。

血培养或感染部位病原菌的检出可有助脓毒症的确诊。感染性休克血培养的阳性率为 $40\%\sim60\%$,可能与菌血症间隙性出现以及早期使用抗生素有关。

【血流动力学】

早期为 CI 升高、SVR 降低、周围动脉扩张,但内脏血流灌注不足、CVP 一般降低。后期为低动力性。特点是 CI 减少、HR 加速、BP 下降、少尿、外周阻力增加或降低。感染性休克时,尿量往往不能完全代表肾灌注的真实情况,此时肾保钠减少、排水增多,若不注意输液可很快出现氮质血症。

【治疗】

感染性休克的治疗重点是控制原发感染灶(抗生素、引流、清除坏死组织)、建立理想的 DO_2 和 VO_2,防止发生 MODS。同时针对血流动力学指标变化处理(输液、用正性肌力药物)以及营养支持。

1.外科清创、切开引流

2.抗生素治疗

病菌不明时根据原发感染灶的部位、性质、病房流行病学资料,选用估计有效的抗生素(经验治疗),然后根据药敏结果选用有效的窄谱抗生素(病因治疗)。

(1)对甲氧西林耐药的葡萄球菌等 Gram 阳性菌首选万古霉素或替考拉宁。万古霉素 0.5g＋5％葡萄糖注射液(生理盐水或林格液)60 分钟滴入,勿快,更换部位,1 次/6 小时。

(2)肠球菌可用大剂量青霉素类抗生素或与氨基糖苷类联合用药。对氨基糖苷类抗生素低度耐药时联合 β-内酰胺抗生素仍有联合抗菌活性。对氨基糖苷类高耐株,经验用药应选择万古霉素。耐万古霉素的肠球菌,如对青霉素、氨苄西林或阿莫西林不耐药,对庆大霉素或链霉素不是高耐菌株,可采取联合用药。

(3)对铜绿假单胞菌比较敏感,且耐药率低的抗菌药是阿米卡星、哌拉西林/他唑巴坦、头孢他啶、头孢哌酮/舒巴坦、亚胺培南和头孢吡肟。

(4)对鲍曼不动杆菌比较敏感的抗生素是亚胺培南和头孢哌酮/舒巴坦(舒普森)。

(5)对大肠埃希菌比较敏感的抗菌药依次为亚胺培南、阿米卡星、哌拉西林/他唑巴坦、头孢吡肟、舒普森。

(6)合并厌氧菌感染者可加用甲硝唑或替硝唑。

3.补充血容量

感染性休克时,由于体液进入第三间隙,输液量往往很大。此类患者休克的治疗首先以输注平衡盐溶液为主,配合适当的胶体液、血浆或全血,恢复足够的循环血量。一般行 CVP 监测维持正常 CVP 值,同时要求血红蛋白 100g/L,血细胞比容 $0.30\sim0.35$,以保证正常的心脏充盈压、动脉血氧含量和较理想的血黏度。感染性休克患者,常有心肌和肾受损,故也应根据

CVP,调节输液量和输液速度,防止过多的输液导致不良后果。

4.纠正酸碱平衡

感染性休克患者常伴有严重酸中毒,且发生较早,在纠正、补充血容量的同时,经另一静脉通路滴注 5%碳酸氢钠 200ml,并根据动脉血气分析结果,再做补充。

5.营养支持

应尽早进行,既要维持正氮平衡,又不用过量的能量。过量的糖类可造成高糖血症、肝硬化和 CO_2 潴留,过量的脂肪酸会造成低氧血症、菌血症和免疫功能减退。一般按 104.6～146.4kJ(25～35kcal)/(kg·d),蛋白 1.5～2.0g/(kg·d)即可。尽可能早期行肠内营养(参见第五章)。

6.氧疗

感染性休克时,DO_2 往往正常或高于正常。提供超量氧是基于以下设想:①输送依赖性氧摄取提示细胞乏氧。②细胞乏氧在 MODS 的发生发展中起关键作用。③超量的氧可使细胞乏氧减轻,防止 MODS。然而,除非在 SIRS 和全身性感染早期能改善 DQ 和 VO_2,增加供氧的疗效并不一定令人满意。

7.心血管药物

经补充血容量、纠正酸中毒而休克未见好转,应采用血管扩张药物治疗,还可与以 α 受体兴奋为主,兼有轻度兴奋 β 受体的血管收缩剂和兼有兴奋 β 受体作用的 α 受体阻滞剂联合应用,以抵消血管收缩作用,保持、增强 β 受体兴奋作用,例如山莨菪碱、多巴胺等。血管扩张剂在血容量补足后应用,其目的是减少由儿茶酚胺引起的 A-V 短路。血管收缩剂(肾上腺素)应在血乳酸值正常后用。

感染性休克时,心功能常受损害,改善心功能可给予强心苷(毛花苷丙)、β 受体激活剂多巴酚丁胺。

8.其他

肾上腺皮质激素对感染性休克无效。纳洛酮同样无效。

用硫糖铝代替 H_2 受体阻滞剂,防止应激性溃疡。

器官功能支持。

第四节　心源性休克

心源性休克是心脏泵功能不良,是心肌功能严重受损所致的 DO_2 极度减少。

【病因】

最常见的原因是缺血性心脏病和心律失常。

【临床表现】

面色苍白、皮肤厥冷、毛细血管再充盈缓慢,患者表现安静或恐惧。心脏压塞者表现为颈静脉怒张、BP 下降;张力性气胸可见气管移位、病侧无呼吸音、呼吸困难。

【血流动力学】

心排血量一般减少,外周血管阻力高,心脏压塞时中心静脉压高。$CI < 2.2L/(min \cdot m^2)$,

在除外低血容量性休克时,可诊断为心源性休克。

【诊断】

对心源性休克的患者来说,有创监测对诊断极为重要。心源性休克与低血容量性休克在血流动力参数上的不同点是 CO 降低、CI 降低、CVP 和 PCWP 等心充盈压的指标增高。

必须警惕的是心源性休克并不限于心脏疾病,低血容量性休克和感染性休克时也可并发心源性休克,此时的处理更需要经验和智慧。

【治疗】

MOSTDAMP：morphine（吗啡）、oxygen（氧疗）、sittingup（端坐位）、tourniquets(rotating)（轮换扎止血带）、Digoxin（地高辛）、aminophylline（氨茶碱）、micturition(I., osix)（利尿剂）和 phlebotomy（放血术）。①原则是尽可能恢复心肌的效能,同时还应尽可能不增加心肌的氧耗。②在处理措施上要求保证一定的前负荷(CVP)和血容量,降低后负荷(SVR)。利尿剂和血管扩张剂可降低后负荷,维持心脏的正常前负荷。③常用的增加心脏收缩力、改善心肌效能的药物是有多巴酚丁胺、多巴胺和异丙肾上腺素。④对严重病例,可用机械干预(主动脉内球囊反搏)改善心肌功能,降低心肌 VO_2。

(1)心源性休克的治疗首先是增加前负荷,因为增加前负荷仅很少增加心肌氧耗。方法是快速输入 250ml 液体,观察 PCWP 和 CO。如果 CO 增加而 PCWP 增加不多,可继续输液。反之,如 CO 增加少而 PCWP 增加多,则应考虑第二步——降低后负荷,降低后负荷也不增加心肌氧耗,但可使 CO 增加。单纯降低后负荷的药物有硝普钠、酚妥拉明、硝酸甘油,用这些药物时务使 SBP 维持在 95~100mmHg,DBP>55mmHg,保证冠脉灌注。

(2)降低后负荷无效或不允许降低后负荷时,可用正性肌力剂,选用能增加心肌收缩力又很少增加心肌氧耗的药物。缺血、缺氧、水肿、酸中毒、肥厚、循环中存在的心肌抑制因子均可影响心肌收缩力。常用多巴胺 3~5μg/(kg·min)或多巴酚丁胺 5~10μg/(kg·min),一般不主张用异丙肾上腺素。同时需要收缩血管和增加心肌收缩力时,可用肾上腺素或去甲肾上腺素,此时心肌的氧耗增加。

(3)心动过缓和心动过速均可使 CO 减少,前者可用起搏器处理,用利多卡因或洋地黄可奏效,也可用电转复。

举例:男性,72 岁,行腹主动脉瘤修补术后 18 小时,HR 100 次/分,SBP85mmHg,MAP 70mmHg,CO2. 8L/min,CI 1. 4L/(min·mz),PCWP 16mmHg,CVP15cmH$_2$O,MvO$_2$30mmHg,Hct0.32,SaO$_2$94%,动脉血 pH7.3,PaO$_2$ 75mmHg,PaCO$_2$ 36mmHg(FiO$_2$ 40%),前 3 小时 U010ml。SVR1571dyne.sec/cm^5,率-压积 8500,LVSWI 13.3g/(min·m^2)。

该患者显然不是低血容量性休克。反映前负荷的 PCWP 在正常范围。10 分钟内输入 LR 500ml 后,SBP90mmHg,MAP 80mmHg,CI l.5L/(min·m^2),PCWP 20mmHg,CVP 19cmH$_2$O,SVR 1626dyne.sec/cm^5,提示增加前负荷无效,必须降低后负荷和增加心肌收缩力。

由于 SBP 90mmHg,不允许降低后负荷。用多巴胺 7.5μg/(kg·min)后 SBP 达 14~110mmHg,CI 2L/(min·m^2),MvO$_2$ 35mmHg,U0 30ml/h,SVR 1360dyne.sec/cm^5,表明多巴胺有效。但是,率-压积 11000 提示心肌氧耗增加,并且 SVR 仍高。用硝普钠降低后负荷,

保持 SBP 在 95～100mmHg,结果,MvO$_2$ 38mmHg,CI 2.8L/(min·m^2),UO 30～40ml/h,SVR 856dyne.sec/cm^5,多巴胺维持在 5μg/(kg·min)。

第五节　神经源性休克

神经源性休克是中枢神经系统功能障碍所致的低血压。常见于创伤后的患者,可伴有低血容量、张力性气胸或心脏压塞等其他问题。主要机制是交感神经系统功能障碍,结果血管广泛扩张,血容量相对不足。

【病因】

常见病因有脊髓麻醉、脊髓损伤、过敏性休克和晕厥(血管—迷走神经反应)。严重大脑、脑干或脊髓的损伤,是血管扩张与收缩之间的平衡障碍引起的低血压。与低血容量性休克不同,神经源性休克者血容量正常。

【临床表现】

皮肤色泽和温度几乎无变化,毛细血管再充盈正常,精神状态表现不一,但一般正常。

【血流动力学】

心排血量高、外周血管阻力低、中心静脉压低,但循环容量正常。

【治疗】

要排除其他原因所致的休克。必要时补充容量,用血管收缩剂。一般不需手术处理。可将患者置于 Trendelenburg 体位,补液,给予拟交感药物。

第六节　多器官功能不全综合征

人们发现非感染性损伤(如创伤、胰腺炎、烧伤及大量输血)所造成的多器官功能不全综合征(MODS)与细菌培养阳性的感染性 MODS 无区别。同时还发现许多不同的疾病,包括感染的和非感染的,可引起相同的临床征群,提示在 SIRS 中有共同的中介因素参与。外科患者常见的感染源是消化道穿孔、胆道感染、泌尿道感染、烧伤及静脉导管感染。

【几个名词的定义】

1.SIRS

具备以下临床表现中的两项或两项以上者可诊断为 SIRS:①T(中心)>38℃ 或<36℃;②HR>90 次/分;③RR>20 次/分或 PaCO$_2$<32mmHg(4.27kPa);④白细胞计数>12.0×10^9/L 或<4.0×10^9/L,或未成熟(杆状核)粒细胞>0.10。

2.脓毒症(sepsis)

符合 SIRS 诊断标准,同时感染灶诊断明确。目前等同于全身性感染。

3.重症脓毒症(severe sepsis)

脓毒症加器官功能障碍和低灌注表现。低灌注的指标是:①收缩压(SBP)<90mmHg;

②与正常情况相比,收缩压(SBP)下降＞40mmHg;③乳酸血症(lactic acidemia);④少尿;⑤急性精神状态改变。

4.脓毒性休克(septi cshock)

重症脓毒症患者伴下列情况:①静脉液体复苏无效;②需要用血管收缩剂维持收缩压。

5.MODS

急性病患者有器官功能改变,如不处理,内环境的稳定不能维持。两个或两个以上的器官发生功能不全可诊断为 MODS。两个器官功能衰竭的病死率为 50％～60％,4 个或 4 个以上器官功能衰竭者,病死率几乎达 100％。

【病理生理】

上述定义告诉我们,从 SIRS 到 MODS 在病理生理上是一个逐渐加重的连续过程。MODS 的发生目前流行的是二次打击学说:严重损伤(insult)构成第一次打击,如手术、创伤。损伤激活免疫细胞、使促炎症反应因子(PIC)释放,PIC 包括 TNF-α、IL-1、IL-2、IL-6、IL-8、PGE2、γ-干扰素、PLA2、PAF、氧自由基,构成第二次打击。休克时,由于血流重新分布,肠道血流减少最为显著,缺氧最为严重。其中肠黏膜的缺血尤为显著。此外,淋巴细胞和 Mφ 的激活、炎性介质的释放。肠黏膜缺血和炎性介质释放均可造成肠黏膜损伤,结果发生毒素/细菌移位,导致 MODS。

【分类】

MODS 分为原发性和继发性两种

1.原发性 MODS

是指第一次打击直接引起器官功能障碍,如胸部创伤直接引起肺挫伤、挤压伤所致的肌红蛋白性肾功能衰竭。在这类 MODS 的发病和进展中,SIRS 所占比重很低。

2.继发性 MODS

不是损伤的直接后果,而与机体异常炎症反应引起的自身性破坏关系密切,即与第二次打击有关。原发损伤引起 SIRS,而异常炎症反应继发性地造成远隔器官发生功能障碍。

【临床表现】

SIRS 和 ARDS 的临床特点是发热、HR 快、BP 下降、少尿、精神状态改变。

1.肺功能障碍

见本章第七节。

2.胃肠功能障碍

胃炎、胃溃疡、消化道出血、肠麻痹、胰腺炎、非结石性胆囊炎、消化不良和黏膜萎缩。肠黏膜屏障破坏后易发生细菌/毒素移位。

3.肝功能障碍

血糖升高、三酰甘油升高、氨基酸升高、尿素升高,血胆红素升高。血胆红素＞34μmol/L,并伴有转氨酶较正常升高一倍以上为肝衰竭。

4.肾功能障碍

主要表现为尿少和血肌酐浓度升高。血肌酐＞177μmol/L,或原有肾脏疾病者,血肌酐浓度升高一倍以上为肾衰竭(表1-1)。

表 1-1　器官功能障碍评分

器官	1 级	2 级	3 级
A 肾	肌酐＞160μmol/L	肌酐＞220lumol/L	肌酐＞442μmol/L
B 肝	胆红素＞34.2μmol/L	胆红素＞68.4μmol/L	胆红素＞136.8μmol/L
C 心	小量正性肌力剂	中量正性肌力剂	大量正性肌力剂
D 肺	NRDS 评分＞5	ARDS 评分＞9	ARDS 评分＞13

【治疗】

MODS 重在预防。与休克的治疗一样,MODS 的治疗目标也是建立理想的 DO_2 和 VO_2。通过合理的扩容、输红细胞及应用血管活性药物(β 受体兴奋剂、血管扩张剂:偶尔还可用 c 受体兴奋剂来增加心肌收缩力、降低后负荷、增加 MAP 和灌注压)。上述治疗应尽可能在肺动脉插管等侵入性监测指导下进行。

吸氧时 FiO_2 的估计见表 1-2。

表 1-2　给 O_2 时 FiO_2 的估计

	100％流速(L/min)	FiO_2（％）
鼻导管	1	24
	2	28
	3	32
	4	36
	5	40
	6	44
面罩给 O_2	56	40
	67	50
	78	60
面罩加贮气袋	6	60
	7	70
	8	80
	9	90
	10	99

在 SICU 中,由于病情的不同,患者的监测可以是脉搏和血压等一般检测,也可以是肺"嵌压"或颅内压等有创监测。一般来讲,有创监测的多寡反映了病情的严重程度,这就是管道定律:"the sicker the patient,the greater number of monitoring tubes used and the less likely is-survival."。但是,应注意的是有创监测会带来许多医源性并发症。应该避免高峰综合征

(Everestsyndrome)的发生,这种综合征确实存在。在做有创监测前,一定要分析该监测必要性,是否可以用更安全、价廉的方法替代有创监测。尽可能避免用动脉插管,同样,对鼻胃管、外周静脉管、Swan-Ganz 管和 Foley 尿管也应尽早拔除。

第七节　急性呼吸窘迫综合征

【定义】

ARDS 是一种急性呼吸衰竭,可在多种病症过程中发生,病理特点有肺毛细血管内皮细胞和肺泡Ⅱ型细胞上皮损害、肺间质水肿,临床表现为呼吸困难,并有一系列缺氧表现。

【病理生理】

二次打击(炎症反应)使肺毛细血管内皮细胞受损,血液成分渗漏、肺间质水肿;缺血和炎症反应使肺泡Ⅱ型细胞上皮损害、肺不张,最终发生 ARDS。ARDS 的特点是:通气一灌注失调、非心源性肺水肿、功能残气量减少、顽固性低氧血症、胸部 X 线片示弥漫性浸润、肺顺应性降低。ARDS 的死亡率>50%。

【临床表现】

1.初期

呼吸快、窘迫感、吸氧不能缓解,无发绀、无啰音、X 线片正常。心搏出量增加对低氧代偿,因而一度平稳。

2.进展期

呼吸困难、啰音、X 线片上有点或片状阴影。气管插管机械通气才能缓解缺氧。

3.末期

深昏迷、心率变慢。

【诊断】

1.ALI 诊断标准

①急性起病。②氧合指数(PaO_2/FiO_2)≤300mmHg(40.0kPa)(不考虑 PEEP 水平)。③正位 X 线胸片显示双肺均有斑片状阴影。④肺动脉嵌压(PCWP)≤18mmHg(2.4kPa),无左心房压力增高的临床证据。

2.ARDS 诊断标准

除 PaO_2/FiO_2≤200mmHg(26.66kPa)外,其余需满足 ALI 诊断标准。

【治疗】

1.呼吸治疗

(1)持续气道正压通气(CPAP):缺点是胃内容物逆流后误吸,CO_2 潴留。

(2)呼气末正压通气(PEEP):就恢复肺泡功能和 FRC 而言,比间隙性强制通气(IMV)优越。但长期用>20mmHg 的 PEEP 会降低心搏出量和造成肺气压伤,故要联合用 IMV。正压通气还有气胸、心排血量减少、颅内压增高、氧中毒等并发症。

(3)机械通气气压在肺内的分布是不均匀的。ARDS 时,肺的顺应性下降,因此过度扩张的常常是残留的正常肺泡。因此有人建议通气平台压不超过 35cmH$_2$O。美国国立健康研究所(NIH)的调查表明,ARDS 时,按 6ml/kg 通气(吸气末平台压≤30cmH$_2$O)比 12ml/kg 通气(吸气平台压<50cmH$_2$O)好。

(4)俯卧位,由于 ARDS 时肺水肿和肺不张,肺内存在通气血流比例失调,从而出现了低氧血症。通过改变体位可使相对正常的肺泡得到血流灌注,从而改善氧合。许多研究认为这种体位改变对大多数 ARDS 来说是有利的。

(5)体外生命支持(ECLS):对 ARDS 患者进行体外膜肺氧合(ECMO)。在患者肺功能恢复后,逐渐减慢泵的速度。ECLS 在新生儿 ARDS 的成功率比小儿和成人高。

ECLS 的适应证:全静态肺顺应性<0.5ml/(cmH$_2$O·kg 体重);当 FiO$_2$≥0.6 时,跨肺分流>30%;呼吸衰竭可逆;机械通气<10 天。

ECLS 的禁忌证:有严重出血的可能性;机械通气≥11 天(相对禁忌);体质差(如恶性肿瘤转移,严重 CNS 受损,四肢瘫);年龄>60 岁。

2.维护循环

对低血容量以输晶体液为主,适当输白蛋白或血浆。监测尿量、CVP、PCWP。

3.抗感染

4.其他

激素[一般主张早期(3 天内)应用]、肝素和营养。

第八节　急性肾衰竭

急性肾衰竭(ARF)是肾小球滤过率(GFR)急剧下降导致含氮废物在体内积聚所形成的结果,并引起水、电解质、酸碱平衡失调及急性尿毒症症状。血尿素氮(BUN)和肌酐进行性升高提示 ARF 的存在。尿总量突然减少是肾功能受损最突出的表现。此时,尿的质绝对差,尿的量并不一定减少。成人 24 小时尿总量少于 400ml[<0.5mL/(kg·h)]称为少尿,不足100ml 为无尿。亦有 24 小时尿总量超过 2000ml,而血尿素氮、肌酐呈进行性增高,称为非少尿型急性肾衰竭,多见于手术后和创伤后,易忽略。

【病因和分类】

ARF 是潜在致死性疾病,往往是多因素共同作用所致;对这些易引起 ARF 的因素进行及时、准确的处理,可预防 ARF 的发生。ARF 的病因可分为肾前性、肾性和肾后性。

1.肾前性(流入性)

(1)肾前性 ARF 的原因是肾血流灌注不足,在急性肾衰竭中最常见,占 30%~60%。早期阶段属于功能性改变,肾本身尚无结构损害,若不及时处理,可发展为肾实质性损害而成为肾性急性肾衰竭。

(2)细胞外液的量可以是增加的,也可以是减少的;前者见于充血性心衰竭(CHF),后者见于缺水或失血;总之,肾有效灌注血量减少。

(3)肾通过保钠作用来增加有效循环血量,缓解肾灌注不足。此时,肾几乎不排钠,尿钠和尿氯浓度很低(0～20mmol/L),尿渗透压超过血浆渗透压。

(4)肾重吸收尿素,但不重吸收滤出肌酐,因此,血 BUN 超过肌酐,血浆删:肌酐＞10：1 (见第一章第二节),称为肾前性氮质血症。

(5)肾灌注不足导致肾素分泌,使动脉收缩,血压升高。动脉有效血量不足引起继发性醛固酮增多,部分患者尿钾排出增多。

(6)尿沉渣镜检显示几乎没有有形成分,至多有些透明管型。

(7)长期呕吐或利尿治疗的患者会发生代谢性碱中毒伴肾前性氮质血症。这些患者尿中碳酸氢钠排出增多,尽管有肾衰竭,尿钠会增高,尿氯仍然低。

(8)肾病患者可以有轻度的肾前性氮质血症。由于血浆胶体渗透压降低,可以发生容量不足。

(9)肝肾综合征是一种严重的肾前性氮质血症,见于肝脏疾病患者。失代偿期肝硬化患者应用非甾体类抗炎药可引起肝肾综合征。肝肾综合征的临床表现是尿少、尿镜检无明显改变、尿钠浓度低(＜10mmol/L)。肾衰竭能否治愈完全取决于肝衰竭能否控制。

(10)处理要点:肾前性氮质血症都是继发性的。治疗的目标是去除肾灌注不足的病因。丢失的体液必须予以补充,不要用利尿剂。要求在缺血性肾损害发生前,及时补液,恢复肾功能。若肾灌注不足的病因不是绝对容量不足,而是 CHF 等疾病所致的有效容量不足,则不宜补液,可先纠正心功能,心功能改善后,肾功能自然会恢复。仅当肾前性氮质血症是由 CHF 引起时才可以用利尿剂。

2.肾性(肾实质性)

(1)急性肾性肾衰的病因很多,这些病因可以损害小管、间质、小球或肾血管系统。缺血性损害又称急性肾小管坏死(ATN),是 ARF 最常见的单一成因。ATN 的发生与低血压、心血管衰竭、出血或中毒等所致的容量不足有关,常伴有溶血或横纹肌溶解。溶血或严重挤压伤(挤压综合征)后产生的血红蛋白、肌红蛋白形成色素管型,损害肾小管引起 ARF。

(2)ATN 常无明显的组织学异常。GFR 的降低的机制是四个因素共同作用所致:①细胞碎片造成肾小管阻塞;②小管中的滤出液经受损的肾小管上皮发生逆漏(back-leak);③肾血流减少;④肾小球毛细血管的超滤系数降低。

(3)预防 ATN 的最好方法是防治容量不足。一旦肾小管的坏死已经发生,只有靠支持治疗直至肾功能康复;此时,企图用利尿剂或输液来减轻 ATN 的严重程度都是徒劳的。但是,若肾小管的阻塞是由破碎的血红蛋白产物所致,则可以考虑早期应用渗透性利尿剂甘露醇来减轻 ATN 的严重程度。

(4)由于肾小管发生了病变,因此,尿的浓缩能力受损,钠的重吸收减少。结果:①尿钠浓度增高(＞20mmol/L);②由于肾小管对尿素的重吸收能力受损,血 BUN 与肌酐的比值在正常范围;③尿渗透压基本等于血浆渗透压(＜350mmol/L);④ATN 患者尿中有棕色细胞管型和肾小管上皮细胞。小球或血管炎性疾病患者尿中有红细胞管型。血红蛋白尿或肌红蛋白尿患者的尿中棕色颗粒管型,隐血试验阳性,但镜检无血尿。

(5)ATN 在临床上可以分为初期、少尿期和多尿期。初期的识别至关重要,若早期纠正,可以防止少尿期和多尿期的发生。也有些 ARF 患者无少尿期。这种非少尿型肾衰竭主要见于药物所致的肾中毒。

(6)若能在早期应用利尿剂(甘露醇、呋塞米)和肾血管扩张剂[多巴胺 $1\sim5\mu g/(kg\cdot min)$],一些少尿型肾衰有可能转变为非少尿型肾衰,这在顺铂或造影剂诱发的肾衰最为有效。少尿型肾衰的并发症发生率和死亡率都比非少尿型肾衰高。

(7)少尿期的持续时间从数天至数周不等,罕有超过 1 个月者。少尿的定义是 24 小时尿量在 $50\sim400ml$。一般不会出现无尿,无尿提示有其他疾病存在,如皮质坏死、尿路梗阻、肾血管炎或肾动脉闭塞。

(8)尿量逐渐增加提示多尿期开始,是积聚在体内的水肿液造成利尿作用,积聚在体内的尿素也起渗透性利尿作用。有时,利尿作用可以很强烈,需要大量补液。

(9)肾小球功能的恢复要延迟到多尿期之后。尿量开始增加后,血 BUN 和肌酐并不立即下降,需数天后才开始下降。BUN 是最先升,最后降,因此 BUN 是反映肾衰的一个好指标。

(10)现在认为非少尿型肾衰表示肾功能的损害不甚严重。氨基糖苷类抗生素、强利尿剂、静脉造影剂和抗肿瘤药物(如顺铂)容易引起非少尿型肾衰。

3.肾后性(流出性)

(1)尿路系统任何部位均可发生阻塞引起尿的流出受阻。对 ARF 的患者或尿少的患者都应该考虑到尿路梗阻的可能性,尤其对无尿患者。此时,必须了解尿路是否通畅,但不一定要行器械检查。若肾的流出道完全阻塞持续超过 7 天,肾功能将不可逆性损害;若下尿路梗阻的诊断延误,膀胱将发生不可逆性失代偿。

(2)先检查腹部和直肠,如不能肯定膀胱是否充盈、前列腺是否增大,可以在无菌条件下经尿道插入一 Foley 尿管。如有尿潴留,应将导尿管与密闭的引流袋连接。外伤患者尿道口有血迹时或前列腺向上移位呈"高位骑跨"("high riding")状态者,则不宜插尿管。

(3)若患者无缺水表现,超声检查可以很好地了解肾盂是否有积水。CT 扫描和大剂量IVP 对尿路梗阻的判断更清楚,但是造影剂有肾毒性。如果患者需要造影,应先补足容量,绝不能在缺水的状态下做造影。双侧逆行尿路造影对尿路梗阻的判断同 IVP 或 CT 一样清晰,且不需要经静脉注入造影剂。用钆做造影剂进行 MRI 可判断有无尿路梗阻,对肾脏也无毒性。

(4)梗阻解除后多尿的处理。尿路梗阻一旦解除,很快会发生多尿,伴大量钠和钾排出。严重多尿可以导致细胞外容量不足和周围血管萎陷。梗阻解除后多尿的原因是肾小管对盐和水的重吸收能力受损,因此,对尿中丢失的水和电解质要适当补充。起初,应该用 0.45% 氯化钠溶液按前 1 小时尿量的 $80\%\sim90\%$ 补入。

4.腹腔室综合征(abdominal compartment syndrome,ACS)

腹腔内组织(肠管)严重水肿和腹膜后出血均可以引起腹腔室综合征,常常是严重创伤的并发症。腹腔高压可以减少肾灌注、阻止肾静脉回流和尿液外流,因此,ACS 的肾功能损害是肾前性、肾性和肾后性三者的结合(详见第七章第十节)。

【鉴别诊断】

1.准确记录每小时尿量

2.尿常规检查

管型提示肾实质性;血红蛋白尿符合溶血性、血管炎病;肌红蛋白尿提示横纹肌溶解。等比重尿(1.010)伴少尿提示肾损害(急性肾小管坏死或肾衰竭),但是,当尿中存在大量异常溶质(蛋白、糖、造影剂、甘露醇)时,尿比重则不能反映肾脏的生理状态。尿 pH 反映了血 pH,有助于酸中毒或碱中毒的诊断;尿比重高而 pH 低提示肾前性;下列情况例外:①低钾性碱中毒时的反常酸性尿;②由于裂解尿素的细菌造成的感染引起的碱性尿。

3.肾功能指标

(1)尿中尿素值减少(<180mmol/24h)。

(2)尿钠升高:正常尿钠浓度 20mmol/L。急性肾衰竭有肾实质性损害时,尿钠上升。如数值在 20~40mmol/L,排钠分数(FENa)大于 1[FENa(%)=(尿钠×血肌酐)/(血钠×尿肌酐)×100],则表明患者正在由肾前性肾功能改变向 ARF 发展。鉴别肾前性与肾性氮质血症的最佳实验室指标就是 FENa,肾前性 FENa≤1%,肾性则多>3%。

(3)尿渗透压:急性肾衰竭常低于 400mmol/L,肾前性 ARF 或肾小球肾炎时,常高于500mmol/L。

(4)血尿素氮与血肌酐比值:低容量时血尿素氮通常比血肌酐升高明显(BUN 重吸收,肌酐未重吸收),BUN:肌酐>20:1(见第三章)。如果体检时发现颈静脉怒张、两肺啰音、心脏奔马律,则少尿的原因可能是心力衰竭导致肾灌注不足。在肾前性氮质血症时,尿渗透压>500mOsm/L,排钠分数<1%;相反,急性肾小管坏死者,尿渗透压同血清(350mOsm/L),尿钠≥50mg/L。

4.血清电解质、pH 或血浆[HCO_3^-]测定

对 ARF 的进程及代谢紊乱的发现和及时处理至关重要。

5.补液试验鉴别肾性抑或肾前性

困难的往往是 ARF 诊断明确,但不能明确肾脏低灌注的原因是血容量不足抑或心衰竭。因为心衰竭患者补液会使病情恶化,而低血容量患者用利尿剂又可能导致肾衰竭,所以这二者的鉴别至关重要。对没有心脏病史的年轻患者,可以在 20~30 分钟内静脉快速输入生理盐水或乳酸钠林格液(出血患者可以输血)1000ml(Chapter 15 Surgical Complications,Townsend:Sabiston Tertbook of Surgery,18thed.),要求 Foley 尿管的尿量≥30~40ml/h。如果输液后少尿情况无改善,可以插中心静脉压管或 Swan-Ganz 管测定右心或左心的充盈压。慢性充血性心力衰竭需要用利尿剂、控制输液和用心脏药物。超声检查肾萎缩提示慢性代谢病。

6.肾性与肾后性 ARF 的鉴别

肾后性 ARF 常表现为突然无尿。B 超检查可显示肾输尿管积水,摄腹部平片可发现阳性结石影,必要时可行逆行性尿路造影,了解肾阴影是否增大,有无钙化、结石或梗阻性病变,借以鉴别少尿原因是否为肾后性梗阻。磁共振成像可不应用造影剂而显示尿路梗阻部位及程度,有条件者可采用。

【治疗】

ARF 的治疗要依据 ARF 的分类,同时纠正体液失衡和电解质失衡。

1.电解质

(1)高钾血症:是 ARF 的重要并发症之一,在术后或创伤后患者尤为突出,此时,血钾浓度急速攀升。血钾浓度超过 6.5mmol/L 是危急信号,应立即采取措施降低血钾浓度。

1)高钾血症的心电图(ECG)变化滞后于血钾的上升,但 ECG 可以估计心脏毒性。T 波高耸,QT 间期延长,QRS 波增宽,PR 间期延长,然后出现正弦波和心搏骤停。

2)聚苯乙烯磺酸钠(kayexalate)是一种能与钾结合的阳离子交换树脂,将聚苯乙烯磺酸钠 $25\sim60g$ 溶解至 $50\sim250ml$,可以口服,每 $3\sim4$ 小时 1 次,也可以灌肠,每 $1\sim2$ 小时 1 次。同时用 20%山梨醇溶液可以防止口服聚苯乙烯磺酸钠引起的便秘。

3)用葡萄糖加胰岛素。静脉快速推注 25%葡萄糖溶液 100ml 加正规胰岛素 10U,可以使钾进入细胞内。

4)用 $NaHCO_3$ 45mmol 静脉推注,可以与葡萄糖-胰岛素合用,来降钾。

5)当血钾>6.5mmol/L 时,或 ECG 有明显改变时,或高钾血症经上述治疗无效时,应尽早采用血液透析。

6)当血钾>7.5mmol/L 时,或 ECG 有明显改变时,可用钙剂(10%氯化钙 $5\sim10ml$ 或 10%葡萄糖酸钙溶液 10ml)静脉慢推(维持 2 分钟以上),每 $0.5\sim2$ 小时 1 次。钙离子可拮抗高钾对心脏的作用。

(2)在非分解代谢状态下的少尿期患者,血钾通常增加 $0.3\sim0.5$ mmol/d。血钾上升速率超过此值提示内源性产钾(组织破坏)或外源输入(食物、药物、输血),含钾的药物如青霉素钾。ARF 时不要补钾,除非存在低钾血症,即使在这种情况下,补钾量应按丢失量补入。

(3)要测定尿钠的丢失量,并按量补入。低钠血症的病因是水过多,可以通过限制液体的输入和血液透析来纠正。

(4)随着肾功能的丧失,磷的排出减少,食物中的磷就在体内潴留。当血磷浓度高时,应限制饮食中磷的摄入量,口服能结合磷的凝胶。含碳酸钙的止酸剂可结合磷,剂量可根据血磷下降情况调整。肾衰常用的止酸剂有碳酸钙片(TUMS)、Titralac<500mg 碳酸钙和 60mg=甲硅油)、Caltrate600(3000mg 碳酸钙)和 Os-Ca1500(1250mg 碳酸钙)。

(5)在 ARF 所致的高磷血症,含铝止酸剂的应用仍然很广泛。铝沉积于骨骼,使骨骼软化。氢氧化铝凝胶(Amphoj el)、碱式碳酸铝凝胶(Basaljel)和高效氢氧化铝(Alterna-GEL)均应谨慎选用。

(6)在 ARF 时,应该限制镁的摄入。很多常用止酸剂都含大量镁,要禁用。ARF 患者禁用的止酸剂包括氢氧化镁加氢氧化铝的凝胶干制剂(Maalox 或 Aludrox)、水化铝酸镁(Riopan)、氢氧化铝加氢氧化镁加二甲硅油的制剂(Mylanta 或 Gelusi)以及氢氧化铝凝胶干制剂加三硅酸镁(Gavison)。血镁增高可以导致神经肌肉乏力、深腱反射迟钝或消失、完全性心脏阻滞、高血压和呼吸抑制。像高钾血症一样,静脉注射钙剂可以拮抗镁对心肌的作用。

(7)大多数 ARF 患者存在无症状的低钙血症。钙容易和白蛋白结合后失去生理功能,分解代谢的患者血中白蛋白低,离子钙就不会很低。

(8)由于肾对酸性代谢产物的排出能力降低,因此,所有 ARF 患者都有代谢性酸中毒。血液透析一般可以控制碳酸氢盐的浓度,但是,若血 HC_3^- 低于 10mmol/L,应该静脉输入碳酸氢钠溶液。静脉快速输入碱剂会降低离子钙水平,导致手足搐搦。

2.体液

(1)液体的输入量应限制在维持液量 10ml/(kg·d),加胃肠和尿的丢失量。额外的体液丢失,如发热等非显性丢失,也应补入。体液处理良好的 ARF 患者应该是体重下降 0.2～0.3kg/d。体重下降过多提示容量丢失或高分解代谢。体重下降过少提示水和盐的输入过多。

(2)用同一架秤监测每日体重,估计体液状态。

(3)在临床处理上,ARF 患者的常见问题是体液过多。水过多导致高血压和组织水肿。透析或血滤可以去除盐和水。明显的高血压应尽快控制,起初可以用钙通道阻滞剂(硝苯地平 10mg SL)、静脉注射盐酸肼屈嗪(10～40mg,每 6 小时 1 次)或甲基多巴(250～1000mg,每 6 小时 1 次),同时注意控制细胞外容量;对有生命危险的高血压,可以静脉注射二氮嗪 300mg。若血压仍然不降,可将硝普钠 100mg 加入 5％葡萄糖溶液 1000ml 中持续静脉泵入,根据血压下降的情况调整泵入速率,但不要超过 $10\mu g/(kg \cdot min)$。水过多还可导致中心静脉压过高、肺水肿和心脏扩大。不过,心排血量、组织氧合和循环时间正常。洋地黄不能纠正水过多所造成的异常,仅当存在 CHF 时才需要用洋地黄。为了防止洋地黄中毒,应经常监测血地高辛浓度。

(4)ATN 后很快会出现正常细胞正常色素性贫血。在 ARF,尤其是术后 ARF,有时需要输血将细胞比容维持在可接受的水平。若细胞比容迅速下降,应寻找血液丢失的原因。

3.血液透析

(1)血液透析的指征是电解质异常无法纠正、心包炎、体液超载药物治疗无效、严重酸中毒、有症状的尿毒症,以及需要去除肾毒性物质。

(2)ARF 诊断确立后,应立即规划透析所需的血管通道。从一个上臂撤去所有静脉通道,并在该上臂标明“该上臂的任何部位都不准抽血,不准输液”。

(3)ARF 的透析要早进行。如果待患者已经发生了尿毒症,才开始进行透析,处理往往很困难。术后或创伤后 ARF 患者常需要多次透析。高分解代谢患者和组织广泛破坏的患者(创伤或手术后)有大量钾进入细胞外液,对这些患者来说,血液透析比腹膜透析好。连续动静脉血滤对心血管系统不稳的患者来说是很有效的治疗手段。

(4)血液透析通常需要在全身抗凝条件下进行,但如果患者的病情不允许全身抗凝(如手术后患者),血液透析也可以在区域肝素化条件下进行。但是,外科医生要注意,在区域肝素化期间或之后,患者常变为全身抗凝。

4.腹膜透析

(1)腹膜透析是利用腹膜将透析液与血流分开。由于需要经皮向腹腔内置入一异物(透析管),因此,保持无菌非常重要。急诊透析管(Tenkoff 或 Travenol)不一定有 Dacron 聚酯袖套,长期透析管一般有两个 Dacron 聚酯袖套防止感染。透析管的置入最好在手术室内在局部麻醉或全身麻醉下进行,排空膀胱。对有皮肤感染的患者或有胃肠道疾病(肠梗阻,腹腔粘连)的患者来说,最好不要选腹膜透析。

(2)透析管置入后,在标准透析液内加入抗生素,将透析液预温至 380C,在无菌操作下,一次灌入 500～1000ml,1 小时可以灌 2 次液。以后,每次可灌入 2000ml,1 小时可以灌 3 次液。在小儿,每次灌入量应相应减少至 100～500ml。

(3)每升标准透析液含钠 132mmol、氯 96mmol、钾 0mmol、钙 1.75mmol、镁 0.25mmol、乳

酸根 40mmol,以及葡萄糖 15g。该透析液从体内移出钠、氯、钾、磷、镁和水,葡萄糖和钙则被吸收入体内,血 pH 升高。如果需要移出更多的水,可以将透析液中葡萄糖的浓度加到 45g/L。腹膜透析一般做 36～48 小时,根据需要,每周可以做 2～3 次。

5.药物治疗

(1)少尿性肾性肾衰是否用襻利尿剂目前仍存在争议,除非存在心脏失代偿。然而,若能把少尿型肾衰转变成非少尿型肾衰,不仅有利于患者的预后,还有利于体液的处理。

(2)小剂量多巴胺能否改善 ARF 的病程,至今未得到证明。但是,有证据表明多巴胺对肝肾综合征患者有益,若能在 ARF 的前驱期应用,对 ARF 也有预防作用。动物 ARF 模型实验证实,联合应用呋塞米和多巴胺有协同保护作用。

(3)β受体阻滞剂在 ARF 治疗中的效果也未得到广泛认同。对于因缺血损伤而发生三磷酸腺苷耗竭的肾小管来说,若能在 ARF 病程的早期用钙通道阻滞剂,可以减少肾小管细胞内的钙量。

(4)对有机酸(药物)和肌球蛋白及顺铂等有毒化合物所致的 ARF 来说,碱化尿液和利尿已经证实是有益的。

6.饮食

(1)为了降低分解代谢,成人患者每日至少应输入 100g 葡萄糖。

(2)用必需氨基酸进行静脉营养可以改善患者的康复,减少透析的次数。

(3)有血液透析的支持,就不必限制蛋白的输入量。对分解代谢患者要提供蛋白。

(4)在未进行血液透析前,钾的限制是 ARF 处理中很重要的措施,但是,在血液透析开始后,就不必如此严格。

7.神经系统表现的处理

(1)尿毒症可以引起发音困难、扑翼样震颤、震颤和肌阵挛;稍后可出现谵妄和幻觉、手足搐搦和额叶抑制。尿毒症后期可出现惊厥,可以是局灶性发作,也可表现为全面运动性发作。在尿毒症患者,血青霉素浓度高会加重神经系统的病变。

(2)尿毒症惊厥:可以缓慢静脉输注苯妥英钠治疗,开始 50mg/min,逐渐增至 15mg/kg。苯妥英钠 100mg,口服,每日 2 次,可防止再次发作。惊厥的另一种治疗方法是用地西泮 10～20mg,在 3～5 分钟从静脉内缓慢推入;需注意的是,这种治疗方法可能造成呼吸骤停,因此,要准备通气设施。苯巴比妥钠 90～180mg/d,可有效地防止急、慢性惊厥发作。若上述药物仍不能控制尿毒症惊厥,可以用利多卡因 100mg 静脉推注,然后用 30μg/(kg·min)维持。

(3)矫枉失衡综合征:在血液透析或腹膜透析后,常出现矫枉失衡综合征。患者诉头痛、恶心和肌肉痛性痉挛,表现为易激动、易怒,甚至谵妄、反应迟钝或惊厥。这些症状和体征的出现与透析的快速程度和彻底性直接相关,在起初几次透析后很常见。水向脑组织迁移会引起矫枉失衡综合征。因此,要求起初几次透析做得缓和、不要太彻底,使患者能适应这种体液的变化。

8.心脏并发症

30%的 ARF 患者会发生室上性心律失常,已知的原因有 CHF、电解质紊乱、洋地黄中毒、心包炎和贫血,因此,能否成功处理这些心律失常,取决于上述病因是否能控制。

9.感染

70％的 ATN 患者合并有感染,致病菌可以是 Gram 阴性菌,也可以是 Gram 阳性菌。败血症很常见。在 ARF 患者,白细胞总数变化不大。在感染的第 1 周,白细胞仅轻度升高,若白细胞升高持续超过 1 周,则提示有感染存在。

10.ARF 时药物剂量的改变

许多药物的排出需要依靠肾的清除功能,因此,在 ARF 时,所用药物的剂量要减小,以防中毒。仅有部分药物可以通过血液透析去除,其他药物在肾衰时就很难排出,应避免使用,还要避免使用对肾有可能产生毒性的药物。今天,许多药物的血浓度都可以监测,既保证了药物的有效血浓度,又避免了药物过量所造成的毒性。肾衰时肝脏对某些药物的清除功能也改变。

第二章　外科感染

第一节　基本概念

【定义】

外科感染是指需要外科治疗的感染,包括创伤、手术、烧伤等并发的感染。感染是由病原体的入侵、滞留和繁殖而引起,外科感染的病原体主要是细菌和霉菌,并且多数是多种细菌混合感染。

【特点】

外科感染的共同特点是:①组织坏死,坏死原因是机械性损伤和细菌释放的组织分解酶。②有伤口(如创伤、切口、穿孔)或梗阻存在。③病变集中于局部,局部症状明显,感染灶内存在高压。

【分类】

1.根据细菌的致病特点分类

(1)非特异性感染:又称化脓性或一般感染。常见致病菌为葡萄球菌、链球菌和大肠杆菌。特点是:①一种菌可引起多种病;②不同菌可引起一种病;③症状相似(局部——红、肿、热、痛、功能障碍,继而进展为局限化脓,全身——发热、营养不良、休克);④防治上共性(手术引流和全身用抗生素)。

(2)特异性感染:常见的有结核、破伤风、气性坏疽、念珠菌病等。其特点是:①不同的致病菌各引起不同疾病;②病理变化各有其特点;③临床表现各异;④防治上也各具特点。

2.根据原发病分类

原发性感染(自发性感染)和继发性感染(继发于损伤后)。

3.按病程区分

①病程在 3 周以内的称为急性感染;②感染持续达 2 个月或更久的称为慢性感染;③病程介于急性与慢性感染之间的称为亚急性感染。

4.其他

病原体由体表或外环境侵入造成的为外源性感染;病原体经空腔脏器,如肠道、胆道、肺或阑尾侵入体内造成的为内源性感染。感染亦可按发生条件归类,如条件性(机会性)感染、二重感染(菌群交替症)、医院内感染(HAI)、社区获得性感染(CAI)等。最常见的医院内感染是尿路感染。

【发生机理】

外科感染形成的基本条件是细菌侵入和梗阻存在。外科感染的发生取决于病原微生物的致病能力与机体的免疫力的相互作用：①细菌的种类（毒力或侵袭力）和量；②局部组织损伤情况（伤口内的血红蛋白、坏死组织、异物、组织缺氧）；③全身抗感染能力降低（休克、低血容量、乏氧、糖尿病、肥胖、饥饿、酒精性肝病、全身用皮质激素或抗肿瘤药等）。

人体对损伤和感染的反应方式是一样的。机体对感染的抵抗能力与刨伤的程度呈负相关。这就要求外科医生应用无损伤操作技术把损伤降到最低。清除创口的坏死组织也有利于吞噬细胞集中精力去清除入侵的细菌。

【诊断】

1.临床检查

非特异性感染的临床特点是：①局部——红、肿、热、痛、功能障碍，继而进展为局限化脓；②全身——发热、营养不良、休克。通过观察渗液和分泌液（伤口引流液、尿、痰等）的气味、色泽和黏稠度往往能做出初步判断。烂葡萄味（musty,grape-like odors）提示假单胞菌感染，尿素味提示变形杆菌感染，粪臭味提示厌氧菌感染（类杆菌、梭形杆菌、梭状芽孢杆菌和消化链球菌）。

2.Gram 染色

可以为病原菌的确定提供最早的依据，尤其当单一细菌感染时。

3.培养和药物敏感试验

对诊断和治疗有帮助，但是往往在结果出来前就应该开始治疗。可以将伤口深部的脓性物送一般细菌培养、厌氧菌培养和药物敏感试验。无论如何都不要将标本储存在冰箱中。对药物敏感试验的解读应该注意几个问题，药物敏感报告通常是依据平板扩散试验，这种试验对技术—环境的细小变化很敏感，但是，与最小抑菌浓度（MIC）或杀菌浓度的相关性很差。因此，对重症感染最好测定 MIC，然后给予相应的抗生素使组织浓度达到 4 倍 MIC。

4.活组织检查

皮损组织和淋巴结的活组织检查对诊断也很有帮助。不要取腹股沟淋巴结活检。标本应该送常规细菌学培养、抗酸杆菌培养和真菌培养，并送到病理科进行组织学检查。

5.其他检查

除结核外，皮肤试验的价值有限。血清学试验对真菌和病毒感染有较好的诊断价值。

【治疗】

外科感染处理的5"D"原则：①Drainage（引流）；②Debridement（清创术）；③Diversion（转流）；④Diet（饮食，增强人体抵抗力）；⑤Drugs（药物治疗）。

1.局部治疗

(1)物理疗法（局部湿热敷）或外用药可以缓解疼痛、增加血流和淋巴回流。湿热敷最好是间断进行并稍加压，这有利于感染局限和吸收，持续性湿热敷反而会引起局部水肿和卫星感染灶。

(2)制动是对机体防御机制支持。未制动的伤口的基质形成和新生血管容易受损，造成细微的出血和坏死，有利于细菌生长。

(3)手术引流：这是外科感染的基本治疗措施。①切开引流的指征是感染局限。就大多数体表脓肿来说，切开引流的指征是波动感。深部感染判断困难时，可以先做诊断性穿刺。②切口要够大,做在低位,保持切口敞开直至愈合。③小切口加拔火罐可以达到大切口相同的效果,但是,要先控制出血,也可先用纱条填塞一天后再拔火罐,主要适用于不宜做大切口的部位,如乳房、会阴等。④在超声、X线等引导下穿刺引流或加拔火罐。⑤切开引流后,体表脓肿要用纱布疏松填塞,深部脓肿要放置引流物。如果患者在引流后感染症状持续,首先要考虑引流是否通畅?是否还有感染灶未引流?

(4)清创的时机(8小时规律):在未灭菌的环境下任何伤口都会有污染,但是,细菌需要一定的时间才能繁殖、产生毒素,然后才具备毒力侵入组织。在污染后的最初6~8小时,可以在伤口的坏死组织进行清创后一期闭合伤口,感染的风险很小。如果在损伤6~8小时后才一期闭合伤口,则伤口有可能发生感染。不过血供比较好的部位,如头皮,清创后才一期闭合的时机可以放宽。

2.全身治疗

(1)支持疗法:①严重的贫血、低蛋白血症或白细胞减少者,需适当输血或补充血液成分。②体温过高时可用物理降温或适当使用解热药。体温过低时需保暖。③纠正脱水、电解质、酸碱平衡紊乱,补充体内消耗过多的蛋白质与能量。④对糖尿病患者的血糖和酮症进行纠正。⑤并发休克或多器官功能不全综合征时,应加强监护治疗,注意热量和维生素的补充。

(2)抗生素治疗:就外科感染来说,抗生素仅仅是外科治疗的辅助手段,一般来讲,有全身症状才需要全身使用抗生素。开始是经验性用药,可根据感染的部位、可能的致病菌及本病区常驻菌与耐药的流行情况来选择。以后,根据细菌培养结果调整抗生素使用。

抗生素的应用要慎重,没有并发症的感染伤口不必全身用抗生素,仅在免疫功能差的患者或血流有细菌的患者(有高热等全身中毒症状)才主张加用抗生素。除氨基糖苷类抗生素和万古霉素外,现代的抗生素都有较广的治疗谱,且几乎无毒性。但是,它们对伤口愈合早期的炎症和免疫有干扰作用,此外,人类对抗生素可发生过敏反应。表8-1是抗生素的初始使用指南。

【预防】

①大多数外科感染来自患者自身的微生物菌群,这种感染的形成在很大程度上取决于污染的程度和肠黏膜屏障的完整性。②手术室工作人员也是外科细菌污染的最常见的来源。因此要戴口罩、穿无菌手术衣、戴手套,手术室空气要过滤。

第二节　社区获得性感染

(一)疖

疖是单个毛囊及其所属皮脂腺的急性化脓性感。致病菌多为凝固酶阳性金黄色葡萄球菌。常与痤疮和其他皮肤病伴发。细菌开始侵入毛囊中,引起局部蜂窝织炎并形成脓肿。脓栓形成是其感染的一个特征。治疗的方法参见本章基本概念。

(二)痈

痈是多个相邻毛囊及其所属皮脂腺或汗腺的急性化脓性感染,或由多个疖融合而成。大多由一个疖在皮下组织中蔓延形成的皮肤脓肿,范围可以很大,全身反应较重,甚至发展为脓毒症。老人、营养不良和糖尿病患者易患痈。致病菌同疖。好发于皮肤较厚的部位,如项部和背部(俗称"对口疗"和"搭背")。痈的治疗原则是在全身用抗生素(青霉素、红霉素或克林霉素)的基础上切开引流。早期局部外敷鱼石脂软膏,有脓液后应尽早在静脉麻醉下行切开引流。一般用"十""十十"或"十十十"形切口,切口要够长,达病变边缘皮肤,剪去坏死组织后填塞止血。

(三)脓肿

急性感染后,组织或器官内病变组织坏死、液化后,形成局限性脓液积聚,并有一完整脓肿壁者,称为脓肿。在炎症初期渗出的纤维蛋白在感染灶周围形成了脓肿壁,脓肿内濒死的吞噬细胞和细菌释放出毒素使脓肿的内容物液化,从而使得脓肿内呈高渗状态,水分的吸收使得脓腔内的压力升高。由于氧和营养物很难透过脓肿壁,出现无氧酵解,结果,脓肿内呈高压、低pH和低氧状态,有利于厌氧菌生长。低pH还使得氨基糖苷类抗生素效力降低。皮肤脓肿以表皮葡萄球菌和金黄色葡萄球菌常见。腹股沟和会阴部皮肤脓肿以大肠杆菌为常见。

(四)脓疱病

由金黄色葡萄球菌或溶血性链球菌引起的一种急性接触传染性皮肤病,其特点是不断出现上皮内脓肿,这些脓肿可相互融合成大片脓疱,表面为脓痂,深面为溃疡。

(五)丹毒

丹毒是皮内淋巴管网受 β-溶血性链球菌侵袭引起的急性炎症。患者常先有皮肤或黏膜的某种病损,如足癣、口腔溃疡、鼻窦炎等。其特点是多见于下肢和面部,蔓延快,很少坏死和化脓。病变区片状鲜红、中央处红色稍淡、境界清、压之褪色,病变范围扩展较快,时有水疱。抗生素首选青霉素。

(六)蜂窝织炎

急性蜂窝织炎是疏松结缔组织的急性感染。一般系 A 组链球菌感染,细菌从刺伤或其他皮肤破口侵入。蜂窝织炎水肿明显,脓液极少,除病变中央有缺血坏死外没有大量脓液。由于病菌释放毒性强的溶血素、透明质酸酶、链激酶等,加以受侵组织质地较疏松,故病变扩展较快。细菌可侵入区域淋巴管和淋巴结,可有明显的毒血症。由于患者机体条件、感染原因和病菌毒性的差异,临床上有以下几类:

1.一般性皮下蜂窝织炎

患者可先有皮肤损伤。开始时患处肿胀、疼痛、表皮发红,指压后可稍褪色,红肿边缘界限不清楚。病变部位近侧的淋巴结常有肿痛。进一步加重时,皮肤可起水疱,一部分变成褐色,或破溃出脓。常有恶寒、发热和全身不适,严重时可有意识改变。

2.新生儿皮下坏疽

病变多在背、臀部等经常受压处。初起时皮肤发红、质地稍变硬。继而,病变范围扩大、中心部分变暗、变软,触之有浮动感,有的可起水疱;皮肤坏死时呈灰褐色或黑色,并可破溃。患儿发热、不进乳、不安或昏睡,全身情况不良。

3.颌下急性蜂窝织炎

口腔起病者多为小儿,因迅速波及咽喉而阻碍通气(类似急性咽峡炎),甚为危急。全身表现同新生儿皮下坏疽。

4.老年人皮下坏疽

男性多见。长时间热水浸浴擦身后易发。背部或侧卧时肢体着床部分有大片皮肤红、肿、疼痛。继而,皮肤变为暗灰色,知觉迟钝,触之有波动感,穿刺可吸出脓性物。患者寒战、发热、全身乏力不适。严重者可有气急、心悸、头痛、烦躁、谵妄、昏睡等。

5.非梭状芽孢杆菌性坏疽性蜂窝组织炎

这是一种皮肤、皮下组织和筋膜的进行性坏疽性感染。致病菌大多系大肠杆菌和厌氧链球菌。临床表现为疼痛、肿胀和微红。所有产气菌感染都应该做 Gram 染色和细菌培养明确细菌种类指导治疗。治疗是及时切开引流,青霉素 125 万单位静脉推注,然后用青霉素 250 万单位静脉滴注,每 4 小时 1 次;必须支持治疗,否则很快会出现脱水、发热和衰竭等毒血症。

6.梭状芽孢菌性蜂窝织炎

这是一种主要由产气荚膜杆菌(又称魏氏杆菌)引起的皮下组织、腹膜后或其他疏松结缔组织的感染。以阑尾切除术后或大肠癌术后常见。本病是皮下组织的侵袭性感染,损伤或缺血的组织容易发生本病,尤其多见于老年人和术中低血压时间长的患者。感染在深筋膜表面迅速扩散,血管内血栓形成使得皮肤和皮下组织广泛坏疽。临床表现有皮肤水肿、浆液血性分泌液和捻发音。全身症状及体征并不显著。本病不累及肌肉,因此不同于气性坏疽。治疗是及时手术清创,大剂量青霉素 250 万单位静脉滴注,每 4 小时 1 次。

(七)急性淋巴管炎

急性淋巴管炎是管状淋巴管及其周围组织的急性炎症,系细菌从皮肤或黏膜的破口侵入,或从局部的感染灶侵入,经组织间隙进入淋巴管引起。蜂窝织炎和丹毒常常伴有急性淋巴管炎。常见致病菌是溶血性链球菌和金黄色葡萄球菌。A 组链球菌的感染往往很重,因为链球菌的毒素可以破坏机体的防御屏障。浅层管状淋巴管炎表现为伤口近心侧一条或多条"红线"(红丝疗),触诊有索条状硬结、触痛。深层管状淋巴管炎表现为患肢肿、痛,可扪及条形触痛区。两种淋巴管炎均有不同程度的全身症状。治疗:青霉素 125 万单位静脉滴注,每 6 小时 1次,A 组链球菌对青霉素不耐药。

(八)坏死性筋膜炎

坏死性筋膜炎(necrotizing fasciitis)又称协同性坏疽或 Meleney 坏疽,是一种由多种病菌侵入筋膜间隙、发展迅速的细菌感染。感染沿筋膜面迅速蔓延,造成血管栓塞和组织坏死,但其表面皮肤外观正常,致使医生常常对病情的严重程度估计不足。小的戳伤、外科手术或开放性损伤均可引起坏死性筋膜炎。

【诊断】

除疼痛、肿胀和皮肤发红外,本病的特征是皮下脂肪与其下方的坏死筋膜被一层"洗碗水样"液体隔开,肌肉不受累。

(1)皮肤红、水肿或出血性大疱,或有捻发音,外观也可正常。

(2)有进行性中毒体征(发热、心率快)和伤口局部疼痛。

(3)坏死的伤口及组织常有浆液性渗液、恶臭。

(4)坏死性筋膜炎的创口感染可以一开始就呈暴发性,也可以在静止 6 天或更长时间后才迅速发展。该病以迅速扩散和破坏为特点,Gram 染色示多种细菌同步感染。常见细菌有:①微厌氧链球菌;②葡萄球菌;③Gram 阴性需氧菌和厌氧菌。

【治疗】

这种感染可危及生命,唯手术能治愈。早期诊断、尽早手术清创极为重要。此外,可用大剂量克林霉素及氨基糖苷类抗生素。手术要点:

(1)首次清创时必须切除所有感染的和失活的组织,坏死组织的残留会不断地使周围正常组织发生迅速的进行性坏死。

(2)由于毒素引起血栓形成使得筋膜上组织的血供中断,皮下和筋膜坏死,皮肤呈广泛的潜掘状,结果皮肤坏疽。切除大片皮肤及其周围组织,必要时可行截肢术。

(3)必要时每日行清创。

(4)用青霉素 1000 万单位(6g)静脉滴注,每 6 小时 1 次。头孢霉素、克林霉素、氯霉素和甲硝唑是针对厌氧球菌的二线抗生素。一般用大剂量克林霉素及氨基糖苷类抗生素。

(九)化脓性汗腺炎

化脓性汗腺炎是腋下、腹股沟和会阴区顶泌汗腺的感染,多见于年轻人。常造成慢性感染和瘢痕。治疗需切除顶泌腺,以防复发。常见致病菌是葡萄球菌或厌氧菌(尤其是消化链球菌)。

【诊断】

切开脓肿做细菌学诊断,脓液送培养并做 Gram 染色,染色一般为 G+球菌,培养可了解细菌类型并做药敏。多数葡萄球菌耐青霉素,可选用半合成青霉素、红霉素或头孢菌素。

【治疗】

起初用热压治疗、小脓肿切开引流和足量抗生素。很容易复发。治愈性治疗的方法是彻底切除感染组织直达深筋膜加植皮术,或延期缝合。

(1)切开引流脓液或穿刺抽吸脓液。

(2)抗生素。

(3)伤口处理,冲洗,必要时清创。

(4)对局部多发性小脓肿、窦道或坏死形成,可行局部切除术。

(十)狐巢病

狐巢病(fox den disease)又称皮肤化脓性瘘管窦道病(pyoderma fistulans sinifica,PFS),是一种慢性感染,特点是在皮下脂肪内有多个瘘管或窦道形成,瘘管或窦道上皮化,皮肤上有多个排脓的瘘口,状如狐狸的巢穴。仅男性患病,好发于会阴部、臀部和腹股沟区,因此,要与化脓性汗腺炎、藏毛病、肛管直肠瘘相鉴别。狐巢病的瘘管的内面村有复层鳞状上皮。与汗腺炎不同,狐巢病穿入皮下脂肪层,可以在筋膜表面延伸很长距离,皮肤附件不受累。绝大多数为兼性或专性厌氧菌感染。治疗原则是整块切除全部瘘管病灶达筋膜表面,等肉芽组织生长二期愈合。瘘管切开的复发率很高。抗生素或许能暂时控制感染,不可能根治。

炎性窦道切除要点:先用亚甲蓝注入窦道使之着色。距窦道口一定距离切开皮肤一圈,达皮下组织。此时,术者用手扪查可以发现炎性的窦道组织硬,而正常组织软。用电刀紧贴硬的炎性组织边扪边切,直至将窦道完整切除,但不要切入硬的炎性组织中。

(十一)药物注射后脓肿

药物注射后脓肿可以在药品注射后发生,也可以在吸毒注射后发生。致病菌主要为厌氧菌。表现为注射部位疼痛、触痛、红、波动、白细胞升高、淋巴结肿大和发热。治疗:抗生素加切开引流。

(十二)甲沟炎

【临床表现】

甲沟炎是甲沟及其周围组织的感染。起初是指甲一侧红、肿、热、痛,继之蔓延至指甲对侧(半环形脓肿)和甲床下(甲下脓肿)。红肿区内有波动感,出现白色脓点,但不易破溃出脓。治疗延误或不当可形成慢性甲沟炎或骨髓炎。

【治疗】

参见本章第一节。局部变软或有波动感是切开引流的指征,甲下脓肿应拔甲。

(十三)脓性指头炎

【临床表现】

脓性指头炎是手指末节掌侧皮下组织的化脓性感染。甲沟炎加重后,以及指尖或指末节皮肤受伤后均可致病。起初为针刺样疼痛、肿胀。继之发展为剧烈的跳痛,患肢下垂时加重,夜不能眠,局部红肿不明显,并有恶寒、发热、全身不适等症状。感染更加重时,指头疼痛反而减轻,皮色由红转白,反映局部组织趋于坏死。治疗延误或不当可形成慢性骨髓炎,迁延不愈。

【治疗】

参见本章第一节。跳痛提示局部张力高,是切开引流的指征。过去主张做侧方切口或鱼口状切口,但容易伤及指血管和神经,造成指端坏疽或感觉丧失。目前,主张切口做在波动最明显处,深在的脓肿必须从正中切开。

(十四)掌侧化脓性腱鞘炎、滑囊炎和深间隙感染

拇指和小指的屈指肌腱腱鞘炎,可分别蔓延到桡侧和尺侧的滑液囊;两侧滑液囊在腕部相通,感染可互相传播。示指、中指和无名指的屈指肌腱腱鞘炎则可分别向鱼际间隙和掌中间隙蔓延。滑囊炎或深间隙感染也可能在掌部受伤后直接发生。

【临床表现】

1.化脓性腱鞘炎

化脓性腱鞘炎的临床特点是 Kanavel 四联征。若不及时治疗,病变可向掌深部蔓延,肌腱也可能因坏死导致手指功能丧失。

2.化脓性滑囊炎桡侧滑囊炎

都伴拇指腱鞘炎,拇指肿胀、微屈,不能伸直和外展,触痛主要位于拇指基节和大鱼际处。尺侧滑囊炎多伴小指腱鞘炎,小指肿胀,连同无名指呈半屈状,触痛位于小指中基节和小鱼际处,炎症加剧时肿胀向腕部扩展。

3.掌深间隙感染

鱼际间隙感染可因示指腱鞘炎加重或局部掌面受伤后感染所致。大鱼际和"虎口"(拇指与示指间指蹼)有肿胀、疼痛和触痛,示指与拇指微屈、伸直时剧痛。掌中间隙感染可因中指、无名指腱鞘炎加重或局部掌面受伤后感染所致。掌心肿胀使原有的凹陷变平,并有皮色发白、

疼痛和触痛,掌背和指蹼的肿胀较掌心更为明显。中指、无名指和小指屈曲、伸直时均剧痛。

以上三种感染的组织内压均较高,常有恶寒、发热、全身不适等症状,还可能继发肘内或腋窝的淋巴结肿大、触痛。

【治疗】

参见本章第一节。①化脓性腱鞘炎是在中节指掌面中线做切口,不跨越指横纹。感染范围广时,可做">"形切口。分离皮下时认清腱鞘,避免伤及肌腱;不做侧方切口,以免伤及神经和血管。切口内置入乳胶片引流。②桡侧滑囊炎在拇指基节掌面以及大鱼际掌面各做约 1cm 的切口,分离皮下后插入细塑料管并做对口引流。尺侧滑囊炎切口在小鱼际掌面和小指掌面。③鱼际间隙感染的切口在掌面肿胀和波动最明显处(一般在屈拇肌与掌腱膜之间),切开皮肤后用血管钳钝性分离,避免血管、神经损伤。掌中间隙感染的切口在中指、无名指的指蹼掌面,不超过掌横纹(以免损伤掌浅动脉弓)。切开后置入乳胶片引流。

(十五)嵌趾甲症

嵌趾甲症很常见,主要见于青春期,以躅趾最多见。原因是畸形、行走姿势不良、足多汗、剪趾甲过深过短造成损伤、鞋太紧。

【诊断】

趾甲向邻近的软组织中长入,其表面的软组织发生感染,表现为蜂窝织炎和炎性肉芽组织增生。

【治疗】

(1)嵌趾甲症单纯拔甲术的失败率是 64%～74%。

(2)Zadik 手术是切去全部趾甲和甲床,失败率是 16%～28%;趾甲边缘切除的失败率是 25%;甲沟治疗的失败率是 48%。我们建议切除患甲患侧的 1/4 边缘部分,要点是同时切除相应的甲下生发层基质。

(3)石炭酸烧灼法:麻醉后,上止血带,切除患甲 1/4 边缘部分,用凡士林保护周围皮肤后,以 88% 的石炭酸溶液涂于暴露部分,尤其是甲沟和趾甲的上皮下,3 分钟后用酒精中和之。包扎伤口,复发率为 7%。术中要注意在甲沟和甲上皮下勿遗留甲刺、绝对止血、防止血液将石炭酸稀释。不必行全甲拔除术。

【预防】

简单的方法是剪趾甲,使其不向邻近的软组织长人。剪趾甲时应注意勿过深、过短,防止造成损伤。同时注意足部卫生,保持足部干燥。穿宽松鞋或赤脚。

(十六)放线菌病

放线菌是 Gram 阳性、非抗酸的丝状微生物,通常有分支且可分解为短小菌形式。放线茵绝对厌氧,是人口咽部及扁桃腺部正常菌群的一部分。

【临床表现和诊断】

放线菌的炎性结节、脓肿及窦道以头颈部最为多见。1/5 病例的原发病灶在胸部,1/5 病例的原发病灶在腹部,最常受累的是阑尾和盲肠。常形成多个窦道,其排出的脓液中有"硫黄颗粒"(缠绕的丝状黄色颗粒)。炎症处硬,无疼痛、无触痛。全身症状,包括发热,变化较大。窦道及瘘管常继发其他细菌感染。

腹部放线菌病可引起阑尾炎,早期阑尾切除可治愈该病。若阑尾穿孔,则形成多个病灶和腹壁窦道。胸部放线菌病可引起咳嗽、胸痛、发热及消瘦,酷似分枝杆菌感染或真菌感染。本病的后期,窦道可穿透胸腔和胸壁,并累及肋骨或椎体。

【治疗】

放线菌对青霉素敏感。各种放线菌病(actinomycosis)均可用青霉素(500万～2000万U/日)治疗数周。此外,为了达到治愈目的,也可通过手术的方法清除病灶、引流病变或修补缺损。

(十七)诺卡菌病

诺卡菌是 Gram 阳性、分支的丝状微生物,可能抗酸,其菌丝常分裂为杆菌形式。诺卡菌是需氧茵,在呼吸道的正常菌群中罕见诺卡菌。

【临床表现和诊断】

诺卡茵病(nocardiosis)有两种。一种是局限的、慢性肉芽肿,可以像放线菌病那样化脓、形成脓肿和窦道,外观如同 Madura 足(足分枝菌病)。该型很特殊,仅见于四肢,有广泛的骨破坏,身体其他部位几乎不受累。

另一种类型是全身性感染,起初是化脓性肺炎,感染经血行扩散至脑膜等其他器官组织。全身性诺卡菌病有发热、咳嗽、消瘦,酷似分枝杆菌感染或真菌感染。淋巴瘤免疫缺陷或药物诱导免疫抑制时尤其容易并发本病。

【治疗】

诺卡菌对青霉素不敏感。诺卡菌病首选磺胺类药口服(磺胺甲基异噁唑 6～8g/d),治疗数周。同时加用米诺四环素口服(200～400mg/d)效果更好。

第三节　医院内获得性感染

(一)切口感染

切口感染是住院患者外科感染的主要类型。切口感染发病率与手术性质直接相关。根据切口污染程度可对切口进行分类,见第十章。除了细菌侵入外,还受血肿、异物、局部组织血供不良、全身抵抗力削弱等因素的影响。

【诊断】

典型表现是术后 3～4 日,切口疼痛加重,或减轻后又加重,可伴有体温升高,脉率加速,白细胞计数增高。体格检查时,可见切口局部红、肿、热和压痛,或有捻发音及波动感。局部穿刺,或拆除部分缝线后用血管钳撑开切口有助于诊断。分泌液应做 Gram 染色排除梭状芽孢菌感染和细菌培养。累及筋膜和体腔的感染,需尽早切开引流。

【治疗】

大多数切口感染经敞开伤口、引流可治愈,但切口深部感染、广泛坏死或切口裂开则需要敞开清创,清除坏死组织和异物、全身用抗生素。

(1)清洁-污染伤口和污染伤口的预防用抗生素:①在术前 1～2 小时用,保证术中组织中药物的浓度。术后应用不超过 24 小时。②术前备皮不必常规进行。③择期结肠手术术前常规行机械肠道准备、全身用抗生素或口服肠道不易吸收的抗生素,减少结肠内的细菌数。④有些清洁手术也应预防用抗生素,如有假体植入的手术(心瓣膜置换、骨科手术、无张力疝修补或血管置换)。

(2)由于污染伤口和污秽伤口的伤口感染率在 15%～20% 以上,治疗用抗生素应在术前进行,直至感染已控制。此外,伤口的皮肤皮下应敞开不缝,仅缝筋膜,分别用湿纱布和干纱布包扎伤口。对感染区应做引流。

(3)控制手术部位感染(surgical-site infection,SSI)的"5D"原则:Discipline(遵循无菌原则)、Defense mechanisms(提高患者的防御机制)、Drtrgs(抗生素)、Design(建筑设计、工程)和Devices(衣、手套、器械、电器)。

(二)假体感染

假体感染是指疝补片、人造血管、人工心瓣膜、人工关节、人造筋膜、金属骨支撑器等人造置入物的感染。

【诊断】

假体感染可表现为局部症状,也可表现为全身化脓性感染,最常见的病菌是葡萄球菌,这种感染可危及生命。

【治疗】

假体植入后应常规预防用抗生素,但大多数假体感染用抗生素无效,一般需要取出假体。

(三)腹腔内感染

腹腔内手术后可发生腹内脓肿,其发生与腹腔手术的种类有关。常见部位有:①膈下间隙;②肝下间隙;③两侧结肠外侧沟;④盆腔;⑤阑尾周围或结肠周围。15% 的病例为多发性脓肿。

三发性腹膜炎,又译为第三期或第三类腹膜炎,指原发性或继发性腹膜炎经引流或抗生素治疗无明显缓解,48 小时后腹膜感染持续或复发,其实质是炎症反应亢进后的免疫抑制。多见于全身情况差、免疫功能低下或已经有脏器功能障碍的患者,如高龄、慢性肾衰、糖尿病及皮质激素应用者。致病菌多为耐药菌,如白色念珠菌和葡萄球菌。这类腹腔感染的病因、致病菌、临床表现、诊断和治疗均有别于原发和继发性腹膜炎,Rotstein 将其称为 tetriaryperitonitis。

【诊断】

腹腔脓肿的典型体征是持续发热。其特点是随着腹内原发疾病的好转患者体温未降至正常,反而逐渐上升。此外,还有疼痛和白细胞增多等。高度怀疑是及时诊断的关键。

(1)患者多在术后 5～7 天表现高热,为高耸的热峰。全身症状重(心率快、出汗、畏食、乏力等)。

(2)就医迟、诊断延误时,可有全身炎症反应表现,腹腔脓肿可造成远隔器官功能障碍,比较重要的器官功能障碍有肺功能障碍、肾功能障碍、肝功能障碍和应激性溃疡出血。至少有半数的腹腔脓肿患者有上述一个或多个器官或系统的功能障碍。

(3)腹部有触痛或扪及肿物,盆腔脓肿尤其如此。但体检也可无所发现。超声、CT、镓-67或铟-111 核素扫描及磁共振显像对诊断腹内脓肿很有价值,并可为脓肿引流导向。也可用镓-67 扫描或标记的 WBC 扫描。对腹部手术后腹部压痛、发热的患者来说,剖腹探查是明确诊断的唯一方法。CT 查出的脓肿可行经皮置管引流。

【治疗】

(1)腹内脓肿治疗的主要手段是手术,脓肿内含血或坏死物时更应该手术。

(2)深部感染常需冲洗引流。①经典方法是手术切开引流。②近来在超声和 CT 的精确定位导引下,行穿刺引流屡有成功的报道。穿刺抽脓失败时,应手术切开引流。

(3)理想的引流应不污染大腹腔。①盆腔脓肿可经直肠或阴道上段切开引流。②膈下脓肿可从后方经第 12 肋切开引流。切开引流后全身感染表现未能改善者,多为脓肿引流不畅或多发性脓肿,此时应选择腹部正中切口探查,结肠憩室炎穿孔等未包裹的弥漫性腹膜炎也常选用这种切口。

第四节　抗生素的应用

(一)预防用抗生素的一般原则

预防用抗生素是在术前即刻、术中和术后短时间(围手术期)给予抗生素,目的是降低围手术期手术部位感染率。决不能将预防用抗菌药物代替外科基本治疗原则(无菌、彻底清创、引流、提高患者全身抵抗力)。

1.适应证

在围手术期伤口感染的可能性增大时就应预防用抗生素,对污染伤口和某些清洁-污染伤口就应该预防用抗生素。清洁手术不必预防用抗生素,但下列情况应预防用抗生素:①发生手术后感染的可能性大,对污染伤口和某些清洁-污染伤口就应该预防用抗生素;②一旦发生感染,后果很严重(潜在致命性),如人造血管植入、骨科手术、心脏瓣膜置换术等。

(1)结直肠手术(口服肠道不吸收的抗生素加静脉用抗生素)。

(2)植入假体的手术(如补片法疝修补,血管外科)。

(3)显露阴道的妇科手术。

(4)手术野明显污染的手术。

(5)营养不良、用激素或抗癌药物的患者。

2.抗生素的选择原则

主要应针对该手术过程中可能遇到的致病菌,如皮肤和毛囊内存在的金黄色葡萄球菌等 Gram 阳性菌,尽可能用窄谱抗生素。

针对不同手术的不同建议:经腹、经阴道子宫切除术,首选头孢替坦,其次为头孢唑啉和头孢西丁,β-内酰胺酶类过敏者可选用克林霉素加庆大霉素或环丙沙星;髋或膝关节置换术、心胸或血管外科手术,可选用头孢唑啉或头孢呋辛,β-内酰胺酶类过敏者可选用万古霉素或克林霉素;结肠手术,静脉给药可选用头孢替坦或相似药物加甲硝唑,β-内酰胺酶类过敏者可选用克林霉素加甲硝唑,术前 1 天口服可选用新霉素加红霉素或甲硝唑。

3.用药时机和时限

预防性抗生素的应用应在手术开始前 1 小时以内开始,在术后 24 小时内终止。手术开始时,药物必须已经在组织内达到有效杀菌浓度。术后持续应用不应超过 24 小时,长期应用非但无益.反而会造成二重感染。如果手术时间超过 2 个半衰期,则应追加抗生素用量。

4.其他

预防用抗生素应满足利大于弊,如变态反应或由 Gram 阴性菌及念珠菌等引起的二重感染。

(二)治疗用抗生素

(1)治疗用抗生素的指征　有感染存在并且有全身症状。

(2)治疗用抗生素的使用方法

1)经验用药(推断性选用):根据感染的情况、症状、脓液的性质及流行病学资料估计感染菌的种类,选用抗生素。经验用药参见第二章感染性休克。

2)病因治疗(针对性使用):根据药敏结果和 MIC 选用抗生素。

创口局部的 pH 常不适合于局部使用的抗生素起作用。

第五节　破伤风

破伤风是破伤风杆菌经由伤口侵入人体,在局部缺氧环境下生长繁殖,产生外毒素进入血流而引起阵发性肌肉痉挛的一种特异性感染。破伤风是一种特殊的毒血症。病菌是 Gram 阳性的破伤风梭状芽孢杆菌,这是一种有芽孢的专性厌氧菌,存在于任何动物的粪便中,在土壤中能长期存活。泥土中含氯化钙,会引起组织坏死,有利于厌氧菌繁殖。发病条件为伤口和组织缺氧。只要早期处理,75% 的患者能存活,存活的患者不会残留神经系统损害。

【临床表现】

1.潜伏期

2～56 天,平均 10 天,故又称"七日风"。潜伏期越短,症状越重,预后越差、死亡率越高。偶见患者在伤后数年因清除病灶或异物而发病。

2.前驱期

持续 24～72 小时。表现为乏力,咀嚼肌、腹肌或背部肌肉酸胀、紧张,呵欠,张口不便,吞咽困难。

3.痉挛期

持续 10 天。典型症状是在肌紧张性收缩的基础上发生阵发性强烈痉挛。①通常最先受影响的肌群是咀嚼肌(张口困难、牙关紧闭),随后顺序为面肌(苦笑)、项肌(强直、后仰、不能点头)、背腹肌(角弓反张)、四肢肌(屈膝、肘、半握拳)、膈肌和肋间肌、膀胱肌。②体温正常或低热,发绀、流涎、吐白沫、大汗和心动过速。该期最危险的情况是窒息。③发作间期肌肉不完全松弛,神志始终清醒警觉。

4.缓解期(持续 20 天)

肌肉仍紧张、反射亢进。恢复期间还可出现一些精神症状,如幻觉,言语、行动错乱等,多能自行恢复。

【并发症】

骨折、尿潴留、窒息(呼吸肌痉挛或误吸所致)、呼吸停止、肺部感染、酸中毒、循环衰竭。

【预防】

措施包括伤口的正确处理,注射破伤风类毒素主动免疫,以及在伤后采用被动免疫。破伤风杆菌侵入人体是在局部缺氧环境下生长繁殖,因此伤口的正确处理是预防破伤风最重要的环节。

1.伤前主动免疫预防

按时注射破伤风类毒素,30天内可达到保护滴度。一般在婴儿(白百破疫苗,DPT shots)或参军时肌内注射破伤风类毒素0.5ml。每10年强化注射一次。强化注射3～17天内形成有效的免疫抗体,不需注射破伤风抗毒素。患过破伤风的人不具有永久免疫力。

2.伤后预防

(1)清创:必须彻底清创,去除坏死组织和异物。

(2)免疫预防措施:对既往免疫史不详的穿入伤患者,应进行破伤风预防治疗。

1)对既往免疫过的人,但近5年未做强化注射者,注射破伤风类毒素0.5ml即可。

2)对既往未免疫过的人,伤口清洁,应给予第一次免疫剂量破伤风类毒素,但必须让患者继续完成以后二次免疫剂量。

3)被动免疫:适用于既往未接受主动免疫的和伤口污染重的伤员。方法是立即肌内注射破伤风抗毒素(TAT)1500～3000U或人体破伤风免疫球蛋白1000U。①破伤风的发病有潜伏期,尽早注射有预防作用,但TAT作用有效期仅为10天左右,因此,对深部创伤,潜在厌氧菌感染可能的患者,可在1周后追加注射一次量。或应用人体破伤风免疫球蛋白,其保护期(半衰期)为1个月,免疫效能10倍于TAT。②抗毒素易发生过敏反应,注射前必须进行皮内敏感试验。如过敏,应按脱敏法注射。③同时给予首次剂量破伤风类毒素,但不宜在同一部位肌内注射。

(3)抗生素:对于易发生破伤风的创口,抗生素(尤其是青霉素)的预防作用不肯定,但对疑有破伤风梭状杆菌感染或有广泛坏死时,仍应该用大剂量青霉素预防。

【治疗】

(1)清除毒素来源:局部清创引流,青霉素500万～1000万单位静脉滴注,每6小时1次。

(2)中和游离毒素:破伤风抗毒素只能中和血液中的痉挛毒素,对已经与神经细胞结合的毒素无效,因此,对已经出现症状的患者效果很差。强调早用,TAT 2万～5万U加5%葡萄糖溶液500ml,静脉滴注;或肌内注射人体破伤风免疫球蛋白3000U,同时在伤口近侧注射1000U,以后每天肌内注射1000U,1～3次。

(3)控制和解除痉挛:单人室、安静、避光。①轻度:地西泮或苯巴比妥钠或水合氯醛。②中度:冬眠1号(氯丙嗪50mg,异丙嗪50mg,哌替啶100mg)。③重度:硫喷妥钠、肌松剂。

(4)呼吸支持:保持呼吸道通畅,吸氧,尽早气管切开,用镇静剂控制肌肉痉挛。

(5)其他:留置导尿、肠内或肠外营养(高热量、高蛋白、高维生素),调整水与电解质平衡。

第六节　梭状芽孢菌性肌炎和蜂窝织炎

气性坏疽又称梭状芽孢杆菌性肌炎,属非破伤风梭状芽孢杆菌感染,主要见于严重污染的战伤,创伤和择期手术(尤其是胆道和结肠手术)后梭状芽孢杆菌感染并不少见。梭状芽孢杆菌感染主要有两种类型,一种是梭状芽孢杆菌性蜂窝织炎(参见本章第二节),另一种是以大量肌肉坏死和严重毒血症为特征的梭状芽孢杆菌性肌炎。梭状芽孢杆菌是 Gram 阳性厌氧菌,广泛存在于土壤及粪便中。缺血、无灌注、乏氧(肌肉毁损、石膏压迫、异物、严重组织水肿)的组织很容易发生梭状芽孢杆菌感染。在 Gram 阴性需氧菌存在的情况下,梭状芽孢杆菌感染更易发生。癌症患者也容易发生梭状芽孢杆菌感染。气性坏疽病例中,80%有产气荚膜(魏氏)梭状芽孢杆菌,40%有诺维(水肿)梭状芽孢杆菌,20%为腐败梭状芽孢杆菌。

【诊断】

本病贵在早期诊断。及时治疗对挽救生命、保存伤肢有重要意义。

(1)一般在伤后 48 小时出现症状,严重者可在伤后 6 小时即出现症状。

(2)临床特点是伤口"胀裂样"剧痛,进行性加重。疼痛可为镇痛剂所掩盖,因此,当外科患者镇痛剂用量大时,要考虑气性坏疽之可能,要对伤口进行复查。气性坏疽常见于石膏内,若在伤后 3～4 天内患者的病情突然恶化,出现疼痛、腐肉臭味和棕色浆液性分泌物,应立即拆除石膏或在石膏上开窗检查。

(3)全身中毒症状重。一般有脉弱、速、多汗、面色苍白和精神萎靡,甚至出现精神症状,如谵妄和精神错乱。常有发热,但不一定发热。

(4)与一般术后创口相比,这种伤口触痛明显。早期皮肤外观正常之后表现为瘀斑和血疱,甚至变黑,而深部的肌肉坏死严重。伤口内常有棕色浆液溢出、恶臭,伤口周围皮肤水肿、紧张,局部肿胀与创伤所能引起的程度不成比例。伤口周围组织可有捻发音,但这是晚期体征。诺维(水肿性)梭状芽孢杆菌引起气性坏疽很特殊,创口无气体产生,肌肉水肿显著。

(5)由于溶血,实验室检查常表现为血细胞比容降低,血红蛋白下降显著,胆红素增高。白细胞不超过(12～15)×10g/L,但不可靠。

(6)伤口溢液 Gram 染色可见大量有极体的 Gram 阳性粗短杆菌,而白细胞很少,这些是诊断气性坏疽的重要依据。

(7)伤口 X 线平片、CT、MRI 检查示伤口肌群中有气体存在。

(8)组织学检查以广泛肌肉坏死为特征性改变。血中肌酸磷酸激酶(CPK)水平升高,部分患者可出现肌红蛋白尿。如 CPK 测定正常,可以排除肌坏死。

【预防】

气性坏疽多发生在创伤后,伤后及时彻底清创是预防气性坏疽最有效的方法。青霉素和甲硝唑大剂量使用可抑制梭状杆菌繁殖,但不能替代清创术。

【治疗】

治疗中必须强调外科清创的重要性。抗生素和高压氧的作用固然重要,但是若有无血供的感染组织存在,任何非手术手段都无济于事。治疗越早越好,可以挽救患者的生命,减少组织坏死或截肢率。

(1)气性坏疽确诊后,应立即在病变组织间隙内行广泛清创,切除所有受累的肌肉。如病变在四肢,剩余的肌肉无济于功能,可行截肢术,截肢应在健康组织中进行,开放残端,以氧化剂冲洗或湿敷。判断组织存活的最低标准是组织切开时有出血,用镊子轻夹肌肉时有收缩。清创后应监测血 CPK 水平,若感染未控制,CPK 增高,提示肌坏死仍有进展,应在 24 小时内再次清创。

(2)全身用大剂量青霉素,500 万～1000 万单位静脉滴注,每 6 小时 1 次,对控制梭状芽孢杆菌有效。青霉素过敏者可用克林霉素。甲硝唑对厌氧菌有效,可用 500mg 静脉滴注,每 6～8 小时 1 次。氨苄西林-克拉维酸或的卡西林-克拉维酸等加 β 内酰胺酶抑制剂的抗生素以及亚胺培南也可选用。

(3)高压氧治疗:在 3 个大气压纯氧下,每次 1～2 小时,每 6～12 小时重复,通常需要 3～5 次治疗。若有大的高压氧舱,可在高压氧舱内进行手术清创。早用高压氧可减少组织失活。高压氧治疗梭状芽孢杆菌感染有效,但它不能代替外科治疗,因为含高浓度氧的动脉不能将氧带入坏死组织,也不能去除感染灶。

(4)人体破伤风免疫球蛋白对气性坏疽无预防或治疗作用。

(5)气性坏疽一旦确诊,应立即积极治疗。不要因为检查和观察而延误治疗。诊断延误,即使数小时,也会大幅度增加死亡率。气性坏疽不治疗就是死亡;在治疗的患者中,死亡率为 25％～70％,主要取决于致病菌的种类和早期处理的效果。

第三章　颈部疾病

第一节　甲状腺的解剖生理概要

一、胚胎

1.甲状腺

胚胎 24 天,甲状腺是位于咽底部(舌根部盲孔处)的增厚组织,此后逐渐向尾端迁移,在胚胎 7 周时抵达甲状腺的正常位置,即 1～3 气管环的前方。迁移过程中与舌盲孔相连的组织形成甲状舌管。甲状舌管在胚胎 10 周时萎缩、闭合。因此,甲状腺属内胚层。甲状腺下降异常时可在舌根部(声门甲状腺)、颈部中线或纵隔内见到甲状腺组织。

2.滤泡旁细胞(C 细胞)

来自第 4 腮囊的神经嵴细胞,不是源于内胚层,分布于甲状腺上中 1/3 背侧,C 细胞属胺前体摄取脱羧(APUD)细胞系统。

二、动脉

1.甲状腺上动脉

系颈外动脉的第一支,供应甲状腺上极。

2.甲状腺下动脉

源于锁骨下动脉的分支甲状颈干,在 Berry 韧带尾侧进入甲状腺背面,供应甲状腺下极。

3.甲状腺最下动脉

源于主动脉弓,从下方进入甲状腺峡部,该动脉常缺如。

三、静脉

甲状腺静脉无静脉瓣。

1.甲状腺上静脉

与甲状腺上动脉伴行,汇入颈内静脉。

2.甲状腺中静脉

直接汇入颈内静脉。

3.甲状腺下静脉

起自甲状腺下极和峡部,汇入无名静脉或颈内静脉。

四、淋巴回流

纪念 Sloan-Kettering 癌症中心将颈部淋巴结分区划分为 6 区。甲状腺淋巴均流入同侧Ⅲ、Ⅳ、Ⅵ和Ⅱ区,Ⅴ区很少。中央区淋巴结,包括位于喉前(Delphian 淋巴结或环甲膜淋巴结)和气管食管沟淋巴结,在甲状腺癌的转移中有重要地位,这些淋巴结的受累会侵犯喉返神经、气管或食管。甲状腺癌淋巴转移时,首先是转移至中央区淋巴结。

颏下区和颌下区淋巴结为Ⅰ区;颈内静脉淋巴结上组为Ⅱ区,即二腹肌下,相当于颅底至舌骨水平,前界为胸骨舌骨肌侧缘,后界为胸锁乳突肌后缘,为该肌所覆盖;颈内静脉淋巴结中组为Ⅲ区,从舌骨水平至肩胛舌骨肌下腹与颈内静脉交叉处;颈内静脉淋巴结下组为Ⅳ区,从肩胛舌骨肌下腹到锁骨上;颈后三角区或称副神经淋巴结为Ⅴ区,包括锁骨上淋巴结,后界为斜方肌,前界为胸锁乳突肌后缘,下界为锁骨;内脏周围淋巴结为Ⅵ区或称中央区淋巴结(上起舌骨,下至胸骨上切迹,两侧为双侧的颈动脉鞘),包括位于喉前(Delphian 淋巴结或环甲膜淋巴结)、气管前、气管旁、气管食管沟内的淋巴结和位于甲状腺附近的甲状腺周围淋巴结。

五、相关神经

1.喉返神经

(1)行程:喉返神经行于气管食管沟内,与甲状腺背面内侧的关系密切。①右侧喉返神经向后绕过锁骨下动脉后,由外向内斜行,一般在甲状腺下动脉深面越过甲状腺下动脉后进入气管食管沟,然后,紧贴 Berry 韧带后方向上,在环甲肌下缘环甲关节水平入喉。喉返神经在入喉前 2.5cm 的范围内容易显露。不返的喉返神经的发生率约 1%,主要见于右侧,此时的喉返神经呈直角从迷走神经发出进入甲状腺,很容易被误认为甲状腺下动脉而切断。右不返喉返神经一般都伴头臂动脉异常。②左侧喉返神经在纵隔内向后绕过主动脉弓后进入气管食管沟。在整个颈段,左侧喉返神经都在气管食管沟内平行上升。

(2)分支:喉返神经分成内、外两支。内支是感觉支,分布于声门下区喉黏膜;外支是运动支,支配喉内肌。偶尔,喉返神经在出胸廓口后即分支(正常情况下是距入喉 2cm 之内分叉),此时的分支容易损伤。若遇到喉返神经过细(正常直径 0.8～1mm),应注意。

2.喉上神经

Cernea 发现 50% 以上的喉上神经外支与甲状腺上极的距离短于 1cm。

(1)行程:喉上神经与甲状腺上动脉的分支伴行,其外支在甲状腺上极的深面、在 Joll 三角内进入环甲肌。Joll 三角又称胸甲喉三角(sternothyrolaryngeal triangle),外侧边是甲状腺上极,内侧边为正中线,上边是颈前带肌。

(2)分支:喉上神经分成内、外两支。内支是感觉支,分布于声门上区喉黏膜上;外支是运动支,司环甲肌运动。

六、生理

甲状腺有两组不同的激素分泌细胞。

1.滤泡细胞

甲状腺的滤泡细胞最初起源于前肠底。甲状腺的腺泡细胞可分泌、储存和释放三碘甲腺原氨酸(T_3)和甲状腺素(T_4,四碘甲腺原氨酸)。

(1)甲状腺激素的合成与释放:①摄碘:滤泡细胞摄碘是甲状腺激素合成的限速步骤,是逆化学电梯度的过程;②碘活化:在滤泡细胞顶端膜过氧化酶的催化氧化下使碘有机化(活化);③碘化:活化碘与酪氨酸残基结合成 T_3 和 T_4;④储存和释放:T_3 和 T_4 与甲状腺球蛋白结合,被泌出滤泡细胞,储存于滤泡内,在需要时以 T_3 和 T_4 的形式释人血流;⑤调节:T_3 和 T_4 的合成释放受垂体的 TSH 以及下丘脑的促甲状腺素释放激素(TRH)的调节,受循环中 T_3 和 T_4 水平的负反馈调节。

(2)甲状腺激素的功能:主要调节基础代谢率。①激活产能呼吸过程,使代谢率增加、耗氧增加;②增强糖原分解,使血糖上升;③增加儿茶酚胺对机体神经肌肉代谢及循环的作用。结果表现为兴奋、易怒、肌肉震颤、乏力,以及脉率快、心排血量多和血流加快。这些作用可被普萘洛尔等 β 受体阻滞剂阻断。

2.腺泡旁细胞(C 细胞)

这些细胞源于后腮体,属胺前体摄取脱羧(APUD)细胞系统。C 细胞分泌降钙素,抑制破骨细胞活性从而降低血钙浓度。降钙素对血清钙水平的调节并不起主要作用,甲状腺全切术后降钙素缺乏似乎无不良生理影响。

第二节　甲状腺先天性疾病

一、甲状腺下降异常

(一)声门甲状腺

声门甲状腺是指甲状腺未下降至颈部,仍然位于舌根部。

【临床表现】

该部位的甲状腺肿可造成梗阻或发音困难。

【诊断】

方法有间接喉镜和放射性碘甲状腺扫描。

【治疗】

声门甲状腺的功能多不足,因此首选甲状腺素片口服,抑制促甲状腺素(TSH)。若患者有梗阻症状,尤其当甲状腺素片口服效果不佳时,可考虑手术治疗。

(二)颈部中线区的异位甲状腺

对舌根水平以下颈前中线区的肿物应考虑到异位甲状腺的可能性并常规行放射性碘甲状腺扫描检查,明确甲状腺存在与否,防止肿块切除后发生甲状腺功能不足。

(三)纵隔甲状腺

绝大多数位于前上纵隔。可分为两种情况:①正常位甲状腺肿大后向胸骨后扩展形成胸骨后甲状腺肿;②胚胎期甲状腺异常下降进入纵隔。

【诊断】

(1)正常甲状腺组织具有摄取放射性碘的功能,因此,纵隔甲状腺可通过放射性碘甲状腺扫描来诊断。

(2)胸骨后甲状腺肿是甲状腺的腺瘤性增生,摄碘功能差。①胸骨后甲状腺肿多见于老年人;②常伴有气管、食管压迫症状;③口服甲状腺素片抑制 TSH 等非手术治疗措施常不能解除压迫症状。

【治疗】

有压迫症状时或纵隔肿物诊断不明时应手术治疗。胸骨后甲状腺肿手术多不必切开胸骨,绝大多数可通过颈部切口切除,因为这种甲状腺的血供来自颈部。

二、甲状舌管囊肿或窦道

若甲状腺舌管退化不全,则可在正中线舌盲孔与甲状腺峡部之间的任何部位形成囊性肿物。最常见于经前中线舌骨水平。该肿物跨过舌骨中部,与舌根部相连。肿物可以因上呼吸道感染而增大,或发生感染,或破溃形成瘘。瘘管大都直行向下,管道长短不一,可为完全性瘘或为内、外盲管。重要的是在手术切除甲状舌管囊肿前,必须确认该囊性肿物不是该患者体内唯一的甲状腺组织。确认的手段有触诊和甲状腺核素显像。

【临床表现】

①肿物可为实质性也可为囊性,可与皮肤相通形成窦道;②可见于任何年龄,儿童多见;③1/3的患者有囊肿感染炎症史。

【治疗】

甲状舌管囊肿的治疗方法是手术切除。一般采用 Sistrunk 手术,将囊肿、舌骨中段和一小段舌根部组织一并切除。

【手术要点】

(1)一定要检查患者的口腔,了解盲孔周围有无甲状舌管的开口。

(2)以囊肿为中心,顺皮纹方向切开皮肤和颈阔肌。在颈阔肌深面解剖皮瓣,向下越过囊肿的下缘,向上至舌骨上缘约 1cm。

(3)在正中线切开颈深筋膜,向两侧拉开胸骨舌骨肌,显露囊肿。沿囊肿朝舌骨方向分离囊肿。

(4)囊肿经常紧贴在舌骨后面向上走行,必须将舌骨中段切除,才能获得良好的显露。先在舌骨中段下缘分离和切断两侧胸骨舌骨肌,再分离和切断其上缘的下颌舌骨肌和颏舌骨肌,然后用骨剪将舌骨中段剪除,被剪除的舌骨仍与囊肿壁相连。

(5)用组织钳轻轻地提起被剪除的舌骨,仔细剥离囊肿,向上追踪至舌盲孔处。囊肿切除后,以间断缝合舌骨,若缝合有困难,亦可不缝。切口内置一橡皮片引流。实质性肿物要送病理检查。

三、鳃裂异常

【病理和临床特征】

鳃器的任何部分持续存在会导致囊肿(最常见)、窦道或瘘。

第 1 鳃裂异常通常表现为腮腺、胸锁乳突肌上端和耳周的无痛性肿块。依据组织类型、管道的位置和方向以及与面神经的关系,第 1 鳃裂异常又有 Ⅰ 型和 Ⅱ 型之分。

第 2 鳃裂异常最常见,该畸形自扁桃体窝行向尾侧,经茎突舌骨肌深面,舌咽神经和舌下神经浅面,在颈外和颈内动脉之间下行,在胸锁乳突肌前缘开口于皮肤。

第 3 鳃裂瘘的瘘道位于颈外动脉和颈内动脉深面,舌咽神经深面,舌下神经浅面,在喉上神经内支上方穿甲状舌骨膜开口于梨状窝。

1.瘘管

瘘管是明显的管状结构,有内、外两个口,既与皮肤相通,也与上消化道相通。

颈耳瘘管从下颌角的皮肤延伸并开口在外耳道,这些瘘管位于面神经的前方,偶尔位于面神经的后方,它们是第1鳃裂的腹侧残迹。

颈侧面的瘘管几乎总是来自第2鳃裂和鳃囊。它们起始自第3颈椎的下方、胸锁乳突肌的前缘,向上经过颈阔肌和深筋膜,在舌骨上方转向内侧,经过茎突舌骨肌和二腹肌后腹的下方、舌下神经前方、颈内外动脉之间,在咽峡后脚的上半部的前面进入咽部。它可能开口在扁桃体上窝,甚至是扁桃体自身。

2.窦道

窦道通过一条管道与内脏或外界相通。外窦道开口于皮肤,以胸锁乳突肌前缘最常见;内窦道开口于咽,常常不典型,因此很难觉察。

3.囊肿

囊肿位于鳃囊或鳃裂的路径上,内衬鳞状上皮或纤毛上皮,既不与外界相通,也不与内脏相通。表浅的囊肿位于胸锁乳突肌的前缘,较深的囊肿位于颈静脉处或颈动脉分叉处。位于咽壁深至颈动脉的囊肿的分层与纤毛上皮一致。

【手术要点】

鳃囊肿多发生在下颌角稍下方的舌骨水平附近;鳃瘘则常见于胸锁乳突肌的前缘,管道长短不一,长者可由颈内、外动脉之间上行,开口于腭扁桃体附近,管道狭窄、弯曲,不易用探针探测。

1.急性感染期

宜先行抗感染或行脓肿切开引流,待急性感染完全消失后,再择期手术切除囊肿或瘘管。

2.术前准备

手术前一日用圆针头向瘘管内注入亚甲蓝溶液染色,有助于手术时辨认管道的走径。诊断有困难时或为了明确瘘管的长度和走径,手术前可行瘘管X线造影。长的瘘管往往需要在高位另做一个横切口,以便将瘘管分离至高位,防止复发。

3.手术操作

以囊肿为中心,沿皮纹方向做一切口,切开颈阔肌,在其深面向上、下解剖皮瓣,范围以充分显露囊肿为准则。切开颈深筋膜,将胸锁乳突肌拉向后侧。切开被覆在囊肿表面上的筋膜,沿囊肿包膜的外面进行分离。剥离至颈内、外动脉分叉部位时,必须注意囊肿是否有蒂与咽部相连。在切口的外侧端操作时,应注意勿损伤耳大神经(该神经位于颈阔肌与颈深筋膜之间,贴颈外静脉后侧)。解剖至下颌骨下缘时须妥善保护面神经的下颌缘支(该神经与面动静脉关系密切)。注意:切口的外侧端颈阔肌的深面有颈外静脉,在颈外静脉的后侧自上而下有耳大、颈前和锁骨上皮神经,应该尽可能保护之。

四、颏下皮样囊肿

颏下皮样囊肿是第1鳃裂的外胚层遗留在颏下组织中而发生的。

【临床表现】

多见于青春期,位于颈中线舌骨与下颌骨之间。可以发生感染。

【治疗】

颏下皮样囊肿在急性感染期,应先予以抗感染或脓肿切开引流,待急性炎症完全消退后,再择期手术切除囊肿。

【手术要点】

一般选用局部浸润麻醉,儿童以气管插管全身麻醉为宜。

以肿瘤为中心,顺皮纹方向做一弧形切口。切开皮肤、皮下组织及颈阔肌,在颈阔肌的深面向上、下解剖皮瓣,上至下颌骨下缘,下至舌骨上缘。在正中线切开颈深筋膜及两侧下颌舌骨肌在中间的连接线,将二腹肌的前腹与下颌舌骨肌一起从中线向两旁拉开,显露囊肿壁。沿囊肿壁向两旁及其深面进行分离。将囊肿翻向上方,继续从囊肿的深面剥离至舌基底部,然后切除之。切口内置一橡皮片引流,分层间断缝合下颌舌骨肌、颈阔肌和皮肤。

五、囊性淋巴管瘤

囊性淋巴管瘤又名囊状水瘤(cystic hygroma),是一种充满淋巴液的先天囊肿。与周围正常淋巴管不相连,主要来源于胚胎的迷走淋巴组织。

胚胎时,颈内静脉与锁骨下静脉交界处膨大成囊称为颈囊,即胚胎淋巴系的原基,部分淋巴系统由颈囊发育而成。囊性淋巴管瘤发生自颈囊的残留体,往往为多房性。

【I临床表现】

常见于婴儿,好发于胸锁乳突肌的后侧、锁骨上方的皮下组织内。也可生长在锁骨下方向腋窝伸展。位于颈深筋膜下的囊状水瘤,可向纵隔内扩展。腹股沟及腘窝也可发生。常似拳头般大,缓慢生长,由于与皮肤无粘连,肿物表面皮肤无变化。肿块柔软,囊性,分叶状结构,能透光,具有轻微可压缩性。用针穿刺可抽出草黄色胆固醇结晶液性、透明物质,很快凝固,与淋巴液性质相似。无压迫时临床上没有任何自觉症状,体积过大时视囊性淋巴瘤生长部位而产生相关的症状。继发感染,弥漫性肿可加剧压迫症状。一般没有疼痛,除非合并有感染或出血。

首选影像检查手段是 MRI。

【治疗】

治疗方式是手术切除,术中应该注意保护重要的神经和血管。

【手术要点】

以肿瘤为中心,顺皮纹方向做一切口。切口的两端应超出肿瘤边缘少许。在颈阔肌的深面向上、下解剖皮瓣,范围以越过肿瘤边缘为准。必要时,可将颈外静脉结扎、切断。囊状水瘤的囊壁甚薄,操作时宜轻柔,切勿用组织钳一类的器械钳夹,以免被钳破的囊壁残留,造成复发。注意:囊状水瘤必须切除彻底,即使是很小块的囊壁残留,也可引起复发或并发淋巴漏或继发感染。

六、畸胎瘤和皮样囊肿

畸胎瘤(teratomas)和皮样囊肿(dermoid cysts):畸胎瘤由外胚层、中胚层和内胚层组成,每种组织的分化程度不一。皮样囊肿仅含外胚层和中胚层,比畸胎瘤更常见。畸胎瘤和皮样囊肿都可以表现为颈部肿块,有些可以在产前超声检查时发现。

第三节 原发性甲状腺功能亢进症

原发性甲状腺功能亢进症又称 Graves 病或弥漫性毒性非结节性甲状腺肿。

【发病情况】

男女发病率之比为 1∶4;Graves 病男女发病率之比为 8∶1,70% 的 Graves 病发生在 20～40 岁,Plummer 病多发生在 40 岁以上。

【发病机理】

Graves 病有自限性,成人为 1～2 年,儿童为 3～6 个月。以往认为 Graves 病患者循环中存在长效甲状腺刺激球蛋白(LATS),从而刺激甲状腺素分泌。其实,许多抗体都可以与滤泡细胞膜上的 TSH 受体结合,从而刺激甲状腺产生和分泌甲状腺激素,同时调节正常甲状腺功能的负反馈系统的敏感性丧失,并发展为甲状腺功能亢进。但是,Graves 病的确切机制还不清楚,遗传易感性的作用不可忽视。Graves 病的眼球突出和胫前黏液性水肿的发病机制尚未明确。

【诊断】

1.高代谢症群

(1)症状:心悸、多汗、怕热、急躁、失眠、兴奋、消瘦和乏力。

(2)体征:脉快有力,脉压增大,甲状腺血管杂音、手和舌震颤、心律不齐和睑裂增宽。

2.黏多糖异常沉积和圆细胞浸润

许多患者有眼征(凝视时瞬目延迟、眼睑水肿和球结膜水肿、突眼、眶周组织畸形、视神经受累及失明);少数患者有胫前水肿。

3.基础代谢率(BMR)概测

(1)计算公式:BMR=脉率+脉压(mmHg)-111

(2)正常值为±10%;+20%～+30% 为轻度甲状腺功能亢进;+30%～+60% 为中度甲状腺功能亢进;>+60% 为重度甲状腺功能亢进。

4.放射免疫分析测定血清总 T_4、T_3 和 T_3 树脂摄取(T_3RU)

T_3RU 值与血清总 T_4 的乘积称为游离甲状腺素指数。在 Graves 病,该指数和摄[131]I 率均增加,这有助于与甲状腺炎、口服甲状腺素过量以及卵巢甲状腺肿等非甲亢性毒性甲状腺肿相区别。

5.血清 TSH 水平

血清 TSH 水平有助于判断甲状腺功能亢进是否为垂体依赖性。由甲状腺病变引起的甲状腺功能亢进,其血清 TSH 水平降低;而垂体病变引起的,血清 TSH 水平则升高。

6.甲状腺结合球蛋白(TBG)

T_4 的升高反映血清 TBG 的升高(例如妊娠期)。相反,游离 T3 和 T4 的测定并不受变化的 TBG 水平的影响。

7.甲状腺摄^{131}I 率测定

正常人 24 小时内摄^{131}I 量为人体总量的 30%～40%。若 2 小时内摄^{131}I 量＞25% 或 24 小时内摄^{131}I 量＞50%,且摄^{131}I 高峰提前,表示甲状腺功能亢进。

8.放射性核素甲状腺扫描

甲状腺肿大,摄碘均一。

9.其他

血清胆固醇降低,血糖和碱性磷酸酶水平增高。

【鉴别诊断】

继发性甲状腺功能亢进症包括毒性结节性甲状腺肿(Plummer 病)和高功能腺瘤(毒性腺瘤),Plummer 病为多结节,高功能腺瘤为单结节。罕见的还有甲状腺激素摄入过多以及卵巢畸胎瘤或皮样囊肿中含高活性的甲状腺组织(甲状腺肿样卵巢瘤)。

【治疗】

Uraves 病有三种治疗方法:①药物干扰甲状腺素的合成和释放;②放射性碘破坏甲状腺组织;③手术切除。Graves 病有自限性,因此首选药物治疗或放射性碘治疗。迄今,Graves 病相关的眼球突出和胫前黏液性水肿还无法治疗。

1.药物治疗

Graves 病有自限性,因此首选药物治疗。

(1)抗甲状腺药物:①优点:对 50% 左右的患者有效,尤其适用于症状持续时间短、甲状腺肿大不明显者。这些药物[丙硫氧嘧啶(PTU)、甲巯咪唑(他巴唑)、普萘洛尔(心得安)]起效快,可在短时间内控制症状。②主要缺点是停药后复发率高,因此,症状控制后要维持治疗一段时间。③有发热、皮疹、关节痛、狼疮样症候群和粒细胞缺乏等中毒症状时,应及时停药。

(2)大剂量碘剂(Lugol 碘液):可抑制蛋白水解,阻止甲状腺激素释放,但碘剂的这种抑制作用仅持续 10～15 天,仅作为术前准备用药,凡不准备手术的患者一律不要服碘剂。

2.放射性碘(^{131}I)

每克甲状腺组织使用^{131}I 80μCi。①优点:能口服、简单、安全、价廉,可免去手术之苦。不损伤甲状旁腺,无粒细胞减少现象。②缺点:可引起胎儿染色体畸变以及儿童和青壮年的生殖细胞染色体畸变。此外,由于^{131}I 起效慢,症状重者常需加用抗甲状腺药物。5～10 年后 50%～70% 的患者会发生甲状腺功能减退。绝经后的女患者可以选用放射性碘治疗。外照射治疗甲状腺功能亢进症无效。

3.手术治疗

常用的方法是双侧甲状腺次全切除术。手术可快速控制病情。

(1)适应证

1)儿童、妊娠 3 个月以上以及拟怀孕的女患者,不能用放射性碘治疗者。

2）抗甲状腺药物治疗不能耐受，出现中毒或过敏症状者；或因精神、情绪因素无法随访的，对碘剂过敏或拒绝抗甲状腺药物或放射性碘切除的患者。

3）成人经药物治疗 1 年，小儿经药物治疗 3 个月后，病变未自限者；拒绝药物治疗者；甲状腺巨大或合并多发结节摄[131]I 功能低下者；不能排除甲状腺癌者。

（2）术前检查：胸部 X 线检查排除胸骨后甲状腺肿。喉镜检查了解声带状况和喉返神经功能。

（3）术前准备：目的是减低甲状腺危象发生率和减少术中出血。术前应该用药至甲状腺功能亢进症状基本控制：患者情绪基本稳定、睡眠好转、体重增加、脉率稳定在 90 次/分以下、BMR＜＋20％。

1）抗甲状腺药物与 Lugol 液联合准备：先用抗甲状腺药物，如 PTU 300～1000mg/d，待甲状腺功能亢进症状基本控制 2 个月后，再口服 Lugol 液（饱和碘化钾）5～10 滴，每日 3 次，10 日后即可手术。如此准备不仅可减少术中和术后甲状腺危象发生率，还缩小甲状腺体积、减少甲状腺血供，降低手术难度。缺点是术前准备时间长；在孕妇，抗甲状腺药可越过胎盘屏障，引起胎儿甲状腺肿。

2）普萘洛尔与 Lugol 液联合准备：适用于对抗甲状腺药物有不良反应的患者。用这种方法做术前准备起效快，服药 1 周甲状腺功能可很快正常，同时甲状腺缩小、血供减少。然而，对胎儿有无影响，还不清楚。由于循环中甲状腺激素的半衰期是 5～10 天，因此术后还应服普萘洛尔 4～5 天，防止甲状腺危象。

【手术要点】

1.手术目标

切除足量的甲状腺组织纠正甲状腺功能亢进症候群、保留足量的甲状腺组织（每侧留 1～2g）防止甲状腺功能减退，同时使围手术期并发症降到最低限度。尽管如此，术后甲减的发生率仍达 40％左右。

2.严格止血

甲状腺切除手术的止血要仔细，切勿有"以引流代替止血"的错误思想。最常见的出血部位在"牵挂三角"（忧虑三角，triangle of concern），该三角的内侧边是气管，外侧边是喉返神经，下边是甲状胸腺韧带，底是胸骨上方的疏松脂肪组织，尖是 Berry 韧带。三角内有许多下动脉的细小分支，需要仔细止血。

3.保护喉上神经

游离甲状腺一般需要先离断甲状腺上极，甲状腺肿大时更易受损该神经。在离断甲状腺上极前还需要切断甲状腺中静脉，显露 Joll 三角。喉上神经的外支通常与甲状腺上血管伴行，在 Joll 三角进入环甲肌，支配该肌。为了避免损伤喉上神经外支，应该紧贴甲状腺上极处理上极血管，分别结扎其分支，而不是离断其主干。

4.保护喉返神经

最易发生损伤的两个部位：右侧喉返神经越过甲状腺下动脉处和喉返神经穿过环甲膜处（入喉处）。喉返神经的显露：

（1）傅培彬三角：游离甲状腺外侧，将甲状腺下极翻向中线，显露气管食管沟。傅培彬三角的内侧边为气管，底边为甲状腺下动脉，外侧边为颈总动脉。喉返神经位于三角的内侧，一般在甲状腺下动脉深面。应先找到甲状腺下动脉，若未显露喉返神经，可仔细解剖该动脉深面，在气管食管沟的疏松结缔组织中寻觅，然后追溯之。右侧喉返神经比左侧喉返神经浅且靠外侧，因而，容易显露。注意，在甲状腺下动脉平面之上，50％左右的人喉返神经分成 2～3 个分支，易发生损伤，均应保护之。

（2）Zuckerkandl 突：这是甲状腺中部向气管食管沟的突起，存在率为 63％～80％，喉返神经一般在该突的后方。此外，上甲状旁腺通常位于该突的头侧、喉返神经的后方。遇到喉返神经行走于 Zuckerkandl 突的外侧，为了不损伤神经，可以保留 1～2mm 的 Zucker-kandl 突。

（3）Berry 韧带：甲状腺叶与第一、第二气管软骨环之间，有致密纤维组织紧密相连，称 Berry 韧带。喉返神经紧贴 Berry 韧带后面向上走行，在 Berry 韧带中有非常细小的动脉，极易撕裂出血，因此，在甲状腺腺叶切除时，应注意用蚊式血管钳处理该韧带，结扎止血，勿损伤喉返神经。

（4）环甲关节：喉返神经在环甲关节前内侧入喉。

5.甲状旁腺损伤

一般来讲，甲状旁腺为黄棕色，表面裹有脂肪，其大小和位置变异很大。手术中，一般是显露甲状旁腺后，才能见到喉返神经。通常先显露甲状腺下极。下甲状旁腺一般位于甲状腺下动脉穿入甲状腺处，在甲状腺下动脉与喉返神经交叉处位于喉返神经浅面，紧贴甲状胸腺韧带（胸腺在颈部的延伸称为甲状胸腺韧带，该韧带附着甲状腺下极）。上甲状旁腺位于甲状腺中部背面、喉返神经深面。

6.其他

加强术后观察，术后继续服用 Lugol 液。

【甲状腺切除后并发症】

1.呼吸困难和窒息

这是甲状腺手术后最危险的并发症之一。

（1）原因：①术后出血压迫气管；②软化的气管塌陷；③喉头水肿；④双侧喉返神经损伤。

（2）治疗：对这类患者应常规备床边气管切开包。就地立即拆开伤口缝线，清除血肿、止血，血肿清除后，患者呼吸仍无改善者，应施行气管切开或气管插管术。

2.甲状腺危象

这是一种重症高代谢状态。甲状腺危象一旦发生，死亡率很高。若术前准备充分，很少发生甲状腺危象。多数甲状腺危象见于患者因其他疾病急诊手术并且医生未意识到该患者患甲状腺功能亢进时。

（1）原因：术前甲状腺功能亢进未得到满意控制。

（2）主要表现：肾上腺素能兴奋出现高热（＞39℃）、快速心律失常（＞160bpm）、烦躁、血压高。

（3）治疗：①普萘洛尔 5mg 加入葡萄糖溶液 100ml 中静脉滴注；利血平 1～2mg 肌内注射

或胍乙啶 10～20mg 口服。②口服 Lugol 液 3～5ml。③地塞米松 10～20mg 静脉推注。④降温。⑤吸氧。

3.甲状旁腺功能减退

(1)主要表现:一般在术后 24 小时之内起病,血清钙降低。低钙的症状有口周、指(趾)部麻木感或针刺感,以及焦虑不安、手足搐搦、Chvostek 征或 Trousseau 征阳性。

(2)治疗:①抽搐者用葡萄糖酸钙静脉推注。②维持治疗:根据血钙情况口服钙剂,每日 1次,连续 3 日;口服维生素 D_3(钙三醇)0.25～0.5mg,每日 1～4 次。③麦角钙化醇价廉、作用持久,可以取代钙三醇。

4.喉返神经损伤

单侧喉返神经损伤表现为发音嘶哑。若神经依然完整,发音可在 3 周～3 个月恢复。双侧喉返神经损伤后声带因麻痹内收于中线位,造成呼吸道梗阻,常需要行急诊气管切开。

5.喉上神经损伤

外支损伤后环甲肌瘫痪,表现为音调降低。内支损伤后喉黏膜感觉丧失,表现为误咽,进水呛咳。一般可自行恢复。

第四节　Plummer 病

Plummer 病又称毒性结节性甲状腺肿。甲状腺内有单个或多个功能亢进的结节,其余甲状腺组织功能正常。

【诊断】

(1)多见于 50 岁以上的女性,以往多有非毒性多结节性甲状腺肿病史,与 Graves 病的典型甲状腺功能亢进表现有所不同。

(2)一般多有心律失常,高代谢症状少见。偶见肌肉消耗、甲状腺检查常有多发结节。

(3)T_3、T_4 升高。高功能结节的摄碘增加。口服甲状腺素片对结节无抑制作用。

【治疗】

首选甲状腺次全切除术。术前准备和围手术期处理同 Graves 病。

第五节　甲状腺肿

凡甲状腺增大都称为甲状腺肿(goiter),可以呈弥漫性,也可以为局灶性;表面可光滑,也可呈结节状;甲状腺功能可以正常、亢进,也可以减退。一般认为,功能正常或减退的弥漫性非结节性甲状腺肿为良性病变;功能正常的局灶性或结节性甲状腺肿可能是甲状腺肿瘤。

(一)单纯性甲状腺肿

单纯性甲状腺肿在我国不少见。根本原因是体内甲状腺素相对或绝对不足。

【临床表现】

女性多见,一般无症状。主要表现为颈部受压感和肿块,甲状腺呈对称、弥漫性、不同程度肿大,表面光滑、质地柔软,随吞咽上下活动,压迫邻近器官者少见。巨大的单纯性甲状腺肿可大如儿头,下垂于颈下胸骨前方。

【诊断】

关键是判断甲状腺结节是否为恶性(见本章第七节)。Pemberton 试验可以判断胸骨后甲状腺肿的压迫症状,方法是将上肢举过头顶做梳头动作,此时胸廓入口处静脉受压,伴有头颈充血肿胀和颈部卡压窒息感。

【治疗】

(1)药物治疗:地方性甲状腺肿可补充加碘盐。散发性甲状腺肿可口服小剂量甲状腺素,抑制 TSH 分泌。

(2)手术适应证:①有气管、食管或喉返神经压迫症状者;②胸骨后甲状腺肿;③巨大甲状腺肿影响生活和工作者;④结节性甲状腺肿继发甲状腺功能亢进者(Plummer 病);⑤怀疑有恶变者。

(二)结节性甲状腺肿

弥漫性多结节性甲状腺肿是一种最常见的甲状腺肿,占成人甲状腺结节的 10%。其发病机制同单纯性甲状腺肿,以至 TSH 长期刺激甲状腺,使甲状腺组织代偿增生。若碘供给充分,甲状腺肿会逐渐消退,滤泡复原。因各滤泡增生复原不均衡,反复多次的增生和复原,出现多发性结节。

【病理】

结节性甲状腺肿呈多种病理表现,除腺瘤样增生外,还有胶体贮留、囊性变、局限性钙化、出血、纤维化瘢痕形成等。

【诊断】

(1)绝大多数患者无症状,仅在常规体检时发现甲状腺结节。结节可为实质性,也可囊性变。并发囊内出血时,结节可迅速增大。压迫症状少见。胸骨后甲状腺肿可压迫气管、食管、喉返神经、颈交感神经节或颈静脉引起相应症状、体征。甲状腺结节广泛钙化时质地坚硬,但甲状腺随吞咽活动良好,这一点有助于与甲状腺癌鉴别。

(2)少数患者是因结节增大或出血发生疼痛、呼吸困难或吞咽困难前来就医检查时发现甲状腺结节。

(3)甲状腺功能检查和甲状腺抗体多在正常范围。

(4)核素扫描示甲状腺增大变形,放射性呈不均匀分布。甲状腺摄 131I 率正常。

【治疗】

(1)对无症状的结节性甲状腺肿,无恶性病的临床症状、体征时,可观察、随访,不必治疗。

(2)若甲状腺明显肿大,可给予甲状腺素片口服,抑制内源性 TSH 对甲状腺的刺激,使甲状腺缩小。甲状腺素片往往需长期口服。

(3)有压迫症状并且经口服甲状腺素片治疗后症状无改善者,可考虑行甲状腺次全切除术。

(4)有恶性病的临床症状、体征时,应先用穿刺活检证实,然后行手术治疗。

第六节 甲状腺炎

一、急性甲状腺炎

【病因】

微生物经血流进入甲状腺,其中以葡萄球菌和链球菌最常见。患者多有免疫功能低下。

【诊断】

(1)一侧或双侧腺体表面有红、肿、热、痛及触痛。

(2)细针穿刺细菌学检查可证实。

【治疗】

用足量有效抗生素,必要时切开引流。

二、亚急性甲状腺炎

亚急性甲状腺炎又称巨细胞性甲状腺炎、肉芽肿性甲状腺炎或 de Quervaln 甲状腺炎。本病常继发于上呼吸道感染,与病毒侵入甲状腺有关。

【诊断】

(1)多见于年轻女性。特点是咽痛、甲状腺肿大(可不对称)、甲状腺有触痛和结节。

(2)由于炎症使甲状腺激素释放,患者可有一过性(<2 周)甲状腺功能亢进症状,但摄 131I 减少,可与 Graves 病鉴别。

(3)本病常在 2～6 个月后自限。

(4)少数亚急性甲状腺炎无疼痛,甲状腺无炎性症状,仅表现为甲状腺功能亢进症状,临床上酷似 Graves 病,摄 131I 减少可资与 Graves 病鉴别。无痛性亚急性甲状腺炎多见于产后阶段。

【治疗】

(1)可用阿司匹林或用糖皮质激素控制症状。

(2)有甲状腺功能亢进症状时可用 l3 受体阻滞剂。由于其甲亢症状不是由甲状腺激素合成增加所致,抗甲状腺药治疗无效。

三、慢性甲状腺炎

慢性甲状腺炎主要有桥本(Hashimoto)甲状腺炎和 Riedel 甲状腺炎两种。

(一)桥本甲状腺炎

桥本甲状腺炎又称淋巴细胞性甲状腺炎,是一种自身免疫性疾病。患者可合并有其他自身免疫性疾病,血中有抗甲状腺抗体。本病与 Graves 病在病因学、组织学、免疫学上有许多相同点,二者可以相互转变。

【诊断】

①常见于女性,甲状腺弥漫性肿大,少数患者可为结节性或不对称性。一般无其他症状。②起初,甲状腺功能可以在正常范围,但摄^{131}I 下降;久之,甲状腺功能必然减退。甲状腺扫描放射性呈不均匀分布。10%～30%的患者在病程中可出现甲状腺功能亢进的症状,称桥本甲亢,但持续时间短。③血清抗微粒体抗体和抗甲状腺球蛋白抗体增高。④本病不会发展成甲状腺癌,但是在有结节时应与甲状腺癌鉴别。细针穿刺活检有助于确诊。

【治疗】

①长期口服甲状腺素片,甲状腺一般可恢复至正常大小。②服用甲状腺素片后肿块无缩小继续增大者,以及病史、体检或穿刺活检不能除外甲状腺癌者,应采取手术治疗。

(二)Riedel(纤维性)甲状腺炎

Riedel 甲状腺炎是一种罕见的甲状腺炎,甲状腺实质几乎全部被致密纤维组织取代。

【诊断】

见于中年人,以压迫症状为主,如咳嗽、呼吸困难或吞咽困难。腺体硬如磐石,很难与甲状腺癌鉴别。

【治疗】

手术切除峡部,既可明确诊断,又可解除压迫症状。

第七节　甲状腺肿瘤

一、甲状腺腺瘤

【病理分型】

乳头状腺瘤少见,滤泡状腺瘤常见。

【诊断】

①本病多见于 40 岁以下女性。②最常见的表现是颈部出现圆形或卵圆形结节,不痛,多为单发,生长缓慢。稍硬,表面光滑。③乳头状囊性腺瘤囊内血管破裂出血时,肿瘤可迅速增大,局部出现胀痛。

超声检查有助于甲状腺结节的评估,明确触诊异常的病例是否存在甲状腺结节以及是否具有高危特征。

【治疗】

应采取手术治疗。不主张用左旋甲状腺素治疗良性甲状腺结节。

二、甲状腺癌

原发性甲状腺癌的临床病理分类见表 3-1。小儿常有放射性接触史。构成甲状腺的细胞都可以发生癌。滤泡细胞形成分化型甲状腺癌(乳头状和滤泡状两种),Hurthle 细胞癌又称嗜酸细胞癌,是滤泡肿瘤的变异。

表 3-1 原发性甲状腺癌的临床病理分类

病理	原发癌局部浸润	多发结节	区域淋巴结转移	远处转移
癌				
分化好				
乳头状	少见	常见	常见	少见
滤泡状				
低级,有包膜	罕见	罕见	少见	偶尔
高级,血管浸润	常见	偶尔	常见	常见
Hurthle 细胞癌(嗜酸性细胞腺癌)	少见	常见	常见	偶尔
硬化性(隐匿性或微小性)	少见	罕见	偶尔	罕见
髓样(腺泡旁 C 细胞源性)	常见	一般为家族性,偶尔为散发性	常见	常见
未分化	常见	常见	常见	常见
淋巴瘤	累及整个甲状腺		般为全身性疾病	

(一)乳头状腺癌

1.发病率

乳头状癌是最常见的甲状腺恶性肿瘤,占小儿甲状腺癌的 80%,占成人甲状腺癌的 60%。男:女＝1:2。患者以往多有放射线接触史。

隐匿型甲状腺癌(occult thyroid carcinoma)是一类无临床表现的甲状腺癌,尸检报告其发生率为 5.6%～35.6%。这类肿瘤大多数可长期处于静止状态,终生无临床表现。

2.特点

乳头状癌的特征是蒂状结构上发现同心圆状层状钙化,乳头状癌也因其蒂状结构而得名。①生长缓慢。②50%有区域淋巴结转移,血运转移在 5%以下。③肿瘤大小不一,可为隐匿性(直径＜1.5cm),也可累及整叶,甚至两叶。40%的患者肿瘤呈多中心性生长。镜下多中心性生长的肿物很少会发展成临床癌。巨检呈多中心性生长肿物的生物学行为与乳头状腺癌相似。部分肿瘤包膜完整,不累及周围正常甲状腺组织,另一部分肿瘤无完整包膜侵及甲状腺周围组织,

3.预后

①隐匿性和包膜完整的乳头状腺癌预后良好,20 年生存率在 90%以上。②肿瘤无完整包膜并有甲状腺外侵犯时,20 年生存率在 50%以下。③40 岁以上的患者,年龄越大,预后越差。④生存率与淋巴结转移关系不大。⑤甲状腺球蛋白(Tg)是甲状腺组织存在的标志,若血中 Tg 超过术后基础水平、甲状腺全切除后或 RAI 消融后血中仍有 Tg,提示甲状腺癌转移或

复发。

(二)滤泡状腺癌

1.发病率

占甲状腺癌的 20％,碘缺乏地区尤为多见。男∶女＝1∶2。40 岁以后较多见。

2.特点

滤泡状癌在细胞学及冰冻切片上与滤泡腺瘤难以区别。在石蜡切片上,它与腺瘤的区别在于被膜和血管受侵。①易侵犯血管,主要为血运转移。很少经淋巴转移,除非肿瘤侵及甲状腺周围组织然后发生淋巴转移。②生长缓慢,多为单发灶。③若细胞学上伴有乳头状腺癌组织,则肿瘤的生物学行为同乳头状腺癌。

3.预后

①若分化好、血管侵犯轻,20 年生存率为 80％;②若分化差、血管侵犯重,20 年生存率在 20％以下。

(三)髓样癌

1.发病率

占甲状腺癌的 2％～5％。可发生于任何年龄,无性别差异。绝大多数为散发性,少数有遗传倾向。散发性髓样癌通常为单发结节;遗传性髓样癌的结节可为单发,也可为Ⅱ型多发性内分泌肿瘤(MEN)综合征(Sipple 综合征)(肾上腺嗜铬细胞瘤合并甲状腺髓样癌或合并甲状旁腺功能亢进)的表现之一。

2.特点

①早期即有淋巴转移,血运转移也常见。②髓样癌源自甲状腺滤泡旁细胞(C 细胞),患者血中降钙素升高,放射免疫检测降钙素有助早期诊断。

3.预后

比乳头状腺癌和滤泡状腺癌差。预后主要与确诊时肿瘤的分期有关。Ⅰ期髓样癌 20 年生存率为 50％;Ⅱ期髓样癌 20 年生存率不足 10％;死亡原因是广泛转移。遗传性Ⅱ型 MEA 若能在甲状腺结节出现前行甲状腺全切除术,完全可治愈。

(四)未分化癌

1.发病率

占甲状腺癌的 1％。主要见于 70 岁左右的患者,男女发病率相同。

2.特点

组织学上由分化不良的细胞组成。未分化癌多源自滤泡状腺癌等分化良好的甲状腺癌。肿块质硬、不规则、固定、生长迅速、很快弥漫累及整个甲状腺,一般在短期内就可浸润气管、食管、肌肉、神经、血管和淋巴管,引起吞咽困难、发音嘶哑、局部触痛。

3.预后

无论采用何种方式治疗,预后均极差,无法治愈。一般在半年内死亡。

(五)淋巴肉瘤

1.发病率

占甲状腺癌的 1% 以下,患者多为 50～70 岁的女性。

2.特点

病理上表现为小细胞肿瘤,很难与小细胞未分化癌相区别,电镜检查有助于鉴别。病灶可以原发于甲状腺或是全身性淋巴瘤性疾病的一部分。本病的最佳治疗是放疗,而弥散性淋巴瘤则需要全身联合化疗。

3.预后

差异很大,主要取决于病灶是局限性还是弥散性。

【分期】

甲状腺癌的 TNM 分期(UICC)。此分类规则只适用于甲状腺癌。要求经过显微镜检查来证实,并且按组织学分型进行分类。评价 TNM 类别的步骤如下(表 3-2)。

表 3-2　甲状腺癌 TNM 分期

	乳头状、滤泡状及髓样癌	间变/未分化癌
T1	未突破甲状腺被膜,直径≤2cm	
T2	未突破甲状腺被膜,2cm＜直径＜4cm	
T3	直径＞4cm 或甲状腺外微小浸润(仅累及胸骨甲状肌或甲状腺周围软组织)	
T4a	侵犯皮下、喉、气管、食管或喉返神经	肿瘤局限于甲状腺
T4b	侵犯椎前筋膜、纵隔血管或颈动脉	肿瘤超出甲状腺
N1a	Ⅳ区 Ⅳ区	
N1b	其他区域淋巴结	其他区域淋巴结

【诊断】

甲状腺结节诊断中最核心的问题是该结节是否为恶性,应结合病史和临床表现分析。近来,术前常规细针穿刺细胞学检查(FNAC)已经取代了超声(US)和核素扫描在甲状腺结节中的诊断地位。甲状腺球蛋白(Tg)是甲状腺组织存在的标志,若血中 Tg 超过术后基础水平、甲状腺全切除后或 RAI 消融后血中仍有 Tg,提示甲状腺癌转移或复发。

甲状腺髓样癌患者血降钙素水平升高,刺激试验(注入钙剂或五肽胃泌素)后血降钙素水平进一步升高。在 MEN-ⅡA 患者,MTC 一般出现于 5～25 岁,在嗜铬细胞瘤或原发性甲状旁腺功能亢进症形成前出现。外周血白细胞中 RET 突变也是 MEN-ⅡA 患者的一项重要筛选指标。

【预后】

同样的肿瘤分期、分化程度的甲状腺癌在青年和老年预后截然不同。甲状腺癌的预后因素中最重要的是年龄,其次为肿瘤大小、范围(腺内和腺外侵犯)、远处转移、分级以及病理类型

(乳头或滤泡)。据此,Lahey Clinic 把甲状腺癌分成低危组和高危组,低危组是年轻人(男性＜40 岁或女性＜50 岁)、无腺外侵犯、无远处转移,术后无肿瘤残留、低级肿瘤、直径＜4cm 的乳头状癌或直径＜2cm 的滤泡状癌伴甲状腺包膜轻度侵犯。低危组占甲状腺癌总数的 90％左右,但在疾病特异性死亡率中＜2％。对乳头状癌来说,预后差的唯一指标是甲状腺外转移。低危组患者区域淋巴结阳性与生存之间无相关关系,即使有≥10 个颈淋巴结转移,也罕有死于甲状腺癌者,这是甲状腺癌与人体其他实体癌的不同之处。

【Lahey Clinic 对分化良好的甲状腺癌的分组】

1.低危组

甲状腺乳头状腺癌,女性＜50 岁或男性＜40 岁。这组患者行甲状腺全切除后的结果与甲状腺次全切相仿,除非术中证实肿瘤同时累及两叶。手术后须终身服用甲状腺素片抑制内源性 TSH 释放。

2.中危组

甲状腺滤泡状腺癌,女性＜50 岁或男性＜40 岁。本组患者行甲状腺次全切除后复发率比低危组高,因此要尽可能行一期全切除术。术后甲状腺扫描若颈区仍有摄碘组织,可用 ^{131}I 放疗,同时,终身服用甲状腺素片抑制内源性 TSH 释放。

3.高危组

指女性 50 岁以上和男性 40 岁以上的甲状腺乳头状腺癌或滤泡状腺癌。本组甲状腺癌的危害性较大,一旦复发,治疗困难而且死亡率高,因此,初期治疗就应该积极行甲状腺全切除术。若扪及淋巴结,应行颈淋巴结清除术。与中危组一样,若术后甲状腺扫描颈前区仍有摄碘组织,可用 ^{131}I 放疗,同时,终身服用甲状腺素片抑制内源性 TSH 释放。

髓样癌患者预后比分化好的乳头状或滤泡状癌差,10 年存活率仅 50％。

【治疗】

对喉返神经已经受侵犯,但声带无麻痹者,不主张切除神经,因为许多研究表明切除神经并不能延长生存时间或降低复发率,反而严重影响患者生活质量。

1.乳头状甲状腺癌

(1)对 T_1～T_3 局限在一叶,一般主张行病侧腺叶切除加峡部切除术,其 10 年生存率约 90％。

(2)对 T_4 期和有远处转移者行全甲状腺切除术加受累器官部分切除或姑息切除术,为 ^{131}I 放疗创造条件。目标是减轻局部压迫症状,延长生存期,不要轻易放弃手术。

(3)位于峡部者,采用峡部切除加双侧甲状腺次全切除术。

(4)颈淋巴结清扫术:①乳头状甲状腺癌手术处理原发病灶时,应同时清扫中央区淋巴结(指气管前与喉返神经旁淋巴组织)。②对临床颈淋巴结阳性患者(cN1)应行功能性颈淋巴结清扫术。③对临床颈淋巴结阴性(cNO)的患者,是否行选择性颈清扫术存在意见分歧,多数不主张做清扫术。

(5)术后辅助治疗:甲状腺癌细胞对 TSH 有一定程度的依赖性,患者手术后均须接受甲状腺激素替代治疗。高危组抑制的目标是几乎测不出 TSH;低危组抑制的目标是 TSH 恰低于正常水平。长期大剂量使用左旋甲状腺素片后的副作用是骨质脱钙、心血管疾病（心律失常、心室肥大）。

放射性碘（RAI）可用于远处转移、淋巴结转移、局部侵犯、肿块直径＞2cm、滤泡状癌伴包膜和血管侵犯以及老年患者。妊娠妇女不用 RAI。分化良好的甲状腺癌的肺转移灶常可摄取碘。骨转移灶用 RAI 一般不能缓解，需要用外放射或姑息手术处理。脑转移灶也需要手术处理。RAI 治疗不能缓解的患者应考虑外放射。

2.滤泡状癌

双侧甲状腺全切除，原则上不采取选择性颈淋巴结清扫术，远处转移灶用[131]I治疗，10 年生存率为 60％～70％。

3.髓样癌

无淋巴结转移的髓样癌需行甲状腺全切加中央淋巴结清扫术。有淋巴结转移的髓样癌须加标准根治性淋巴结清扫术。RET 突变者应行全甲状腺切除。

4.未分化癌

未分化癌的预后极差，治疗目标是解除气管压迫。手术切除不能改善预后，因为手术仅仅是姑息性改善通气。化疗和放射线外照射治疗同样无效。这种患者很少存活超过 2 年。

5.淋巴瘤

淋巴瘤的治疗与其他部位淋巴瘤的治疗相似。为了鉴别淋巴瘤和血供丰富的桥本甲状腺炎，常需行中央针切活检或手术活检。

第八节　甲状腺结节的诊断、处理原则

甲状腺结节的诊断的目的是防止遗漏恶性病灶、防止误诊。

【易患因素】

对男性、小儿、头颈部既往有放射线接触史的人、年龄＞60 岁者、肿物生长快、发音嘶哑、气管移位、甲状旁腺功能亢进者、Graves 病者、冷结节者、家族中有 MEN 史者、Gardner 综合征者，应考虑到甲状腺癌之可能。

【年龄差】

(1)小儿甲状腺结节中 50％为恶性。

(2)育龄期妇女的甲状腺结节大多为良性。

(3)40 岁后的甲状腺结节，癌的发生率按每 10 年递增 10％。

【性别差】

甲状腺癌多见于女性；良性甲状腺结节多见于女性；男性甲状腺结节恶性的可能性比女性大。

【甲状腺癌家族史】

5％～10％的甲状腺髓样癌有明显的家族史，往往合并有嗜铬细胞瘤等病。其他甲状腺癌无家族遗传倾向。

【放射线接触史】

头颈区有 X 线放疗史者甲状腺癌的发病率增加 5～10 倍,放射剂量可以低至 50rad,高至 6000rad。常用放射治疗的疾病有婴幼儿期胸腺肿大、儿童期扁桃体肿大、淋巴腺样增殖、先天性头颈部血管瘤、寻常痤疮和 Hodgkin 病。接受放射治疗的儿童易发生甲状腺癌。放射线接触后所致的甲状腺癌其潜伏时间与接触放射线时患者的年龄有明确关系。婴幼儿时接触放射线,甲状腺癌的平均隐伏时间是 10～12 年;青春期接触放射线,平均隐伏时间是 20～25 年;成人为 30 年。

【结节的特点】

1.质地

硬结节提示恶性,软结节多提示良性,但恶性结节囊性变后触诊软,良性结节钙化后触诊硬。

2.浸润情况

①结节侵入甲状腺颈前肌群或气管提示恶性,但恶性结节并不都有浸润体征,此时与良性结节鉴别困难。②甲状腺手术前应常规检查声带。病侧声带麻痹多提示甲状腺癌侵犯喉返神经。声带麻痹不一定伴发音改变,必须通过喉镜证实。

3.结节数目

20％的单发结节为恶性;5％～10％的多发性甲状腺结节为恶性;4％的甲状腺囊性结节为恶性。40％的甲状腺癌表现为多发结节。

(1)孤立性甲状腺结节硬、固定、伴有声带麻痹者,或扪及颈淋巴结肿大者,结节为恶性的可能性极大,单凭体检即有手术指征。男性孤立性甲状腺结节和 20 岁以下的女性孤立性甲状腺结节,都应考虑甲状腺癌之可能。

(2)多发性甲状腺结节多为良性,一般无需手术治疗。下列情况例外:扪及可疑的硬结节、有压迫症状影响呼吸或吞咽。多发结节经皮细针穿刺诊断困难,为明确诊断须行手术切除。

4.生长方式

突然出现的结节应考虑甲状腺癌或良性甲状腺结节瘤内出血。良性甲状腺结节瘤内出血的特点是局部原来有肿块、结节突然增大时伴有疼痛、结节表面光滑、颈淋巴结不大,超声检查可发现结节为囊性。

【淋巴结情况】

同侧淋巴结肿大提示甲状腺癌。在儿童,50％的甲状腺癌是因颈淋巴结肿大就医而发现的。

【特殊检查】

1.甲状腺功能试验

对甲状腺癌的诊断几乎无参考价值。

2.抗甲状腺抗体

桥本甲状腺炎患者血清抗甲状腺抗体升高。要注意的是,甲状腺癌可以与桥本甲状腺炎并存,因此该抗体升高不能排除甲状腺癌。

3.降钙素

髓样癌患者血清降钙素水平升高。

4.放射性核素甲状腺扫描

常用示踪剂是放射性碘或^{99m}Tc过锝酸盐。①20%的冷结节为恶性肿瘤,40%的甲状腺癌有一定的放射性示踪剂摄取能力,因此,^{131}I扫描"热"结节,基本可排除甲状腺癌;"冷"结节则需要进一步鉴别结节的良、恶性。②血供增加的甲状腺肿瘤在^{99m}Tc过锝酸盐扫描时也可表现为"热"结节,因此^{99m}Tc甲状腺扫描不能取代^{131}I扫描,^{99m}Tc甲状腺扫描对良、恶性甲状腺结节的鉴别也不如^{131}I。

5.超声

超声诊断不仅可判断甲状腺的大小、形状,了解有无结节,以及结节的位置,颈淋巴结大小,还可探明结节是纯囊性、实质性抑或混合性。纯囊性结节均为良性,混合性结节4%为恶性,实质性结节20%为恶性。超声检查还可显示临床触诊未发现的肿物,并且可为肿物穿刺活检做导向。

6.穿刺活检

目的是切取肿物组织进行组织病理或细胞病理学检查,明确诊断,拟定治疗方案。除手术外,穿刺活检是最常用的明确甲状腺结节良、恶性的最佳诊断手段。常用的穿刺活检方法见第十二章。

(1)囊性孤立甲状腺结节,首选细针穿刺细胞学检查。如果抽出液细胞学检查为良性且肿块消失,则无需进一步评定和治疗。复发的囊性结节可反复抽吸并根据需要反复做细胞学检查。

(2)甲状腺囊肿完全抽吸后仍有肿块残留,尤其当细胞学检查有可疑发现时是手术切除的指征。

(3)实质性甲状腺结节也首选细针穿刺细胞学检查和组织活检。

(4)细胞学检查难以鉴别滤泡性甲状腺癌和滤泡性甲状腺瘤,对不能确诊者,一般应尽早手术切取结节和可疑淋巴结送快速病检。

【甲状腺结节的手术要点】

1.切除范围

取决于癌瘤的组织类型、肿瘤的生物学行为、肿瘤的范围和术中所见。对局限于一叶的单发结节,至少应切除病侧全叶。不要做单纯结节摘除,因为腺叶切除有利于病理医师对结节与被膜的关系以及周围甲状腺组织的关系进行评估,从而判断良、恶性。

2.术中快速病理

①若术中肉眼观为良性,快速病检为良性,而常规病理报告为乳头状腺癌或滤泡状腺癌时,可根据肿瘤的生物学行为考虑是否再次手术。②若术中肉眼观为恶性,肿瘤局限于一叶,周围组织未受累,宜行病侧腺叶、峡部和对侧腺叶次全切除术。③若术中肉眼观癌瘤已突破被膜或累及双侧叶时,宜行甲状腺全切除术。

3.肉眼淋巴结转移

宜行颈淋巴结清除术。颌下区和颏下区淋巴结可不清除,保留颈内静脉和胸锁乳突肌。预防性颈淋巴结清除术有害无益。

4.仔细操作

保护甲状旁腺和喉返神经,甲状旁腺的血供破坏后应立即将甲状旁腺种植于骨骼肌内。

5.其他

双侧甲状腺全切除后的并发症发生率远比甲状腺次全切除高,尤其容易发生甲状腺功能减退。要尽量避免甲状腺全切除术,实践证明广泛切除并未提高疗效。

第九节　原发性甲状旁腺功能亢进

一、甲状旁腺的解剖生理概要

(一)胚胎学

一般人有 4 个甲状旁腺,左、右两侧的甲状腺腺叶的背面上、下各有一个旁腺。上甲状旁腺与下甲状旁腺的胚胎起源不同。

1.上甲状旁腺

与甲状腺共同起源于第 4 对咽囊(前肠底部),然后与甲状腺胚原基一起下降至颈部。因此,异位甲状腺可位于甲状腺内、胸骨后气管食管沟内、后上纵隔。

2.下甲状旁腺

与胸腺共同起源于第 3 对咽囊,然后与胸腺胚原基一起下降,下降中跨过上甲状旁腺,至颈部甲状腺下极水平,下甲状旁腺胚原基即停留于此水平;而胸腺的胚原基继续下降,至胸前上纵隔。因此,异位甲状腺可位于前上纵隔或胸腺舌部内。

(二)解剖学

1.数目和重量

85%～95% 的人有 4 个甲状旁腺。少数人只有 3 个甲状旁腺,即同侧的上、下两个旁腺合并为一;也有少数人多至 5 个甲状旁腺,另一个在纵隔内。每个甲状旁腺的重量 40～70mg,为扁平的卵圆形,(5～7)mm×(3～4)mm×(0.5～2)mm。

2.位置

甲状旁腺在甲状腺被膜内十分少见。

(1)上甲状旁腺:位置较固定,通常位于甲状腺的背内侧、上中 1/3 交界处、气管食管沟内。一般在喉返神经后方,与甲状腺 Zuckerkandl 突关系密切,甲状腺内甲状旁腺仅为 1%。

(2)下甲状旁腺:一般比上甲状旁腺稍大,位置多变,多在甲状腺下极的前外侧、在以喉返神经与甲状腺下动脉交叉点为中心的 3cm 直径范围内。通常在喉返神经前面的平面内,与胸腺关系密切,甚至埋于胸腺舌部内。

3.血供

(1)动脉:主要动脉是甲状腺下动脉,甲状腺下动脉起源于甲状颈干。10%的上甲状旁腺的血供来自甲状腺上动脉。

(2)静脉:甲状旁腺的静脉分别汇入甲状腺上、中、下静脉,术中找不到甲状旁腺时,可取这些静脉的血测定甲状旁腺素(PTH),有利于对病变的甲状旁腺进行定位。

4.组织病理学

甲状旁腺主要由大量主细胞、少量嗜酸性细胞和基质构成。正常甲状旁腺的基质中含有很多脂肪,其颜色因血供和脂肪含量而异,可呈红棕色或黄褐色。主细胞分泌甲状旁腺素,嗜酸性细胞无分泌功能。功能亢进的甲状旁腺主细胞中的脂肪颗粒及基质中的脂肪都明显减少或消失。甲状旁腺细胞增多大多是嗜酸性细胞增生,偶尔为主细胞增生。这种细胞增多属腺体增生还是腺瘤形成在组织学上很难鉴别。

(三)生理学

1.甲状旁腺素(PTH)调节钙代谢

(1)与降钙素和活化的维生素 D_3 共同调节血浆中离子钙浓度。通常情况下血钙浓度与 PTH 分泌呈负相关关系,即血钙降低时,PTH 分泌增多;血钙升高时,PTH 分泌下降。

(2)PTH 的作用部位是骨、肠和肾。它增加破骨活性和溶骨活性,使钙和磷从骨基质中动员出来,还与 1,25-二羟维生素 D_3 共同作用促使肠道对钙磷的吸收。

(3)PTH 通过促进远侧肾单位中钙的主动重吸收提高肾钙阈;通过抑制近侧肾小管对磷的吸收,降低肾磷阈。由于 PTH 分泌和磷耗竭,使 1α-羟化酶激活,1,25-二羟维生素 D3 活化。

2.PTH 非对抗性分泌增加

作用于骨、肠和肾后可出现下列临床后果:①高钙血症。②钙的排出改变:起初由于钙的重吸收增加,表现为低钙尿症;慢性甲状旁腺功能亢进症,当血钙超过肾的钙阈值后则表现为高钙尿症。③低磷血症。④高磷尿症。

【发病率】

原发性甲状旁腺功能亢进在我国并不常见,多为散发性,也可见于下列情况:①多发性内分泌瘤综合征(MEN)Ⅰ 或 MENⅡ;②家族性甲状旁腺功能亢进;③甲状旁腺外组织分泌类似 PTH 的多肽物质所致的异位或假性甲状旁腺功能亢进。

【病因和病理】

①90%的原发性甲状旁腺功能亢进是单发性腺瘤,腺瘤仅累及一个腺体。②8%～10%是甲状旁腺增生。增生一般同时累及 4 个腺体,但 4 个腺体增生的程度不一定相同。若 4 个腺体中一个增生显著,则易误诊为单发性腺瘤,增生腺体的镜下表现是细胞成分增多。③1%的原发性甲状旁腺功能亢进是甲状旁腺癌。0.4%为多发性腺瘤。

光镜下腺体的脂肪成分减少,细胞成分增多。

二、原发性甲状旁腺功能亢进症

【临床表现】

1.无症状

绝大多数患者无症状,多在因其他疾病检查血钙时被发现血钙水平增高。

2.特异性症状

少数有症状的患者主要表现为肾结石、骨关节疼痛、腹痛及精神症状。

(1)结石:原发性甲状旁腺功能低下患者中发生肾结石者不到10%,但在有症状的原发性甲状旁腺功能低下患者中,50%表现为肾结石。

(2)骨:主要表现为广泛的骨关节疼痛。典型病变为广泛脱钙。纤维囊性骨炎(von Recklinghausen 骨病)常见于慢性肾病所致的继发性或三发性甲状旁腺功能亢进患者(见本章第十一节)。

(3)呻吟:为原发性甲状旁腺功能低下患者少见的一种精神症状。

(4)腹痛:①高钙血症可引起高胃泌素血症,因此,原发性甲状旁腺功能低下患者消化性溃疡的发病率增高。②胆石症和胰腺炎发生率也上升并有相应的临床表现。

3.非特异性症状

许多患者还有疲乏、倦怠、嗜睡、便秘和关节痛等非特异性症状。

【诊断】

甲状旁腺功能亢进症的诊断相对简单,需进行一些生化检查证实诊断,再做一些影像学检查确认异常的腺体的单个或多个发病。

1.定性检查

(1)血钙升高:这是诊断原发性甲状旁腺功能亢进的基本条件,要求重复多次检测(至少3次)。

高钙血症的常见原因:原发性甲状旁腺功能低下、转移性骨肿瘤(尤见于肺癌、乳腺癌、结肠癌、前列腺癌和骨髓瘤转移)、多发性骨髓瘤、结节病、乳碱综合征、维生素 D/A 中毒症、毒性甲状腺肿、Addison 病以及用噻嗪类利尿剂(HTCZ,氢氯噻嗪)均可导致高钙血症,诊断时应注意鉴别。

(2)同步检测 PTH 和血清钙:血清 PTH 放射免疫法测定法有两种,即测定 PTH 的 N-肽端抑或 C-肽端,因此,其正常值在各实验室不一致。①若 PTH 与血钙均升高,支持原发性甲状旁腺功能亢进的诊断。②转移性骨肿瘤的患者血钙可升高,但 PTH 不相应升高。③继发性甲状旁腺功能低下,PTH 升高,但血清钙低。④甲状旁腺功能减退者血清钙和 PTH 均降低。⑤假性甲状旁腺功能低下血 PTH 升高,主要原因是胺前体摄取脱羧(APUD)细胞肿瘤产生类似 PTH 的多肽物质,一般实验检查很难将这种物质与 PTH 区分开。

(3)其他:①血磷降低:血氯:血磷>33:1。②高磷尿症:肾小管对磷的重吸收少于80%。③尿 cAMP(环磷酸腺苷)升高。④低钙饮食 3 天后,24 小时尿钙仍然超过 5mmol(200mg)。

(4)X 线摄片:①颅骨 X 线摄片可见头颅外 2/3 呈斑点状脱钙"毛玻璃征"。若患者为

MEA 合并垂体肿瘤,颅骨片上可显示蝶鞍扩大。②长骨近端骨质吸收或骨棕色瘤。③中指指骨桡侧和末节指骨骨膜下骨质吸收。

2.定位诊断

①超声检查;②放射性核素^{99m}TC-MIBI(99m Tc-sestamibi,锝-^{99m}甲氧基异丁基异腈,^{99m}Tc-MIBI)示踪,病变甲状旁腺摄取^{99m}Tc-MIBI 比甲状腺早,而且消退迟,定位精确;③动脉造影(适用于其他示踪检查定位甲状旁腺失败者);④选择性静脉采血测定 PTH;⑤CT 和 MRI:CT 与 MRI 联用是甲状旁腺的非侵入性定位诊断中准确率最高的方法,但价格高昂。

【鉴别诊断】

继发性甲状旁腺功能亢进一般都伴有慢性肾衰竭,容易鉴别。假性甲状旁腺功能亢进是一种能分泌 PTH 的肿瘤,最常见的是肺癌和肝癌。家族性低尿钙高血钙症的诊断主要依据家族史,10 岁以下发病。

【治疗】

1.手术指征

有症状的原发性甲状旁腺功能亢进症确诊后,应手术治疗。无症状的原发性甲状旁腺功能亢进,若血钙>2.75mmol/L(11mg/dl),尤其当伴骨质稀疏、尿钙高或因高血压或糖尿病等其他疾病使肾功能减退时,应手术治疗。术中快速测定 PTH(化学发光免疫测定法可在 12 分钟出结果)。

2.手术要点

(1)手术能否成功取决于术者对甲状旁腺的解剖和位置变异方面的知识的掌握程度,术中应尽可能对 4 个腺体逐一检查。①85%～95%的正常人有 4 个甲状旁腺。每个甲状旁腺的重量 40～70mg。②亢进的甲状旁腺呈棕红色,极为柔软。③下甲状旁腺位于甲状腺下动脉分支周围的脂肪中,在喉返神经的前内方。上甲状旁腺紧贴环状软骨,在喉返神经的后外侧。术中牵拉甲状腺后,上、下甲旁腺都移至喉返神经前内侧!

(2)若术中发现为单发性腺瘤,理应将该腺体切除,此外,还应切取一枚腺体送活检,以便明确该腺体是否正常、有无增生。

(3)若 4 个腺体为增生性病变时,有两种手术方法可供选择:①甲状旁腺次全切除术,保留血供完好的甲状旁腺组织,成人 100mg,小儿 150mg,次全切除后的复发率为 5%。②甲状旁腺全切除后,将切下之甲状旁腺切成小片移植至血供丰富的腓肠肌内。本法的优点是一旦甲状旁腺功能亢进症复发,不必再次行颈部手术;缺点是有甲状旁腺功能减退之虞,因此,术中应将剩余之甲状旁腺放在保养液中置于-80℃冰箱中保存,以备需要时再次植入。

3.术后处理

在术后 2～3 天发生暂时性低血钙是手术成功的象征。术后无低血钙症状者常提示误诊,相当常见的原因是将增生误诊为腺瘤。

(1)无症状的术后低钙无需治疗。

(2)严重的低钙症状要静脉推注葡萄糖酸钙。轻微的低钙症状可口服乳酸钙、碳酸钙或葡萄糖酸钙等钙剂,每日 4 次。

(3)加用钙剂后低钙症状依旧者,需加用维生素 D。钙剂和维生素 D 应一直用至血钙水平恢复正常。

(4)骨质脱钙严重者服钙剂的时间应延长。

第十节　继发性甲状旁腺功能亢进

【病因和病理】

(1)各种原因所致的低钙血症,刺激甲状旁腺增生肥大,分泌过多 PTH,称为继发性甲状旁腺功能亢进。常见原因是慢性肾衰竭、骨软化症。

(2)慢性肾衰竭可发生继发性甲状旁腺功能亢进,这种患者不能合成活性型维生素 D,因而表现为低钙血症、高磷血症和钙吸收障碍。

若不治疗,继发性甲状旁腺功能亢进可造成严重的骨质脱钙,还可发生软组织转移性钙化和血管钙化。偶尔可发生严重皮肤瘙痒,甚至形成疼痛和溃疡。

【治疗】

1.药物治疗

①高钙液进行透析;②能与磷结合的止酸剂;③钙剂和有生物活性的维生素 D。

2.手术治疗

药物治疗无效时,可行甲状旁腺部分切除术。继发性和三发性甲状旁腺功能亢进症一般 4 个腺体均有增生,可切除 31/2 的腺体,也可全部切除,然后取 1/2 腺体移植入腓肠肌内。

第十一节　三发性甲状旁腺功能亢进

慢性肾脏疾病肾移植成功后,甲状旁腺功能亢进症持续,称之为三发性(Tertiary)甲状旁腺功能亢进,其原因是:

(1)由于长期肾脏疾病,甲状旁腺的增生已成为自主性,即使在肾移植后血钙水平恢复正常后,甲状旁腺的功能仍不能恢复正常。

(2)患者有高钙血症、低磷血症和高钙尿症。三发性甲状旁腺功能亢进症的症状与继发性甲状旁腺功能亢进症相同。

【治疗】

若症状持续,行甲状旁腺次全切除术。

第十二节　颈部感染性疾病

(一)颈深间隙脓肿

常见原因是牙齿或牙周感染、创伤、扁桃体炎或化脓性淋巴结炎。化脓性颌下腺炎(Ludwig angina)是一种舌下和下颌下间隙的炎症。患者表现为全身中毒症状,口底肿胀,舌后移。常需要紧急气道控制和切开引流。脓肿罕见,组织学上表现为筋膜炎。

(二)感染性颈淋巴结肿大

颈淋巴结肿大的病因有病毒、细菌或真菌感染。

1.病毒性颈淋巴结肿

颈淋巴结肿大的最常见的病因是由腺病毒、鼻病毒和肠病毒引起的上呼吸道病毒感染。传染性单核细胞增多症的病因是 Epstein-Barr 病毒感染,造成双侧颈淋巴结肿大,伴有长时间的全身不适和肌痛,见于年轻人。巨细胞病毒、疱疹病毒和人类免疫缺陷病毒也可以导致颈部淋巴结肿大。

2.细菌性颈淋巴结肿

细菌性淋巴结炎主要由 A 组链球菌和金黄色葡萄球菌所致。一般口服抗生素即可,有脓液形成时应该切开引流。颈淋巴结肿大还可以由结核分枝杆菌引起(瘰疬)或不典型分枝杆菌(如鸟胞内分枝杆菌)引起。猫抓病(cat-scratch disease)系巴通体所致,可引起颈淋巴结肿大,持续在 2～3 个月才自愈。

3.真菌性颈淋巴结肿

真菌是颈淋巴结肿大的罕见病因,免疫能力正常的人可以出现组织胞浆菌病、芽生菌病、曲菌病或球孢子菌病,而免疫功能受损的患者容易发生毛霉菌病或隐球菌病。

第十三节　颈部肿瘤

一、颈部良性肿瘤

颈部常见良性肿瘤有血管瘤、淋巴管瘤、纤维瘤、脂肪瘤、神经鞘瘤、神经纤维瘤和神经节细胞瘤。

(一)神经节细胞瘤

神经节细胞瘤起源于自主神经系统的神经节细胞,不同部位有不同命名,如睫状神经节瘤、迷走神经节瘤、颈静脉一鼓室副神经节瘤和颈动脉体瘤。10％为多发性,多数为良性,10％为恶性。有神经节细胞瘤家族史的患者有多发和恶性倾向。组织学上,瘤上皮细胞呈巢状排列(Zellballen),周围环绕着支持细胞。虽然神经节细胞瘤很少(＜3％的病例)产生儿茶酚胺,但是,所有患者都应该常规检测尿儿茶酚胺。血管造影是确定诊断最重要的手段,并且可以在手术前 24～48 小时进行栓塞。

本节主要介绍颈动脉体瘤。颈动脉体瘤位于颈总动脉分叉后面的动脉外膜层内。肿瘤来自副神经节组织的非嗜铬副神经节瘤,故亦称颈动脉体副神经瘤。临床上少见。

【诊断】

(1)症状:颈前三角区(胸锁乳突肌前缘、下颌角下方)颈动脉分叉处局限性肿块,直径一般为 2～6cm。增长缓慢。肿瘤小时多无自觉症状,肿瘤巨大时可伴头晕、头痛和邻近神经受压症状,如舌偏斜、声音嘶哑和 Homner 综合征等。

(2)体征:肿瘤为圆形、椭圆形或分叶状,实性、质韧、界限清、光滑,可左右推移,但上下移动甚微。瘤体内有丰富血窦者,可触及肿块膨胀性搏动和震颤,闻及收缩期杂音。压迫肿块近心端的颈总动脉,搏动、震颤和杂音消失。

(3)血管造影或 MRA:示颈总动脉向浅侧移位,颈内和颈外动脉分开,肿瘤富含血管且与颈内或颈外动脉交通。既有助于诊断,又有助于手术治疗。

【治疗】

一般主张发现后应及时进行手术。颈动脉体瘤与邻近静脉、动脉粘连,有时紧紧包绕动脉,血运极丰富,手术切除难度较大。①术前一定要做好充分准备。为减少或防止脑缺血,应严格进行颈动脉压迫训练(Matas)15 天,即指压患侧颈总动脉,阻断其血运,2～4 次/日,以改善颅底动脉环侧支循环,逐步由每日 2 次从 5 分钟开始,至 25 分钟以上无脑缺血征象,方可考虑手术。②手术方法主要有动脉外鞘下肿瘤切除术和肿瘤合并动脉分叉部切除动脉重建术。③先在颈丛神经阻滞麻醉下显示肿瘤部位见肿块后,暴露颈总动脉及颈内、外动脉远心部分,解剖出舌下神经保护之。然后用塑料带阻断右颈总动脉血流 20 分钟无脑缺血的症状出现后再改为全身麻醉,手术沿血管外膜下剥离肿瘤,从颈内动脉向动脉分叉剥离到颈外动脉后双道结扎颈外动脉近心端,最后切除肿瘤及其包裹的颈外动脉。

(二)神经鞘瘤

神经鞘瘤源于周围神经的 Schwann 细胞。颈部的神经鞘瘤可以来源于脑神经、感觉神经丛、颈交感链或臂丛神经。

(三)神经纤维瘤

神经纤维瘤源于周围神经,通常属多发性神经纤维瘤病Ⅰ型,可以在颈部形成丛状神经纤维瘤。

二、颈部恶性肿瘤

成人颈部肿块首先应该排除恶性肿瘤。颈部恶性肿瘤最常见的是来源于上呼吸消化道的鳞状细胞癌。原发灶在远处者<10%,原发灶不明者<5%。呼吸道和消化道的原发癌一旦出现颈部转移,总生存率即下降 50%。颈部原发性恶性肿瘤不多,有淋巴瘤、软组织肉瘤、甲状腺癌、腮腺癌和神经内分泌癌。

对头颈部肿块患者应该采集详细的病史和体格检查,重点是头颈部。病史包括:症状的持续时间、吸烟史、饮酒史、体重史、职业暴露史、耳痛和放疗史。头颈部的门诊检查应该包括耳镜、前鼻镜、口腔的视诊和触诊、舌根部的触诊、纤维鼻咽镜和纤维喉镜检查,以及颈部触诊。

对可疑的原发灶进行活检或细针穿刺细胞学检查。首选的影像检查是增强 CT，根据情况也可以选择超声、放射性核素扫描、MRI、PET 或血管造影。对可疑病灶，多数外科医生倾向于在全身麻醉下做喉镜和食管镜检查进行诊断，排除同时癌。颈部肿决在喉镜检查后仍然查不到原发灶者，可以行扁桃体切除和鼻咽部、舌根部和梨状窝活检术。这些部位的活检可以明确原发灶高达 30％。治疗的方法取决于肿瘤的部位、分期以及患者的全身情况。头颈部肿瘤切除可能会毁损面容，不同程度地影响发音、呼吸或吞咽。因此，要根据病灶的情况、患者的全身情况以及患者的期望值确定手术的方式和方位。

第四章　乳腺外科疾病

第一节　急性乳腺炎

【概述】

乳腺的炎症性疾病较为多见,可分为特殊性炎症和非特殊性炎症两类,后者多由化脓性球菌感染所致,有典型的炎症症状和体征,如发热,局部红、肿、热、痛等。

【诊断步骤】

(一)病史采集要点

(1)乳腺疼痛和包块发生的部位、性质。

(2)疼痛性乳腺肿物发生前有无乳腺肿物,是否有乳头皲裂及乳汁淤积史。

(3)乳腺疼痛和包块发生的时间,是否与哺乳有关,是否随病程的演进而变化。

(4)乳腺疼痛和包块的出现是否为全身的感染症状和炎症的临床表现。

(二)体格检查要点

1.一般情况

发育、营养、体重、精神、血压和脉搏。

2.局部检查

特别仔细地进行局部检查,应注意以下内容。

(1)是否有乳房肿大,乳腺肿块,肿块的大小、形状、质地、张力。

(2)乳腺是否有局限于一侧或某一象限的肿块,局部皮肤潮红,是否伴有皮温增高,以及是否有压痛和波动感等。脓肿在深部时,波动不明显。

3.全身检查

可见高热、寒战,患侧腋下淋巴结肿大,光滑、无粘连固定。

(三)实验室检查

血常规检查是必要的,初起白细胞计数一般正常,脓肿形成后白细胞总数通常升高、中性粒细胞计数增加。

(四)进一步检查项目

1.超声波检查

是乳腺疾病时重要的辅助检查方法,超声波检查可以发现炎症区乳房组织增厚,内部回声较正常低,分布欠均匀。当有脓肿形成时,可见数目不一、大小形态不同的无回声区,边缘欠清晰。如脓液较稠厚时,则可见分布不均的低回声区,较大脓肿的深部回声较浅部稍高而密,两者之间可见液平面,内部有不均匀的光点或光团。

B超检查的意义还有：①是否有乳腺肿物。②乳腺肿物是实质性、囊性还是混合性。③乳腺肿物的血液供应情况。④乳腺肿物是单发性肿物还是多发性肿物。⑤乳腺的炎症性肿物是否伴有其他的乳腺疾病,例如乳腺纤维囊性病、乳腺纤维腺瘤、乳腺癌等。

2.乳腺钼靶X线摄片

乳腺组织由于炎性水肿,X线上表现为边界模糊的片状密度增高阴影,乳腺小梁结构模糊不清,皮肤增厚,皮下脂肪组织模糊,血管影增多增粗。

3.局部诊断性穿刺

急性乳腺炎的脓肿形成后,尤其是深部脓肿,可行穿刺抽脓,有助于确诊并判断脓肿的位置。

【诊断对策】

(一)诊断要点

1.病史

急性乳腺炎大多发生在哺乳期,有乳腺的疼痛。

2.临床表现

急性乳腺炎有典型的炎症症状和体征,如发热,局部红、肿、热、痛等。

(二)临床类型

1.特殊性急性乳腺炎

是由化脓性球菌感染所致的急性乳腺炎,可分为：

(1)急性乳腺炎大多发生在产后哺乳期,即产后乳腺炎,又可分为急性化脓性乳腺炎和乳汁淤积性乳腺炎。

1)急性化脓性乳腺炎：通常发生在哺乳后的2～3周,是乳腺导管的感染所致。金黄色葡萄球菌是最常见的致病菌。感染途径有二,致病菌直接侵入导管,并逆行至乳腺小叶内;致病菌经乳头的皮肤破损或皲裂侵入。乳腺导管和乳腺小叶内积聚的乳汁促进细菌的生长。引起累及一个或数个腺叶的急性炎症。

①急性化脓性乳腺炎早期：急性乳腺炎在开始时呈蜂窝织炎,患者乳房胀满、疼痛,哺乳时更甚,乳汁分泌不畅,乳房肿块或有或无,皮肤微红或不红,或伴有全身不适,食欲欠佳,胸闷烦躁等。

②急性化脓性乳腺炎脓肿形成期：局部乳房变硬,肿块逐渐增大,此时可伴高热、寒战、全身无力、大便干燥、脉搏加快、同侧淋巴结肿大、白细胞增高。乳腺脓肿形成后,可出现乳房跳痛,局部皮肤红肿透亮,肿块中央变软,按之有波动感,若为乳房深部脓肿,可出现全乳房肿胀、疼痛、高热,但局部皮肤红肿及波动不明显,有时一个乳房内可同时或先后存在多个脓腔。

③急性化脓性乳腺炎脓肿破溃期：浅表的脓肿常可穿破皮肤,形成溃烂或乳汁自创口处溢出而形成乳漏,或形成瘘管。较深部的脓肿,可穿向乳房和胸大肌间的脂肪,形成乳房后位脓肿,严重者可发生脓毒败血症。

2)乳汁淤积性乳腺炎：也是产后乳腺炎,因某些原因乳汁在乳腺内积存而不能排出,患者感到乳腺胀痛,乳腺表面充血,有轻度压痛,体温稍升高。经吸出乳汁后,炎症多能消退,故不是真正的乳腺炎。但如未及时处理,细菌感染可发展成为急性化脓性乳腺炎。

（2）导管周围性乳腺炎：临床上较少见，有时易同乳腺癌混淆。导管周围性乳腺炎大多有乳腺炎的病史。临床表现为患者发热、白细胞增高，乳腺皮肤出现红、肿、热、痛等炎症改变，有时出现局部肿块，可与皮肤粘连，同侧腋下淋巴结可肿大。后期纤维组织增生，乳腺出现质硬的肿块。

2.乳腺特殊性炎症

（1）乳腺结核：又称结核性乳腺炎，是结核杆菌感染所致的急性乳腺炎，也可分为原发性乳腺结核和继发性乳腺结核两种，但原发者极少见。乳腺结核多为其他部位结核直接蔓延或沿淋巴道逆行传播而来，绝大多数患者除了乳腺有结核病变外，还可以追查到其他器官的结核病灶。随着结核病的有效控制，在发达国家已不常见，但不发达国家仍较严重，而且近年来结核病有重新蔓延的趋势。此外，结核病还是艾滋病（AIDS）的症状之一，在 HIV 阳性的患者中，结核病的发生率似乎较高。乳腺结核可见于各个年龄阶段的妇女，但以在 20～40 岁的妇女发病较多，男性极少见。病程进展缓慢，临床表现复杂多样，可分为三个类型：

1）结节型：最常见，在乳腺内有 1 个或多个结节，一般为无痛性，可有压痛。随着肿物的增大，出现疼痛或乳头溢液，可出现寒性脓肿，腋淋巴结常肿大。

2）弥散型：乳腺内有多个痛性结节，输乳管被破坏，结核性脓汁可由乳头溢出或穿破皮肤形成瘘管，瘘管可经久不愈。

3）硬化型：表现为乳腺的弥漫性硬化，乳腺严重变形，易误诊为乳腺癌。

（2）乳腺真菌感染：又称真菌性乳腺炎，不是临床上的常见病。乳腺真菌感染主要出现在严重免疫抑制的患者，包括曲菌病、放线菌病、组织胞质菌病、毛霉菌病等。临床上多表现为乳腺内的肿块，常被误为炎症而给予抗生素治疗，或被误为乳腺肿瘤而行切除术。明确诊断须靠病理学依据。

（3）乳腺寄生虫感染：包括丝虫病和包虫病。

1）丝虫病：主要是由班氏丝虫引起。成虫寄生在乳腺淋巴管中，产生肉芽肿性淋巴管炎，基本病变可分为淋巴管的内膜和外膜炎的急性期、结核样淋巴管炎的亚急性期、闭塞性淋巴管炎和钙化的慢性期。临床表现主要是乳腺内的肿块，直径 0.5～2.5cm。诊断依据是：①患者有丝虫病多发区的居住史。②午夜的血涂片中可查到微丝蚴。有些患者查不到。③乳腺肿块的肉芽肿组织中可查到丝虫体或微丝蚴的虫体。

2）包虫病：是人感染细粒棘球绦虫的幼虫所引起的病变。人是包虫的宿主之一，肝和肺是常见的寄生处，乳腺的包虫病不多见。临床表现主要是乳腺的一个或多个肿块，表面光滑，有囊性感，活动性好。肿块为囊性，内有澄清无色液体。

（4）乳腺湿疹：乳腺湿疹并不多见，是皮肤的一种非特异性过敏性炎症，是一种迟发型变态反应。乳腺湿疹多发生在乳头及乳晕处，特别是乳腺下方。急性期表现为小丘疹、疱疹或小水疱，有渗出和糜烂面，可伴结痂、脱屑等。皮损可转为亚急性和慢性而经久不愈。患者感觉奇痒难忍。诊断时应注意与接触性皮炎鉴别。

3.乳腺脂肪坏死

乳腺脂肪坏死是外伤（硬物撞击、碰伤）、感染、手术后引起的无菌性脂肪坏死性炎症，多见于 40 岁以上的妇女，特别是脂肪丰富、肥大、下垂型乳腺的妇女。病变可发生于乳腺的任何部位,但以乳晕下方和乳晕周围常见。

乳腺脂肪坏死的早期表现是乳晕或其附近出现直径 2～8cm 黄色或棕黄色的瘀斑,乳腺有直径 2～5cm 大小的肿块。界限不清,质地坚韧,有压痛,与周围组织轻度粘连。肿块可增大,也可逐渐缩小甚至消失,有的病例可持续存在数年。后期由于纤维组织大量增生,肿块变硬,附着的皮肤收缩而凹陷,有时出现乳头内陷和变形,与乳腺癌不易区别。但乳腺脂肪坏死极少与深部皮肤粘连,也不会出现皮肤水肿或橘皮样改变。

(三)鉴别诊断要点

需要与急性乳腺炎鉴别的主要是炎症性乳腺癌,炎症性乳腺癌不常见,好发于青年妇女,尤其是在妊娠期或哺乳期,局部症状明显,乳房迅速增大,常累及整个乳房的 1/3 或 2/3,病变的局部皮肤呈特殊的黯红或紫红色,皮肤肿胀、有一种韧性感,毛孔深陷呈橘皮样改变,局部无痛或轻压痛,常不能扪及明显肿块,同侧的腋窝淋巴结明显肿大,质地硬且固定。无全身症状或症状较轻,体温正常,白细胞计数不高,抗感染治疗无效。炎症性乳腺癌的进展较快,预后不良,死亡率高。

【治疗对策】

(一)治疗原则

急性乳腺炎的治疗包括非手术治疗和手术治疗,目的是消除炎症,保护乳腺组织。治疗的方法取决于急性乳腺炎的临床类型。

(二)治疗方案

1.非手术治疗

是在急性乳腺炎的脓肿形成前的治疗,包括:

(1)尽可能地将乳汁排空,感染不严重时,不必停止哺乳,因停止哺乳不仅影响婴儿的喂养,且提供了乳汁淤积的机会。但患侧乳房应停止哺乳,并以吸乳器吸尽乳汁,促使乳汁通畅排出。若感染严重或脓肿引流后并发乳瘘,应停止哺乳。可口服溴隐亭 1.25mg,每日 2 次,服用 7～14 天,或口服己烯雌酚 1～2mg,每日 3 次,共 2～3 日,或肌内注射苯甲酸雌二醇,每次 2mg,每日 1 次,至乳汁停止分泌为止。

(2)局部热敷:有助于早期炎症的消退。

(3)全身用抗生素:急性乳腺炎呈蜂窝织炎表现而未形成脓肿之前,抗生素治疗可获得较好的结果。由于主要病原菌为金黄色葡萄球菌,故不必等待细菌培养的结果,可应用青霉素类的药物。因抗菌药物可被分泌至乳汁,影响婴儿,故如四环素、氨基糖苷类、磺胺药和甲硝唑等药物应避免使用。

(4)清热解毒的中药:如蒲公英,有清热解毒、消肿散结等作用,可以煎汁口服,或捣泥外敷。

2.手术治疗

急性乳腺炎早期呈蜂窝织炎表现时不宜手术,但脓肿形成后仍仅以抗生素治疗,则可造成更多的乳腺组织遭受破坏,急性乳腺炎的脓肿形成后,主要治疗措施是及时作脓肿切开和脓肿的彻底引流。

(1)麻醉:选择局部麻醉。

（2）手术切口：应选择在脓肿最低部位，以乳头为中心，循乳腺导管方向，行放射状切口，避免损伤乳腺管后发生乳瘘。位于乳晕部位的脓肿，应沿乳晕边缘做弧形切口。深在乳房后的脓肿或深部脓肿，则沿乳房下皱褶处做弧形切 KI，直达脓腔，此切口便于引流，且不损伤乳管。脓肿较大而引流不畅者，须作对口引流。

（3）排脓引流：皮肤消毒，铺无菌巾。切开皮肤前应再次局部穿刺抽脓，确认脓肿的位置，抽得脓液后留针作为引导，切开皮肤和皮下组织后，用止血钳做钝性分离。进入脓腔后撑开，使脓液流出，然后用手指伸入脓腔探查，并分开脓腔的纤维间隔彻底引流，必要时向低位扩大切口以防脓液残留。排空脓液后，用凡士林油纱布填塞止血，然后用纱布覆盖伤口。

（4）术后处理：术后用绷带托起乳房，避免下垂，有助于改善局部血液循环，24 小时后更换敷料，拔出填塞止血的凡士林油纱，重新置入引流的凡士林油纱布。以后每次换药时，根据脓液减少情况逐步减小引流条置入的深度，保证有效引流，防止脓腔残留、切口经久不愈，或切口闭合过早。感染严重伴全身中毒症者，应积极控制感染，给予全身支持疗法。

3.导管周围性乳腺炎的治疗

早期的治疗主要是对症消炎，必要时可行切除活检。

4.乳腺结核的治疗

除休息、营养和抗结核病治疗外，可做局部病灶的切除。局部病灶的切除活检也是明确诊断的必要手段。病变范围大时，可将全部乳腺连同腋淋巴结切除。仅切开引流或搔刮术，甚至不彻底的切除都是不可取的。

5.乳腺真菌感染的治疗

乳腺真菌感染用制霉菌素或两性霉素 B 有较好的效果，如坏死严重时，可考虑手术切除病变组织。而放线菌病的脓样液体中可见到黄白色的硫黄颗粒，涂片有革兰阳性的菌丝或菌落即可明确诊断，青霉素是有效的治疗方法，但复发病例的乳腺肿块应手术切除。

6.乳腺丝虫病的治疗

以药物治疗为主，如枸橼酸乙胺嗪、卡巴砷等。病情较重者，可切除乳腺肿块。

7.乳腺包虫病的治疗

应以外科治疗为主，先将囊液吸净，不可外漏，再向囊内注入 10％福尔马林溶液，待 5～10 分钟，包虫被杀死后，才行囊肿切除，以免包囊破损造成人为种植。

8.乳腺湿疹的治疗

可用抗组胺药物止痒。重要的是找出变应原，并去除之。

9.乳腺脂肪坏死的治疗

乳腺脂肪坏死的药物治疗效果不理想，切除活检是最好的治疗方法。

【疗效判断及处理】

正确及时的治疗后，急性乳腺炎有较好的治疗效果。急性乳腺炎形成乳瘘后，伤口愈合时间较长。

第二节 乳腺结核

【概述】

乳腺结核为乳腺少见疾病。1829 年 Astley Cooper 首次报道乳腺结核病例。本病以南非和印度报告最高,占乳腺疾病的 4.5%;欧美乳腺结核发病率较低,报告占乳腺疾病的 0.5%～1.0%;国内乳腺结核的发病率介于二者之间,报道为 1.88%～2.8%,但是近年来发病率呈上升趋势,是一种慢性特异性感染,乳腺结核感染途径大多是结核杆菌血行播散。其原发病灶多为肺或肠系膜淋巴结结核,由邻近结核病灶(肋骨、胸骨、胸膜、腋淋巴结结核及颈淋巴结结核等)直接蔓延或沿淋巴道逆行传播而来的较少见。

【临床表现】

乳腺结核较多见于发展中国家,可能与整体卫生水平较低、结核病总体发病率较高有关。国内侯利华、单小霞报告 56 例乳腺结核,其中农民工 48 例,占 86%。这一现象值得有关部门重视,提示改善打工人员的工作环境、规范工作时间、提高生活条件迫在眉睫。

本病好发于 20～40 岁已婚已育女性。由于哺乳期乳房血液和淋巴循环增加、乳汁淤积,加上乳头因婴儿吸吮所致损伤,有利于结核杆菌逆行传播而致感染和发病,所以本病多见于妊娠哺乳期。

乳腺结核病程进展缓慢,开始时为一个或数个结节状肿块,触之不甚疼痛,与周围正常组织分界不清,逐渐与皮肤粘连。数月后,肿块软化、形成寒性脓肿。脓肿溃破后发生一个或数个窦道或溃疡,排出混有豆渣样碎屑的稀薄脓液。有时,肿块不软化,发生纤维组织增生,引起病变乳房硬化,使乳房严重变形和乳头内缩。患侧腋淋巴结常肿大。

【诊断对策】

由于乳腺结核在临床上少见,临床表现多样、缺乏特异性,各种检测方法各有局限,其临床误诊率可达 57%～80%。乳房内肿块光滑,活动度较好,误诊为纤维瘤;乳房出现肿块,乳头内陷、溢液,同侧腋下淋巴结肿大误诊为乳腺癌;急性起病,乳房内出现肿块伴疼痛,误诊为急性非特异性炎症;哺乳期出现乳房内局限性脓肿,误诊为乳腺积乳囊肿。

患者多以发现乳房肿块就诊,单发或多发肿块,大多数边界不清。其他就诊原因可为乳头内陷、乳头溢液、窦道形成、低热、乳房疼痛、腋窝淋巴结肿大。早期乳腺结核肿块,不易与其他疾病鉴别,常需行切除组织学检查。晚期窦道或溃疡形成,诊断不难;脓液镜检仅见坏死组织碎屑而无脓细胞,脓液染色后有时可找到结核杆菌。

乳腺 X 线检查多显示界限不清的肿块致密影,边缘锯齿状或粗糙;部分患者显示界限尚清楚的单发结节致密影。此外,X 线胸片检查可发现肺结核、肋骨结核、胸骨结核等。

乳腺结核的确诊有赖于病理学检查,包括细胞学穿刺检查、脓液涂片找到结核杆菌以及术中快速冷冻切片检查。

【治疗对策】

1.抗结核药物治疗

对确诊为乳腺结核者,应进行全身抗结核药物治疗。脓肿形成时在穿刺排脓同时注入抗结核药物,每周 1 次,6 周无效则手术。

2.手术治疗

对局限在一处的乳房结核,可行病灶切除。若病变范围较大、侵及整个乳腺的溃疡性损坏或复发病变尤其是已破溃形成溃疡或瘘管者,则最好将整个乳房(尽量保留正常皮肤和乳头)连同病变的腋淋巴结一并切除。

3.对症治疗

加强营养,注意休息。

第三节　乳腺囊性增生症

【概述】

或称纤维囊性乳腺病(fibrocystic mastopathy),是乳腺导管和小叶结构上的增生性和退行性变化,包括三个方面:①导管囊状扩张,形成大小不等的囊肿;②导管上皮乳头状增生,程度不等;③间质组织增生,小叶内和小叶周围的纤维组织不同程度的增生。上述结构变化的结果主观上表现为乳腺疼痛、客观上表现为乳腺结节。近年,按导管上皮增生的形态将其分成四级,乳腺囊性增生症的上述三种结构变化及其四级不同形态可以单独出现,但是多数情况下它们同时存在于同一乳腺内。

本病与乳腺癌的关系曾经一度被夸大,认为乳腺囊性增生症就是癌前病变,给社会、患者造成了不必要的心理压力。目前认为,只有导管上皮增生,特别是上皮细胞异型的患者其乳腺癌的危险性才会增加。

乳腺囊性增生病的发病原因与激素调节障碍有关:可能是孕酮与雌激素比例失去平衡,孕酮分泌减少,雌激素相对地增多。

【临床表现】

临床上此病非常常见,占乳腺门诊患者的 90% 以上,而且其发病率有迅速增加趋势。其发病率在我国东南部高于西北部,城市高于农村,经济发达地区高于经济落后地区,脑力劳动者高于体力劳动者。

本病患者主要为性活跃期妇女,年龄 20～50 岁,但是其发病年龄有提前及延后趋势。初期病变可表现在一侧乳腺,但是半数以上为双侧。主要临床表现为乳腺疼痛及乳腺肿块。

1.乳腺疼痛

患者常感乳房疼痛,在月经来临前 3～4 日出现或加重,月经后疼痛减轻或消失,即所谓周期性疼痛。但是,临床上主诉为规律的周期性疼痛患者不足一半,多数患者表现为无周期性、无规律的疼痛;而且其疼痛的表现非常多样,如胀痛、针刺样痛、酸胀感、下坠感、蚁咬感、放电感、烧灼感、火辣感、瘙痒感、麻木感、感觉过敏及难以言状的不适感等,部分患者不能患侧卧寝、乳腺不能触碰。疼痛部位尽管主要为乳腺,但是可以涉及患侧上肢、腋窝、肩关节、颈部甚至上背部。疼痛程度多数为轻度,少数患者疼痛严重,影响工作、生活与休息。

2.乳腺肿块

可局限于一侧或双侧,常呈多发性,以外上象限多见。体格检查有时可见患侧乳腺较健侧为大,有触痛,扪及边界不清的条索状或片状增厚,部分患者可触及多个大小不一、圆形、质韧的结节。结节常分散于整个乳房,也可局限在乳房的一部,结节与周围组织分界不甚清楚,与皮肤和胸肌筋膜无粘连,可被推动。除非形成乳腺囊肿或增生性结节,一般情况下不会触及孤立性乳腺肿块。传统教科书上描述的周期性肿块或肿块的周期性变化临床上较为少见。患侧腋淋巴结不肿大。

3.其他

少数患者有时诉乳头溢液,多数为双侧。液体多数为乳汁样或水样,少数为黄绿色、棕色、黄色或混浊状。体格检查挤压乳腺时可见液体溢出。

【诊断对策】

1.临床表现

有乳腺疼痛、乳腺肿块或伴随乳头溢液,尤其是上述表现随月经周期发生周期性变化者,可以初步诊断为乳腺囊性增生症。

2.辅助检查

有效的乳腺检查方法包括钼靶 X 线乳腺摄影、B 型超声检查、乳头溢液涂片脱落细胞学检查等。对疑有非典型增生或癌变者应行细针针吸细胞学检查,必要时手术活检。

【治疗对策】

1.一般药物治疗

(1)中药:常用中成药包括小金丸、逍遥丸、乳康片等。

(2)维生素:维生素 A 是上皮细胞生长和分化的诱导剂,正常需要量对预防乳腺癌的发生有一定作用。维生素 E 作为抗氧化剂,对维持上皮细胞的正常功能起重要作用。二者目前常用为辅助药物。

(3)碘制剂:通过刺激腺垂体、产生黄体生成素,调节雌激素水平。常用 10% 碘化钾。

2.内分泌治疗

对乳腺增生严重、疼痛明显或上述药物治疗无明显疗效者可试用内分泌治疗。

根据本病的发病原理,采用雌激素受体阻断剂干扰或阻断雌激素对靶细胞的作用(不影响血液雌激素水平),从而抑制导管上皮细胞增生。常用药物有他莫昔芬、特瑞米芬,后者副作用更低,但是价格更高。治疗疗程以 1~2 个月为宜。

亦可在经前 7~10 天口服孕酮,以维护雌激素/孕激素平衡。

第三代芳香化酶抑制剂及雄激素由于严重干扰血液雌激素水平,笔者认为不适宜于本病的治疗,特别是绝经前患者更应该谨慎。

3.手术治疗

合并大于 1cm 增生性结节和/或囊肿而内分泌治疗仍然继续增大者,以及 B 超、钼靶 X 线检查不能除外乳腺癌者,应行手术治疗。一般情况下单纯局部切除手术即可。若囊性增生病变局限在一侧乳房的一部,特别是在乳房的外上象限,恶变的可能较大,可行乳腺区段或象限切除。全乳腺切除应该十分谨慎,严格掌握适应证。目前,在一些地方不同程度地存在过度医疗、盲目扩大手术指征的问题,应该引起高度重视。

第四节　乳腺良性肿瘤

一、乳腺纤维腺瘤

【概述】

乳腺纤维腺瘤是乳腺最常见的良性肿瘤,占乳腺良性肿瘤的 3/4。多为单发性,也可有多个在一侧或两侧乳房内出现。常见于 18～25 岁青年妇女。纤维腺瘤的发生与雌激素的刺激有密切关系,因此很少发生在月经初潮前或绝经后。

【临床表现】

纤维腺瘤好发于乳房的外上象限。呈卵圆形,数量不一,大小不等,直径大于 5cm 者称为巨纤维腺瘤。表面平滑,质坚韧。肿瘤的边界清楚,与皮肤和周围组织没有粘连。在乳房内可被推动,触之有滑动感。腋淋巴结不肿大。肿瘤一般生长缓慢,可能数年没有变化;但在妊娠期或哺乳期可迅速增大。多无痛感。

【诊断对策】

年轻女性、发现乳房内生长缓慢的肿瘤,其表面光滑、质韧实、边界清楚、活动等,常可确诊。

对于诊断较困难的病例,可借助乳腺特殊检查仪器,以 B 型超声检查最为实用。超声提示:肿瘤为圆形或卵圆形,实质性,边界清楚,内部为均质的弱光点,后壁线完整,有侧方声影,后方回声增强。其他诊断手段如钼靶 X 线检查、红外线透照检查、针吸细胞学检查等增加了患者的经济负担,实无必要。

【治疗对策】

纤维腺瘤顾名思义其成分包括纤维与腺上皮两种组织,理论上其恶变有两种可能:癌变与肉瘤变。研究发现:癌变概率极低,而且多见于 40 岁以上患者;肉瘤变概率略高(主要见于巨纤维腺瘤),多见于 25～40 岁。

治疗以手术切除为原则。国内传统推荐:对于诊断明确的未婚患者,可行择期手术治疗;对于已婚但未受孕者,宜在计划怀孕前手术切除;怀孕后发现肿瘤者,宜在怀孕 3～6 个月间行手术切除;对于年龄超过 35 岁者,应及时手术治疗;肿瘤短期内突然生长加快者,应立即手术治疗。

目前,积极的手术观念正在发生改变。对于 20 岁左右的患者,美国外科医生建议观察治疗,必要时行空心针穿刺活检,病理检查结果为纤维腺瘤者,可继续观察,而无须手术。对肿瘤较小、数量较多、年轻患者,可先试用雌激素受体阻断等内分泌治疗。

二、乳腺导管内乳头状瘤

【概述】

比较少见,患者多为 40～50 岁妇女。单个乳头状瘤绝大多数位于乳晕下的输乳管内,多发乳头状瘤多数位于外周扩张乳管中。乳头状瘤一般很小,小于 1cm;发生于囊状扩张导管内的乳头状瘤可达 4～5cm。

【临床表现】

临床上唯一表现多数是乳头溢出血性液体,患者无意中发现文胸被血性或黄褐色液体沾染。无疼痛及其他不适,挤压乳腺时可见乳头溢出血性液体。少数情况下能扪及肿块,肿瘤多呈圆形,质较软,不与皮肤粘连,可被推动。以溢血就诊者,病变多数在乳晕下输乳管;而以肿块就诊者,病变多在中小乳管,可同时伴有乳头溢液。统计发现:大导管的乳头状瘤溢液发生率为 70％～80％,乳腺中小乳管的乳头状瘤溢液发生率仅为 10％～25％。乳头溢液性质以血性为主,少数患者为浆液性。

【诊断对策】

乳头血性溢液患者,在乳晕附近扪及肿物则可初步诊断为导管内乳头状瘤。

下列辅助检查有助于进一步明确诊断:

1.选择性乳腺导管造影

用平头针或细导管经溢液导管开口插入并注射造影剂,然后摄取 X 线片。发现位于主导管及二级分支导管的单发或多发的圆形或椭圆形充盈缺损,远端乳管扩张或梗阻。

2.脱落细胞学检查

将乳头溢液涂片进行细胞学检查,如能找到癌细胞,则可明确诊断,但临床阳性率较低。

3.乳腺导管镜检查

纤维乳管镜经溢液导管开口插入,可在直视下观察肿瘤,并可行活检明确诊断。

4.彩色超声检查

对较大的乳管内乳头状瘤可见扩张导管和肿瘤影像。

【治疗对策】

输乳管内的乳头状瘤很少发生恶变,外周乳管内或囊内乳头状瘤有癌变的可能(6％～8％),应早期手术切除。切除时,可沿乳晕反复顺序轻压,明确出血的乳管开口,即用一钝头针(笔者多用硬膜外麻醉导管)插入该乳管,沿针做放射状切口(笔者多用沿乳晕弧形切口),切除该孔管及其周围的腺组织。由于乳头状瘤与非浸润型乳头状癌在冷冻切片上难以鉴别,美国病理学会要求对所有乳头状瘤标本进行石蜡切片检查,根据石蜡切片(而不是冷冻切片)结果确定是否施行进一步手术及其方式。

三、乳腺脂肪瘤

正常乳腺的 2/3 为脂肪组织,据此推测,乳腺应该为脂肪瘤的好发部位。但是,临床上乳腺脂肪瘤非常少见。本病好发于中年以上妇女,多数患者乳房较丰满、体态肥胖。临床表现同其他一般体表脂肪瘤。患者均以乳腺肿块就诊,无其他伴随症状。体格检查:肿瘤多为单发,圆形或椭圆形,可呈分叶状,大小不等,大者可达 10cm 以上,质软,边界清楚,活动。临床确诊往往有赖于 B 型超声检查。单个肿块较小、多发性脂肪瘤病,诊断明确且不影响美观和功能者建议观察治疗。肿块较大或生长较快者可行手术切除。

第五节　乳腺癌

【概述】

乳腺癌在美国等西方国家为女性发病率最高的恶性肿瘤。在我国占全身各种恶性肿瘤的7％～10％,仅次于子宫颈癌,但近年来有超过子宫颈癌的倾向,并呈逐年上升趋势。上海等部分大城市报告乳腺癌占女性恶性肿瘤的首位。

男性乳腺癌发病率约为女性的1％。

【诊断步骤】

(一)病史采集要点

(1)年龄既往乳腺疾病史。20岁前本病少见,20岁以后发病率迅速上升,45～50岁较高,绝经后发病率继续上升。我国绝经前乳腺癌比例高于西方国家。乳腺良性疾病与乳腺癌的关系尚有争论,多数学者认为乳腺小叶高度增生或不典型增生可能与乳腺癌发病有关。

(2)肿块:肿块是大多数患者就诊的原因,应询问何时及怎样发现的乳腺包块,如体检中发现(如为恶性肿块,常提示较早期病变)、洗浴、更衣时无意发现等,在月经周期中肿块的大小、肿物增长速度和是否疼痛等。

(3)疼痛:乳腺癌早期常无疼痛症状,或仅表现为轻微的乳房疼痛,性质多为钝痛或隐痛,少数为针刺样痛,常呈间歇性且局限于病变处,疼痛不随月经周期而变化。至晚期癌肿侵犯神经时则疼痛较剧烈,可放射到同侧肩、臂部等。

(4)乳头排除物:有无乳头溢液,溢液颜色、性状等。有乳头溢液的女性乳腺癌患者约7％,多数绝经前妇女,挤压乳头时可有少许清薄液体排出;乳腺癌的乳头溢液发生率较低,一般在10％以下,但50岁以上患者的乳头血性溢液,应高度怀疑乳腺癌。乳腺癌原发于大导管或为管内癌者,合并乳头溢液较多。有时仅有溢液,而触不到明显肿块,可为管内癌的早期临床表现。但乳腺癌以乳头溢液为唯一症状者少见,多数伴有乳腺肿块。管内乳头状瘤恶变、乳头湿疹样癌亦可伴有乳头溢液。

(5)生育史、哺乳状况、月经史、肿瘤家族史及性激素类药物使用情况:月经初潮过早,绝经过晚,未生育,不哺乳或初次足月产的年龄;一级亲属中有乳腺癌病史者,发病危险性是普通人群的2～3倍;服用避孕药或外源性激素增加乳腺癌危险性。

(6)其他:放射线的暴露情况(从事与放射线相关的职业年龄或类似经历),以及肥胖、高脂肪饮食习惯均增加乳腺癌发病机会。

(二)体格检查要点

1.一般情况

发育、营养、体重、精神、血压和脉搏。

2.专科检查

(1)乳腺癌最多见于乳房的外上象限(45％～50％),其次是乳头、乳晕(15％～20％)和内上象限(12％～15％)。较早期多为单发的无痛小肿块,质硬,表面不光滑,与周围组织分界不很清楚,在乳房内不易被推动。肿瘤不断增大,可引起乳房局部隆起。

（2）皮肤改变

1）若肿瘤累及 Cooper 韧带,可使其缩短而使肿瘤表面皮肤凹陷,呈"酒窝征",以手指轻捏局部皮肤时更明显。

2）皮肤淋巴管阻塞,淋巴滞留,皮肤水肿变粗增厚,呈"橘皮样"改变。

3）乳腺癌发展至晚期,肿瘤可破溃形成溃疡,常有恶臭,容易出血,外形有时凹陷似弹坑,有时外翻似菜花;癌肿亦可侵入胸筋膜、胸肌,以至癌块固定于胸壁而不易推动。如癌细胞沿皮下淋巴网侵入大片皮肤,形成多数皮肤硬结,即所谓"卫星结节"。这些结节可相互融合成片,甚至蔓延至背部和对侧胸部皮肤,紧缩胸廓,可限制呼吸,称铠甲状癌。

（3）乳房及乳头改变:硬癌可使乳房缩小变硬,乳头或肿块明显突出,而髓样癌和腺癌则使乳房增大。邻近乳头的癌块因为侵入乳管使之收缩,可把乳头牵向癌块方向;乳头深部癌肿也因侵及乳管时而使乳头扁平、回缩、内陷;乳晕轻度水肿,这些都是有价值的临床体征。再者,乳腺癌的溢液多见于单侧乳房的单个乳管口,溢液可自行溢出,亦可挤压而被动溢出,其性质多为血性、浆液血性溢液。

（4）转移体征:乳腺癌淋巴结转移最初多见于腋窝。肿大淋巴结质硬、无痛、可被推动;以后数目增多,并融合成团,甚至与皮肤或深部组织黏着、固定。当影响淋巴回流和压迫血管时,则引起该侧手臂水肿、青紫;胸骨旁淋巴结位置很深,常规查体不能探及;晚期,锁骨上淋巴结亦增大、变硬。少数患者对侧腋窝亦有淋巴结转移。偶有患者腋窝或锁骨上淋巴结转移为首发症状,此时,应进一步追查乳腺癌原发灶。乳腺癌转移至肺、骨、肝时,可出现相应的症状。例如肺转移可出现胸痛、气急,骨转移可出现局部疼痛,肝脏转移可出现肝大、黄疸。

（三）辅助检查

与病理检查比较,临床检查有一定的误差,即使有丰富临床经验的医师对原发灶检查的正确率也仅为 70％～80％。临床检查腋窝淋巴结约有 30％假阴性和 30％～40％假阳性,故尚需其他辅助诊断方法,以提高诊断的正确率。常用的辅助诊断方法有:

1.乳腺的 X 线摄片检查

是乳腺疾病诊断的常用方法,有钼靶摄片及干板摄片两种,均适用于观察乳腺及软组织的结构,其中以钼靶摄片最为常见。

乳腺癌 X 线表现有直接征象或间接征象。直接征象有:①肿块或结节明显:表现为密度高的致密影,边界不清或结节状,典型者周围呈毛刺状,肿瘤周围常有透明晕,X 线表现的肿块常较临床触及的为小。②钙化点:有 30％～50％的乳腺癌在 X 线表现中可见有钙化点,其颗粒甚小,密度不一致,呈点状、小分支状或泥沙样,直径 5～500μm,良性病变也有钙化点,但常较粗糙,大多圆形,数量较少。乳晕下肿块可引起乳头凹陷,X 线片上可表现为漏斗征。间接征有乳房导管影增生,常表现为非对称性,乳腺结构扭曲变形,肿瘤周围结构有改变,肿瘤浸润皮肤或腋淋巴结导致淋巴回流受阻引起皮肤增厚等。

X 线检查也用于乳腺癌高发人群中普查,可以查出临床上摸不到肿块的原位癌,表现为导管影增粗及微小钙化点,可经立体定位下插入有钩的金属针,确定部位后切除,切除的标本应作 X 线检查以观察病灶是否已被切净。

乳腺 X 线摄片可用以临床鉴别肿块的良、恶性,也可用于作为发现临床不能触及的肿块,临床常用于:乳腺癌术前检查,明确是否有多发性病灶或对侧乳房有无病灶;乳腺病变的鉴别诊断;乳头排液、溃疡、酒窝皮肤增厚和乳头凹陷的辅助诊断;高危人群的普查应用。

随着计算机技术的飞速发展,应用于影像诊断领域的另一项新技术—计算机辅助检测(computer-aided detection,CAD)系统已在乳腺 X 线普查和诊断中得到推广应用。乳腺 cAD 是使 X 线片所显示的图像数字化或直接将数字乳腺摄影的数据输入,然后利用专门的软件分析图像并对各种异常征象予以标记,再由专科医师复阅,以期提高对微小病变特别是微小钙化的检出能力。

2.乳腺超声波检查

超声检查能清晰显示乳腺内各层结构、肿块的形态及其质地,对于乳腺疾病的诊断也是一种有价值的影像学检查方法。超声检查对囊性病灶较敏感,可明确区分囊、实性肿块,并能在囊性增生性病变中发现乳腺肿瘤;具有实时性,可动态观察病灶的弹性、活动性,并可观察彩色多普勒血流情况;对临床未触到或 X 线片未发现的病灶进行确认并可行超声引导下活检及术前定位;可显示腋窝淋巴结;有助于评估致密型乳腺及置入乳腺假体后的可疑病变;对纤维腺瘤有较为特征性表现。超声检查无辐射性,是年轻或妊娠、哺乳期妇女乳腺病变的首选检查方法。但其诊断准确性很大程度上取决于所使用的设备及检查医师的个人经验;10MHz 以上的探头虽可提高成簇微小钙化的检出率,但敏感性仍不如 X 线片;对于较小病变,超声常常不易显示或不能可靠区分良、恶性,但超声显像对明确肿块大小较准确,可用以比较非手术治疗的疗效。

3.近红外线检查

近红外线的波长为 600~900nm,易穿透软组织,利用红外线穿过不同密度组织,可显示各种不同灰度,从而显示肿块。此外,红外线对血红蛋白的敏感度强,乳房内血管显示清晰。乳腺癌癌周的血运常较丰富,血管较粗,近红外线对此有较好的图像显示,有助于诊断。

4.乳头溢液的辅助检查

乳头溢液是乳腺疾病的三大症状之一,发生率约为 7%,是乳管内病变的早期表现(有时是最早甚至是唯一的症状)。多种乳腺的良恶性疾病均可表现为乳头溢液,如乳腺小叶增生、导管扩张、乳汁潴留、导管内乳头状瘤以及乳腺癌(包括导管内癌、小叶原位瘤在内的早期乳腺癌)等,其中导管内乳头状病又是乳腺癌的前期病变。因此,对于乳头溢液的正确诊治已成为乳腺外科医师面临的一项重要课题。其主要检查方法如下:

(1)脱落细胞学检查:癌细胞生长迅速,新陈代谢旺盛,供血不足,表面易坏死,细胞之间的结合力是正常的 1/10,细胞易脱落。有报道在有乳头溢液的患者中,有 35%~71%可以检出脱落细胞,其中 3%~5%为乳腺癌。

检查方法有挤压涂片法及负压吸引法。挤压涂片法检查者以右手示指沿溢乳导管引流方向,自乳房肿块处向乳头方向滑动,当有溢液自相应乳管开口处溢出时,用玻璃片一端刮取标本并推片形成薄膜,经 95%乙醇固定,常规染色镜检。负压吸引涂片法对于有乳房肿块而无乳头液体自溢者,或仅是内衣溢液着色而不能挤压出者,可行负压吸引分泌物涂片检查。可利用吸乳器进行吸引,见有液体从乳头溢出即可涂片。此法对乳房导管疾病有一定帮助,但其诊断价值颇多争议。因为临床上的假阳性及假阴性常见，阴性者不一定正常，阳性者，除非见有典型的恶性细胞，否则对疑似恶性者仍须行组织病理检查。

(2)乳腺导管造影：乳腺导管造影是经溢液的乳腺导管在乳头的开口注入对比剂使乳腺导管显影的 X 线检查方法。通常患者可取坐位或仰卧位，常规消毒并清除乳头分泌物后，轻挤患乳，使乳头有少量液体流出，识别出溢液的导管口，一手固定乳头并轻微上提，将顶端平头针头垂直缓慢插入溢液的导管口，先滴入数滴对比剂至针座充满(以免空气注入影响诊断)，而后将抽有对比剂的注射器插入针座，即可缓慢注入对比剂，推入对比剂 0.5～2ml 至患者有胀感时止，避免压力过大使对比剂进入腺泡，后拔出针头，擦净溢出的对比剂即行 X 线摄片，完毕后嘱患者挤压乳房使对比剂尽量排出。乳腺导管造影所用对比剂可选择 40％碘化油或 50％的水溶性碘制剂，如泛影酸钠、泛影葡胺等，由于水溶性碘对比剂黏稠度低，容易注入，易与溢液混合，不会形成碘珠，细小的末梢分支导管亦能充分充盈，因此近年来被普遍采用。通过乳腺导管造影可发现导管内的变化，如导管有无扩张、截断、充盈缺损、受压移位、走行僵直、破坏、分支减少及排列紊乱等。

(3)纤维乳管镜(fiberoptic ductoscopy，FDS)检查：乳管内镜主要由光导纤维、光源、图像显示设备和图像记录设备组成。其中光导纤维主要分为软性和半软性 2 种。FDS 明显提高了乳头溢液的诊断准确性，使部分患者避免了不必要的手术，也克服了乳腺导管造影难以成功或只有间接证据的缺点。FDS 在检查的同时还可进行乳管内活检(tube curette cytology，TCC)、洗涤细胞检查、分泌物 CEA 测定等，并实施一些相关的治疗，如乳管炎的冲洗、FDS 下的激光治疗，尚可发现一些局限在导管上皮的早期微小癌。通过镜头对病灶的精确定位，指导乳腺癌保留乳房手术的准确进行。FDS 能够观察到的范围是从乳管开口至远端 5～6cm，插入最大深度平均为(4.5±1)cm，基本能满足临床需要。

因此，FDS 作为一种微型内镜，操作简便，创伤小。FDS 检查方法弥补了常规的乳头溢液诊断方法的局限性，具有独特的优势：①正常情况下，属于无创检查手术。②能够在直视状况下做检查，可以作为临床确诊的依据，使以乳头溢液为表现而无扪及肿块的乳腺疾病患者的手术指征明确化，使仅具有导管扩张等症状的患者免除了手术；同时，为乳腺癌的早期诊断提供了可靠的依据。③提供了三维的手术定位，明确了手术的部位和范围，提高了手术的准确性和成功率，缩小了手术的范围。④乳管镜能够更准确地判断病变与乳头的距离和病变乳管的走行，为保乳手术提供解剖学依据。⑤借助乳管镜器械通道，使得一些手术和检查器械能直接进入乳管腔内，例如可利用细胞刷刷取病灶部位细胞(不再通过吸取腔内液体获取细胞样本)做细胞学检查，利用器械(如网篮)摘取单发性良性刺状瘤，完成一些局部的手术。⑥随着临床医学的发展，乳管镜将为应用激光技术直接摘除乳管内肿瘤开创有利的条件。临床实践证明，FDS 基本解决了乳头溢液的病因诊断问题，已成为乳腺外科医师进行诊断和治疗的不可或缺的手段之一。

(四)进一步检查项目

成像技术的优选和综合应用：在众多乳腺影像学检查方法中，由于成像原理不同，各种检查方法各有其所长和不足，因而必须根据病情和设备条件选择最恰当的影像学检查方法或最佳的组合，对节省资源和正确诊断具有重要意义。目前乳腺影像学检查主要以 X 线摄影及超声检查为主,二者结合是目前国际上广泛采用的检查方法并被认为是乳腺影像学检查的最佳黄金组合。MRI和CT检查因各自的成像优势,可成为X线及超声检查的重要补充方法。

1.乳腺磁共振——MRI检查

MRI检查因其具有的成像优势,已成为乳腺X线检查的重要补充方法。优势:软组织分辨力极高,对发现乳腺病变具有较高的敏感性,特别适于观察致密型乳腺内的肿瘤、乳腺癌术后局部复发以及乳房成形术后乳腺组织内有无癌瘤等;MRI三维成像使病灶定位更准确、显示更直观;对乳腺高位、深位病灶的显示较好;对多中心、多灶性病变的检出、对胸壁侵犯的观察以及对腋窝、胸骨后、纵隔淋巴结转移的显示较为敏感,所以可为乳腺癌的准确分期和临床制订治疗方案提供可靠的依据;能可靠鉴别乳腺囊、实性肿物;可准确观察乳腺假体位置、有无遗漏或并发症;增强检查可了解病变血流灌注情况,有助于良、恶性病变的鉴别;双侧乳腺同时成像;无辐射性。乳腺MRI检查的限度在于:对微小钙化不敏感,特别是当钙化数目较少时,而此种微小钙化常是诊断乳腺癌的可靠依据,因此,乳腺MR仍需结合X线平片进行诊断;MRI检查比较费时,费用较高;良、恶性病变的MRI表现存在一定的重叠,特别是MRI对部分导管内癌和新生血管少的肿瘤的检出仍存在困难,因此对MRI表现不典型的病变还需要进行活检。

2.乳腺CT检查

CT一般作为乳腺X线和超声检查的补充检查手段。CT检查乳腺的原理和X线检查相仿,取决于病变对X线的吸收量,但CT的密度分辨力高,可清晰显示乳腺内的解剖结构,对观察致密型乳腺内的病灶、发现胸壁异常改变、检出乳腺尾部病变以及腋窝和内乳淋巴结肿大(确定肿瘤的术前分期)等要优于X线片。此外,CT对乳腺病变不仅可作形态学观察,而且通过增强扫描还可评估病变的血流情况。然而,CT平扫对鉴别囊、实性病变的准确性不及超声;CT对显示微小钙化特别是数目较少的钙化不及X线片;对良、恶性病变的鉴别诊断也无特殊价值。此外,由于乳腺组织对射线较敏感,而CT检查的射线剂量比X线摄影大,所以不宜作为乳腺的常规检查手段。

3.乳腺肿瘤PET-CT诊断正电子发射计算机断层扫描(positron emissiontomography-computed tomography,PET-CT)

是近年来发展起来的一种新型影像技术,是一种在分子水平上显示活体生物活动的医学影像技术。它是在原有细胞和分子水平反映生理和病理特点的功能分子影像设备——正电子发射体层摄影术(positron emission tomography,PET)的基础上,与能够在组织水平上反映生理和病理解剖结构变化的影像设备CT(computed tomography)结合,同时提供PET图像与CT影像,并进行图像融合的影像设备,故可称为解剖-功能影像设备。其应用价值广泛,特别是在肿瘤的定性定位诊断、良恶性的鉴别诊断、临床分期与再分期、治疗方案的选择与疗效评价,以及复发的监测等方面具有重要意义。目前在理论研究和临床诊断方面,已有广泛的应用。

4.乳房穿刺检查

(1)细针抽吸细胞学检查(fine needle aspiration,FNA):用于临床可扪及乳腺肿块的诊断。利用癌细胞黏着力低、易脱落的特征,从肿瘤组织中吸取少量细胞,达到诊断目的。此方法有以下特点:FNA可确定是否有乳腺癌的存在而不需冷冻切片,安全省时,诊断符合率可达

85％左右。对病变范围较大的乳房肿块,切取肿块对病情不利,针吸检查较为合适。乳腺有增厚表现者,常为慢性,月经前后反复发生,要排除恶性,FNA 是较好的方法。应用针吸法,不用麻醉,简单方便。FNA 准确率各家报告不同,其诊断的敏感性为 71％～97％,特异性为 99％。与 X 线干板摄影、液晶热图像准确率相似,但以细胞学的假阴性率最低。出现假阳性,多因技术操作不熟练或肿瘤直径在 1cm 以下。然而配合其他检查,多可达到诊断乳腺癌的满意效果。

而对于亚临床病灶的准确性来说文献报道差异较大,敏感性为 65％～100％,特异性为88％～94％。这可能与各诊疗中心的穿刺技术、所采用的定位设备以及细胞学诊断标准不同有关。

影响细胞学诊断的因素包括以下几个方面:

1)出现假阴性的主要原因:肿块过小,针吸时不易掌握;针吸部位不准确,细胞的辨认能力差;部分分化好的癌细胞或小细胞型癌,细胞形态极难鉴别其良恶性。

2)出现假阳性的原因:出现假阳性最多的是纤维腺瘤。因为纤维腺瘤除有双极裸核细胞外,其周围带有大而间变的细胞,核大且核染色质颗粒粗糙,是误诊为癌的一种常见原因;其次是乳腺结核病,增生的间叶细胞与异形上皮细胞难以区别,易误诊为癌细胞;另外,脂肪坏死细胞变性严重,也易出现假阳性。

3)取材不准的原因有:抽取时取材太少;肿块过小或部位过深;肿块有纤维化增生时,组织较硬,穿刺细胞脱落少,故硬癌针吸诊断率较低。

(2)空芯针活检(core needle biopsy,CNB):最近的一些有关乳腺癌临床病灶活检方法的比较试验都显示,空芯针活检除了具有与 FNA 一样的简便、安全、经济等优点外,在许多方面要优于 FNA。例如它可以获得更加明确的组织学诊断,减少甚至避免标本量的不足以及能够区分原位癌和浸润性癌。在进行空芯针活检时也无须有细胞学专家在场。CNB 与 FNA 最主要的区别在于它们所采用的穿刺针口径大小的不同,从而决定了它们获取的标本有明显差别。CNB 采用的切割针,一般为 8～18 G。通常空芯针都由内针芯和外套管组成,前者在靠近顶部处有一凹槽,用于获取标本,而圆筒形外套管的顶部边缘锋利,在活检时依靠外力作用将陷于针芯凹槽内的标本切制下来。这样一次切割便取得一条呈圆形的组织标本,适于组织学诊断。而 FNA 则采用 20～22 G 的细针,依靠针筒的抽吸作用取得标本,因此获得的组织量少,仅适于行细胞学检查,易出现标本不足的情况。

(3)切除活组织检查:病理检查是最可靠的方法,其他检查不能代替。活检时应将肿块完整切除,并最好在肋间神经阻滞麻醉或硬脊膜外麻醉下进行,避免局麻下手术,以减少肿瘤的播散,同时作冷冻切片检查。如果证实为恶性肿瘤,应及时施行根治性手术。

以上三种确诊的方法,针对可扪及肿块病例:首选细针吸取细胞学检查(FNA),次选空芯针活检(CNB),三选手术活检。针对临床不可扪及肿块病例:B 超检查显示的病灶首选超声引导下 FNA,次选超声引导下 CNB 或手术活检,三选手术活检;X 线摄片显示的病灶首选 X 线引导下 CNB,次选手术活检。

【诊断对策】

(一)诊断

1.病史

同任何其他疾病一样,完整的病史有助于正确诊断,系统的病史采集应该包括如下几个方面：

（1）肿块发现日期、大小、部位、质地、发展速度，与月经周期的关系。

（2）有无伴随症状，如疼痛及疼痛的性质与时间，有无乳头溢液，液体颜色、性状、量。

（3）是否做过检查，如病理检查和雌、孕激素受体测定；是否接受治疗，治疗方案如何，反应如何。

（4）既往有无乳腺炎症、外伤、增生性疾病以及良、恶性肿瘤史。

（5）月经、婚育、哺育史，是否妊娠或哺乳。

（6）有无肿瘤家族史，尤其是直系亲属有无乳腺癌病史。

2.临床表现

（1）乳腺肿块：85%～90%乳腺癌患者以乳腺肿块就诊，60%肿块由患者自己发现。

（2）乳腺疼痛：不是乳腺癌的临床表现，但是应该除外乳腺癌。

（3）转移病灶：也可能是乳腺癌的首发表现，转移部位可能是远隔器官或腋窝淋巴结。2%乳腺癌患者以腋窝淋巴结肿大为首发表现，而乳腺不能触及肿块。

（4）无症状患者：对高危而无临床表现的患者应该定期接受钼靶X线检查，并教会患者进行自我检查。

3.辅助检查

（1）乳腺X线检查：是迄今为止唯一被证实有效的乳腺癌普查措施。50%未扪及肿块的乳腺癌以及70%的乳腺原位癌的检出要归功于X线。其主要表现为肿块和钙化灶。西方国家推荐40岁以后每年1次钼靶检查，由于我国乳腺癌发病高峰年龄远远早于西方国家，所以我国妇女乳腺癌的普查年龄应较西方国家为早。另一方面，西方国家乳腺癌患者多为绝经后妇女，此时乳腺主要为脂肪组织，癌肿容易发现；我国乳腺癌高峰年龄为45岁，此时乳腺大部是腺体，癌变不易被X线发现，漏诊概率较高。因此，在我国乳腺癌的早期诊断应采用多种方法联合诊断。

（2）B型超声检查：为应用最为广泛的乳腺检查设备。超声波检查具有无痛苦、无损害、可以反复进行的独到优势，因而通常用于乳腺X线或体检发现异常病灶的进一步诊断。由于能清晰显示乳房各层软组织结构及其内肿块的形态和质地，因此能鉴别乳癌和良性肿块。B型超声检查诊断乳腺癌的正确率可高达90%，对良性肿块可高达84%。但对直径小于1cm的乳腺癌，超声诊断率则低于X线检查。

（3）乳腺MRI显像：在乳腺癌早期诊断方面较X线检查虽然有着更高的敏感性和特异性，但其检查费用昂贵，检查时间长；需要注射造影剂，因此不适用于大规模的人群普查。其主要适应证如下：①钼靶X线诊断困难患者，如致密型乳腺、植入假体的乳腺、有瘢痕的乳腺等；②保乳手术前需排除多中心病灶者；③钼靶X线诊断较困难的乳腺癌组织类型，如小叶癌、导管内癌等；④以腋窝淋巴结转移为首发表现而找不到原发病灶时；⑤高危人群；⑥乳腺癌保乳手术放疗后X线及超声扫描不能除外残余肿瘤者。

影像学引导下的微创活检需要特殊穿刺针、开放型MRI机及价格因素，其应用收到一定的限制。

（4）针吸细胞学检查和切除组织学检查：应用细针（直径0.7～0.9mm）穿刺吸出组织液内

含有的细胞做检查,诊断乳癌的正确率达 80% 以上,其损伤小而安全性高,但对于直径小于 1cm 的乳癌不易取到标本。

当针吸细胞学检查的结果为阴性,而临床上仍怀疑为乳腺癌时,应该进行切除活检。切除活检时应将肿块连同周围乳腺组织完整切除。鉴于切除活检时有可能将癌肿周围的浸润切开、促使癌细胞入血,因此,切除活检要与乳腺癌的进一步手术紧密衔接。根据快速冻结切片或石蜡切片结果,确定是否需要进一步手术及其手术方式。

(二)鉴别诊断

晚期乳癌临床表现明显,诊断并不困难。早期乳癌缺乏特异性临床表现,需要与下列疾病鉴别。

1.外伤性脂肪坏死

多见于 50~60 岁中老年患者,以肥大而下垂的乳房容易受伤。多在挫伤数月后形成,虽然有外伤史,但是不一定能被问出。临床表现为无痛的局限性硬块,单个,边缘不清,往往与皮肤粘连。

2.乳房结核

20~40 岁青年妇女多见,进展缓慢,疼痛较明显,肿块数量不一、位置不定、边界不清,与周围组织粘连。患者可能有低热、乏力及盗汗等全身症状。早期不易与乳腺癌鉴别。乳腺结核形成寒性脓肿,溃破后形成窦道。

3.乳房囊性增生症

20~50 岁妇女多见,有多个大小不一、质韧、边界不清的结节,散在分布于两侧整个乳房,但是往往难以触及单个孤立肿块。患者常常有程度不等、性质不同的乳腺疼痛。

(三)特殊类型乳腺癌

1.隐性乳腺癌

隐性乳腺癌(occult breast cancer,OBC)是一种以转移灶为首发表现,而体格检查及钼靶 x 等检查找不到乳腺原发病灶的特殊类型乳腺癌。转移灶以腋窝淋巴结肿大最为常见,少数情况是在其他部位发现转移性乳腺癌。隐性乳腺癌与 T0 期乳腺癌完全不同,后者属早期乳腺癌,体格检查虽然扪不到乳房包块,但辅助检查如钼靶摄片、MRI 等可发现乳房内病灶,患者多无腋窝淋巴结肿大。

隐性乳腺癌约占乳腺癌伴腋淋巴结转移患者的 0.5%,占所有乳腺癌病例的 0.3%~1%。国内天津肿瘤医院资料显示:2/3 隐性乳腺癌患者的乳房切除标本内可找到原发灶,约 75% 隐性乳腺癌属浸润性导管癌,发病部位多为外上象限,45% 的标本为多中心病灶。

发现腋窝肿大淋巴结时,细针穿刺活检可作为首选的诊断手段,但阴性结果不能排除恶性病灶,如穿刺活检阴性,应进行手术切除活检。对 90% 以上的女性患者如果能确定为腺癌则支持同侧隐性乳腺癌的诊断。对切除的癌转移淋巴结必须进行 ER、PR 检测,一是为了指导内分泌治疗,二是为了进一步明确诊断;阳性结果提示乳腺癌,约 50% 的女性乳腺癌患者表现为 ER 阳性。但 ER、PR 阴性不能排除乳腺癌。

隐性乳腺癌应该采用以手术为主的综合治疗。传统手术方式为根治术或改良根治术,应用新的检测手段如 MRI 检测到原发肿瘤后则可行保乳治疗,即行单纯肿瘤切除术或象限切除术联合腋窝淋巴结清扫。术后根据病理检查结果,按照普通乳腺癌辅以化疗、放疗及内分泌治疗。其预后与相同分期的非隐性乳腺癌相似。

2.双侧乳腺癌

两侧乳房同时或先后独立发生的原发性乳腺癌称为双侧原发性乳腺癌(bilateral primary breast cancer,BPBC)。发现两侧乳腺癌的时间等于6个月为同时性双侧乳腺癌,发现两侧乳腺癌的间隔时间大于6个月称异时性双侧乳腺癌。异时性双侧乳腺癌间隔时间最长可达20多年。BPBC诊断标准为:①双侧乳腺癌的病理类型不同;②双侧乳腺癌组织中分别可找到原位癌成分;③异时性双侧乳腺癌病理组织学类型虽然相同,但是第一癌无局部复发、淋巴结转移及远处转移;④第一原发性乳腺癌治疗后5年以上对侧发生的乳腺癌。

双侧原发性乳腺癌占乳腺癌病例比率,国外报告为5%~15%,国内报告为1.4%~7.7%。双侧乳腺癌与单侧乳腺癌病理类型无明显差异,双侧乳腺癌第一癌与第二癌病理类型可能相同也可以不同,以浸润性导管癌居多数。双侧乳腺癌与单侧乳腺癌的临床表现及X线钼靶摄片影像无明显区别,同时性双侧乳腺癌与异时性双侧乳腺癌摄片特点也无明显不同,但异时性双侧乳腺癌第二侧病变常较第一侧小,表现为多中心性,侵犯淋巴结的机会也较小。多数文献报道与单侧乳腺癌相比,双侧乳腺癌腋淋巴结阳性率较高,可能与双侧癌灶均能发生淋巴结转移有关。

双侧原发性乳腺癌需要与对侧转移性乳腺癌相鉴别,因为两者的治疗及预后完全不同。前者两侧乳腺癌均为原发癌,均可能治愈;而后者属晚期乳腺癌。

可手术的双侧原发性乳腺癌的治疗原则与单侧乳腺癌基本相同,即以手术治疗为主的综合治疗。手术方式包括标准根治术、改良根治术,有适应证者也可选用保乳手术。同时发现的BPBC按TNM分期较高一侧原则确定术后治疗方案和治疗顺序,先后发现的BPBC按两个单发乳腺癌治疗。术后治疗参照单侧乳腺癌治疗的基本原则,根据临床病理分期的早晚、病理组织学类型、淋巴结转移情况和激素受体及Her-2基因表达情况等选择放疗、化疗、内分泌治疗和生物治疗。研究发现双侧原发性乳腺癌的预后与单侧乳腺癌无明显差别,同时性与异时性双侧乳腺癌的预后各家报道不同。

3.妊娠/哺乳期乳腺癌

是指从妊娠开始至妊娠结束后1年内(包括哺乳期间)发生的原发性乳腺癌。国内报告妊娠/哺乳期乳腺癌在妊娠/哺乳期妇女中的发病率为1/3000~1/10 000,占全部乳腺癌的1.5%~8.2%。

妊娠/哺乳期乳腺癌多为非特殊型浸润性癌,尤以弥漫性浸润型者为多,肿瘤分化较差,ER、PR阳性率低,且多呈双阴性,HER-2/neu常过表达。其恶性程度常高于非妊娠/哺乳期乳腺癌。

妊娠/哺乳期乳腺癌的发病年龄平均为35岁,患者起病隐匿、进展迅速、症状期短。常见的体征多为乳房皮肤红肿、皮温增高、触痛明显等类似炎性乳癌的表现。查体多可发现较大的乳房肿块,同时伴有腋淋巴结或锁骨上淋巴结肿大。部分患者不愿中止妊娠和哺乳而延误病情,所以大多数妊娠/哺乳期乳腺癌患者的临床分期比非妊娠/哺乳期乳腺癌患者晚且预后差,临床误诊率也高。

妊娠/哺乳期乳腺癌的治疗原则与非妊娠/哺乳期乳腺癌相同,均应采用手术为主的综合治疗。尽管目前尚未发现妊娠期乳腺癌对胎儿造成的损害(癌细胞不能通过胎盘),但是乳腺癌放疗、化疗均会影响胎儿发育、引起畸形,因此诊断明确者原则上应终止妊娠、停止哺乳。改良根治术是妊娠/哺乳期乳腺癌患者的首选手术方法。在妊娠早、中期,应尽早终止妊娠,实施手术;在妊娠末期可待分娩后再进行手术治疗。妊娠终止前,应该避免抗癌药物治疗及放射治疗;对拒绝终止妊娠的患者,以单纯手术治疗为宜,放疗、化疗应列为禁忌。

4.炎性乳癌

是一类侵袭性最强的乳腺癌,多数为分化差的浸润性导管癌。占所有乳腺癌的 1%～3%,多见于妊娠、哺乳期妇女。

临床表现同急性乳腺炎,乳房皮肤红、肿、热、痛、厚度增加。体检可以见到典型的"橘皮征",其组织病理学特征为皮下淋巴管有成簇癌细胞堵塞形成癌栓,腋窝淋巴结肿大常见。临床上怀疑为炎性乳腺癌者必须进行穿刺活检,由于不易获得足够的细胞量,需要增加针吸次数。

炎性乳腺癌明确诊断后,应该及时进行化疗,即所谓新辅助化疗。根据新辅助化疗反应与结果,制订进一步的治疗方案,如手术、放疗、化疗、内分泌治疗。炎性乳癌的预后极差,综合治疗后 5 年生存率仅为 25%～48%。

5.男性乳腺癌

是少见的恶性肿瘤,在人群中的发病率约为 1/10 万,占全部乳腺癌患者的 1%。男性乳腺癌有明显的种族差异,白种人发病率最低,非洲黑人最高。

男性乳腺癌的组织病理学类型与女性乳腺癌基本相同,以分化良好的非特殊性浸润癌最为常见,因男性乳腺无腺泡发育,所以小叶癌少见。

男性乳腺癌好发年龄为 50～60 岁,多以乳腺肿块就诊,体格检查发现乳晕下肿块,无疼痛,一般为单侧,容易与皮肤及胸肌粘连。腋窝常常能触及肿大的淋巴结。

男性乳腺癌的治疗原则与女性乳腺癌相同,采用以手术为主的综合治疗。改良根治术为首选手术方式,如果肿瘤侵犯胸肌,应该选择经典的根治术。放射治疗与化学治疗对男性乳腺癌有重要意义,可以显著提高生存率,实施原则与女性乳腺癌相同。男性乳腺癌患者 ER 阳性率可达 75%以上,提示其对内分泌治疗敏感。他莫昔芬为:ER(＋)男性乳腺癌患者首选药物,适用于任何年龄的患者。男性乳腺癌内分泌治疗应该遵循如下原则:①已经手术、ER(＋)者术后服用他莫昔芬 5 年;②无论 ER 状态,局部复发或远处转移患者均可服用他莫昔芬治疗,无效者可考虑施行睾丸切除术。睾丸间质细胞对放射线不敏感,所以不用放射去势。

【治疗对策】

(一)治疗原则

乳腺癌的治疗方法有手术、放疗、化疗、内分泌以及靶向治疗等。早期乳腺癌主要的治疗方式是以手术为主,术后予以必要的放疗、化疗以及内分泌治疗等的综合措施;对中、晚期的乳腺癌,手术可以作为配合全身性治疗的一个组成部分。

按照肿瘤部位及临床瘤期,乳腺癌治疗原则如下:

1.早期乳腺癌

指临床Ⅰ、Ⅱ期的能手术治疗的乳腺癌,以手术治疗为主。手术方式可采用改良根治术或保留乳房的手术方式。病灶位于内侧或中央者必要时需同时处理内乳淋巴结,术后根据患者的年龄、病灶部位、淋巴结有无转移以及激素受体等决定辅助后续治疗。

2.局部晚期乳腺癌

指临床ⅢA及部分ⅢB期病例,此类病例以往单纯手术治疗的效果欠佳,目前采用术前新辅助化疗,使肿瘤降期以后再决定手术的方式,如术前化疗后肿瘤退缩不明显,必要时可给予放射治疗,手术后应继续予以必要的辅助治疗。

3.晚期

指临床部分ⅢB及Ⅳ期病例,应以化疗及内分泌治疗为主,而手术及放疗可作为综合治疗的一部分。

(二)术前准备

1.一般术前准备

同其他常规手术。

2.特殊术前准备

(1)不可触及病灶的精确定位:如钼靶X线、MRI等立体定位下的钩状钢丝(hook wire)留置法。

(2)需前哨淋巴结活检(sentinel lymph node biopsy,SLNB)的乳腺手术:术前4～20小时注射核素示踪剂(如^{99}Tc标记的硫胶体)。注射部位为原发肿瘤或原发肿瘤切除后的残腔周围的乳腺组织、肿瘤实质内、原发肿瘤表面的皮下组织或者患侧的乳晕下组织。目前未见关于各种不同的注射方法对成功率和假阴性率的影响。但注射到肿瘤实质内有促进肿瘤转移的危险,不提倡。

(3)心理方面准备:影响保乳治疗决策的一个极为重要的因素是患者自身对于治疗的看法,患者自身对保乳治疗的理解和认可是保乳治疗得以实施的必要前提,所以医师在手术前应与患者就保乳治疗与根治术的优缺点做详细的讨论。患者在对治疗做出选择时应考虑到:①局部复发的可能性和结局;②心理调节,包括对肿瘤复发的恐惧、性生活方面的适应、身体功能的恢复等方面;③经济条件、就医条件等,能否确保术后放疗等后续治疗的完成。

(三)治疗方案

1.手术治疗

自从1890年Halsted建立了乳腺癌根治术以来,该术式一直被认为是治疗乳腺癌的经典术式。1948年Handley在根治术的同时做第2肋间内乳淋巴结的活检,证实内乳淋巴结也是乳腺癌转移的第一站淋巴结,从而开展了各种清除内乳淋巴结的扩大根治术。以后又有作者将手术范围扩大到锁骨上及前纵隔淋巴结,但此类手术增加了并发症而疗效无提高而被弃用。1970年以后较多采用的是保留胸肌的改良根治术。1980年以后由于对乳腺癌生物学行为的进一步了解,同时从大量的资料中看到,虽然手术范围不断地扩大,但治疗后的疗效无明显提高,手术治疗后的失败原因主要是肿瘤细胞的血道转移。即使Ⅰ期病例中术后仍有10%～15%的患者因血道转移而失败。因而认为乳腺癌自发病起即是一个全身性疾病。同时由于目前所发现的患者的病期较以往为早,淋巴结转移率较以往低,并且由于化疗的应用,放射治疗设备的改善,放射技术的改进,如目前应用的超高压直线加速器及三维立体定位适形放疗等治疗方法的应用,使病灶部位可达到恰当的剂量,因而近年来保留乳腺的手术得到了逐步的推广应用。

以往对乳腺癌的手术治疗,不论采用何种手术方式都需常规作腋淋巴结的清扫,目的是防止区域淋巴结的复发,同时根据淋巴结的病理检查决定术后辅助治疗的应用及判断预后。然而各期乳腺癌的淋巴结转移率平均为 40%～50%,而一期病例的转移率为 20%～30%,因而如常规的淋巴结清除可使 50%～60% 的患者接受了不必要的手术,同时增加了术后的并发症如上肢水肿、淋巴积液及功能障碍等,实际上肿瘤向区域淋巴结转移时总是有一个淋巴结首先受到癌细胞的转移,称之为前哨淋巴结(sentinel lymph node),该淋巴结如有转移则表明腋淋巴结已有癌转移,在该淋巴结阴性时,其他淋巴结有转移的可能性<3%。因此,近年来研究如何正确找到该淋巴结,并予以活检,如该淋巴结病理证实有转移时则进一步做腋淋巴结清扫,如无转移时则可不必施行淋巴结清扫术。这一乳腺癌治疗观点的确立,是 20 世纪 90 年代乳腺外科的一个重要进展(首次写入最新第 7 版《外科学》教材)。

(1)手术指征

1)手术适应证:临床 0、Ⅰ、Ⅱ 及部分Ⅲ期病变,无其他内科禁忌证者。

2)手术禁忌证:有以下情况之一,不适合手术治疗:①乳房及其周围皮肤有广泛水肿,其范围超过乳房面积的一半以上;②肿块与胸壁(指肋间肌、前锯肌及肋骨)固定;③腋下淋巴结显著肿大,且已与深部组织紧密粘连,或患侧上肢水肿或有明显肩部胀痛;④乳房及其周围皮肤有卫星结节;⑤锁骨上淋巴结转移;炎性乳腺癌;已有远处转移。

(2)手术时机:因恶性肿瘤组织有较丰富的血液循环及淋巴引流,所以任何损伤和刺激,都有可能使肿瘤细胞沿血管及淋巴管扩散转移,无论是穿刺细胞学或组织学检查,也无论针头粗细,总是有伤检查,因此难免有使肿瘤细胞扩散的可能,但穿刺毕竟较肿块部分切除的损伤小,既方便安全,诊断率又高。所以患者在行乳腺穿刺后,如证实为恶性,应争取尽早手术,最好不超过 1 周,最迟不能超过 2 周。如因其他原因不能及时手术,可先行化疗,以防癌细胞扩散。

(3)手术方法:乳腺癌的手术方式很多,手术范围可自局部切除及合并应用放射治疗直到扩大根治手术,但是没有一种固定的手术方式适合各种不同情况的乳腺癌。对手术方式的选择应结合具体的医疗条件来全面考虑,如手术医师的习惯,放射治疗和化疗的条件,患者的年龄、病期、肿瘤的部位等具体情况,以及患者对外形的要求。

1)乳腺癌根治术:最常用亦是最经典的肿瘤外科治疗的术式。手术一般可在全麻或高位硬脊膜外麻醉下进行。可根据肿瘤的不同部位采用纵向或横向切口皮肤切除范围可在肿瘤外 3～4cm,皮瓣剥离时在肿瘤周围宜采用薄皮瓣法,将皮下脂肪组织尽量剥除,在此以外可逐渐保留皮下脂肪组织,但不要将乳腺组织保留在皮瓣上。皮瓣剥离范围内侧到胸骨缘,外侧到腋中线。先切断胸大、小肌的附着点。保留胸大肌的锁骨部,这样可以保护腋血管及神经。仔细解剖腋窝及锁骨下区,清除所有脂肪及淋巴组织,尽可能保留胸长及胸背神经,使术后上肢高举及向后运动不受障碍,最后将整个乳房连同周围的脂肪淋巴组织、胸大肌、胸小肌和锁骨下淋巴脂肪组织一并切除。术毕在腋下做小口,置负压引流,以减少积液,使皮片紧贴于创面。

2)乳腺癌改良根治术：该手术目的是切除乳房及清除腋血管周围淋巴脂肪组织，保留胸肌。使术后胸壁有较好的外形，且手术切口大都采用横切口，皮瓣分离时保留薄层脂肪。术后可有较好的功能及外形，便于需要时做乳房重建手术。手术方式有：①保留胸大、小肌的改良根治Ⅰ式(Auchincloss 手术)；②保留胸大肌切除胸小肌的改良根治Ⅱ式(Paley 手术)。手术大都采用横切口，皮瓣分离与根治术相似，在改良根治Ⅰ式手术时可用拉钩将胸大小肌拉开，尽量清除腋血管旁淋巴脂肪组织，但清除范围仅能包括腋中、下群淋巴结。而改良根治Ⅱ式，由于切除胸小肌使腋血管周围的解剖能达到更高的位置，一般可以将腋上群淋巴结同时清除。此手术方式适合于微小癌及临床第Ⅰ、Ⅱ期乳腺癌，然而由于保留了胸肌，使淋巴结的清除不够彻底，因而对临床已有明确淋巴结转移病例的应用有一定的限制。

3)乳腺癌扩大根治术：Handley(1948)在乳腺癌根治术的同时作第 2 肋间内乳淋巴结的活检，国内李月云等(1955)报道根治术时内乳淋巴结活检的阳性率为 19.3%(23/119)，证实内乳淋巴结与腋下淋巴结同样是乳腺癌的第一站转移淋巴结。复旦大学肿瘤医院在 1242 例乳腺癌扩大根治术病例中，腋淋巴结转移率为 51%，内乳淋巴结转移率为 17.7%。肿瘤位于乳房外侧者内乳淋巴结转移率为 12.9%，位于内侧及乳房中央者为 22.5%。因而根治术时同时将第 1~4 肋间内乳淋巴结清除称为扩大根治术。手术方式有：胸膜内法(Uthan 手术)：手术将胸膜连同内乳血管及淋巴结一并切除。胸膜缺损用阔筋膜修补。该方法术后并发症多，现已较少采用。胸膜外法：切除第 2~4 肋软骨连同第 1~4 肋间乳内血管旁脂肪淋巴结一并切除。该方法的并发症并不比一般根治术多。虽然该手术方式目前已较少应用，但对临床Ⅱ、Ⅲ期尤其病灶位于中央及内侧者其 5 年与 10 年生存率较一般根治术提高 5%~10%，因而对病灶位于内侧及中央时该手术方式还是有应用价值的。

4)单纯乳房切除术：切除乳腺组织、乳头及表面皮肤和胸大肌筋膜。此方法适用于非浸润性癌、微小癌、湿疹样癌限于乳头者，亦可用于年老体弱不适合根治手术，或因肿瘤较大或有溃破、出血时配合放射治疗。

5)保留乳房的治疗方法：近年来由于对乳腺癌生物学特性的进一步了解，手术后失败的原因主要是癌细胞的血道扩散，因而即使扩大手术切除范围也不能减少血道扩散。自 1972 年起国际上有六组临床随机分组的研究比较对早期乳腺癌采用肿瘤局部切除，术后应用放射治疗与乳房切除术的效果相似。手术切除肿瘤连同周围部分正常乳腺组织(方式有肿瘤切除、肿瘤广泛切除或象限乳腺切除等)。然而各种术式的基本要求是手术切缘无残留癌细胞，同时腋淋巴结清除，术后用超高压放射线照射整个乳腺、锁骨上、下及内乳区淋巴结。

保乳治疗的适应证：保乳治疗主要应用于 0 期的导管原位癌和早期(即Ⅰ、Ⅱ期)浸润性乳腺癌。这些患者只要没有禁忌证就都可以视为保乳的适应证。另外，保乳治疗还可用于术前化疗取得满意效果的局部晚期乳腺癌和原本因为肿瘤比较大而不能进行保乳的Ⅱ期乳腺癌。

保乳手术绝对禁忌证：①既往做过乳腺或胸壁放疗；②妊娠期间的放疗；③钼靶摄片显示弥漫性可疑或癌性微钙化灶；④病变广泛，不可能通过单一切口的局部切除就达到切缘阴性且不致影响美观；⑤阳性病理切缘。

保乳手术相对禁忌证：①累及皮肤的活动性结缔组织病(尤其是硬皮病和狼疮)；②肿瘤直径>5cm(2B 类)；③灶性阳性切缘；④已知存在：BRCA1/2 突变的绝经前妇女；⑤等于 35 岁

的妇女。

6）"保腋窝"通过前哨淋巴结活检术（SLNB）来实施：前哨淋巴结指患侧腋窝中接受乳腺癌淋巴引流的第一枚淋巴结，可采用示踪剂显示后切除活检。根据前哨淋巴结的病理结果预测腋淋巴结是否有肿瘤转移，对淋巴结阴性的乳腺癌患者可不做腋淋巴结清扫，以减少术后患肢淋巴水肿等并发症。该项工作是 20 世纪 90 年代中乳腺外科的一个里程碑式的进展。前哨淋巴结活检适用于临床腋淋巴结阴性的乳腺癌患者，对临床 I 期的病例其准确性更高。示踪剂有蓝色染料和放射性核素两种。一般注射于肿瘤周围的乳腺实质内，于腋毛区下缘作切口，先找到蓝染的淋巴管，沿着其引流方向即可发现蓝染的淋巴结即前哨淋巴结。放射性核素常用的有 ^{99m}Tc 标记的硫胶体等，将其注射于肿瘤周围的乳腺实质内，根据放射性胶体颗粒的大小，在一定时间内用 γ 计数器探测腋窝区放射性核素热点，热点附近做切口，并在 γ-计数器引导下寻找放射性核素浓聚的淋巴结即前哨淋巴结。亦可在术中同时使用染料和核素示踪两种方法，旨在降低假阴性率。前哨淋巴结阳性的乳腺癌患者需做腋淋巴结清扫，阴性者免于腋淋巴结清扫。

（4）手术方法评估：就乳腺癌手术术式的发展而言，早期以局部切除及全乳房切除治疗乳腺癌，治疗结果悲观，自 1894 年美国 Halsted 提出乳腺癌根治术以来，该术式以其较前良好的术后效果，半个世纪以来并无争论；20 世纪 50 年代有扩大根治术问世，但随着手术范围的扩大，发现术后生存率并无明显改善。这一事实促使不少学者采取缩小手术范围以治疗乳腺癌，保留胸肌的改良根治术应运而生。1979 年美国国立癌肿研究院对乳腺癌的治疗作了专题讨论，并提出对 I、II 期乳腺癌患者，改良根治术与根治术同样有效。近 20 余年来 Fisher 对乳腺癌的生物学行为做了研究，通过动物实验及前瞻性随机临床试验，1971 年 Fisher 领导的 NSARP（B-04）对 1700 余例乳腺癌患者的乳腺癌根治术、全乳房切除术及全乳房切除区域淋巴结照射的手术方法进行效果评估，2002 年公布了随访 25 年的结果，三组治疗的无病生存率、无转移生存率及总生存率无明显差异。1976 年 Fisher 开始另一组随机临床试验（NSABP B-06），对 1 800 余例肿瘤小于 4cm 的 I、II 期乳腺癌患者，评估保留乳房乳腺癌切除术、保留乳房乳腺癌切除术加放疗和全乳房切除术的治疗效果，2002 年公布了随访 20 年的结果，发现三组的无病生存率、无转移生存率及总生存率也相似，而保留乳房乳腺癌切除术后同侧乳房癌肿复发的概率高于术后加放疗组，从而确定了保乳手术后放疗的必要性。基于以上资料，Fisher 提出乳腺癌自发病开始即是一个全身性疾病，手术范围似不影响治疗结果，并力主缩小范围，而加强术后综合辅助治疗。目前应用的多种手术方式，包括保留乳房乳腺癌切除术均属治疗性手术，而不是姑息性手术。

针对乳腺癌选择性腋窝淋巴结清扫（即III级腋窝清扫原则）、内乳淋巴结的外科处理原则以及乳腺镜辅助下乳腺癌外科等手术方法的评估，今后还需遵循以上"循证医学"的原则来开展完成。

（5）手术方案选择：关于手术方式的选择目前尚有分歧，但没有一个手术方式能适合各种情况的乳腺癌。手术方式的选择还应根据病理分型、疾病分期、手术医师的习惯及辅助治疗的条件而定。对可切除的乳腺癌患者，手术应达到局部及区域淋巴结能最大限度地清除，以提高生存率，然后再考虑外观及功能。对 I、II 期乳腺癌可采用乳腺癌改良根治术及保留乳房的乳腺癌切除术,其中针对临床腋窝淋巴结阴性的患者,可通过前哨淋巴结活检术进行"保腋窝"乳腺癌外科手术治疗。

在国内综合辅助治疗较差的地区,乳腺癌根治术还是比较适合的手术方式。胸骨旁淋巴结有转移者如术后无放疗条件可行扩大根治术。

以下是一些特殊性乳腺恶性肿瘤的治疗方案选择:

(1)妊娠及哺乳期乳腺癌:我国乳腺癌发生在妊娠或哺乳期者约占乳腺癌中 7%～12%。妊娠及哺乳期由于体内激素水平的改变、乳腺组织增生、充血、免疫功能降低,使肿瘤发展较快,不易早期发现,因而其预后较差。

妊娠及哺乳期乳腺癌的处理关系到病员和胎儿的生命,是否需要中止妊娠应根据妊娠时间及肿瘤的病期而定。早期妊娠宜先中止妊娠,中期妊娠应根据肿瘤情况决定,妊娠后期应及时处理肿瘤,待其自然分娩。许多报道在妊娠后期如先处理妊娠常可因此而延误治疗,使生存率降低,哺乳期乳腺癌应先中止哺乳。

治疗应采用综合治疗,部分患者需做术前辅助治疗,以后再做手术,术后继续化疗。应根据病情决定是否需做放疗,预防性去势能否提高生存率尚有争论。无淋巴结转移病例的预后与一般乳腺癌相似,但有转移者则预后较差。

(2)隐性乳腺癌:隐性乳腺癌是指乳房内未扪及肿块而已有腋淋巴结转移或其他部位远处转移的乳腺癌,占乳腺癌 0.3%～0.5%。原发病灶常很小,往往位于乳腺外上方或其尾部,临床不易察觉。腋淋巴结的病理检查、激素受体测定及乳腺摄片有助于明确诊断。病理切片检查提示肿瘤来自乳腺的可能时,如无远处转移,即使乳腺内未扪及肿块亦可按照乳腺癌治疗。术后标本可先行 X 线摄片常可提示病灶部位,在该处进行病理检查可能发现原发病灶,预后与一般乳腺癌相似。但由于已有腋淋巴结转移,手术前后应行综合治疗。

(3)炎性乳腺癌并不多见,此类肿瘤生长迅速,发展快,恶性程度高,预后差。局部皮肤可呈炎症样表现,开始时比较局限,不久即扩展到乳房大部分皮肤,皮肤发红、水肿、增厚、粗糙、表面温度升高、肿块边界不清,腋淋巴结常有肿大,有时与晚期乳腺癌伴皮肤炎症难以鉴别。

治疗主要用化疗及放疗,一般不做手术治疗。

(4)乳腺恶性淋巴瘤:乳腺原发恶性淋巴瘤属于结外形淋巴瘤,较少见。发病年龄常较轻,表现为一侧或双侧乳房内一个或多个散在的活动性肿块,边界清楚,质韧,与皮肤无粘连,有时伴浅表淋巴结或肝脾肿大。临床检查不易确诊,常需活检才能明确。治疗可用手术与放疗及化疗的综合治疗。

(5)乳腺间叶组织肉瘤:乳腺间叶组织肉瘤较少见,性质与身体其他部位的间叶组织肉瘤相似,其中以纤维肉瘤较多见。此外,还有血管肉瘤、神经纤维肉瘤等。症状常为无痛性肿块,圆形或椭圆形,可呈结节分叶状,边界清,质硬,与皮肤无粘连,淋巴结转移少见。

治疗应采用手术切除。失败原因常为血道转移,局部切除不彻底时可有局部复发。

(6)乳腺恶性分叶状肿瘤:本病与纤维腺瘤、巨纤维腺瘤同属乳腺纤维上皮型肿瘤,发病年龄为 20～69 岁,病程较长,生长缓慢,瘤体有时很大,边界清楚,呈结节分叶状,质地韧如橡皮,部分区域可以呈囊性,表面皮肤有时由于瘤体张力大而呈菲薄,光滑水肿状,有时有表明曲张静脉,很少淋巴结转移,为 4%～5%。病理切片根据间质细胞的不典型程度、核分裂数等将肿瘤分为高度分化、中度分化及分化差三类。治疗方法主要是手术切除,手术范围可以作单纯乳房连同胸大肌筋膜切除,如有肿大淋巴结者则可予一并切除。预后与手术方式及肿瘤分化程度有关。局部切除的复发率较高,但复发后再做彻底切除仍可获得较好的效果;中度及高度恶性肿瘤易有血道转移,化疗及放疗的效果尚难评价。

(7)男性乳腺癌:男性乳腺癌约占乳腺癌病例的 1%,发病年龄在 50～60 岁,略高于女性乳腺癌。病因尚未完全明了,但与睾丸功能减退或发育不全,长期应用外源性雌激素以及肝功能失常有关。病理类型与女性病例相似,但男性乳腺无小叶腺泡发育,因而病理中无小叶癌。

男性乳腺癌的主要症状是乳房内肿块,可发生在乳晕下或乳晕周围,质硬。由于男性乳房较小,因而肿瘤容易早期侵犯皮肤及胸肌,淋巴结转移的发生亦较早。男性乳房肿块同时伴乳头排液或溢血者常为恶性病变的征象。

治疗应早期手术,术后生存率与女性乳腺癌相似,但有淋巴结转移者其术后 5 年生存率较差,为 30%～40%。晚期病例采用双侧睾丸切除术及其他内分泌治疗常有一定的姑息作用,其效果较女性卵巢切除为佳。

(8)湿疹样乳腺癌:湿疹样乳腺癌(Paget 病)亦少见,组织来源可能起自乳头下方大导管内的癌细胞,向上侵犯乳头,向下沿导管侵犯乳腺实质。早期时常为一侧乳头瘙痒、烧灼感、变红,继而变为粗糙、增厚、糜烂如湿疹样,可形成溃疡,有时覆盖黄褐色鳞屑样痂皮。病变可逐步累及乳晕皮肤。初起时乳房内常无肿块,病变进展后乳房内出现块物。组织学特点是乳头表皮内有腺体较大,胞质丰富、核大的 Paget 细胞,乳头部乳管内可见有管内癌细胞。早期不易与乳头湿疹相鉴别。恶性程度低,发展慢,较晚发生腋窝淋巴结转移。乳头糜烂部涂片或活组织检查可以明确诊断。

Paget 病病变限于乳头而乳房内未扪及肿块,临床分期属于原位癌时,做单纯乳房切除即可达到根治;乳晕受累时应作改良根治术;乳房内已有明确肿块时,其治疗方法及其预后与一般乳腺癌相似。

2.非手术治疗

(1)放射治疗:放射治疗(radiotherapy)与手术相似,也是乳腺癌局部治疗的手段之一。放射治疗以往常用于乳腺癌根治手术前后而作为综合治疗的一部分,近年来与早期病例的局部肿瘤切除组合成为一种主要的治疗手段。尤其在保留乳房的乳腺癌手术后,放射治疗是一重要组成部分,应用直线加速器可使到达肿瘤深部的剂量增加,局部得到足够的剂量可以减少局部复发,同时可以减少皮肤反应,术后患者能有较好的外形。靶区范围包括整个乳房、腋窝部乳腺组织。胸壁照射可采用双切线野,照射剂量为 46～50 Gy,肿瘤床局部再追加 10 Gy,同时做内乳及锁骨上区照射。

1)乳腺癌根治术后:对复发高危病例,放疗可降低局部复发率,提高生存质量。指征如下:①病理报告有腋中或腋上组淋巴结转移者;②阳性淋巴结占淋巴结总数 1/2 以上或有 4 个以上淋巴结阳性者和 T_3 病例;③病理证实胸骨旁淋巴结阳性者(照射锁骨上区);④原发灶位于乳房中央或内侧而做根治术后,尤其是腋淋巴结阳性者(照射锁骨上及内乳区);⑤腋淋巴结阳性少于 4 个和 T_3 或腋淋巴结阳性超过 4 个和 T_1～T_2 者为放疗的相对适应证。

放射设备用直线加速器或 60co,一般剂量为 50 Gy(5000 rad)/5 周,并鼓励乳腺外科医生术中放置金属标记物（如银夹）定位标记瘤床,便于术后精确照射。

2)术前放疗主要用于第Ⅲ期病例或病灶较大、有皮肤水肿者。照射使局部肿瘤缩小,水肿消退,可以提高手术切除率。术前放疗可降低癌细胞的活力,减少术后局部复发及血道播散,提高生存率。一般采用乳腺两侧切线野,照射剂量为 40 Gy/4 周,照射结束后 2～4 周手术。

炎性乳腺癌可用放射治疗配合化疗。

3)复发肿瘤的放射治疗,对手术野内复发结节或锁骨上淋巴结转移,放射治疗常可取得较好的效果。局限性骨转移灶应用放射治疗的效果也较好,可以减轻疼痛,少数病灶可以钙化。脑转移时可用全脑放射减轻症状。

(2)化学治疗(chemotherapy):根据大量病例观察,业已证明浸润性乳腺癌术后应用化学药物辅助治疗,可以改善生存率。乳腺癌是实体瘤中应用化疗最有效的肿瘤之一,对晚期或复发病例也有较好的效果,即化疗在整个治疗中占有重要的地位。由于手术尽量去除了肿瘤负荷,残存的肿瘤细胞易被化学抗癌药物杀灭。

浸润性乳腺癌伴腋淋巴结转移者是应用辅助化疗的指征。对腋淋巴结阴性者是否应用辅助化疗尚有不同意见,有人认为除原位癌及微小癌(直径<1cm)外均应用辅助化疗。一般认为腋淋巴结阴性而有高危复发因素者,诸如原发肿瘤直径大于 2cm,组织学分类差,雌、孕激素受体阴性,肿瘤 s 期细胞百分率高,癌细胞分裂象多,异倍体肿瘤及癌基因 Cer-B2 有过度表达及年龄小于 35 岁者,适宜应用术后辅助化疗。

化疗配合术前、术中及术后的综合治疗是近年来发展的方向。常用的化疗药物有环磷酸胺、氟尿嘧啶、甲氨蝶呤、蒽环类及丝裂霉素等,近年来还有一些新的抗癌药物如紫杉醇类、去甲长春碱(诺维本)等对乳腺癌都有较好的效果。联合应用多种化疗药物治疗晚期乳腺癌的有效率达 40%～60%。

术前化疗又称新辅助化疗的目的是使原发灶及区域淋巴结转移灶缩小使肿瘤降期,以提高手术切除率。同时癌细胞的活力受到抑制,减少远处转移且对循环血液中的癌细胞及亚临床型转移灶也有一定的杀灭作用。新辅助化疗也可了解肿瘤对化疗的敏感性。术后辅助化疗的目的是杀灭术时已存在的亚临床型的转移灶,又减少因手术操作而引起的肿瘤播散。一般都采用多药联合治疗的方案,常用的方案有磷酰酰胺、甲氨蝶呤、氟尿嘧啶三药联合方案(CMF 方案)及环磷酰胺、阿霉素(或表柔比星)、氟尿嘧啶方案(cAF 或 CEF 方案),以及近年来应用紫杉醇及诺维本等为主的联合方案。术后化疗对绝经期前已有淋巴结转移的病灶能提高生存率,对绝经后患者的疗效提高并不显著。术后化疗应在术后 1 个月内开始应用,每次用药希望能达到规定剂量的 85% 以上,低于规定量的 65% 以下时效果较差。用药时间为 6～8 疗程,长期应用并不提高疗效,同时对机体的免疫功能亦有一定的损害。

晚期或复发性乳腺癌一般多采用抗癌药物及内分泌药物治疗,常用的方案有 CMF、CEF 及紫杉醇、阿霉素(TA、TE)或诺维本、阿霉素(NA、NE)等方案,对激素受体测定阳性的病例,同时可予以内分泌药物合并治疗。

(3)内分泌治疗:早在 1896 年就有报道应用卵巢切除治疗晚期及复发性乳腺癌取得一定的疗效后,内分泌治疗已作为乳腺癌的一种有效治疗方法。以往根据患者的年龄、月经情况、手术与复发间隔期、转移部位等因素来选用内分泌治疗,其有效率为 30%～35%。20 世纪 70

年代以来,应用甾体激素受体的检测可以更正确地判断应用内分泌治疗的效果。

1)内分泌治疗的机制:乳腺细胞内有一种能与雌激素相结合的蛋白质,称为雌激素受体(ER)。细胞恶变后,这种雌激素受体可以继续保留,亦可以丢失。如仍保存时,细胞的生长和分裂仍受体内的内分泌控制,这种细胞称为激素依赖性细胞;如受体丢失,细胞就不再受内分泌控制,称为激素非依赖性细胞或自主细胞。雌激素对细胞的作用是通过与细胞质内的雌激素受体的结合,形成雌激素与受体复合物,转向核内而作用于染色体,导致基因转录并形成新的蛋白质,其中包括孕激素受体(PR)。孕激素受体是雌激素作用的最终产物,通常认为孕激素受体是雌激素受体活性的反应性标志。雌激素受体测定阳性的病例应用内分泌治疗的有效率为 50%～60%,如果孕激素受体亦为阳性者,有效率可高达 60%～70%,雌激素受体测定阴性的病例内分泌治疗有效率仅为 5%～8%。

雌激素受体的测定方法有生化法(如葡聚糖包埋活性炭法及蔗糖梯度滴定法),近年来都采用免疫组织法,可用肿瘤组织的冷冻或石蜡切片检测。绝经后病例的阳性率高于绝经前病例。

雌激素受体及孕激素受体的测定可用以预测治疗的疗效和制订治疗方案。手术后受体测定阳性的病例预后较阴性者为好,此类病例如无转移者,则术后不必用辅助治疗或可用内分泌治疗。在晚期或复发病例中如激素受体测定阳性的病例可以选用内分泌治疗,而阴性的病例应用内分泌治疗的效果较差,应以化疗为主。

2)内分泌治疗的方法:有切除内分泌腺体及内分泌药物治疗两种。

①切除内分泌腺体中最常用的方法是双侧卵巢切除或用放射线照射卵巢两种方法,对绝经前雌激素受体测定阳性的患者常有较好的效果。尤其对有骨、软组织及淋巴结转移的效果较好,对肝、脑等部位转移则基本无效。此外,晚期男性乳腺癌病例应用双侧睾丸切除也有较好的效果。

卵巢切除作为手术后的辅助治疗,一般用于绝经前,雌激素受体测定阳性,有较广泛的淋巴结转移的患者,手术后应用预防性卵巢切除可以推迟复发,但对生存期的延长并不明显。

②内分泌药物治疗

A.抗雌激素类药物:目前最常用的内分泌药物是三苯氧胺,其作用机制是与雌激素竞争细胞内的雌激素受体,从而抑制癌细胞的生长。对雌激素受体测定阳性病例的有效率为 55%～60%,而阴性者的有效率<8%。一般剂量为每日 20mg 口服,至少服用 3 年,一般服用 5 年。其毒性反应较少,常见为肝功能障碍,视力模糊,少数患者应用后有子宫内膜增厚,长期应用者发生子宫内膜癌的机会增多,因而应用过程中应定期进行超声波检查。对绝经后,软组织淋巴结及肺转移的效果较好。三苯氧胺用于手术后作为辅助治疗,对雌激素受体阳性病例可预防复发及减少对侧乳腺发生第二个原发癌的机会。

B.芳香化酶抑制剂:绝经后妇女体内雌激素来自肾上腺皮质分泌的胆固醇及食物中的胆固醇经芳香化酶的作用转化而成。芳香化酶抑制剂可以阻断绝经后妇女体内雌激素的合成,因而主要用于绝经后患者。第一代的芳香化酶抑制剂为甾体类的氨鲁米特,在应用的同时有抑制肾上腺的作用,需同时服用氢化可的松,以抑制垂体的负反馈作用。目前常用的为第三代芳香化酶抑制剂,如非甾体类的阿那曲唑,每日 1 次,每次 1mg;来曲唑(letrozole),每日 1 次,每次 2.5mg 口服；甾体类的芳香化酶抑制剂乙烯美坦(exemestane)，每日 1 次，每次 25mg 口服，副反应不大，常见如恶心等，长期应用可引起骨关节酸痛、骨质疏松。对激素受体阳性，以及有骨、软组织、淋巴等部位转移的患者效果较好。目前，芳香化酶抑制剂已正式进入手术治疗后的辅助治疗。

C.孕酮类：如甲地孕酮、甲羟孕酮等对激素受体阳性的病例有一定的疗效，有效率为 10%～15%，主要用于绝经后的妇女，副反应有阴道排液、皮疹、水钠潴留等。

D.垂体促生殖激素释放素类似物(LH-RHa)：有诺雷得(zoladex)，其作用为抑制垂体促生殖腺激素的释放，因而在绝经前妇女应用后可起到类似卵巢切除的作用，多数患者应用后可以停经，但停用后可以有月经恢复，用法每月 1 次，3.6mg 肌内注射。

E.雄激素：如丙酸睾酮，可用于绝经前病例，对骨转移有一定的疗效，常用剂量每周肌注 2～3 次，每次 50～100mg，总量 4～6g，副作用常有男性化症状、水钠潴留、高血钙等。女性激素如己烯雌酚等已较少应用，对老年病例，长期应用三苯氧胺失效者可以试用。

(4)靶向治疗：靶向治疗是目前乳腺癌治疗研究的最前沿内容，而生长因子通路是分子靶向治疗的最适合"靶标"。目前临床上较多应用的是针对肿瘤 her2 基因高表达者，可应用曲妥珠单抗治疗。

【术后观察及处理】

乳腺癌标准根治及改良根治术后的常见并发症包括皮瓣坏死、皮下积液和患肢水肿。后二者亦会发生于保乳手术加腋窝淋巴结清扫的病例。术后观察也以预防和处理上述并发症为主。

(1)皮瓣坏死最常见，文献报道其发生率可达 10%～50%。预防皮瓣坏死，首先在术前应注意患者全身情况，纠正贫血及低蛋白血症等。术前设计好皮肤切口，并予标记。既要满足根治术标准，充分暴露术野，又可保留足够皮瓣关闭切口，必要时提早作好植皮的准备。术中操作应精细，皮瓣边缘厚度为 1～2mm 为宜，基底部厚度为 5～6mm，游离皮瓣可用电刀，但功率不宜过大。术毕观察皮缘血运，血运欠佳时可剪除皮下脂肪，使皮瓣变为全厚皮。缝合皮肤时张力不能过大，关闭以前用小血管钳夹住皮下组织，试测皮瓣游离动度，如不能对拢则向两侧游离，必要时减张缝合甚至植皮。术后在腋窝内及锁骨下方填塞蓬松纱布团，使皮瓣承压均匀。对术后皮瓣坏死面积较大者，行早期清创植皮。

(2)皮下积液主要为术后引流不畅所致，可因引流管放置不当或引流管扭曲、阻塞，导致创面积液或积血。预防包括术中解剖腋下时对可疑之束索状组织，给予切断结扎；防止淋巴管未扎所致术后渗液；创面彻底止血，给予创面喷洒医用蛋白胶；术后常规放置两根胶管引流，胸壁、腋窝各一条；缝合皮瓣时臂内收，使皮瓣自然对拢；术后腋窝加压包扎，可用普通绷带或弹性自粘绷带包扎，排除皮瓣下所有积液；常规负压吸引，术后 3～5 天拔除引流，7 天打开包扎绷带。目前有部分医院采用单纯引流管负压吸引而不需加压包扎的方法，可减少术后呼吸不畅，需根据引流量多少决定拔除引流时间，适当延长以减少皮下积液的发生。如有皮瓣下积液可在严格无菌下抽吸，残腔处用敷料绷带压迫，防止再度积液。

(3)患肢水肿主要表现为全手臂肿胀，多在术后半年至两年发生，进行性加重。发病原因是腋窝淋巴结被切除后，上肢淋巴回流受阻，偶尔由于血栓性静脉炎所致的静脉阻塞，静脉粘连及附近的淋巴结炎的影响。预防包括术中清扫淋巴结时勿高于腋静脉,同时减少对腋静脉牵拉等刺激。治疗上较为困难,可给予功能锻炼,局部按摩,循序加压理疗等促进回流,疗效欠佳。

【疗效判断和处理】

乳腺癌是一种自然病程较长的恶性肿瘤,因此其疗效判断也是依据长期无病生存率、总生存率、局部复发率、远处转移率等指标。在出现复发等情况后,仍然可以通过进一步的手术、化疗、放疗等方法继续延长生命。在这一过程中,随访起着重要的作用。

【出院后随访】

外科手术治疗是乳腺癌治疗的重要一环,却不是治疗的全部。通过科学合理的随访,得到必要的检查、及时的治疗,是乳腺癌患者术后长期生存的保障。

随访目的包括:①检查手术伤口愈合情况;②监督术后化疗、放疗等辅助治疗的实施情况;③监测同侧复发和对侧乳腺癌;④监测远处转移。

随访时间一般为:第一年,每 3 个月随访一次。后 2 年,每 6 个月随访一次。3 年之后,每年随访一次。

随访内容:

(1)自我检查:每月自行乳房、胸壁和腋窝检查,发现异常及时就诊。

(2)B 超:包括乳腺、腋窝、肝胆。对于服用三苯氧胺等内分泌药物的患者建议定期作子宫、卵巢及肝脏的 B 超检查。

(3)胸片:一年一次。

(4)骨扫描:一年一次。

(5)乳腺钼靶摄片:35 岁以上患者一年一次。

(6)CT、MRI:随访中医生认为必要时。

【预后评估】

影响乳腺癌预后的因素很多,其相互关系错综复杂,应当综合各方面的因素来估计患者的预后。影响预后的主要因素有以下几个方面:①临床因素;②年龄:一般认为年轻的病例肿瘤发展迅速,淋巴结转移率高,预后差;③原发灶大小和局部浸润情况:在没有区域性淋巴结转移和远处转移的情况下,原发灶越大和局部浸润越严重,预后越差;④淋巴结转移;⑤肿瘤的病理类型和组织分化程度;⑥雌、孕激素受体阴性者预后差;⑦细胞增生率及 DNA 含量;⑧癌基因 C-erbB-2 阳性者预后差。

乳腺癌的病因问题尚未解决,故真正可用于一级预防的手段极为有限,但谨慎地提出几种降低乳腺癌危险性的措施是有可能的,如青春期适当节制脂肪和动物蛋白质摄入,增加体育活动,鼓励母乳喂养婴儿,更年期妇女尽量避免使用雌激素,更年期后适当增加体育活动,控制总热量及脂肪摄入,避免不必要的放射线照射等。

第五章　腹外疝

【概述】

任何脏器或组织离开原来的部位,通过人体正常的或不正常的薄弱区或缺损、孔隙进入另一部分,即称为疝。发生于腹部的疝称腹部疝,其中以腹外疝为多见,它是由腹腔内脏器或组织连同腹膜壁层经腹壁或贫壁的薄弱区缺损、孔隙,向体表突出所形成,类似一个腹膜憩室。

腹外疝是外科最常见的疾病之一,其中以腹股沟区的腹外疝发生率最高,占90%以上,其次是股疝占5%左右,较常见的腹外疝还有切口疝、脐疝和白线疝。此外,尚有类别甚多的罕见疝。

【诊断步骤】

(一)病史采集要点

(1)疝块发生的部位、性质,是否具有可复性,是否随体位改变。

(2)疝块发生的时间,是否随病程的演进而变化。

(3)疝块的出现是否伴有局部胀痛和肠梗阻症状,以及泌尿系统和消化道症状。

(4)有无慢性咳嗽、慢性便秘、排尿困难等病史,有无腹部手术、外伤史和家族史。

(二)体格检查要点

1.一般情况

发育、营养、体重、精神、血压和脉搏。

2.局部检查

特别仔细地进行局部检查,应注意以下内容:

(1)是否有肿块,肿块在腹部的位置、大小、形状、质地、张力,以及是否有压疝、红肿、波动和肠鸣音、气过水声等。

(2)肿块是否具有可复性,若随体位改变或加压还纳肿块后,可否能够再现,其突出的途径及毗邻关系如何;疝环的位置、大小、强度;肿块近腹腔侧是否有蒂状组织。

(3)直肠指检:是否触及肿块、直肠前突或前列腺增生及其程度。

3.全身检查

不可忽视全身体格检查,应注意:

(1)是否有腹胀、肠型,腹部是否有压痛、肌紧张、反跳痛等腹膜刺激征,能否闻及肠鸣音亢进及气过水声,是否存在移动性浊音。腹壁是否有手术瘢痕。

(2)是否有耻骨上压痛、肾区叩击痛,肾脏是否肿大。

(3)有无老年慢性支气管炎及肺气肿体征,如杵状指、桶状胸、呼吸音粗糙或过轻音。有无循环系统体征。

(三)辅助检查要点

1.实验室检查

(1)血、尿常规:在可复性疝时通常无明显变化;当发生嵌顿或绞窄引发肠梗阻时,白细胞计数通常升高;若疝内容物为膀胱时,则可出现血尿。

(2)血生化:若伴有肠梗阻时,可出现水、电解质及酸碱平衡紊乱。

2.X线检查

(1)腹平片:嵌顿性或绞窄性腹外疝站立位时,可见肠胀气、阶梯状气液平等肠梗阻征象。

(2)胸片:可发现老年慢性支气管炎、肺气肿等改变。

(四)进一步检查项目

1.X线检查

(1)疝囊造影术:首先由加拿大医师介绍(1967)。疝囊造影术为疝外科的发展提供了有价值的资料。在第一次手术前,它可以作为精确的诊断,包括疝的类型、数目,以协助手术方式的选择,有效地减少遗留疝的发生。在手术后,此法既可诊断复发疝,又能较准确地分辨出遗留疝、新发疝或真性复发疝,疝造影术不是常规检查。适应证为:①病史中有可复性腹股沟肿块,但临床检查不能证实者;②下腹部有外伤史,经常隐痛不适,不能用其他原因解释者;③复发性疝,可准确显示疝囊数目、腹横筋膜破口或哆开处的部位、大小;④疝手术后的随访;⑤其他如对小儿单侧斜疝可考虑造影,另外在某些腹股沟区、下腹部或会阴部肿块诊断不明、需要鉴别时,也可考虑行造影以明确之,但不适用于嵌顿性腹外疝。

(2)胃肠钡剂造影:对腰疝诊断具有重要的提示价值。

2.超声波检查

(1)B超检查:有助于对疝的诊断,特别适用于隐匿性或隐蔽性疝的诊断和鉴别诊断。了解有无前列腺增生、尿潴留等。

(2)彩色多普勒超声检查:可以观察疝内容物的血供情况、血流速度,以了解有无绞窄及坏死。

3.近红外线扫描

近年来发现应用近红外线扫描对腹外疝诊断有所帮助,特别是对巨大疝块,如切口疝、腹股沟斜疝等,了解疝内容物的类型、腹壁缺损的范围,疝内容物是否绞窄等有一定价值。同时,在鉴别腹股沟斜疝与睾丸鞘膜积液或精索鞘膜积液时,比传统的"透光试验"更为可靠。

4.腹腔检查

主要适用于局部表现不明显的隐蔽部位的腹外疝或早期隐匿型腹外疝。

【诊断对策】

(一)诊断要点

1.病史

腹壁强度降低和腹内压增高是腹外疝的两大发病原因。因此,详尽询问病史,确切了解发病全过程、治疗史、治疗结果及相关病史是疝的主要诊断方法之一。

2.临床表现

具有典型疝块的局部和全身症状,又有明确的体征,确定疝是否存在,通常并无困难。因疝的种类及疝内容物的不同,其疝块的位置、大小、形态、张力及有无压痛等而各异。同时注意是否伴有肠梗阻表现。

3.辅助检查

X线造影、B超、近红外线扫描、腹腔镜等检查均可提供诊断依据。

4.手术

可为确诊提供证据。在具体病例的诊断过程中,必须明辨下列问题:①腹外疝是否存在及是何种疝;②是易复性疝或是难复性疝,还是嵌顿性疝;③疝内容物是否发生绞窄。

(二)临床类型

1.根据疝内容的病理变化和临床表现,腹外疝可分为下列类型

(1)易复性疝:凡疝内容很容易回入腹腔的,称为易复性疝。其特点为:①此类疝内容物可自行出入疝环,可无明确的病理生理紊乱,若为中空脏器且在疝囊内停留时间较久,则可出现腹胀、消化不良、便秘、尿频等症状;②疝内容物可以不是固定的肠袢或器官,疝环邻近的有一定活动度的腹内脏器都可能在某次发作时突出疝环,成为疝内容物,其突出与还纳常由于体位和腹压改变所致。

(2)难复性疝:疝内容不能完全回入腹腔内但并不引起严重症状的,称为难复性疝。其特点为:①常因疝内容物(多数是大网膜,也有小肠)反复疝出,表面受摩擦而损伤,与疝囊发生粘连所致;②疝内容物若为大网膜则没有明显的病理生理紊乱出现,若为中空脏器则可以出现较为明显的临床表现,如疼痛、肿胀、压痛、局部闻及肠鸣音亢进及高声调气过水声等病理生理紊乱,但疝内容物的血液循环良好。

(3)滑动性疝:腹膜外的脏器,在疝的形成过程中,可随后腹膜壁层而被上牵,也滑经疝门,遂构成疝囊的一部分,称为滑动性疝。其特点为:①常见脏器右侧为盲肠,左侧为乙状结肠或降结肠,前位是膀胱;②虽属难复性疝,但其病理学特点是与疝囊相连的组织内含有供应盲肠等脏器的主要血管,损伤切断后可使其失去活力;而难复性疝的粘连一般是可以分离的。

(4)嵌顿性疝:疝内容物突然不能回纳、发生疼痛等一系列症状者,称为嵌顿性疝。其特点为:①其主要病理特征是肠腔受压梗阻但其动静脉血运的供应尚未受阻,临床表现为急性肠梗阻症状;②其发生机制为弹力性或粪便性嵌顿均可以造成嵌顿的近端与远端肠袢内腔同时的完全性梗阻,属于闭袢性肠梗阻,也称为嵌闭性疝;③若嵌顿仅为肠壁的一部分,肠系膜并未进入疝囊,称之为肠管壁疝,或叫 Richter 疝,若嵌顿的内容物是 Meckel 憩室,则称为 Littre 疝,有些嵌顿肠管可包括几个肠袢,或呈"w"形,疝囊内各嵌顿肠袢之间的肠管可隐藏在腹腔内,这种情况称为逆行性嵌顿疝。

(5)绞窄性疝:嵌顿性疝,如不及时解除,其系膜受压渐重,先是静脉,后是动脉,血流逐渐减少,终至完全阻断,叫作绞窄性疝。其特点为:①疝块突然疝出肿大,伴有明显疼痛,与往常不同,不能回纳入腹腔;②疝块坚实、变硬、有明显压痛,令患者咳嗽时疝块无冲击感,也无膨胀性肿大;③出现急性机械性肠梗阻症状:剧烈的阵发性腹痛,伴有呕吐,排气排便停止,肠鸣音亢进,稍晚时还出现腹胀。

2.根据疝门(亦称疝环)所在的解剖部位的不同,腹外疝又可分为以下种类

(1)腹股沟斜疝:腹股沟斜疝是从腹壁下动脉外侧的腹股沟管深环(内环)处突出,通过全腹股沟管,向内下前方斜行,再穿过腹股沟管浅环(外环)形成的疝块,并可下降至阴囊。斜疝又有先天性和后天性两种。斜疝是最常见的腹外疝,国内统计表明斜疝约占各种疝的 80%,占腹股沟疝的 90%。斜疝多见于男性(占 90%),右侧多于左侧(60% 为右侧,25% 为左侧,15% 为双侧)。斜疝除了具有"膨胀性咳嗽冲击试验"阳性这一疝所具有的特征外,其最具特点

的是还纳疝内容物后,手指压迫深环口(腹股沟韧带中点上方 2cm 处)时肿块不再突出。

(2)腹股沟直疝:腹股沟直疝是从腹壁下动脉内侧,经 Hesselbach 三角区向前突出,不进入腹股沟管深环和陷囊的腹股沟疝。肿块多呈半球形,位于耻骨结节外上方。约占腹股沟疝的 5%,常见于老年体弱者,特别容易继发于长期咳嗽的老年慢性支气管炎及老年性前列腺增生症等疾病。

(3)股疝:凡腹腔内或盆腔内的脏器通过股环脱出至股管中,或者穿过股管脱出至大腿上端内侧皮下者,称为股疝,占腹外疝的 4%～5%。嵌顿发生率在 56%～70%。女性股疝患病较男性多 4～6 倍,一般统计,股疝约占女性各种疝的 30%。

(4)腹部切口疝:腹部切口疝是腹部手术后由于切口处瘢痕愈合不佳,部分腹壁缺损而造成腹内脏器脱出所形成的腹外疝,是一种医源性疝。临床较为多见,在疝发病率中约占 1.5%,在腹外疝中仅次于腹股沟和股疝居第三位。切口疝大多数发生于术后最初几周或几个月内,但也可在术后数年发生,特别易于发生在肥胖者,文献报道有 80% 发生在超体重者,尤以妇女多见,男女之比约为 1∶2.5。切口疝依据疝环大小分为 ①巨型:疝环直径大于 10cm;②中型:疝环直径在 5～10cm;③小型:疝环直径小于 5cm。腹部发口疝的严重程度主要取决于腹壁组织缺损的大小和腹壁肌肉缺损以及萎缩的程度。

(5)造口旁疝:造口旁疝是与肠造口有关的腹部切口疝,腹内脏器从肠造口旁间隙或腹壁薄弱处脱出。造口旁疝也是肠造口术后一个较常见的并发症。结肠造口旁疝的发生率高,分别为 10%～20% 和 5%～10%。肠双管造口比单管造口旁疝的发生率要高。造口旁疝大多发生在手术后近期,主要与造口部位的选择,如经腹切口处造口;局部因素,如造口处感染等;全身因素,如营养不良、慢性咳嗽使腹内压升高等有关。肥胖者腹腔内径和造口半径均较体瘦者为大,故更易发生造口旁疝。由于造口旁疝的颈部较宽大,一般疝内容物嵌顿、绞窄的发生率较低。

(6)脐疝:凡内脏由脐环中脱出者,统称为脐疝。在临床上可分为婴儿脐疝和成人脐疝。婴儿脐疝是因脐部发育不全,脐环没有完全闭锁,当腹内压骤然增加时,内脏经脐环突出而形成的腹外疝,是一种先天性发育缺陷。其发病率较高,在新生儿中占 5%～10%,早产儿、低体重儿多见。成人脐疝多为后天获得性,腹内压升高是主要原因。多发生于中年肥胖的经产妇女,常见诱因是妊娠大网膜脂肪过多、慢性咳嗽、腹水等。肿块多在脐环上缘处疝出,在脐部可见半球形疝块。

(7)白线疝:所有发于腹部中线的疝,除脐疝外都统称为白线疝。脐上远较脐下常见,又称上腹疝。白线疝是一种较少见的腹外疝(占 0.4%～3%),多发于 20～40 岁,男性多于女性,男女之比为 5∶1。根据有元疝囊可分为:①无疝囊型:只有腹膜外脂肪垂脱出;②有疝囊型:其疝内容物多为大网膜,肠管或胃壁少见。上腹肿块是其主要体征,用手指夹住肿块向外牵拉可诱发疼痛是白线疝的特征。

(8)半月线疝:半月线疝又名 Spigel 疝,是经 Spigel 筋膜突出的疝。Spigel 筋膜是位于腹直肌外侧的腹横筋膜,此筋膜自第八、第九肋软骨水平开始向下,呈弧形,达耻骨结节。它在脐下方与半环线交界处最宽,也是最薄弱处,半月线疝多见于此处。其发病年龄多在 50 岁左右,左右之比为 1.6∶1。半月线疝较易发生嵌顿和绞窄。

（9）闭孔疝：腹腔内脏器经髋骨的闭孔中突出的疝称为闭孔疝，属骨盆疝（还包括会阴疝、坐骨疝）是较为少见的腹外疝。闭孔疝多见于女性，男女之比约为1：6。凡致闭孔管周围脂肪组织丧失而腹内压增高者，均可发生此疝。根据不同的疝出途径，通常将闭孔疝分为三型：①在闭孔管内；②在闭孔外肌的中上肌束之间；③在闭孔外膜与内膜之间。但无论何种情况，部位根深，除非疝囊很大，否则不易在股部扪及肿物。疝内容物多为小肠，由于疝环小而无弹性，常易嵌顿且在短期内发生绞窄，容易被延误诊断和治疗，肠坏死率可高达50%。临床上，闭孔疝主要表现有 Howship-Romherg 征和肠梗阻症状，有意义的体征为：①股三角上方及卵圆窝处的检查，约20%的患者可触及一圆形肿块，伴有轻压痛；②直肠指检，部分患者可以发现其患侧骨盆前壁闭孔区，有条索状疝块，有绞窄时，如将患肢外展，则肿块触痛明显加剧；③由于疝块小而深，不易被发现，直肠离闭孔较远，因而，部分患者经阴道检查，可使肿块较易被发现；④闭孔疝钳闭时，患侧下腹部及耻骨上区可有明显的肌卫、压痛、反跳痛等腹膜炎体征。此外，腹部的 X 线片上，除了一般性的肠梗阻表现外，有时可以见到耻骨上缘有固定充气肠曲阴影，改变体位后，重复检查，该项发现依旧不变。闭孔疝的发病率远较其他疝为低，但误诊率较高，达80%左右。常见误诊的疾病为：①肠梗阻；②腹膜炎；③关节炎。

（三）鉴别诊断要点

1.腹股沟疝

（1）斜疝与直疝

1）发病年龄：斜疝多见于儿童及青壮年；直疝多见于老年人。

2）突出途径：斜疝经腹股沟管突出，可入阴囊；直疝由直疝三角突出，不入阴囊。

3）疝块外形：斜疝呈椭圆或梨形，上部呈蒂柄状；直疝呈半球形，基底较宽。

4）回纳疝块后压住深（内）环斜疝疝块不再突出；直疝疝块仍可突出。

5）精索与疝囊的关系：斜疝精索在疝囊后方；直疝精索在疝囊前外方。

6）疝囊颈与腹壁下动脉的关系，斜疝疝囊颈在腹壁下动脉外侧；直疝疝囊颈在腹壁下动脉内侧。

7）嵌顿机会：斜疝较多；直疝极少。

（2）斜疝与其他疾病

1）睾丸鞘膜积液：完全局限在阴囊内，其上界可触及，无蒂柄进入腹股沟管内，发病后从不能回纳，透光试验阳性。睾丸在积液之中，肿块各方均呈囊性而不能扪及实质感的睾丸。而斜疝则可扪及睾丸。

2）精索鞘膜积液：肿块位于腹股沟区睾丸上方，无回纳史，肿块较小，边缘清楚，有囊性感，牵拉睾丸时可随之而上下移动。但无咳嗽冲击感，透光试验阳性。

3）交通性鞘膜积液：肿块于每日起床或站立活动后缓慢出现渐增大。挤压肿块其体积可逐渐缩小，透光试验阳性。

4）睾丸下降不全：隐睾多位于腹股沟管内，肿块较小，界清挤压时有一种特殊的睾丸胀痛感，同侧阴囊内缺如。

5）髂窝部寒性脓肿：肿块往往较大，位置多偏右腹股沟外侧，边缘不清，质软而有波动感。腰椎或骶髂关节有结核病变。

2.股疝

应与下列疾病相鉴别。

(1)腹股沟疝:斜疝位于腹股沟韧带的上内方,呈梨形;而股疝位于其下斜方,多呈半球形。疝块回纳后,紧压深环处,嘱患者站立或咳嗽,斜疝时疝块不再出现,而股疝则复现。直疝位于腹股沟韧带上方,手指检查腹股沟三角,腹壁有缺损。

(2)大隐静脉曲张结节:鉴别要点在于用手指压住股静脉近侧端,可使之膨胀增大,而股疝则不然。静脉曲线者常伴有下肢其他部分的静脉曲张表现。

(3)淋巴结肿大:嵌顿性股疝应与急性淋巴结炎相鉴别,后者常可在同侧下肢找到原发感染灶,外形多呈椭圆形;股疝常呈半球形,嵌顿时常伴有急性机械性肠梗阻。

(4)脂肪瘤和髂腰部结核性脓肿:其基底并不固定且活动度较大;股疝基底固定而不能被推动。

(5)急性肠梗阻:嵌顿疝或绞窄疝可伴发急性肠梗阻,但不应诊断肠梗阻而忽略疝存在。

【治疗对策】

(一)治疗原则

腹外疝的治疗包括非手术治疗和手术治疗,治愈的方法是手术治疗。治疗的方法取决于腹外疝的种类和临床类型及程度。

(二)术前准备

(1)手术前需灌肠 1～2 次,排空肠道。

(2)注意纠正水、电解质和酸碱平衡紊乱,尤其是对嵌顿或绞窄疝伴有肠梗阻症状时。

(3)对嵌顿或绞窄性疝,术前应给予抗革兰阴性杆菌及抗厌氧菌的抗生素。

(三)治疗方案

1.非手术治疗

(1)婴儿治疗:婴儿腹肌可随体躯生长逐渐强壮,斜疝有自愈的可能。通常主张在 1 周岁内的婴儿可暂不手术,用棉线束带或绷带压住腹股沟管内环,以防疝的突出并给发育中的腹肌以加强腹壁的机会。

(2)疝带治疗:适用于年老体弱或因身患其他重病不能施行手术者,但不能用于难复性疝。

(3)手法复位:嵌顿性疝原则上应紧急手术治疗,仅在下列少数情况下,可以试行手法复位。

1)嵌顿时间在 3～4 小时以内,局部压痛不明显,也无腹部压痛或腹肌紧张等腹膜刺激征者;特别是小儿斜疝。

2)年老体弱或伴有其他较严重疾病而估计肠袢尚未绞窄坏死者。

3)手法复位也适用于病史长的巨大疝,估计腹壁缺损较大而疝环松弛者。

复位手法:采取头低脚高仰卧位,注射吗啡或哌替啶以镇静、止痛、松弛腹肌。医师用手托起阴囊,将突出的疝块向外上方的腹股沟管作均匀缓慢、挤压式还纳,左手还可以轻轻按摩嵌顿的疝环处以协助回纳。

注意事项:①手法复位,切忌粗暴,以免挤破肠管;②回纳后,应反复严密观察 24 小时,注意有无腹痛、腹肌紧张以及大便带血现象,以及肠梗阻现象是否得到解除。需要明确的是,手法复位虽然可能获得成功,但也仅仅是一种姑息性的临时措施,因其具有一定的危险性,须严格控制应用。即便成功也应建议患者日后及早进行手术治疗,以防复发。

2.手术治疗

(1)手术指征:手术是治疗腹外疝的有效方法,除非有明显禁忌情况或某些暂时不能手术的原因,都应该尽早施行手术。

(2)手术时机

1)择期性手术:腹外疝修补术后复发的主要原因是手术技术上的不当;存在着腹内压增加的因素;手术部位有感染以及年老体弱肌肉进一步萎缩等。因此,择期手术前应根据下列情况选择手术时机,如:①前列腺增生、腹水等,手术可暂缓,待这些诱因解除后再行手术;②妊娠妇女的疝修补术应在分娩后考虑;③手术区或身体其他部位有化脓性感染灶时,手术应在感染消退 2 周后进行;④对巨型疝,术前应注意检查心肺功能,尤其是老年患者,若患者心肺功能不能适应时,应暂缓手术。

2)紧急手术:在疝出现嵌顿,非手术治疗无效时,应考虑急诊手术;当有绞窄发生时,则应作为紧急手术处理。

(3)手术方法:腹股沟疝手术治疗方法很多,以下介绍几种临床上较为常见和实用的手术方法之要点(适应证、手术步骤和技术、优点缺点、注意要点)。

1)Bassini 法:Bassini 法(1884)是目前疝修补术中应用最普通的一种,对青壮年的斜疝病人,凡腹壁的组织萎缩退化不甚严重者最为理想,因而成为广泛应用的最基本的一种术式,其修补要点:

第一,修补深环。对深环处组织明显松弛者,应加以修补。显露深环裂孔,以 1 号丝线间断缝合腹横筋膜数针,缩紧扩大的深环,以能容纳成人小指尖为度,避免过紧压迫精索而影响其血供。应注意不要损伤其深面的腹壁下血管。

第二,修补腹股沟管。将精索自深环至耻骨棘完全游离,用纱布条将其牵开,在其深面用 7 号丝线将腹横腱膜弓(或联合肌腱)与腹股沟韧带内侧面作不等距的间断缝合,自上而下缝合 3~5 针,第一针应在腹股沟管的最外侧端开始,即精索从深环穿出处之内缘,最后一针应将腹横腱膜弓(或联合肌腱)缝于耻骨结节的骨膜上,以防止最内端残留三角形空隙而导致术后复发。这样原来的腹股沟管被完全闭合,精索被移位到腹内斜肌的上面,新形成的腹股沟管后壁得到了加强。缝合时应注意在腹股沟韧带深面勿伤及股动静脉。应当强调的是穿过腹股沟韧带的每一针,均应在不同平面出针,避免韧带被撕裂。再将内外两片腹外斜肌腱膜在精索的上面予以间断缝合,重建浅环以容纳成人小指尖为度,避免精索受压。

2)Halsted 法:Halsted 法(1983)是除将腹内斜肌、腹横腱膜弓(或联合肌腱)与腹股沟韧带缝合以外,还将腹外斜肌两片腱膜先予缝合,而将精索移位在腹外斜肌腱膜之上,皮下组织之下。腹股沟管原来的螺旋状倾斜方向随之消失,其内侧靠近耻骨的部位得到了完全而坚强的缝合。

3)Ferguson 法:Ferguson 法(1890)与 Bassini 法或 Halsted 法的区别在于精索不予移位,将腹内斜肌、腹横腱膜(或联合肌腱)与腹股沟韧带在精索浅面相缝合。缝合腹外斜肌腱膜时,可以单纯缝合,也可以重叠缝合。

4）Mc Vay 法：Mc Vay 法（1940）不仅适用于巨大的斜疝，而且尤其适用于直疝。其修补要点是：在间断缝合修补腹横筋膜的薄弱区后，将精索牵开，在耻骨上支的浅面切开薄弱的腹横筋膜，推开疏松组织，以显露耻骨梳韧带，术者用左手沿着耻骨梳韧带由内向外侧移动，直至触及股动静脉，避免损伤之。以左示（食）指固定于股静脉位置以挡开血管，此时将腹内斜肌、腹横腱膜弓（或联合肌腱）的游离缘缝穿一针于耻骨梳韧带上，然后在第一针缝合和耻骨结节之间，再缝合 2～3 针，暂不打结，待全部缝合后一并结扎，由此腹股沟管后壁即获得加强。如估计缝合后的张力过大，可切开腹直肌前鞘（Rienhoff 法），使缝合加强时减少张力。

5）Shouldice 法：Shouldice 法（1945）强调的是缩紧深环，加强腹横筋膜的屏障作用，以达到疝修补的目的。适合于较大的成人斜疝和直疝。具体操作步骤如下：

第一步，游离精索。用小拉钩牵开腹内斜肌和腹横肌的弓状缘，切断提睾肌根部，其残端双重结扎，自深环的内侧开始向下，切开腹横筋膜直至耻骨结节，注意在上端要避开腹壁下血管。检查股环，有无股疝并存。

第二步，如腹横筋膜被弥漫膨出的直疝或斜疝过度牵伸，应切除两侧筋膜瓣的过剩部分，上瓣通常较下瓣为窄。为保证修复成功，形成适当的下瓣极为重要，下瓣宜在 1～2cm 宽，较为坚固，小心解剖使下瓣全部游离，腹横筋膜下瓣的形成对 Shouldice 法随后的若干步骤十分重要。

第三步，随后的步骤包括组织的四层缝合，其必须谨慎进行，小而均匀地缝合，不得有张力。Glason 推荐用连续缝合，使其压力分布均匀。

缝合第一层：从耻骨结节开始包括陷窝韧带和耻骨梳韧带，以闭合最下端的三角间隙，不留缺损区。接着用平行连续缝合将腹横筋膜下瓣缝合到瓣深面上部筋膜融合增厚部分包括腹直肌鞘外缘，连续缝合继续平等前进直达内环，并缝缩深环仅容精索通过，此外要注意避免损伤腹壁下血管。

缝合第二层：于深环处将缝线反转方向，向内侧缝合上侧腹横筋膜瓣的游离缘至腹股沟韧带的边缘，继续向下缝直至耻骨并打结。

缝合第三层：另一连续缝线用以加强刚完成的第二层缝合。自深环开始将腹内斜肌和腹横肌（或联合肌腱）缝至腹股沟韧带深面，继续向内侧缝合直至耻骨结节。

缝合第四层：自耻骨结节往回缝，在稍微表浅的层次连续缝合同第三层的结构，向上直至深环，并在此打结。

第四步：检查精索，避免受压。将精索回复原位，间断缝合腹外斜肌腱膜，勿使精索血管在浅环处绞窄，间断缝合皮下组织和皮肤。

6）疝环充填式无张力疝修补术（1987）：此法适用于修补各种初发和复发的成人腹股沟疝，近年（1997）由美国引入国内。

修补材料：选用单纤维编织聚丙烯网（Marlex），每套修补材料有补片和伞形"塞子"组成。有大、中、小三种型号。"塞子''外有凹槽，内有八个花瓣，呈锥形。

手术方法：游离疝囊至显露腹膜外脂肪为止（此前步骤同常法），如疝囊小，不予切开，如疝囊大则将远处疝囊离断，保留近侧的疝囊并结扎，无须高位结扎疝囊；而是将其还纳入腹腔，根据不同深环口大小，选用不同型号"塞子"，充填深环并将其与周围组织固定。

另将一补片置于精索后、腹横筋膜的前面、腹外斜肌腱膜的后面,精索由补片的缺口中通过,从深环口的上方到耻骨结节予以展平,此补片具有"尼龙褡扣样反应",故不需固定。缝合腹外斜肌腱膜等。

本法主要特点是无张力缝合修补、创伤轻、复发少、恢复快、痛苦小。

(4)手术方法评估:腹外疝的手术术式种类几百年中不断出新,自 1884 年 Bassini 法问世以来,报道腹股沟疝手术术式不少于 81 种,股疝手术术式不少于 79 种。术式不断变化的主要原因是疝复发的困扰。为降低疝手术复发率,近代疝外科有三大热点。一是利用筋膜的叠瓦状缝合修补腹股沟管后壁的完整性;二是使用合成材料加强或替代筋膜层;三是对腹膜前途的再度重视,这一技术与支撑物如聚丙烯网联合运用,将疝外科推进到了一个现代化时代。所有这些均基于对疝发生机制和腹股沟区防止疝发生机制的认识。腹横筋膜是构成腹股沟管后壁的主要组织,也是防止腹外疝的第一道屏障,腹股沟区的括约肌机制和开闭作用与腹横筋膜一起构成防止疝发生的生理机制。疝手术的目的主要在于修补被减弱和破坏了的防止疝发生的机制,同时要尽量保留原本健康的防疝机制。众多疝修补术中,效果最好的是 Shouldice 手术和疝环充填式无张力修补术,集中代表了当今疝外科的三大热点。

(5)手术方案的选择

1)腹股沟斜疝:近代疝修补术始创于 Bassini(1884)和 Halsted(1893),继而各种不同的手术方法很多,但手术的一般原则基本相同,可归纳为三类:疝囊切除、高位结扎术、疝修补术和疝成形术。

疝囊切除、高位结扎术:仅适用于婴幼儿,对成年人不能预防其复发。也适用于斜疝绞窄发生肠坏死局部有严重感染者。

疝修补术:是治疗斜疝最常见的手术。修补术是在上述基础上进行的,应包括深环修补和腹股沟管壁修补两个主要环节。深环修补只适用于深环扩大、松弛的患者;而腹股沟管壁的修补是修补术中主要内容。通常有加强前壁和加强后壁两类手术。各种术式以主张如何修补的创制者而命名:①Ferguson 法:适用于腹横筋膜无明显缺损,腹股沟管后壁尚健全的儿童和年轻人的小型斜疝和一般直疝;②Bassini 法:以加强后壁此法应用最广,适用于成人斜疝,腹壁一般薄弱者;③McVay 法:此法适用于腹壁肌肉重度薄弱的成人、老年人和复发性斜疝及直疝患者;④Halsted 法:适用于腹壁肌肉重度薄弱的斜疝,不适用于儿童和年轻人;⑤Shouldice 法:注重腹横层的修补,适用于较大的成人斜疝和直疝,近年来有广泛应用趋势;⑥疝环充填式无张力疝修补术:代表了新的方向。

疝成形术:适用于巨型斜疝、复发性疝、腹股沟管后壁严重缺损,腹横筋膜完全萎缩,不能用于缝合修补的患者。利用物为腹直肌前鞘、移植游离自体阔筋膜或各种人工材料。

嵌顿性和绞窄性疝的处理原则:①应紧急手术;②手术的关键在于正确地判断疝内容的生命力,然后根据病情确定处理方法;③仔细探查是正确判断的基础;④对手术区污染严重者不宜行疝修补术。

2)腹股沟直疝:手术要点是以修补缺陷、加强腹壁为主,而疝囊的切除与否并不重要,此与斜疝的手术原则有所不同。较大的直疝常有腹股沟管后壁,尤其是其内侧部位的显著缺损,因而手术的主要环节是修补加强 Hesselbach 三角。一般可采用 Bgassini 法和 McVay 法手术,而 McVay 法是较为理想的方法。必要时(腹横筋膜缺损过大)需进行疝成形术。近年来推荐用疝环充填式无张力疝修补术。

3)腹股沟骑跨疝:腹股沟斜疝和直疝并存时,又称"马鞍疝"。通常采用 Hoguet 法或 Callander 法,在一次手术、一个切口中来处理这两个马鞍形的疝囊。

4)腹股沟滑动性疝:滑疝惟有手术才能治愈,手术目的在于切除可能存在的疝囊,缩小并加强深环,防止受累的部分腹膜外肠袢脱垂,并修补腹股沟部的腹壁。

基本手术方法为:先行 Bevan 法(腹腔外修补法)或 LaRoque-Moschowltz 法(腹腔内修补法)修补,前者较为常用,适用于较小、易于还纳的滑疝,后者适用于较大疝囊的患者。然后再施行 Bassini 法或 McVay 法修补腹股沟管。现代有人采用滑疝 Zimmerman 修补法。

5)复发性腹股沟疝:腹股沟疝修补术后的复发率达 5%～10%,复发时间多在 1 年内。直疝术后复发率比斜疝高 5～8 倍。美国每年复发疝手术达 10 万例以上,若能使复发率降低 1%,将使 1000 人免于再手术。

造成疝复发的原因众多,治疗需行再手术修补。根据腹股沟壁缺损情况,采取 Bassini 法或 McVay 法手术,或施行各种成形术。近年来,美国 Robbins 和 Rut-kow 采用 Bard 补片的 PerFix TM 疝环填充物,施行疝环充填式无张力疝修补术收到显著疗效,复发率为 0.1 9/6,在疝治疗史上具有里程碑意义。适用于所有初发或复发的斜疝和直疝。

6)股疝:股疝易嵌顿,又易发展为绞窄,应早期施行手术治疗,最常见的手术方法是 McVay 法修补术。有两种手术径路:腹股沟上切口和腹股沟下切口。

7)腹部切口疝:主要是手术治疗,不能自愈;仅在年老体弱,不能耐受手术,或有顽固性剧咳不能控制者可使用弹性绷带包扎。手术疗法有两种:一是单纯疝修补术,适用于中小型切口疝;二是疝成形术,适用于巨大切口疝,利用物为自体阔筋膜或人工材料。

8)造口旁疝:通常在疝体较小、临床症状轻时无须手术,主要是借助腹带或环形压具使疝内容物不再突出,大多可以延缓病况的发展。仅在造口旁疝较大且引发造口处过度肠脱垂而致狭窄或反复发作肠梗阻,以及严重影响造口的护理和功能时,才应考虑手术处理。若为肿瘤姑息性手术或已有转移的造口患者,以及存在严重心肺疾病或慢性咳嗽的支气管疾病时则不宜手术。手术方法:①造口旁疝原位修补术,主要采用合成材料修补,凡是较大筋膜缺损,多次复发性和巨大的造口旁疝都是应用 Marlex 网修补的适应证;②造口易位术,主要是切除原造口,行疝修补并关闭原造口,再选择恰当位置重新经腹直肌造口,适用于原位修补失败者或首选术式。

【术后观察及处理】

(一)一般处理

1.卧位

疝修补术后,可取平卧位或侧卧位,手术侧下肢屈曲,以减少腹股沟切口处的张力,除巨大疝修补外,通常主张术后可以早期下床活动。

2.防止腹胀

术后宜保持排便通畅,防止便秘,饮食中应少吃含有产气的食物。

3.预防肺部并发症

术后如发生上呼吸道感染、气管炎、肺炎等,将因咳嗽而增加腹内压,使切口部疼痛并影响愈合。术后应注意保暖,及时控制炎症极为重要。

(二)并发症的观察及处理

1.切口感染

疝手术的切口感染可导致手术的彻底失败——疝复发。因此,术后应严密观察切口是否有感染征象,给予抗生素及理疗,一旦切口化脓应及早切开引流,保持引流通畅,防止感染扩散。

2.阴囊血肿和阴囊水肿

其原因为止血不够完善所致。当血肿或水肿发生后,可以应用提睾带将阴囊托起,予以热敷或理疗,水肿常能消退,血肿也可渐被吸收而消退,很少有再次切开手术者。

【疗效判断及处理】

腹外疝手术后大多疗效确切,但都有一定数量的复发率。Editorial 等统计,腹股沟斜疝的复发率为 5%～10%,直疝的复发率为 0.9%～15%,股疝为 1.3%～12%,"马鞍疝"为 0.4%,滑疝为 O,切口疝为 3%。复发疝修补术后,再次复发率仍然较高,Shouldice 医院的斜疝为 0.8%,直疝为 1.6%,"马鞍疝"为 1.6%,股疝高达 22.2%。因此,争取降低第一次手术后腹外疝的复发率十分重要。

【出院后随访】

①出院后 3 个月内勿负重,勿突然增加腹压;②感冒、便秘及时治疗。

第六章 胃和十二指肠疾病

第一节 解剖生理概要

【胃的解剖和生理】

1.分部

胃是一个柔软的囊状肌性器官。胃可分为四个部分和两个括约肌。

(1)贲门是胃食管交界附近的区域。

(2)胃底是胃在胃食管交界面上方的伸展部分。

(3)胃体是位于胃底和胃窦之间的区域。

(4)胃窦是胃远侧的1/4区,起于角切迹,止于幽门。

(5)食管下段括约肌,位于胃和食管连接部,是具有肌性活力的高压区。该括约肌在吞咽时松弛,便于食物进入胃。收缩时可防止腐蚀性胃内容物反流入食管。组织学上,此处的黏膜上皮由鳞状上皮移行为柱状上皮。

(6)幽门是一个括约肌,它控制着胃内食物的排出,还可防止十二指肠内容反流入胃。括约肌使幽门腔狭小,称幽门管,有1~3cm长。幽门控制着胃内食物的排出,还可防止十二指肠内容反流入胃。

2.神经支配

胃的神经支配有交感和副交感纤维。

(1)副交感纤维来自迷走神经。迷走神经前支即左支,分为肝支和胃支,支配胃前壁、肝脏和胆囊;迷走神经后支即右支,分为胃支和腹腔支,支配胃后壁和中肠(胰、小肠、近侧结肠)。迷走神经前支和迷走神经后支末端均形成鸦爪形分支(Latarj et 神经),支配幽门。偶尔,迷走神经右干高位还发出一小支绕过食管后方,称为 Grassi 罪犯神经,在高选择性迷走神经切断术中要注意识别和切断该神经,以免消化性溃疡复发。迷走神经直接作用于壁细胞使胃酸分泌,还可使胃窦 G 细胞释放胃泌素促使胃酸分泌。迷走神经还司胃运动。

(2)交感纤维来自内脏大神经,内脏大神经在腹腔神经节换元后,节后纤维随动脉伴行支配胃。交感传人纤维接受内脏痛觉。

3.血供

(1)胃的动脉:胃血供丰富,包括沿胃小弯分布的胃左动脉(源于腹腔动脉)和胃右动脉(源于肝总动脉),沿胃大弯分布的胃网膜右动脉(源于胃十二指肠动脉)、胃网膜左动脉(源于脾动脉)和胃短动脉(源于脾动脉,供给胃底)、胃后动脉(源于脾动脉,供给胃底后壁)。

(2)胃的静脉：与同名动脉伴行。胃右静脉直接回流入门静脉；胃左静脉回流入脾静脉或门静脉；胃网膜左静脉回流入脾静脉；胃网膜右静脉与中结肠静脉合并为胃结肠干（Henle's surgical trunk）后回流入肠系膜上静脉。

胃左静脉与食管下静脉丛之间有许多吻合支，该血管丛回流入奇静脉。

4.胃的淋巴

引流很广泛，在贲门部、大弯侧、小弯侧和幽门部均有淋巴结。

5.胃的韧带

肝胃韧带、胃脾韧带、胃膈韧带、胃结肠韧带。

6.胃的组织学

(1)胃壁分四层（黏膜、黏膜下层、肌层和浆膜层）。黏膜和黏膜下层被黏膜肌层分开，黏膜下层有丰富的血管网。胃的起搏点在胃底、大弯侧胃短血管附近。

(2)胃黏膜的分区与肉眼下的贲门区、胃体、胃窦区相一致。区别胃底和胃窦最简单的方法是用伊红染色看是否存在胃壁细胞。

1)贲门腺区是一个 0.5～4cm 的区域，上界为贲门，这些浅表腺分泌黏液。

2)胃底腺区占据胃的近侧 3/4，该区域的腺体中有四种细胞：①颈黏液细胞分泌碱性黏液厚达 1mm 覆盖在上皮表面，如此厚的黏液有利于食物通过，并且对黏膜有一定的保护作用。②主细胞衬贴于管状胃腺的下半部或下 1/3 的管壁上，产生胃蛋白酶原，胃蛋白酶原是胃蛋白酶的前体，有消化蛋白的作用。副交感节后纤维释放的乙酰酶胆碱、胃泌素以及促胰液素可刺激主细胞活动。③壁细胞广泛分布于胃底和胃体部，主要产生盐酸和内因子，该细胞的活动受胃泌素调节。内因子是回肠末端吸收维生素 B_{12} 的必需因子。④嗜银细胞在胃内散在分布，与 5-羟色胺等内分泌物的产生有关。

3)幽门腺区在胃窦部：①此处无壁细胞和主细胞。②G 细胞存在于该区，产生胃泌素，该细胞属胺前体摄取脱羧酶（APUD）内分泌细胞系统。胃泌素的作用是促使盐酸和胃蛋白酶原分泌。还可促使胃运动。十二指肠和近端小肠黏膜也产生少量胃泌素。

7.胃的生理

主要功能是贮存食物和消化食物。人类是唯一在禁食状态分泌盐酸的哺乳动物，因此，有人推测十二指肠溃疡病是一种文明病。引起胃壁细胞分泌胃酸的三个刺激时相为头相（通过视、嗅、味觉刺激中枢，迷走神经兴奋，释放乙酰胆碱，调节胃酸分泌）、胃相（由胃窦扩张和氨基酸刺激胃窦，使胃窦部 G 细胞分泌胃泌素调节）和肠相（酸性食糜和小肠的扩张通过胃肠释放的肽类物质和小肠释放的组胺调节）。

抑制胃酸分泌的机制有多种。来自胃的酸性食糜可刺激十二指肠壁产生促胰液素，从而抑制胃酸分泌和胃排空，同时增加胰液分泌，胰液中碳酸氢盐浓度和总体蛋白含量都增加。当胃腔内 pH 降至 1.5 以下时，生长抑素抑制胃窦释放胃泌素。迷走神经被阻断后，壁细胞对胃泌素刺激的反应就减小。

【十二指肠的解剖和生理】

来自 Vater 壶腹的胆汁和胰液以及来自胃的食糜汇集于十二指肠。

1.分部

十二指肠是小肠的第一段,分成四部。①第一部称冠部,又称球部,呈水平走向右侧,位于幽门远侧,长约5cm,后壁无腹膜遮盖。②第二部称降部,长约7cm,胆总管和胰管在其中部后内侧汇入。③第三部称横部,长约12cm,呈水平走向左侧,在第3腰椎左侧转称升部。④第四部称升部,长约2.5cm,向上向左走行,止于十二指肠空肠曲,该曲急剧向下向前向左转弯,移行为空肠。该曲有Treitz韧带悬吊固定。全部小肠的起搏点位于十二指肠降部。

2.副胰管

十二指肠降部有胆管和胰管汇入,小乳头在大乳头上方2cm,不易发现,唯一的标志是胃十二指肠动脉,该动脉的下方就是副胰管和小乳头。"water under thebridge"不仅用于描述子宫动脉与输尿管的关系,也用于描述胃十二指肠动脉与副胰管的关系。10%的人仅有副胰管,无主胰管。胃切除术中游离十二指肠时,应以该动脉为界,不要逾越该动脉。

3.血供

(1)动脉主要来自:①胃十二指肠动脉(源于肝总动脉),该动脉在十二指肠球部后方形成胰十二指肠上前动脉和胰十二指肠上后动脉;②胰十二指肠下动脉(源于肠系膜上动脉)的胰十二指肠下前动脉和胰十二指肠下后动脉,与胃十二指肠动脉的分支共同形成胰十二指肠动脉弓。

十二指肠后壁溃疡穿透十二指肠球后壁,该部位附近正好有胃十二指肠动脉,如果血管壁暴露于胃消化酶和酸之中,就可能被侵蚀而发生大出血。

(2)静脉:经胰十二指肠前、后静脉弓汇入门静脉和肠系膜上静脉。

4.组织学

与其他小肠相同。

十二指肠碳酸氢钠的产量是胃的6倍以上。碳酸氢钠能中和在十二指肠球部存在的所有氢离子,胰腺分泌的碳酸氢盐也在其中起部分作用。胃细胞产生一种黏多糖,黏附在胃黏膜表面。虽然胃腔pH可降至1.0,黏液内的pH极少降至7.0。

第二节　消化性溃疡

消化性溃疡主要指发生在胃或十二指肠球部的慢性溃疡。胃溃疡与十二指肠溃疡在病因和治疗上有诸多不同。

一、胃溃疡

【发病率】

胃溃疡(gastric ulcer,GU)多见于男性、年长者以及社会经济地位低下者。十二指肠溃疡(DU)的发病率与GU之比为2:1。

【病因】

GU的病因有多种,最关键的是胃黏膜屏障破坏。

1.胃黏膜屏障破坏

胆汁反流入胃可损害黏膜屏障,结果胃酸扩散入黏膜并损伤黏膜,这是 GU 形成的主要因素。药物(酒精、吲哚美辛和水杨酸类)可损害黏膜对氢离子的屏障作用,但还无证据表明这些物质可引起 GU。

2.幽门螺杆菌(H.pylori)感染

H.pylori 是慢性胃窦炎的主要病因。GU 大多数是在慢性胃窦炎的基础上发生的。90%～～95%DU 者的胃窦部有 H.Pylori,75%GU 者的胃窦部有 H.pyLori。H.Pylori 的特点是产生大量尿素酶,尿素酶水解尿素形成二氧化碳和氨,造成碱性微环境。H.Pylori 还产生毒素和炎性介质、增加胃泌素分泌。

3.胃排空延迟和病理性高胃酸分泌

大约 80%的胃溃疡患者胃酸分泌正常或降低。GU 者与正常人相比,其基础酸和刺激酸分泌均减少,血浆胃泌素水平比正常高一倍。Ⅱ型和Ⅲ型 GU 多有高酸分泌。

【分型】

Ⅰ型:大多数 GU 属Ⅰ型,位于胃体部角切迹附近,该区域抗酸能力弱,在组织学上是胃体壁细胞与胃窦 G 细胞相移行的区域。

Ⅱ型:继发于 DU 的 GU,溃疡紧靠幽门,恶变率小。

Ⅲ型:位于胃窦区,系非甾体类消炎药(NSAIDs)所致。与 GU 相比,Ⅲ型溃疡更接近 DU。

Ⅳ型:这种溃疡位置高,在小弯侧贲门附近。Ⅳ型溃疡与Ⅰ型溃疡有相似之处,但手术处理不同。

【诊断】

1.临床特点

①GU 高峰年龄在 40～60 岁,95%位于胃小弯。②一般表现是进食可缓解上腹烧灼痛,但不能很好缓解疼痛,餐后 0.5～1.5 小时后疼痛又发作,持续 1～2 小时。恶心、呕吐、上腹饱胀。③抗酸药物疗效不明显。④容易发生严重并发症(出血、穿孔、梗阻)。⑤约 5%的 GU 可发生恶变,25%的胃癌为溃疡型,GU、溃疡恶变和溃疡型癌三者的鉴别困难。

2.胃镜

多点活检或胃冲洗液细胞学检查可排除恶性病变。应强调当怀疑溃疡为恶性时,每次内镜检查都应对溃疡边缘取多处活检标本。即使最好的病理学家经过努力,仍会有许多假阴性。

3.上消化道钡透(GI)

是一种初步检查,70%的 GU 可通过 GI 诊断。

4.顽固性溃疡的诊断标准

①经 6～12 周内科治疗不愈;②愈合后症状又复发;③治疗中复发;④不能耐受服药。

【治疗】

1.内科治疗

GU 一般首选内科治疗,但溃疡完全愈合不足 50%。GU 短期内科治疗后,5 年复发率为

25％～60％,其中大多在 6 个月内复发。服用维持量(1/2 治疗量)质子泵阻滞剂或 H_2 受体拮抗剂可防止复发。即使有最好的医疗条件,GU 的不愈合率和复发率都是极高的。抗胆碱药物可以加重胃潴留,胃溃疡患者应避免使用。

(1)消灭 H.pyLori:常用铋剂加甲硝唑二联治疗,常用的铋剂是次水杨酸铋,也可加用阿莫西林或四环素三联治疗。治疗时间为 2 周～2 个月。

(2)质子泵阻滞剂:通过不可逆地阻断壁细胞的 H^+-K^+-ATP 酶,使基础胃酸和刺激胃酸降低,并抑制 H.pylori 生长。常用奥美拉唑(洛赛克)20～40mg 每日一次,该制剂治疗 GU 的效果不如 DU 好,服用时间宜长。

(3)组胺(H_2)受体拮抗剂:作用是减少基础胃酸和刺激胃酸分泌,对加速溃疡愈合有显著作用,尤其对高酸或正常酸者有效。雷尼替丁 150～300mg 每晚一次口服,或 50mg 每 8 小时一次静脉滴注。法莫替丁 40mg 每晚一次口服。

(4)胃黏膜细胞保护剂:如硫糖铝,该药与胃酸作用后变成稠厚的物质覆盖于胃黏膜表面,保护胃黏膜,促使溃疡愈合,并且可中和少量胃酸,副作用是便秘。米索前列醇是一种前列腺素 E 类似物,是细胞保护药物。

(5)避免酒精、吸烟以及阿司匹林等胃黏膜刺激剂的使用。

2.外科治疗

外科治疗 GU 的复发率极低,且术后并发症的发生率比 DU 术后少。

(1)手术适应证:①严重并发症(大出血、急性穿孔、瘢痕性幽门梗阻)者;②严格内科治疗6～10 周,内镜复查,溃疡不愈;③内科治疗溃疡愈合后,继续用药,溃疡又复发者;④胃十二指肠复合溃疡;⑤直径＞2.5cm 的巨大溃疡、45 岁以上的 GU 或疑有恶变。

(2)手术方式

1)半胃切除(切除胃远侧 50％～60％,切除溃疡)是一种经典的术式。有可能的话,胃肠重建首选 Billroth Ⅰ式,即胃十二指肠吻合术。如行胃十二指肠吻合有张力,可行 Billroth Ⅱ式胃肠重建,即残胃空肠吻合术。

2)迷走神经切断加胃窦切除可保留更多的胃,但术后 GU 复发率较高,主要适用于高胃酸分泌(Ⅱ型或Ⅲ型)GU。

(3)手术死亡率为 1％,复发率低于 1％。

二、十二指肠溃疡

【病因】

1.病理性高胃酸分泌

十二指肠溃疡(duodenal ulcer,DU)患者最显著的特点是脑相胃酸产量增加。胃泌素增多是产酸增多的原因之一。DU 患者的壁细胞对胃泌素的敏感性增加,少量的胃泌素即可使胃酸分泌达最大值。在某些患者,酸对胃泌素释放的反馈抑制作用障碍。

2.烟草、咖啡因、酒精和阿司匹林等物质

与 DU 发病率增高有关,但还无证据表明可引起 DU。此外,遗传(O 型血者,尤其是唾液中无血型物质的患者容易患 DU)和神经因素也与 DU 形成有关。

3.Zollinger-Ellison 综合征

一种由胰腺中胃泌素瘤所引起的顽固性 DU。

【部位】

DU 通常发生在胃窦与十二指肠黏膜的交界处。①最常发生在十二指肠球部,前后壁的发生率相等。②5% 的 DU 位于十二指肠远侧部,称为球后溃疡。球后溃疡小、多发,与 Zollinger-Ellison 综合征有一定关系。③幽门前溃疡和幽门管溃疡在解剖位置上属胃,但发生机制和治疗上与 DU 相同。这种溃疡容易发生梗阻,内科治疗难以奏效,往往需要手术处理。

【诊断】

1.临床特点

①DU 好发于青壮年,多见于 30 岁左右的男性。与 GU 相比,DU 平均发病年龄早 10 年。②上腹痛的特点是有明显节律性、周期性,表现为饥饿痛(餐后 3～4 小时)和夜间痛,特点是上腹部刺痛,后壁穿透性溃疡可放射到背部。进食或服止酸剂后立即缓解。随着病情发展,缓解的时间越来越短,患者常在深夜痛醒。好发季节为秋冬季。

2.上消化道钡透

当怀疑十二指肠溃疡时,首选该检查。但是,胃和十二指肠的表浅损害用这种检查方法难以发现。

3.内镜

上消化道内镜检查比钡餐检查更为可靠,且可分析 H.pylori。对病史典型而钡检阴性者可行胃镜检查。内镜是上消化道溃疡合并出血早期治疗最有效的工具。十二指肠腺癌的发生率很低,仅在十二指肠溃疡并有肿块时,才实施活检。

4.实验室检查

对术后复发性溃疡、内科治疗无效的患者以及疑有 Zollinger-Ellison 综合征的患者,应测定血胃泌素量,正常血胃泌素值低于 200pg/ml、大于 300pg/ml,应该怀疑 Zollinger-Ellison 综合征。此外,静脉注射促胰液素后 2、5、10、15、30、45 分钟测定血清胃泌素水平。Zollinger-Ellison 综合征患者血清胃泌素常升高超过基线 200pg/ml。这个试验特异性高,敏感性强。

5.难治性溃疡的诊断标准

①经 6～12 周内科治疗不愈(正规内科治疗三疗程溃疡仍不愈合);②愈合后症状又复发;③治疗中复发;④不能耐受服药。

【治疗】

1.内科治疗

首选 H_2 受体拮抗剂。质子泵阻滞剂主要适用于胃食管反流和 Zollinger-Ellison 综合征。

(1)避免用阿司匹林、咖啡因、酒精和烟草等物质,避免应激。

(2)H_2 受体拮抗剂:是治疗 DU 的主要药物之一。大多数 DU 治疗 4～6 周可痊愈,由于停药后复发率高,因此在溃疡愈合后仍需要用维持量。

(3)质子泵阻滞剂:治疗 DU 有特效。服药 2～3 天即可控制症状,4 周时溃疡愈合率达 90% 以上。

（4）止酸剂：可作为一种辅助措施来降低 pH、促使溃疡愈合。

（5）消灭 H.Pylori（见本章 GU 的内科治疗）。

2.外科治疗

（1）手术适应证：①严重并发症（急性穿孔、大出血、瘢痕性幽门梗阻）者；②难治性溃疡；③多年病史、频发、症重；④下列患者手术适应证要适当放宽：大溃疡、球部严重变形；过去有过穿孔史或反复多次大出血，而溃疡仍呈活动性。

（2）手术方式：手术方式有三种，目的是减少胃酸，多数手术着眼于消除迷走神经性胃酸分泌，或消除胃窦的胃泌素分泌，或二者兼顾。

1）迷走神经干切断加胃窦切除术，Billroth Ⅰ 式或 Ⅱ 式胃肠吻合术。远期溃疡复发率仅 2％，但 20％的患者可发生胃切除后综合征，特别是倾倒综合征和腹泻。

2）迷走神经干切断加引流术后复发率为 6％～7％。迷走神经干切断后，胃和幽门的运动发生障碍，形成功能性梗阻，因此需要行幽门成形术或胃空肠吻合术等引流手术。

3）高选择性迷走神经切断，又称壁细胞性迷走神经切断术，该术式仅切断迷走神经的胃支，且保留幽门区的"鸦爪"神经，因此不必行引流术。优点是术后并发症发生率不足 1％，死亡率低；缺点是远期复发率达 10％～15％。

第三节　消化性溃疡的外科并发症

（一）急性消化性溃疡穿孔

急性溃疡病穿孔是一种需要早期诊断，及时治疗的急腹症。急性溃疡病穿孔主要见于十二指肠前壁溃疡，GU 很少穿孔。偶尔，后壁 GU 可穿破入小网膜囊。GU 穿孔占溃疡病穿孔的 20％，但 GU 穿孔的死亡率达 13％～24％，因为 GU 穿孔的患者年龄大、内科合并症多。

【诊断】

1.典型症状

上腹部突然剧痛，随即遍及全腹，疼痛向肩部放射，伴恶心、呕吐。

2.体检所见

休克（心动过速）、腹部严重压痛、反跳痛，腹肌紧张如"板状"、肝浊音界缩小或消失、肠鸣音消失。直立位胸部 X 线检查示膈下游离气体。

【治疗】

溃疡穿孔患者，如不存在妨碍手术的其他疾病，应立即行剖腹探查。冲洗腹腔极为重要，避免术后腹腔脓肿形成。

1.单纯穿孔缝合修补术

①DU 穿孔一般主张行单纯穿孔缝合修补术，既简单又安全，常用大网膜作补片。Roscoe Graham 认为"对 DU 穿孔来说，医生的主要责任是拯救生命，逾越这一目的的任何操作都是徒劳的"。穿孔周围组织水肿时，应该用大网膜覆盖穿孔口，然后用单股线（单乔）缝合，避免缝

线切割组织,造成修补失败。②小弯高位溃疡和幽门前溃疡穿孔时间少于 6 小时,可在修补后行迷走神经干切断加幽门成形术。如果穿孔时间超过 6 小时,可单纯修补穿孔。③要注意的是,GU 穿孔术中一定要探查排除胃癌穿孔之可能,并切取部分溃疡送病理检查。

2.病因手术

①要求患者是病情平稳、早期穿孔、腹内感染不重和胃壁无明显水肿者。②GU 穿孔首选病因治疗,切除远侧胃大部分,并切除溃疡,因为胃穿孔的病例中 5%～22% 为胃癌。单纯修补术仅适用于手术风险大的患者,但一定要切取部分溃疡送病理检查。③对腹腔炎症轻的低危 DU 患者,尤其是难治性 DU、年龄＞45 岁者、穿孔大修补困难者,可同时行病因手术(参见本章消化性溃疡的手术治疗)。

3.溃疡穿孔患者手术的三大危险因素

主要脏器严重疾病、术前休克和穿孔时间＞24 小时。冲洗腹腔极为重要。

(二)消化性溃疡大出血

15%～20% 的溃疡病患者会发生出血,其中多数病例内科治疗可控制出血。大出血的定义是初始复苏输血制品 1500ml 以上生命体征仍不平稳者,或持续出血、24 小时输血超过 6 个单位者。消化性溃疡大出血是十二指肠后壁溃疡或小弯溃疡的主要并发症。

【诊断】

1.主要症状

急性大呕血或柏油样黑粪。休克症状取决于出血的量和速度。上腹轻压痛、肠音活跃。

2.内镜检查

可明确出血部位,出血 24 小时内检查阳性率为 70%～80%。

【治疗】

1.内科治疗

内科治疗不降低手术率和死亡率。措施有:①建立 2 个大口径的静脉通道,补充血容量、吸氧;②止血:垂体后叶素、止酸剂每小时胃管注入、西咪替丁、电凝、激光凝赢,75% 有效。③止血 12～24 小时,饥饿时可进食;查血细胞比容和凝血指标每日 2 次,监测有无出血。

2.内镜下止血

有些溃疡出血可通过内镜电凝止血或注射药物止血,但溃疡基底部的出血内镜止血不易奏效,多需手术处理。

3.手术

一般用来处理大出血。

(1)手术适应证:①出血多、猛,早期出现休克、血流动力学不稳定者;②经 12 小时需要输血 6 个或更多单位,才能维持血流动力学稳定者;③不久前曾发生过类似大出血;④内科治疗期间发生大出血;⑤＞60 岁的老年人或伴有动脉硬化症的溃疡出血;⑥伴瘢痕性幽门梗阻或急性穿孔或考虑有恶变者;⑦球部后壁溃疡或小弯溃疡(附近为大血管)。

(2)溃疡缝合结扎止血加迷走神经切断和幽门成形术:适用于 DU 出血,方法是纵行切开幽门前壁,缝合出血点;若出血仍无法控制,可解剖胃十二指肠动脉,结扎之;然后横行缝合幽门切口,此称幽门成形术或幽门增宽术;最后切断两侧迷走神经干。迷走神经干切断加胃窦切除术在重危患者也可选用。

(3)胃切除术:适用于Ⅰ型 GU 出血,要求同时切除溃疡。Ⅱ型和Ⅲ型 GU 出血的最佳处理是迷走神经切断加胃窦切除术。

(三)消化性溃疡瘢痕性幽门梗阻

大多是幽门前溃疡或幽门管溃疡瘢痕形成。急性溃疡反复发作瘢痕形成,导致胃流出道梗阻。慢性胃窦扩张维持胃泌素的释放,导致胃溃疡加重的恶性循环。瘢痕性幽门梗阻内科治疗效果差。

【诊断】

1.症状

突出的症状是呕吐。特点是于傍晚或下午吐出 1～2 日前宿食,酸臭、无血、不合.胆汁、量大(一次可达 1000～2000ml)。吐后自觉胃部舒适。此外,上腹有饱胀、沉重,进食后痛。以往为空腹痛、有规律。

2.体检

发现上腹膨隆、胃蠕动波(少见),可闻振水声。严重患者可有消瘦、脱水、营养不良。晚期有碱中毒抽搐。因盐酸大量丢失而发生低氯低钾代谢性碱中毒。

3.化验

贫血、低血氯、低血钠、低血钾、低血 HCO_3^- ,其中 Cl^- 丢失多于 Na^+ 丢失。

4.腹部 X 线片

大液平、胃大而下垂。

5.胃镜

排除新生物。

【治疗】

1.初步治疗

插胃管行胃肠减压 5～6 天,解除胃扩张。输生理盐水和氯化钾以及 H2 受体拮抗剂。营养不良者采用全胃肠外营养支持。

2.盐水负荷试验

经上述治疗 3 天后经胃管注入 750ml 生理盐水,30 分钟后若残留水＜200ml,提示胃排空正常;若残留水＞400ml,可先在内镜下行球囊扩张,失败者应手术处理。

3.手术方式

采用减少胃酸产生和解决胃排空的术式,如迷走神经干切断加胃窦切除或迷走神经干切断加引流术。

第四节　胃炎

一、急性弥漫性胃炎

许多刺激性物质可引起本病,尤其是阿司匹林和酒精。本病可发生出血,甚至大出血。去除刺激因素加止酸剂治疗有利于愈合。

二、应激性溃疡

【定义】

应激性溃疡(stress ulcer,SU)又称急性胃黏膜病变(AGML)、急性糜烂性胃炎或急性出血性胃炎。SU 是指机体在各类严重创伤(包括手术)、烧伤、休克、危重疾病等严重应激状态下,发生以胃为主的上消化道黏膜急性炎症、糜烂或溃疡,严重时可发生大出血或穿孔。此病可发生于 MODS,也可单独发生。因而预防 SU 是抢救重症患者的一个不可忽视的环节。

【病因】

多种疾病均可导致 SU 的发生,其中最常见的应激源有:①重型颅脑外伤(又称 Cushing 溃疡);②严重烧伤(又称 Curling 溃疡);③严重创伤及各种困难、复杂的大手术术后;④全身严重感染;⑤多脏器功能障碍综合征(MODS)和(或)多脏器功能衰竭(MOF);⑥休克、心、肺、脑复苏术后;⑦心脏血管意外;⑧严重心理应激,如精神创伤、过度紧张等。

【发病机制】

胃黏膜防御功能削弱与胃黏膜损伤因子作用相对增强,是 SU 发病的主要机制。

1.胃黏膜防御功能减低

在应激状态下黏膜局部发生的微循环障碍,黏膜屏障(碳酸氢盐)及上皮屏障功能降低。

2.胃酸分泌增加

在各种损伤因素中,胃酸在发病早期起到了重要作用,其他损伤因子尚有胃蛋白酶原分泌增多,以及在缺血情况下产生的各类炎性介质等。

3.神经内分泌失调

下丘脑、室旁核和边缘系统是对应激的整合中枢;甲状腺素释放激素(TRH)、5-羟色胺(5-HT)、儿茶酚胺等中枢介质可能参与并介导了 SU 的发生。

【临床表现】

1.临床特征

①原发病越重,SU 的发生率越高,病情越加风险,死亡率越高。②无明显的前驱症状(如胃痛、反酸等),主要临床表现为上消化道出血(呕血或黑粪)与失血性休克症状。对无显性出血的患者,胃液或粪便隐血试验阳性、不明原因血红蛋白浓度降低≥20g/L,应考虑有应激性溃疡伴出血的可能。③SU 发生穿孔时,可出现急腹症症状与体征。④SU 的发生大多集中在原发疾病产生的 3～5 天内,少数可延至 2 周。

2.内镜特点

①病变以胃体部最多,也可见于食管、十二指肠及空肠。②病变形态以多发性糜烂、浅溃疡为主,前者表现为多发性出血点或出血斑,溃疡深度可至黏膜下、固有肌层及浆膜层。

【诊断】

有应激病史、在原发病后 2 周内发生上消化道出血、穿孔等症状,病情允许时应立即做内镜检查,若有糜烂、溃疡等病变存在,SU 诊断即可成立。

【预防】

应激性溃疡重在预防,对高危患者应作为预防的重点,并做胃肠监护。

1.SU 高危人群

①高龄(年龄≥65 岁);②严重创伤(颅脑外伤、烧伤及胸、腹部复杂、困难大手术等);③合并休克或持续低血压;④严重全身感染;⑤并发 MODS、机械通气>3 天;⑥重度黄疸;⑦合并凝血机制障碍;⑧脏器移植术后;⑨长期应用免疫抑制剂与胃肠道外营养;⑩1 年内有溃疡病史。

2.积极处理原发病,消除应激原

抗感染、抗休克,防治颅内高压,保护心、脑、肾等重要器官功能。

3.监测

胃肠道监护,插入胃管,可定期定时检测胃液 pH 或做 24 小时胃内 pH 检测,并定期检测粪便隐血。

4.其他

对原溃疡史者,在重大手术的围手术期前可做胃镜检查,以明确有否合并溃疡。

5.有效地抑制和中和胃酸

对高危患者,可预防性地运用药物预防。

(1)抑酸药:①术前预防。对拟做重大手术的患者,估计术后有并发 SU 可能者,可在手术前一周内应用口服抑酸药或抗酸药,以提高胃内 pH。②对严重创伤、高危人群的预防。

常用药物:①质子泵阻滞剂(PPI),奥美拉唑 40mg,每日 1～2 次;②组胺受体阻滞剂,法莫替丁 20mg,每日 2 次;雷尼替丁 150mg,每日 2 次,西咪替丁 400mg,每日 2 次。

(2)抗酸药:氢氧化铝、铝碳酸镁、5％碳酸氢钠溶液等,可从胃管内注入,使胃内 pH≥4。

(3)黏膜保护剂:硫糖铝、前列腺素 E 等,用药时间不少于 2 周。

6.支持疗法

(1)若病情许可,鼓励早期进食,以中和胃酸,增强胃肠黏膜屏障功能。

(2)若有低蛋白血症、电解质和酸碱平衡紊乱时,应及时补充与调整。

【治疗】

一旦发现呕血或黑粪等消化道出血症状,提示 SU 已发生,此时除继续治疗原发病外,还必须立即采取各种止血措施及治疗应激性溃疡。

1.积极抗休克

立即输血补液,维持正常的血液循环。

2.迅速提高胃内 pH

要求胃液 pH≥6,以促进血小板聚集和防止血栓溶解,创造胃内止血必要的条件。

(1)推荐用 PPI 针剂:奥美拉唑,首剂 80mg,以后 40mg,每 8 小时 1 次维持。

(2)H$_2$ 阻滞剂针剂:法莫替丁(40mg),西咪替丁(800mg)静脉滴注,每日 2 次。

(3)胃内灌注碱性药物(如氢氧化铝等),使胃液 pH≥6。

(4)条件许可,也可考虑使用生长抑素类药物。奥曲肽 0.1mg 皮下注射,每日 3 次。

3.控制感染

对存在烧伤等合并有细菌感染者,为防止菌群移位,应加强黏膜保护剂和抗生素的应用。

4.纠正凝血机制缺陷

对合并有凝血机制障碍的患者,可输注血小板悬液、凝血酶原复合物等,以及其他促进凝血的药物。

5.内镜和介入止血

药物治疗后,仍不能控制病情者,若病情许可,应立即做紧急胃镜检查,以明确诊断,并可在内镜下做止血治疗。

6.手术止血

经药物和内镜介入治疗,仍不能有效止血者,为抢救患者的生命,在情况许可下,也可考虑外科手术治疗,常用术式是选择性迷走神经切断加胃窦切除或次全胃切除,并行局部止血。溃疡穿孔者也需手术,可行次全胃切除或加十二指肠穿孔处缝合,同时充分引流腹腔内感染性液体。

7.后继处理

在出血停止后,应继续应用抗溃疡药物,直至溃疡愈合。推荐使用的药物有 PPI、Hz 阻滞剂等,疗程为 4～6 周。

三、慢性胃炎(萎缩性胃炎)

病理表现是腺管萎缩和固有层炎细胞浸润,并可有肠上皮化生。慢性胃炎有两种类型,这两种胃炎的胃癌发生率都较高。

1.A 型胃炎

又称慢性胃体炎,为自身免疫病。病变在胃体和胃底部,呈弥漫性,不累及胃窦。血清胃泌素高,血清中有壁细胞抗体。胃酸分泌明显低下或缺乏,维生素 B$_{12}$ 的吸收发生障碍,最终导致恶性贫血。20％的患者伴甲状腺炎、Addison 病或白斑病。

2.B 型胃炎

又称慢性胃窦炎,比较常见,可与 DU 或 GU 伴发。本病 90％由 H.pylori 感染引起,少数与胆汁反流、NSAID 药物、吸烟或酒癖有关。其发病率随年龄增高,血中无壁细胞抗体,胃酸分泌稍降低。

第五节　胃和十二指肠的后天性梗阻性疾病

一、肠系膜上动脉综合征

本病是十二指肠第三部被肠系膜上动脉压迫致梗阻，主要见于青年消瘦的女子。肠系膜上动脉综合征的易发因素还有腹膜后脂肪少、长期卧床不起和压迫（如躯干部石膏固定），因此本综合征又称躯干石膏筒综合征。

【解剖】

肠系膜上动脉在第 1 腰椎水平起自腹主动脉，距腹腔干 1.25cm，肠系膜上动脉与腹主动脉夹角为 30°～41°，主动脉—肠系膜距离为 10cm。严重肠系膜上动脉综合征患者的夹角仅有 8°，主动脉-肠系膜距离仅为 3.3cm。

【诊断】

1.临床表现

主要是十二指肠梗阻症状，包括严重的恶心、呕吐、腹胀、餐后上腹疼痛和体重下降。患者采取膝胸卧位、左侧卧位或偶尔俯卧位时症状可缓解。

2.造影所见

上消化道钡餐和低张十二指肠造影有助于诊断。

【治疗】

1.内科治疗

方法是去除所有易患因素，如石膏筒、腰带和仰卧体位。增加体重也可使症状缓解（肠膜上动脉与腹主动脉夹角因脂肪增多时夹角变大）。全肠外营养有助症状缓解。

2.外科治疗

方法有 Treitz 韧带松解术，可使十二指肠从肠系膜上动脉下方松解下来。此外还可行短路手术。

二、胃扭转

罕见。扭转可为阵发性，其原因是胃的支持韧带松弛所致。本病常伴有膈疝。治疗原则是复位加胃固定。

【分型】

1.器官轴向扭转

即沿贲幽门连线发生的扭转。

2.网膜轴向扭转

即沿贲幽门连线的垂直线发生的扭转。

3.其他

兼有器官轴向扭转和网膜轴向扭转。

三、幽门梗阻

幽门梗阻参见胃十二指肠溃疡并发症。

第六节 胃和十二指肠的其他疾病

一、十二指肠憩室

十二指肠憩室比较常见,10%～20%的上消化道钡餐检查可见到这种病变,90%无症状,因并发症手术者<5%。70%左右的十二指肠憩室位于十二指肠降部内侧壁,特别好发于十二指肠乳头附近(壶腹区),壶腹区憩室可引起胆管炎、胰腺炎和胆总管结石反复发作。十二指肠憩室属压出性憩室。本病在 40 岁后发生率上升,女性多见。可并发严重出血或穿孔。若无并发症,则不必治疗。

【手术要点】

1.确认壶腹

切开十二指肠后,可通过扪诊或直视确认壶腹部。辨认有困难时,应果断切开胆总管,置入探子或导管,帮助确认。然后才开始分离切除憩室。

2.憩室切除的方法

有两种方法。一种是将憩室内翻,然后切除之,缝闭缺损。另一种是不切开十二指肠壁,从胃管内注气使憩室膨出,将憩室从胰腺和十二指肠后方分离,切除之。后者比前者发生胰腺炎的可能性大。

3.十二指肠憩室穿孔的处理

炎症穿孔或胆总管探查时探子进入十二指肠都可能造成穿孔。十二指肠憩室穿孔若不能及时妥善处理常常致命。妥善处理方法是行 BillorthⅡ式胃肠吻合和胆管切断、胆管空肠端侧Roux-en-Y 吻合术,穿孔周围放置引流。术中发现的憩室穿孔可行修补术。

二、Mallory-Weiss 撕裂

这是反复剧烈呕吐所致的胃食管连接处黏膜线样撕裂,一般位于小弯侧高位,占上消化道出血病例的 15%,偶有大出血。死亡率约 3%～4%,主要见于酒精性门静脉高压患者呕吐后。诊断依靠内镜检查。一般通过内镜电凝、注射肾上腺素、套扎或钛夹可以止血。约 10%的患者需要手术止血,手术方法是用 2-0 丝线深缝撕裂的黏膜。

三、胃石

毛发在胃内聚积成团称毛粪石,植物在胃内聚积成团称植物粪石,两种成分兼有者称植物毛粪石。一般需要行手术取石。

1.好发人群

毛粪石主要见于有神经质的年轻女性。植物粪石见于胃部分切除后的患者,老年人居多。

2.临床表现

症状有恶心、呕吐、消瘦和腹痛。并发症有梗阻和溃疡。

3.治疗

一般需要行手术取石,但也有用酶溶解法成功的报道。

四、Menetrier 病

Menetrier 病又称胃黏膜巨大皱襞症、肥厚性胃炎或低蛋白性肥厚性胃病。本病病因不详,可能与儿童巨细胞病毒感染或成人幽门螺杆菌感染有关。本病是一种罕见的后天性癌前期病变,胃底和胃体黏膜皱襞肥厚呈脑回状或鹅卵石状外观,胃窦黏膜一般正常。

1.本病的特征

①X 线示胃黏膜肥厚,特点是黏膜皱褶巨大,但胃窦黏膜正常。黏液细胞数增多,壁细胞和主细胞数减少。②胃黏液高度分泌,铬-标记白蛋白试验提示胃液中含大量白蛋白,24 小时 pH 测定示低胃酸或无胃酸。③症状有上腹痛、恶性、呕吐、食欲减退、外周水肿和消瘦。全身低蛋白血症。

2.治疗

无特效治疗,可以用抗胆碱、止酸、生长抑素和清除幽门螺杆菌的药物。低蛋白血症严重或恶变时,应行胃部分切除或全胃切除术。

五、胃 Dieulafoy 病

本病是胃黏膜下存在异常扩张(1~3mm)迂曲的动脉,其表面的黏膜被腐蚀后发生出血。病灶一般位于距胃食管交界 6~10cm 的范围内,最常见于贲门附近的胃底区。男女发病之比为 2:1,发病高峰年龄为 40~50 岁。

1.典型表现

突然大量呕血,无痛,伴休克,可反复发作。

2.内镜检查

80%可通过胃镜检查明确诊断。由于出血为间歇性,因此,有时需要多次胃镜检查才能明确诊断。胃镜的优点是还可以进行电凝、激光凝固、硬化剂注射、套扎或上血管夹等止血处理。

3.动脉造影

若胃镜未能发现病灶,可做血管造影检查。胃 Dieulafoy 病的血管造影所见是胃左动脉分布区扩张迂曲的动脉,伴造影剂外溢,此时,可做血管栓塞治疗。

4.外科处理

仅当上述治疗失败时才考虑手术治疗,手术的方法有病灶局部切除或缝扎。手术的难点是病灶定位。对非活动性出血的病灶,可要求内镜医生在病灶处注射染料标记。

六、胃静脉曲张

Sarin 将胃静脉曲张分为两类,食管胃底静脉曲张和单纯胃静脉曲张。单纯胃静脉曲张又分为1型和2型。1型胃静脉曲张位于胃底部,2型胃静脉曲张位于胃的其他部位。

【发病机制】

(1)弥漫性门静脉高压时,增高的门静脉压力通过胃左静脉传递引起食管静脉曲张;通过胃短静脉和胃后静脉传递引起胃底和贲门周围静脉丛曲张。

(2)脾静脉栓塞后的左侧区门静脉高压(sinistral hypertension)。单纯胃静脉曲张多继发于脾静脉栓塞。脾静脉的血流通过胃短静脉和胃后静脉逆流至曲张的静脉丛,然后通过胃左静脉流入门静脉。通过胃网膜静脉到肠系膜上静脉的这种左向右逆流与胃的其他部位的静脉曲张有关。

【治疗】

(1)脾静脉栓塞后的胃静脉曲张的治疗方法是脾切除。大多数胃静脉曲张出血的患者都伴有弥漫性门静脉高压症,手术前应该做腹部超声检查了解脾静脉是否存在栓塞。

(2)弥漫性门静脉高压症所引起的胃静脉曲张出血的处理同食管静脉曲张。患者应该先进行容量复苏,纠正凝血异常。用三腔二囊管压迫止血,内镜明确诊断和内镜套扎或硬化治疗。

第七节　胃十二指肠溃疡的手术要点

一、一般手术要点

1.术前准备

幽门梗阻者,术前要用温盐水洗胃,减轻黏膜水肿,防止吻合口漏。伴贫血或水、电解质紊乱者,应在术前纠正之。

2.避免损伤"肝门三管"

在游离幽门上方时,切忌大块钳夹切断。当十二指肠球部溃疡与肝十二指肠韧带粘连紧密时,应当机立断,选用溃疡旷置术。千万不要强行分离,以免分破肠壁或损伤胆管、胰管。

3.避免十二指肠残端漏

(1)十二指肠残端勿游离过多,特别是十二指肠对系膜缘不能游离太多,以免边缘部分发生缺血、坏死和瘘。在没有愈合把握时,可在十二指肠残端内置一导管做减压引流。

(2)十二指肠残端勿游离太少,要求缝闭没有张力,必要时再游离一点。

(3)BillrothⅡ式重建时要注意保留胃十二指肠动脉,保证十二指肠的血供。

(4)十二指肠切端组织水肿明显时,不要用闭合器闭合,最好用单股可吸收线缝合。一旦发生十二指肠残端漏,应该及时引流。

4.避免术中出血

①游离胃小弯时应注意副肝左动脉,要保护此动脉,切断胃左动脉的胃支。②游离胃大小弯时,动脉应先结扎后切断,以免结扎线松脱、血管回缩、引起大出血。③左上腹的拉钩应防止撕裂脾脏。BillrothⅡ式重建时,残胃的血供来自胃短动脉,此时,更要注意脾脏的保护。因为少数患者在脾切除后,会发生残胃血供不足。此时,唯一的选择是全胃切除,食管-空肠吻合。

5.胃切除的量

尽可能切除溃疡,切除远端50%～60%的胃。胃的远切除线一般应超过并贴近幽门静脉。若在此切除线难以切除溃疡时,可保留2～3cm胃窦旷置溃疡,但必须剥去全部胃窦黏膜,不许残留。

6.防止术后胃出血

用线形闭合器、"8"字缝合或"U"字扣式缝闭胃断端小弯侧。在胃肠吻合前,常规缝合结扎胃断端大弯侧黏膜下血管。

7.Billroth Ⅰ 式优先

对 GU,在吻合无张力的情况下(必要时 Kocher 手法游离十二指肠和胰头),尽可能行 Billroth Ⅰ 式胃肠吻合。对 DU,一般选结肠后空肠输入段对小弯的半口 Billroth Ⅱ 式吻合 (Hofmeister)法。Treitz 韧带位于胃断端左下方时,则以输入段对大弯的吻合为宜。

8.避免胃-回肠吻合

Treitz 韧带位于脊柱左侧,回盲部位于脊柱右侧。正确方法是左手提起横结肠,右手沿其系膜根部向脊柱左侧滑去,右手食指即可钩起固定的 Treitz 韧带和空肠起始段,空、回肠特征的区别参见第二十章第一节。

9.防止术后空肠输入襻梗阻

(1)Billroth Ⅱ 式胃肠吻合时,空肠输入襻太短或太长都可致输入襻成角发生机械性梗阻。空肠输入襻梗阻后所形成的输入襻高压还可造成十二指肠残端破裂。

(2)结肠后胃肠吻合时,输入襻的长度一般应在 8～10cm。在前壁胃肠吻合完毕前,将胃管放入空肠输入襻,有利于引流输入襻,缓解输入襻压力。

(3)结肠前胃空肠吻合时,要尽可能地将横结肠放在胃空肠吻合口的右侧,如此可以缩短空肠输入襻的长度。

(4)胃排空的基础是胃的动力功能,不是液体的压力梯度。只要吻合口没有扭曲、成角、输入襻或输出襻受压,结肠前吻合抑或结肠后吻合,近端对大弯抑或远端对大弯,都不重要。

10.横结肠系膜打孔

横结肠系膜打孔,先将横结肠系膜固定在吻合口上方 2cm 的胃后壁上,千万不能固定在空肠上,以免压迫肠管梗阻。然后行结肠后胃肠吻合,黏膜对黏膜的单层吻合是保证吻合口质量的前提。吻合口的大小一般应掌握在直径 2.5cm 为宜,避免发生吻合口狭窄。

11.注意缝合

注意两个"危险角"的缝合、保证吻合部胃肠血供良好、吻合口无张力是防止术后胃肠吻合口破裂的要点。

12.术后观察事项

主要观察每日的引流情况和患者的临床过程。术后 1 周胃肠引流量多时,应该行上消化道泛影葡胺造影。

13.术后并发症

吻合口漏伴脓肿形成;腹膜炎;胃出血;吻合口出血;吻合口漏;梗阻(吻合口梗阻或功能性梗阻);胃排空延迟;再出血或溃疡复发;吻合口狭窄(远期)。

二、难以处理的十二指肠溃疡手术

1.十二指肠后壁溃疡与胰腺间形成致密瘢痕时的游离

此时须用手术刀解剖分离,不用剪刀。切开致密瘢痕时一般不会出血,要保持分离面靠近十二指肠后壁,避免伤及胰腺。如此分离常在溃疡部位进入十二指肠腔,此时可自溃疡处向幽门方向切开扩大这一破口,将左手食指伸入十二指肠作引导,对溃疡周围继续进行分离。切勿切除溃疡基底部。如果解剖顺利,可见到十二指肠后壁的正常外观。若溃疡切开后,进一步切除溃疡尾侧有困难,可终止解剖,改行 Nissen 十二指肠残端关闭术。若十二指肠后壁溃疡累及肝十二指肠韧带,一般不宜强行解剖。可将胆总管切开后,插入 Baker 探子作导向,然后解剖溃疡。

2.Nissen 法缝闭十二指肠残端

先用细丝线将十二指肠前壁和前外侧壁与溃疡尾侧缘行间断缝合,再将十二指肠前壁浆肌层与溃疡头侧边缘间断缝合,以覆盖溃疡面,使溃疡置于胃肠道外。缝合时十二指肠前壁应血供好、足够长,以保证吻合时无张力。

3.预防十二指肠残端

漏对十二指肠残端缝闭不满意,估计不易愈合者,可行十二指肠造瘘术。造瘘管可经残端引出,也可在十二指肠侧壁戳孔引出。

三、高选择性迷走神经切断(近侧迷走神经切断术)

1.术野显露

用框架拉钩,使食管下段区域得到良好显露。

2.迷走神经干的显露

剪开食管腹段前面的腹膜,用"花生米"钝性游离食管前面及两侧。用右手食指从食管左侧伸至食管后方,由于迷走神经右干位于食管右侧 2cm 处,因此右手食指应在右膈脚与食管右壁之间并紧贴右膈脚伸出,如此右食指包绕两条迷走神经干及食管。通常右干比左干粗大。分出左干和右干后,套线牵引之。

3.保留"鸦爪"支

术者左手食指和中指从肝胃韧带的无血管区穿入小网膜囊,绷紧小弯,可见到位于胃小弯附近的 Latarj et 神经前支,注意保留支配胃窦远侧 6～7cm 的幽门区的"鸦爪"支。将"鸦爪"支头侧分布至胃壁的神经分支与其伴行血管一一结扎、切断,直至左迷走神经主干。注意不要损伤 Latarj et 神经主干,血管钳要紧靠胃壁侧,并特别注意勿撕裂血管,因为血管出血所造成的血肿影响进一步的操作。此时可进一步解剖 Latarjet 神经后支,保护"鸦爪"支。同样向头侧分离直至右迷走神经主干。

4.防止胃小弯坏死

迷走神经切断后胃小弯的分离面应腹膜化,防止胃小弯坏死造成漏。

第八节　溃疡病手术后专有并发症

胃切除后或迷走神经切断后,特别是幽门切除后,胃排空的精细调控机制受损。此外,不同的胃肠重建术式,会造成不同的胃切除术后综合征,Billroth Ⅱ式容易发生十二指肠或空肠梗阻、十二指肠分泌液向胃内反流;Roux-en-Y 吻合的失功能肠襻内细菌容易过度繁殖。评估胃的排空和运动能力的方法有上消化道造影检查和内镜检查。放射性核素示踪连续成像能更好地判断胃排空的能力。

一、早期并发症

1.吻合口出血

绝大多数可通过禁食、止血剂和输血、输液等保守治疗而停止;仅当短期内出血>500ml/h,保守治疗无效或出现循环不稳者,才考虑手术止血。

2.缝合口破裂

包括十二指肠残端破裂或胃肠吻合口破裂两种。临床表现犹如溃疡病急性穿孔。治疗措施是立即手术引流十二指肠残端或修补胃肠吻合口。术后纠正水、电解质紊乱,营养支持,抗感染。

3.梗阻

分为输入襻梗阻、输出襻梗阻或吻合口梗阻三种。①输入襻综合征见于 Billroth Ⅱ 手术后,分为急性梗阻和慢性梗阻两种。急性梗阻多见于结肠前吻合或由于输入襻过长,在术后早期出现扭转、套叠或内疝,这是一种闭襻性肠梗阻。表现为突然上腹剧痛、发热、心率快、恶心、呕吐。如输入襻有缺血,可发生血淀粉酶升高和休克,临床表现酷似急性胰腺炎。输入襻慢性不全性梗阻的原因是输入襻扭曲成角,表现为餐后腹胀、腹痛和恶心,呕吐呈喷射性,呕吐后症状即缓解,吐出大量胆汁性波,不含食物。胃镜不能进入输入襻,CT 示输入襻扩张,口服造影剂不能进入输入襻。②输出襻梗阻呕吐物为含胆汁的食物。③吻合口梗阻,呕吐食物,不合胆汁。

除急性输入襻梗阻应急诊手术外,其他梗阻可先行保守治疗,保守治疗无效者应再次手术。输入襻不全梗阻一般把 Billroth Ⅱ 改成 Rou x-en-Y 吻合引流输入襻。

4.胃排空障碍

胃排空延迟的原因还不清楚。核素示踪研究发现,50%以上的 Roux-en-Y 胃空肠吻合患者有胃排空障碍,但是仅半数患者有症状,且大多数随时间推移而改善。可以用氯贝胆碱或甲氧氯普胺(灭吐灵)治疗。

二、进食后并发症

进食后并发症主要是倾倒综合征与低血糖综合征(晚期倾倒)。症状明显者占 5%。

【病因】

1.倾倒综合征

系高渗食糜涌入小肠,因食物中含有大量的单糖或多糖物质(如奶制品),使小肠内消化液积聚,结果空肠扩张、循环血量骤减。然而,液体迁移并不能解释与倾倒综合征相关的所有症状。5-羟色胺、神经降压素、组胺、胰高糖素、血管活性肠肽和激肽等激素物质的释放,被认为是产生这些症状的原因。生长抑素类似物阻断这些激素物质的作用,有益于症状改善。倾倒综合征的发生率与胃切除的量成正比。

2.低血糖综合征

原因是血胰岛素和血糖水平的快速变化。系食物过快地进入空肠,葡萄糖过快吸收,刺激胰岛素过度分泌,发生反应性低血糖,在临床上远比倾倒综合征少见。

【诊断】

1.症状

心血管症状(剑突下不适,心悸、乏力、出虚汗、头晕)和胃肠道症状(恶心、呕吐以至虚脱,肠鸣和腹泻)。倾倒综合征的症状多发生在餐后 5～45 分钟,特别是进甜的流质后;低血糖综合征的症状多发生在餐后 2～3 小时,不伴有肠鸣或腹泻。多数患者在半年到一年内能逐渐自愈。

2.体征

心动过速和血压上升。

【治疗】

1.内科治疗

①避免高糖饮食和高渗流质;②每餐进食一些脂肪以减慢胃排空是最好的办法;③进流食后平卧 30～60 分钟;④饭前 20 分钟口服 β 受体阻滞剂(盐酸普萘洛尔 10～20mg),约 50% 的患者有效;⑤晚期倾倒综合征的非手术疗法包括餐后 2 小时进少量食物来缓解症状。

2.外科治疗

极少数患者应做手术。目的是减慢胃排空,方法是缩小胃肠吻合口或在胃空肠之间间置一段 10cm 长的逆蠕动空肠襻,或把原吻合改成 Roux-en-Y 吻合。低血糖综合征一般不必手术治疗。

三、远并发症

常见的有碱性反流性胃炎、营养不良、残胃癌、吻合口溃疡和溃疡复发。

(一)碱性反流性胃炎

碱性反流性胃炎是胃切除后最常见的并发症,占胃切除者的 25%,原因是幽门功能丧失、碱性胆汁和胰液反流入胃内。多见于 Billroth Ⅱ 手术后。

1.临床表现

与慢性输入襻梗阻的临床表现相似。碱性反流性胃炎三联征:①剑突下持续烧灼痛,进食后加重,抗酸剂无效;②胆汁性呕吐,呕吐后疼痛依旧;③体重减轻、虚弱。

2.内镜检查

提示胃炎(黏膜水肿、胆汁染色、萎缩和红肿),并且可见胆汁反流入胃。胃黏膜活检示炎性变化,黏膜下血管呈螺旋状。

3.治疗

内科治疗不满意。外科方法是将 Billroth Ⅰ式或Ⅱ式胃肠吻合改为 Roux-en-Y 吻合,要求胃支空肠 40cm。如果前次术式是迷走神经干切断加幽门成形术,改做 Roux-en-Y 吻合时应同时加做远侧半胃切除术。80% 的患者 Roux-en-Y 术后症状可缓解,但也有人出现胃排空延缓,称为 Roux-en-Y 术后滞留综合征。

(二)吸收障碍和营养不良

最常见的是巨细胞贫血(维生素 B_{12} 或叶酸缺乏)和小细胞贫血。

1.发病机制

胃容量减少、胃炎、食管炎影响摄入,胃排空过快和肠道通过过快。

2.主要表现

贫血、消瘦、乏力等,其严重程度与胃切除的量成正比。可出现钙代谢失调、骨质疏松和骨软化、缺铁性贫血(铁主要在十二指肠吸收)、巨细胞性贫血(内因子缺乏)。

3.治疗

缺铁性贫血口服硫酸亚铁很有效。

(三)残胃癌

胃切除后是否易发生残胃癌还有争论。诊断依靠 X 线和胃镜检查。应再次手术根治切除。

(四)迷走神经切断后腹泻

50%的患者为轻泻,随时间推移,症状会改善或消失。少数患者(<1%)腹泻很重,不随时间而减缓。迷走神经切断术后腹泻的病理生理不完全清楚。抗腹泻药物有效,如可待因、地芬诺酯(苯乙哌啶)或洛派丁胺(易蒙停)。

(五)盲襻综合征

在 Billroth Ⅱ 式比 Roux-en-Y 术后更多见。原因是无食糜通过的肠段有大量的细菌繁殖,干扰叶酸和维生素 B_{12} 的代谢。维生素 B12 缺乏可导致巨细胞性贫血。细菌过量繁殖可引起胆盐分解,导致脂肪痢,患者常有腹泻、体重减轻、虚弱和贫血。根本治疗是将原术式改为 Billroth Ⅰ 式胃肠吻合。

(六)溃疡复发

任何种类的手术都有一定的复发率。复发率最低的术式是全胃切除术,但是术后早期和晚期并发症发生率高,极少采用。另一种复发率很低的术式是迷走神经干切断加胃窦切除术(1%～2%),但术后倾倒综合征和输入/输出襻综合征发生率增加,高选择性迷走神经切断的患者复发率最高(约 12%)。常见溃疡病复发的原因是迷走神经切除不完全,如遗漏 Grassi 罪犯神经。

第九节　胃肿瘤

胃肿瘤中 90%～95% 是恶性肿瘤,恶性肿瘤中 95% 是腺癌,淋巴瘤和平滑肌肉瘤都很罕见。

一、胃癌

就目前来说,胃下部胃癌仍然是最常见的胃癌。然而,在全世界范围内远端胃癌的发病率在下降,食管胃底交界 ix(AEG)癌的发病率在攀升。

【病理组织类型】

1.WHO 分类

乳头状腺癌、管状腺癌、低分化腺癌、黏液腺癌、印戒细胞癌、未分化癌和特殊型癌。

2.芬兰 Lauren 分类

①肠型胃癌,分化好,局限生长;有类似结肠癌样的颗粒状结构,有弥漫性炎性细胞浸润和肠上皮化生。②弥漫型胃癌,分化差,浸润生长;有小的、均一的细胞呈细小簇状排列,在黏膜下扩散范围广,有炎性细胞浸润,预后差。二者的比较见表 6-1。③其他型。

3.Ming 分类

膨胀型和浸润型。

表 6-1　胃癌的 Lauren 分类

肠型	弥漫型
环境性	家族性
胃萎缩,肠上皮化生	A 型血
男性＞女性	女性＞男性
发病率随年龄增加	年龄较轻
有腺体结构	分化差,印戒细胞
血道播散	透壁/淋巴道播撒
微卫星不稳,APC 基因突变	E-cadherin 减少
p53,p16 失活	p53,p16 失活

【进展期胃癌的 Borrmann 肉眼分型】

1.肿块型

呈菜花状突入胃腔,表面溃疡。生长慢,向深部浸润、转移晚。此型最少见,预后佳。

2.溃疡限局型

溃疡缘略隆起、中央凹陷,溃疡缘与正常胃黏膜分界清,易发生穿孔、出血,易向深部侵入淋巴管。此型最常见。

3.溃疡浸润型

向周围浸润,边缘与正常胃黏膜分界不清。此型常见。

4.弥漫浸润型

又称皮革型,肿瘤在黏膜下广泛浸润,累及胃全部或大部。胃缩小、变硬,如皮革状。分化差、转移早。

【诊断】

1.症状

有上腹饱胀、疼痛规律改变、畏食和消瘦,贲门部胃癌可有吞咽困难。

2.体征

几乎存在于所有患者都有"胃癌三联征"：胃酸缺乏、粪便隐血和贫血。50％的患者可扪及腹部肿物。

肝转移时有肝肿大，腹膜种植可发生腹水，卵巢转移出现 Krukenburg 瘤，盆腔直肠膀胱窝种植出现 Bloomer 征。

3.确诊检查手段

诊断靠上消化道钡餐检查和上消化道内镜检查加活检。由于纤维内镜对病变的定位不如 X 线钡餐精确，对内镜诊断的小弯部的大病灶和小弯垂直部的病灶，术前一定要加做 X 线钡餐检查，以便设计手术方案。

内镜超声（EUS）可进一步明确肿瘤侵犯深度，CT 可进一步了解周围脏器的侵犯与否，PET、CT 和 CXR 可了解远处转移。无论 CT、MRI 或 EUS 都不能明确反映淋巴结转移情况。

腹腔镜和腹腔镜超声可了解腹膜种植情况和肝脏内的微小转移灶。

4.鉴别诊断

胃癌与胃溃疡、胃霉菌性溃疡以及淋巴瘤术前鉴别时有困难，对术前无胃癌病理依据者，术中务必取活检，在诊断明确后再确定术式。

【胃癌的 TNM 分期】

1.肿瘤淋巴结和转移（TNM）分类法

见表 6-2。

表 6-2　胃癌的 TNM 分类法

（1）原发瘤（T）	
Tx	原发瘤无法评估
T0	无原发瘤证据
Tis	原位癌：上皮内瘤，未浸润固有层
T1	浸润至固有层（M）或黏膜下（SM）
T2	浸润至肌层（MP）或浆膜下（SS）
T3	穿透浆膜，未侵及邻近结构（SE）
T4	侵及邻近结构或腔内扩展至食管、十二指肠（SI）
（2）局部淋巴结（N）	
Nx	区域淋巴结无法评估
N0	无区域淋巴结转移
N1	1～6 枚区域淋巴结转移
N2	7～15 枚区域淋巴结转移
N3	＞15 枚区域淋巴结转移
（3）远处转移（M）	

Mx	远处转移无法评估
M0	无远处转移
M1	有远处转移,包括肝转移（Hl）、腹膜转移（Pl）或腹腔灌洗液脱落细胞阳性（Cy1）
（4）手术结果（R）	
D0	未完全清除第一站淋巴结
D1	清除了全部第一站淋巴结
D2	清除了全部第二站淋巴结
D3	清除了全部第三站淋巴结
R0	无肿瘤残留
R1	镜下有肿瘤残留
R2	肉眼有肿瘤残留

2.胃癌的淋巴结分组和分站

日本胃癌协会将胃癌的引流淋巴结分为 16 组,有依据胃癌位置的不同将淋巴结分为三站。

AEG 是指以贲门为中心的 5cm 区域。AEG 1 型癌（远端食管腺癌,源于 Barrett 食管肠上皮化生）的淋巴回流分别人纵隔淋巴结和 9 组,而 AEG 2 型（贲门癌）和 3 型（贲门下胃癌）回流入 7 组、9 组、11 组、10 组和 16 组。

【治疗】

胃癌一经确诊,应尽早采取手术为主的综合治疗。

1.理想的胃癌根治术

应符合四个条件:无远处转移、切端无癌残留（三维安全切缘——两切端和肿瘤床）、清除足够的淋巴结（D＞N）和整块切除。

2.胃癌根治术式选择

根据肿瘤的部位、生长方式及淋巴转移位置而定。一般来讲,对弥漫型癌,切端应距肿瘤上下缘 5cm 以上,大多需要行全胃切除术;对"肠上皮型"癌,距肿瘤缘 3cm 已足够。

3.淋巴结清除

胃癌淋巴结的清扫（D）分为三级:D＞N（A 级）、D ＝ N（B 级）和 D＜N（C 级）。关于淋巴结清除的程度,长期存在有争议。一般认为,对 Ⅱ、Ⅲ 期胃癌（即有早期淋巴转移）,应该清除到第 2 站,即取 D_2 式。D_2 淋巴清扫即清除第 1 和第 2 站淋巴结口淋巴转移超出第 2 站者被认为是远处转移。对未超出黏膜的早期胃癌,D_1 术式已足够。淋巴转

4.姑息手术

胃癌有梗阻或出血时,可行姑息性切除术。晚期胃癌伴幽门梗阻无法姑息性切除者,可行

姑息性旁路手术或仅做营养性空肠造瘘,伴出血者可试行胃癌周围血管结扎。胃癌姑息切除不能延长生存时间,但可改善生存质量。因梗阻行姑息性旁路手术者术后梗阻的解除率低于50%。姑息化疗加支持治疗可改善生存质量,略延长生存时间。

5.辅助治疗

治愈性切除后,是否需要辅助治疗仍有争论。一般来讲,胃癌辅助化疗已被证实是无效的。晚期胃癌的新辅助化疗也并不像人们所说的那么好。像人体其他的实体瘤(头颈部癌、乳腺癌、肺癌、肉瘤)一样,新辅助化疗和放疗在延长生存方向都未显示出优势。诚然,化疗后肿瘤缓解的人,其生存率会高些。

(1)新辅助治疗:新辅助化疗对生存率的影响还未有明确结论。有一点是肯定的,即原来在剖腹或腹膜腔检查时无法切除的肿瘤经新辅助治疗后可缩小降期,10%~50%变得可以完全切除。新辅助治疗常用 EAP 方案:依托泊苷 $60\sim70mg/m^2$ 加 0.9%氯化钠注射液 250ml,静脉滴注,第 4~6 天;多柔比星 $20\sim25mg/m^2$ 加 0.9%氯化钠注射液 40ml,静脉推注,第 1、8 天;顺铂 $20\sim25mg/m^2$ 加 0.9%氯化钠注射液 500ml,静脉滴注,第 1~3 天;维生素 B_6 300mg 加 5%葡萄糖注射液 500ml,静脉滴注,第 1~3 天;隔 4 周可重复 1 次。对可切除的胃癌来说,术前化疗与一期切除相比,生存率相仿,因此,对这些患者无需常规做术前化疗。

(2)辅助化疗:胃癌术后化疗的疗效各家意见不一,与用药的方案、时机和肿瘤的生物学特性有关。对分化差的胃癌应该用全身性辅助化疗。术后全身性辅助化疗方案有 EAP 方案、FAM 方案和 TFP 方案。

【慕尼黑胃癌规范化治疗方案】

根据术前分期选择治疗。

1.胃癌ⅠA 期(黏膜癌)

淋巴转移率<5%,可以行局部切除(D_0 切除)。局部切除最好在内镜和腹腔镜联合下进行,并立即将切下的标本送检。

2.胃癌ⅠB 期(黏膜下癌)、Ⅱ期和可能ⅢA 期

淋巴转移率高,应行 D_2 根治术,达到原发瘤和淋巴引流区域 R 切除。

3.胃癌ⅢB 期和可能ⅣA 期(局部晚期,无远处转移)

外科手段已不可能达到 R0 切除,可以考虑用新辅助化疗。

4.胃癌Ⅳ期(伴远处转移)

手术仅仅是姑息治疗,手术指征是梗阻和出血。此外可考虑姑息化疗。

迄今为止,在所有对人实体癌的研究都未发现淋巴结清除能延长生存期,因此肿瘤外科医生必须明了"广泛的淋巴结清除不会增加生存率"。理智的外科医生不应追求广泛淋巴清扫。胃癌根治后严重的并发症和死亡率大多是由于胰体尾切除和脾切除所致。况且这种清扫并不能增加生存。

只要有淋巴结转移,胃癌术后 10 年生存率<4%,尽管淋巴结清除的疗效并不好,但外科仍强调清扫。

【预后】

肿瘤未突破浆膜且区域淋巴结无转移者,5 年生存率为 70%。若肿瘤已突破外膜或已有区域淋巴结转移,5 年生存率为 40%。

二、胃淋巴肉瘤

胃淋巴肉瘤可以原发于胃,也可以是全身恶性淋巴瘤的一部分。胃是原发性胃肠道恶性淋巴瘤的最常见部位。这种肿瘤可以长得很大,中央有溃疡。

【诊断】

术前确诊至关重要,因为手术方式与胃癌有很大差别。

【手术治疗】

原则是局部切除(胃部分切除)。术后配合放疗或化疗,预后佳,5 年生存率达 90%。

三、胃间质瘤

起源于胃壁间叶组织的肉瘤占胃恶性肿瘤的 3%。在胃肠道间叶组织的肉瘤中,最常见的是胃肠道间质瘤(gastrointestinal stromal tumor,GIST)。其中 60%~70% 发生在胃。

以往认为胃肠道间叶组织肿瘤(gastrointestinal mesenchymal tumor)起源于平滑肌,又分为平滑肌瘤和平滑肌肉瘤。现在的组织学认为,本病起源于固有肌层,很可能起源于 Cajal 细胞(自主神经相关的胃肠道起搏细胞)。

【定义】

GIST 是胃肠道细胞的、纺锤形细胞的,偶尔为多形性的间叶组织肿瘤,表达 Kit(CD117,干细胞因子受体)蛋白。70%~80% 的 GIST 表达 CD34。

【病理】

肿瘤直径>5cm、细胞不典型(cellular atypia)、坏死或周围脏器浸润为恶性。c-kit 突变主要见于恶性 GIST,提示预后差。根据以上的评定标准,80% 以上的胃间质瘤为良性。然而,许多在组织学上表现为恶性的病灶不发生转移,而表现为良性的病灶偶尔会发生转移。核分裂象少的病例也有转移,应将 GIST 看成潜在恶性肿瘤。

GIST 最多见于胃,其次是小肠,很少在结肠、直肠和食管,极少发生在大、小网膜和肠系膜。胃 GIST 大多位于黏膜下,少数在浆膜下。10%~30% 的 GIST 为恶性,胃 GIST 大多为良性;食管、结肠、直肠的 GIST 多为恶性。转移以腹腔内转移和肝转移为主,极少淋巴结转移。

【临床表现】

GIST 好发于 40 岁以上的中高龄者。

胃 GIST 最常见的表现是胃肠道出血、腹痛和消化不良。内镜、CT 和气钡双重造影都有助于诊断。

【治疗】

手术的目标是切缘阴性,要求整块切除(即使侵及邻近脏器),避免肿瘤破裂发生腹腔种植。术中要注意与腺癌和淋巴瘤鉴别,必要时送冰冻切片,因为后两种疾病的手术范围迥然不同。胃 GIST 淋巴转移率<10%,一般不必行淋巴结清除。

GIST 至今无理想的辅助治疗。放疗已经被证明无效,仅 5% 的肿瘤患者对多柔比星为主的细胞毒化疗有效。伊马替尼的初期临床结果显示 54% 的患者有效,主要适用于 CD117 阳性未能切除的或转移的 GIST。

【预后】

复发多见于术后 2 年内,表现为局部肿块和肝转移,或腹膜种植。补救手术不能改善生存时间。胃 GIST 的总 5 年生存率为 48%(19%~56%),完全切除后的 5 年生存率为 32%~63%。

复发风险:50% 的 GIST 最终会复发,总体 5 年生存率在 40%~50%。高危患者 90% 会复发,术后 5 年生存率仅 20%,完全切除后 5 年生存率 42%。复发相关因素:

肿瘤部位:原发于胃的 GIST 术后复发率明显低于小肠,更低于结、直肠。

肿瘤大小:直径>10cm 的 GIST,术后复发率明显高于小 GIST。

核分裂数:核分裂数≤5/50HPF(high-power fields,高倍视野)为良性,>5/50HPF 为恶性,>50/50HPF 为高度恶性。对小肿瘤来说,核分裂数对复发的影响甚至超过肿瘤大小。

术中肿瘤破裂:术中肿瘤破裂与未完全切除的复发率相仿,明显高于完全切除者。

四、胃良性肿瘤

胃良性肿瘤少见。有平滑肌瘤、胃息肉、纤维瘤、神经纤维瘤、迷走胰腺和血管瘤等。

1.平滑肌瘤

是胃部最常见的良性肿瘤。一般无症状,但可表现为出血或肿块。肿瘤位于黏膜下,包膜完整。

2.胃息肉

分增生性息肉和腺瘤性息肉两种类型。前者很常见,不会恶变。后者恶变率高,直径大于 1.5cm 的息肉尤其如此。两种息肉都可经内镜切除。

2%~3% 的胃镜检查可以见到胃息肉。胃底腺息肉(gastric fundicgland polyps)占胃息肉的 47%,没有恶变倾向。通常是位于胃底或胃体部的 2~3mm 的有蒂病灶,周围的胃黏膜正常。胃息肉绝大多数为散发性,但是,53% 的家族性息肉病或 Gardner 综合征患者有胃息肉。尽管这些息肉本身是非肿瘤性的,但是,回顾性研究发现高达 60% 的胃底腺息肉患者有结直肠肿瘤。

增生性息肉是最常见的息肉,占胃息肉的 28%~75%。病灶的特点是直径小于 1.5cm,40%~75% 在萎缩性胃炎的基础上产生。多数情况下,慢性萎缩性胃炎继发于幽门螺杆菌感染,治疗幽门螺杆菌可以使这种息肉消退。增生性息肉本身是非肿瘤性的,但是偶尔也可以发生退变。

第十节　胃癌手术要点

一、远端胃大部切除术（D₂）

1.适应证

癌肿位于胃下部（L）或胃下中部（LM），原则上切断缘与癌灶距离在局限型为 3cm，在浸润型为 5cm。

2.手术要点

（1）切口和探查：脐上正中切口开腹，探查肝脏、腹膜和区域淋巴结有无转移。肿瘤累及浆膜面者，于膀胱直肠陷窝灌入生理盐水 100ml，搅拌后收集 50ml 做脱落细胞检查。

（2）保护脾脏：为避免术中牵拉损伤脾脏，可在脾后垫大盐水纱垫或贴近脾脏切开脾胃韧带的浆膜层，解除紧张。

（3）Kocher 手法游离胰头和十二指肠：显露至腹主动脉左侧，目的是探查和清扫胰头后淋巴结，减少胃十二指肠吻合口紧张度。

（4）切除大网膜和网膜囊：T2 进展期胃癌仅切除大网膜即可，但在胃后壁癌有浆膜浸润时，应切除网膜囊。在十二指肠与结肠肝曲之间分离横结肠系膜前、后叶。前、后叶之间组织疏松容易分离，沿横结肠从右向左分离大网膜，在胰头前依次显露右结肠静脉和中结肠静脉。在胰体下缘附近向左右分离与横结肠系膜前叶相连续的胰腺被膜，右至胃十二指肠动脉，左至胃后动脉，上至肝总动脉处。如此，完全切除网膜囊。

（5）清扫 14v 淋巴结及 6 组淋巴结：显露胃网膜右静脉，追踪至胰十二指肠前下静脉汇入处，显露肠系膜上静脉，在胰腺钩突内侧确认流入肠系膜上静脉的 Henle 干和右结肠静脉副支，清扫 14v 和 6 组淋巴结。然后切断并双重结扎胃网膜右动脉。

14v 淋巴结清扫的范围是上至胰腺下缘，左至肠系膜上静脉左缘（不要向左侧逾越，以免损伤淋巴管，引起术后乳糜漏），下至中结肠静脉分叉处，右至胃网膜右静脉与胰十二指肠前下静脉汇合处。

（6）离断十二指肠：左手插入十二指肠后面，在左拇指及食指引导下，切断并结扎十二指肠上缘动静脉 2～3 分支，在幽门下 1～2cm 处用线性闭合器横断闭合十二指肠。

（7）切开小网膜：翻转胃，显露肝总动脉至腹腔动脉。从十二指肠断端处开始，沿肝固有动脉右侧向上剪开肝十二指肠韧带的浆膜至胆囊管水平；助手将胃向下牵引使小网膜展开，沿肝门左侧小网膜肝附着部位向食管胃结合部切开小网膜（图 19-5）。小网膜左侧腱状部有时存在副肝左动脉，要尽可能保留，尤其当该动脉较粗时，此时，仅切断胃左动脉的胃支，但需要清除胃左动脉和副肝左动脉周围的脂肪淋巴结。

（8）离断胃右动脉，清扫 12a 组淋巴结：自胆囊管与胆总管交界处向下剥离肝十二指肠韧带前面的腹膜。先显露肝固有动脉，然后显露并在根部切断胃右动脉。然后依次暴露门静脉左缘，此处有胃左静脉汇入，操作要细心。一旦损伤，可牵拉肝总动脉的阻断带，左手插入

Winslow 孔,用拇指和食指夹住损伤部位控制出血,缝合撕裂之静脉(要点:先显露门静脉左侧壁,后清扫淋巴结;熟悉胃左静脉汇入门静脉的解剖变异。)

(9)清扫 8 组和 9 组淋巴结,切断胃左动脉:助手向下轻压胰腺(用力勿过大以免损伤胰腺),切开胰腺上缘的腹膜,确认肝总动脉的走向,用肺叶钳夹住胰腺上缘含有淋巴结的脂肪组织(12a 和 8a 淋巴结),电刀沿肝总动脉向左清扫。其间可见数条由胰实质至 8a 淋巴结的小血管,细心、确切止血。然后沿脾动脉清扫 11p 淋巴结;清扫腹腔干周围脂肪组织及淋巴结,不要从正面剥离腹腔干,要沿左右两侧同时向根部分离清扫,注意结扎膈下动脉分支。在腹腔干前方充分显露胃左动脉,在其根部切断双重结扎。不要损伤动脉外膜,保留腹腔干周围的神经网。若胃左动脉被转移淋巴结包绕,难以游离该动脉时,万不可强行穿过肿瘤组织横断此动脉,以免发生难以控制的出血。

胰腺表面的出血不要用止血钳,由助手用纱布轻轻压迫止血,多数情况压迫止血效果明显而且胰腺也少有损伤。胰腺损伤或持续出血时,用电刀凝固止血或 4-0 线小圆针缝合止血,防止电凝及缝扎对胰实质的损伤,电凝止血损伤胰腺组织可能成为术后胰腺炎的原因。

(10)清扫 1 和 3 组淋巴结:紧贴肝脏附着处从右自左切开小网膜至贲门附近,在食管裂孔右侧,切断迷走神经前后干,再沿小弯向右清扫 1 和 3 组淋巴结。

(11)清扫 4sb 组淋巴结:在胃短动脉最下分支与胃网膜左动脉第一支之间切开,切断 2～3 个血管分支。在左手拇指和食指探查胃网膜左动脉根部,确认动、静脉血管后,双重结扎后切断。

(12)胃切除和消化道重建:远端胃大部切除术时,小弯侧在贲门下 2～3cm、大弯侧在保留 2～3 支胃短动脉对应处切除远端胃。重建采用 Billroth I 法重建;残胃较小、吻合口有张力时,可采用 Billroth II 法或者 Roux-en-Y 法。重建要点参见本章第七节。

二、全胃切除术(D₂)

1.适应证

胃体或胃底的腺癌;胃窦恶性肿瘤分化差、弥漫型或印戒细胞癌;Zollinger-Ellison 综合征;间质肿瘤(GISTs);大出血的姑息性手术。胃癌原发灶直接浸润胰腺,肉眼见脾动脉干淋巴结转移明显或包裹脾动、静脉时。由于早期胃癌的增加以及术后生活质量的考虑,全胃切除术明显减少。

2.禁忌证

腹膜癌结节(carcinosis);侵入邻近脏器;肝硬化 Child-Pugh C.伴严重门静脉高压症。

3.手术要点

做淋巴结清除时,最好戴放大镜。清扫肝固有动脉和脾动脉周围淋巴结时,一定要仔细操作,避免术后胰腺炎的发生。

(1)切口和探查:上腹正中切口左侧绕脐,切除剑突,悬吊拉钩充分暴露术野。切断左三角韧带,翻起肝左叶直视贲门。余同远端胃大部切除术(D₂)。

(2)保护脾脏:同远端胃大部切除术(D₂)。

(3)Kocher 手法游离胰头和十二指肠:同远端胃大部切除术(D₂)。

平展横结肠系膜,沿横结肠从右向左切除大网和横结肠系膜前叶。横结肠系膜中央区较薄,剥离困难,应先剥离胰腺下缘被膜,从结肠系膜根部向远侧剥离。与胰脾的操作连续,向下牵拉左侧横结肠。剥离左侧横结肠系膜前叶,并与中央区向右剥离的部分连续,切断大网膜。这种方法切除胰腺被膜,术后胰腺炎发生率高达15.8%。最后,从结肠附着部剥离开始,切除肝曲至脾曲的全部网膜囊。

(4)切除大网膜和网膜囊:同远端胃大部切除术(D_2)。

(5)清扫14v淋巴结及6组淋巴结:同远端胃大部切除术(D_2)。

(6)离断十二指肠:同远端胃大部切除术(D_2)。

(7)切开小网膜:同远端胃大部切除术(D_2)。切断食管下端的膈食管韧带,显露肝下食管裂孔后脚。切开食管前腹膜。

(8)离断胃右动脉,清扫12a组淋巴结:同远端胃大部切除术(D_2)。

(9)清扫8组和9组淋巴结,切断胃左动脉:同远端胃大部切除术(D_2)。纵行切开肝十二指肠韧带右侧腹膜,清扫12b淋巴结和13a淋巴结。左手食指从Winslow孔插入至肝十二指肠韧带后方,将门静脉后方的淋巴结推至内侧,确认门静脉并保护后,一并清扫12p、13a以及8p淋巴结。

(10)胰脾翻转和食管切断:向前牵引脾脏,贴近脾脏用电刀切断脾肾韧带和脾膈韧带。广泛剥离胰腺后部的Toldt筋膜后即可将胰尾与脾一并翻转。剥离结肠脾曲附近的横结肠系膜前叶后即完成大网膜切除。这时,注意不要损伤左肾上腺。拔出鼻胃管少许,食管腹段上荷包缝合器,切断食管。剪取食管标本一圈送快速组织切片检查。

(11)切断脾动静脉,切除胰体尾和脾脏:脾动脉根部最好留些长度双重结扎后切断。脾动脉结扎处被胰液腐蚀是术后胰腺炎引起大出血的原因,断端要与后腹膜缝扎一针,使得动脉断端不朝向胰腺断端。提起松解的胰尾,在肠系膜上静脉汇入门静脉远处切断结扎走行于胰腺后面的脾静脉。在血管切断部的远侧胰体上夹两把小儿用肠钳,在两钳间用手术刀垂直切断胰体部。钳夹胰腺断端的主胰管,确切结扎。主胰管寻找困难时,采取水平褥式缝合。胰腺断端前后壁采用4-0PDSⅡ线结节缝合闭锁。脾蒂和胰腺断端闭合宜选用合成线。

(12)切断空肠及食管空肠吻合:吻合法采用Roux-en-Y重建法。在中结肠动脉左侧,Treitz韧带附近切开横结肠系膜,形成裂隙,避免上提的肠管成角。距Treitz韧带15cm左右切断空肠及系膜,用吻合器将空肠远断端与食管吻合,残端缝闭。空肠近断端与食管-空肠吻合口下40cm的空肠做端侧吻合,缝闭系膜孔。术毕。

(13)术后经过:手术次日即拔取胃管,允许步行和饮水。术后疼痛虽然不重,但术后2日内用硬膜外镇痛。从第4日开始进食,术后两周出院。

三、近端胃大部切除术(D2)

1.适应证

限于U区的T2(MP)局限性胃癌。

2.手术要点

(1)切口和探查:同全胃大部切除术(D_2)。

（2）保护脾脏：同远端胃大部切除术（D₂）。

（3）保留胃网膜右动静脉血管弓：提起胃和大网膜，助手向下牵拉横结肠，在横结肠左侧约1/3处开始沿横结肠向左游离大网膜，切除脾结肠韧带前面大网膜延长部。用电刀或剪刀分离显露胰尾侧的胃网膜左动、静脉根部，切断之。接着，离断脾胃韧带和胃短血管。然后，移向右侧游离大网膜，切除左起1/2的大网膜，保留胃网膜右动静脉血管弓。探查6组淋巴结，肉眼或组织学疑有转移时，行全胃切除术。

（4）切开小网膜：同远端胃大部切除术（D₂）。如5组淋巴结无转移，胃右动、静脉周围的脂肪组织可不必清扫，保留主干和2～3支向胃的分支，切断末梢血管。切断食管下端的膈食管韧带，显露肝下食管裂孔后脚。切开食管前腹膜。

（5）清扫8组和9组淋巴结，切断胃左动脉：将胃向上翻起，展开胃胰皱襞。助手用纱布向下牵拉胰腺。电刀切开胰腺上缘的腹膜，确认肝总动脉走向。分出肝总动脉，穿牵引带，清扫8a和9组淋巴结，T2癌不必切除动脉周围神经丛，达腹腔丛深度即可。

（6）清扫11p和11d淋巴结：在胰腺上缘切开腹膜直至脾门。脾动脉走行呈蛇形，起始部位于胰腺后方确认时有困难。多数患者存在胃后动、静脉，在其根部切断结扎。沿脾动脉上缘向后方剥离，较容易达到肾筋膜前层。用电刀边剥离边止血。要点是分离至光滑膜样组织。沿此层剥离基本无出血。在接近脾动脉根部处，切断向胃壁方向走行的自主神经。

（7）切断胃和重建消化道：食管预定处切断线处预置荷包缝线，切断食管，放入吻合器抵钉座，收紧荷包线。剪取食管标本一圈送快速组织切片检查。将吻合器插入胃内，在胃大弯侧的预定吻合穿出，吻合器与抵钉座衔接，激发完成吻合。检查吻合口张力和出血。在胃的预定切断处用线性闭合器闭合，切除近侧胃标本。

对贲门癌和食管下段癌，经胸手术时，不能从肋缘向食管裂孔做放射状切开膈肌，而应距周边附着处3～4cm环形切开膈肌，如此可防止切断膈神经造成左侧膈肌瘫痪。

吻合的基本要求是吻合口无张力、血供好、吻合技术精湛。吻合口有张力时，可将十二指肠外侧腹膜切开。一般主张行食管一胃前壁端侧吻合，如此可防止吻合口后壁漏。胃的吻合口应靠大弯侧，距胃头侧残端5cm左右。

四、腹腔镜胃切除术

1.适应证

恶性肿瘤［癌、胃肠间质瘤（GIST）］；良性肿瘤（GIST、apudoma）；动静脉畸形；消化性溃疡复发。

2.禁忌证

严重心脏衰竭（不能耐受气腹）；脓毒症；严重凝血功能障碍；病态肥胖症（BMI＞40）（相对禁忌）；既往上腹部手术史（相对禁忌）；T4或巨块型肿瘤（bulky tumors）（相对禁忌）。

3.手术要点

（1）用粗的可吸收线取代血管牵引带来牵拉胃或十二指肠进行线形切割吻合。因为，即使牵引线进入线形切割吻合，也不影响吻合口。

（2）瘦体型患者可以不用15mm套管针，拔出10或12mm套管针，从戳孔直接插入60mm

吻合器或标本袋。

(3)缝合时,将镜放在中线,两侧各放一个持针器,两个持针器的角度在 $60°\sim90°$。

4.术后并发症

(1)早期:吻合口漏和十二指肠残端漏;急性胰腺炎;乳糜腹水(主要见于 R2 切除术后)。

(2)远期(所有适应证):胆汁反流性胃炎(主要见于 BillrothⅡ式重建后);空肠消化性溃疡。

(3)远期(恶性肿瘤):局部复发(十二指肠残端或胃切缘);远处转移。

五、十二指肠第三、四段的显露和切除

1.右侧结肠游离

沿右结肠旁沟将腹膜切开,用食指钝性分开腹膜与其下的脂肪间隙,向上达肝曲,向下达回盲部。

2.小肠系膜游离

继续向内游离至 Treitz 韧带,使小肠结肠系膜与后腹壁分开,将小肠和升结肠置于左上腹,此时,其解剖类似先天性小肠旋转不良。分离中应注意肠系膜上静脉在胰下缘进入胰腺后处,防止因粗暴牵拉撕裂其分支造成出血。

3.切除十二指肠

至此十二指肠第三、四段上已无任何组织。切除时应紧贴十二指肠逐一分离结扎发自胰十二指肠血管的各个小分支。切除后应保证十二指肠近端血供好,行十二指肠空肠端端吻合术。术后并发症是胰腺炎和吻合口瘘。

六、胃癌术后并发症

1.术后腹腔内出血

(1)原因:①术后早期出血。手术结束时没有确切止血;小动脉因术中血管痉挛而暂时止血,但术后血压上升时会再度出血。②后期出血。胰瘘或吻合口漏的感染波及动脉所产生的晚期出血。

(2)处理:最严重的出血可致 $30\%\sim50\%$ 的患者死亡。首先应在血管造影下查明出血部位,破裂血管或假性动脉瘤。通过 CT 检查怀疑胰液潴留时,应尽早行穿刺引流或开创排液,其次应手术止血。

2.吻合口漏

吻合口漏可以通过术后水溶性造影剂检查证实。引流差的腹腔脓肿有时会穿透残端或吻合口,出现发热等症状后,若反复 $2\sim3$ 次水溶性造影剂造影检查未显示吻合口漏,直到 1 周甚至 1 个月才开始出现,这种情况属腹腔脓肿的消化道穿透,不属吻合口漏。

吻合器使得食管-空肠吻合的吻合口漏发生率降到了 1%。目前,消化道吻合中最易发生吻合口漏的是胃十二指肠吻合,远端胃大部切除术行胃空肠吻合(BillrothⅡ法或 Roux-en-Y 法)后吻合口漏的发生率几乎为零。Billroth Ⅰ式吻合的优点是有利于钙、铁、脂肪吸收,但 Billroth Ⅰ与 Roux-en-Y 孰优孰劣还缺乏医学依据。

3.肠梗阻和肠麻痹

"ileus"这个词在德语中有机械性肠梗阻和麻痹性肠梗阻两个含义;在英语中,这个词仅指

肠麻痹。主动脉周围淋巴结清除后,肠麻痹的发生率较高,原因可能是小肠淋巴水肿。

4.胰漏和胰瘘

胰漏的预防和治疗是胃癌手术成败的关键。胃癌手术之所以困难,很大程度上是胰腺的缘故。除胰尾联合切除外,行脾切除或淋巴结清扫都可能损伤胰腺;网膜囊切除时,剥离胰腺被膜也可能导致少量胰液渗出。

(1)诊断:胰漏是由于胰腺损伤后产生的,胰液是无色透明的,术中很难引起注意。患者术后引流液中如含胰液可因溶血而呈现特有的酒红色或暗红色,淀粉酶值可高达1万至数十万国际单位(表6-3)。多数患者从4～5日开始合并感染。若引流不畅,胰液潴留于腹腔内,因胰液中存在胰蛋白酶,可引起血管破裂、腹腔内出血以及吻合口漏。

表 6-3　胰瘘的诊断

·确诊病例
瘘道造影显示胰管影像
瘘道排出液中的淀粉酶值＞10000IU/L
·疑似病例
瘘道周围的皮肤炎症(糜烂)持续 2 周以上

(2)预防:见表6-4。易受损伤的部位是:①胃网膜右动脉根部;②胰腺后淋巴结清除的位置;③胰腺上缘(8a、11p 和 11d 清扫时);④胰尾部(脾切除时)。

表 6-4　胰漏的预防对策

一般对策
避免不必要的胰腺被膜剥离(切除网膜囊时)
细心操作尤其是易损伤的部位
胰腺表面的小出血不要用止血钳,用压迫或电凝止血,多数情况压迫止血效果明显而且胰腺也少有损伤
胰腺损伤或持续出血时,用 4-0 线小圆针缝合并涂生物胶,也可用大网膜覆盖
胰腺切除时的对策
切实结扎主胰管,切面的少量出血用电凝止血
使断面贴紧并用小圆针缝合
用器械闭合时应注意保留胰腺被膜
无论何种方法吻合都应在胰腺断端放置引流

(3)处理:胰漏通常在术后 2～3 天浓度最高、量最大,因此,术后 2～3 天的持续低压吸引非常重要。胰漏最主要的处理手段就是负压持续引流,防止胰液在腹腔内潴留。另外,从一根引流管注入生理盐水(2L/d 以上),另一根引流管留置微细探针行持续吸引。经口进食和肠内营养可促进胰液分泌,应该禁止。

第七章　阑尾疾病

第一节　阑尾炎

【概述】

阑尾位于右髂窝部,呈蚯蚓状,长约 5～10cm,直径 0.5～0.7cm。阑尾起于盲肠根部,附于盲肠后内侧壁,三条结肠带的会合点。因此,沿盲肠的三条结肠带向顶端追踪即可寻到阑尾基底部,这有助于手术中快速找到阑尾。阑尾的体表投影约在脐与右髂前上棘连线中外 1/3 交界处,称为麦氏点(McBurney 点)。麦氏点是选择阑尾手术切口的标记点。阑尾绝大多数属腹膜内器官,其位置多变,可随盲肠位置而变异,但一般以右下腹部为多,认识这一点对阑尾炎的诊断和手术治疗有很大帮助。阑尾是一个淋巴器官,具有一定的免疫功能。

阑尾炎是由于阑尾管腔阻塞引起肠道内的细菌入侵而导致的一种感染性急腹症。急性阑尾炎的病因为:①阑尾管腔阻塞;②胃肠道疾病影响;③细菌入侵,致病菌多为肠道内各种革兰阴性杆菌和厌氧菌。急性阑尾炎是外科常见病,是最多见的急腹症。若不及时手术治疗,急性阑尾炎可能会出现腹腔脓肿、内外瘘形成和门静脉炎等并发症。

【诊断步骤】

(一)病史采集要点

1.腹痛

约 70%～80% 的急性阑尾炎具有典型的转移性右下腹痛特点,即腹痛发作始于上腹部,逐渐移向脐部,数小时(6～8 小时)后转移并局限于右下腹。不同类型的阑尾炎其腹痛也有差异。穿孔性阑尾炎时腹痛弥漫至全腹部。

2.胃肠道症状

常伴恶心、呕吐,可有便秘和腹泻,盆腔位阑尾炎时炎症刺激直肠和膀胱,引起排便里急后重和排尿尿痛症状。

3.全身症状

早期有乏力、头痛,炎症加重时可有出汗、口渴、脉速、发热等全身感染中毒症状。如并发门静脉炎时可出现寒战、高热和轻度黄疸。

4.其他

急性阑尾炎患者应注意就诊前有无进食,了解患者的诊治情况。女性患者应详细询问月经情况,必要时请妇科医师会诊排除妇科疾病。

(二)体格检查要点

1.右下腹压痛

是急性阑尾炎最常见的重要体征。压痛点通常位于麦氏点,可随阑尾位置的变异而改变,但压痛点始终在一个固定的位置上。压痛的程度与病变的程度相关。当阑尾炎穿孔时,疼痛和压痛的范围可涉及全腹,但仍以阑尾所在位置的压痛最明显。

2.腹膜刺激征象

右下腹肌紧张,有明显压痛、反跳痛(Blumberg 征),肠鸣音减弱或消失。但在小儿、老人、孕妇、肥胖、虚弱者或盲肠后位阑尾炎时,腹膜刺激征可不明显。

3.右下腹包块

体检发现右下腹有一压痛性包块,应考虑阑尾周围脓肿。

4.其他体征

①结肠充气试验(Rovsing 征):患者仰卧位,用右手压迫左下腹,再用左手挤压近侧结肠,结肠内气体可传至盲肠和阑尾,引起右下腹疼痛者为阳性。②腰大肌试验(psoas 征):患者左侧卧,使右大腿后伸,引起右下腹疼痛者为阳性。说明阑尾位于腰大肌前方,盲肠后位或腹膜后位。③闭孔内肌试验(obtu-rator 征):患者仰卧位,使右髋和右大腿屈曲,然后被动向内旋转,引起右下腹疼痛者为阳性。说明阑尾靠近闭孔内肌。④直肠指检:在小儿急性阑尾炎时尤为重要。压痛通常在直肠右前方;当阑尾炎穿孔时直肠前壁压痛广泛;并发阑尾周围脓肿时,有时可触及痛性包块。

(三)辅助检查要点

1.实验室检查

大多数急性阑尾炎患者做血常规检查可发现白细胞计数和中性粒细胞比例增高,核左移。尿常规一般无阳性发现,但右输尿管或膀胱受炎症刺激时尿可出现少量红、白细胞;对生育期的妇女在月经停止较长时间时,应检查血清 β-HCG,以排除异位妊娠可能。

2.影像学检查

①X 线检查:胸、腹部透视或胸、腹部照片排除有无右下肺炎、膈下游离气体及肠麻痹征象,是否有盲肠扩张和液气平面,有无钙化的粪石和异物影,这可助诊断。②B 超检查可发现肿大的阑尾或脓肿。③CT 扫描效果类似 B 超检查。④有时也可酌情使用腹腔镜检查,在诊断急性阑尾炎的同时做阑尾切除术。

【诊断对策】

(一)诊断要点

1.病史

约 70%～80%的急性阑尾炎具有典型的转移性右下腹痛特点。因此,详尽询问病史,了解腹痛开始发作的部位和时间,逐渐移行的过程,最后是否局限于右下腹;腹痛是持续性的,还是阵发性的;是剧痛,还是隐痛;是全腹痛,还是局限性腹痛;有无放射性、牵涉性腹痛。不同病理类型的急性阑尾炎其腹痛性质是不同的。有无伴随恶心、呕吐等胃肠道症状,有无乏力、头痛、发热等全身感染中毒症状。了解患者的诊治经过和治疗效果。既往有无同样腹痛史。

2.临床表现

具有典型的转移性右下腹痛特点,伴随恶心、呕吐等胃肠道症状,出现乏力、头痛、发热等全身感染中毒症状。查体时有右下腹固定压痛,伴局限性腹膜刺激征(若为急性阑尾炎穿孔则出现全腹部腹膜刺激征,但以右下腹压痛最明显),结肠充气试验、腰大肌试验和闭孔内肌试验可阳性;直肠指检在直肠右前方可有触痛。若右下腹发现有一压痛性包块,应考虑阑尾周围脓肿的可能性。

3.辅助检查

血常规检查可发现白细胞计数和中性粒细胞比例增高,核左移。胸腹部 X 线检查、B 超检查或 CT 扫描有助于诊断,必要时酌情做腹腔镜检查。

(二)临床类型

1.根据急性阑尾炎发病过程的病理解剖学变化,分为四种病理类型

(1)急性单纯性阑尾炎属轻型阑尾炎或病变早期。病变多局限于黏膜和黏膜下层。阑尾外观轻度肿胀、浆膜充血并失去正常光泽,表面有少许纤维素性渗出物。镜下阑尾各层均有水肿和中性粒细胞浸润,黏膜表面有小溃疡和出血点。临床症状和体征均较轻,多表现为轻度右下腹隐痛和压痛。

(2)急性化脓性阑尾炎:常由急性单纯性阑尾炎演变而来,也称为急性蜂窝织炎性阑尾炎。阑尾肿胀明显,浆膜高度充血,表面有脓性渗出物附着。镜下阑尾黏膜的溃疡面扩大加深达肌层和浆膜层,管壁各层有小脓肿,阑尾腔内有积脓。临床症状和体征较重,多表现为右下腹阵发性胀痛和剧痛,有发热等全身感染中毒症状,出现明显的右下腹肌紧张、压痛及反跳痛。

(3)坏疽性及穿孔性阑尾炎:是一种重型的阑尾炎。阑尾管壁部分或全部坏死,呈暗紫色或黑色,可发生穿孔,穿孔部位在阑尾根部和尖端。若穿孔未被包裹,则可引起急性弥漫性腹膜炎。临床症状和体征进一步加重。

(4)阑尾周围脓肿:如果坏疽性及穿孔性阑尾炎进展较慢,大网膜可移至右下腹部,将阑尾包裹并形成粘连,发展为炎性包块或阑尾周围脓肿。

2.特殊类型阑尾炎

(1)新生儿急性阑尾炎:①比较少见;②早期的临床表现是非特殊性的,仅有厌食、呕吐、腹痛、脱水等症状,发热及白细胞计数升高均不明显,常被延误诊断;③穿孔率可达80%,死亡率高;④诊断明确后应早期手术。

(2)小儿急性阑尾炎:①病情发展较快且较重,早期即有高热、呕吐等;②右下腹体征不明显、不典型;③穿孔率可达30%,并发症及死亡率也高;④诊断明确后应早期手术。

(3)妊娠期急性阑尾炎:①发病常在妊娠前6个月;②由于妊娠,阑尾炎体征不够明显;③腹膜炎易扩散;④难诊断,易致流产和早产,威胁母子安全;⑤应及时手术,围手术期加用黄体酮行保胎治疗。

(4)老年人急性阑尾炎:①症状隐蔽;②体征不典型;③临床表现和病理变化常常不一致,很易延误诊治;④穿孔率和并发症也高;⑤常伴发内科疾病;⑥应及时手术。

(5)AIDs/HIV 感染患者的阑尾炎:①其临床症状和体征与免疫功能正常者相似,但不典型,患者白细胞不高,易延误诊断和治疗;②B 超或 CT 检查有助于诊断;③穿孔率较高(占

40%);④应强调早期诊断并手术治疗,而非阑尾切除术的手术禁忌证。

3.慢性阑尾炎的临床特点

(1)常有典型的急性阑尾炎发作病史;

(2)右下腹经常疼痛,且反复急性发作;

(3)阑尾部位有局限性压痛;

(4)X线钡餐检查可见阑尾不充盈或钡剂排出缓慢,充盈的阑尾位置不易移动等;

(5)诊断明确后应手术切除阑尾。

(三)鉴别诊断要点

临床上常需与其他脏器病变引起的急性腹痛,以及一些非外科急腹症相鉴别:

1.胃十二指肠溃疡穿孔

穿孔溢出的胃内容物可沿升结肠旁沟流至右下腹部,易误认为是急性阑尾炎的转移性右下腹痛。①患者多有溃疡病史,表现为突然发作的剧烈腹痛。②体征除右下腹有压痛外,上腹仍具疼痛和压痛,腹壁板状强直等腹膜刺激征较明显。③胸、腹部X线检查如发现有膈下游离气体,则有助于鉴别诊断。

2.右侧输尿管结石

①多呈突然发作的右下腹阵发性剧烈绞痛,可向会阴部、外生殖器放射。②右下腹无压痛,或仅有沿右侧输尿管径路的轻度深压痛。③有血尿,尿中有大量的红细胞。④B超或X线检查可发现右侧输尿管走行部位有结石影。

3.妇产科疾病

特别在育龄妇女中要注意。急性盆腔炎和急性输卵管炎的下腹痛是逐渐发生的,可伴腰痛;腹部压痛点较低,直肠指检盆腔有对称性压痛;伴发热和白细胞计数升高,常有脓性白带,阴道后穹隆穿刺可抽出脓液,涂片检查细菌阳性。异位妊娠破裂(宫外孕)表现为突然下腹痛,常有急性失血症状和腹腔内出血的体征,有停经史及阴道不规则出血史;查体有宫颈举痛、附件肿块和阴道后穹隆穿刺有血等。卵巢滤泡或黄体囊肿破裂的临床表现与宫外孕相类似,但病情较轻,多发生于排卵期或月经中期以后。卵巢囊肿蒂扭转有明显的下腹剧痛,腹部或盆腔检查中可扪及有压痛的包块。B超检查均有助于诊断和鉴别诊断。

4.急性肠系膜淋巴结炎

①多见于儿童;②先有上呼吸道感染史,后出现腹痛症状;③腹部压痛部位偏内侧,范围不太固定且较广,并可随体位发生变化。

5.内科疾病

急性胃肠炎时,有不洁饮食史,恶心、呕吐和腹泻等胃肠道症状较重,无右下腹固定压痛及腹膜刺激征。右下肺炎、胸膜炎时可出现反射性右下腹痛,但患者有呼吸系统的症状和体征;胸片检查有助于诊断和鉴别诊断。

6.其他

急性胆囊炎或急性胆管炎时有明显的绞痛、高热、寒战和黄疸,以往有反复右上腹痛史。此外,也需与结肠癌、阑尾肿瘤、小儿肠套叠、肠伤寒穿孔、小肠憩室炎、右侧腹膜后病变等疾病相鉴别。

【治疗对策】

(一)治疗原则

1.急性阑尾炎的治疗原则

急性阑尾炎诊断明确后,应尽早外科手术治疗。对病情较稳定的阑尾周围脓肿采取在密切观察病情变化的基础上行抗生素抗感染的非手术治疗,如果脓肿增大或无局限趋势,全身中毒症状加重,则宜手术切开引流,术中视情形决定是否切除阑尾。

2.特殊类型阑尾炎的治疗原则

包括新生儿急性阑尾炎、小儿急性阑尾炎、妊娠期急性阑尾炎、老年人急性阑尾炎和AIDS/HIV 感染患者的阑尾炎等,均应早期手术治疗。

3.慢性阑尾炎的治疗原则

诊断明确后应手术切除阑尾,并行病理学检查证实诊断。

(二)术前准备

(1)术前应做血常规(包括血型)、尿常规和胸、腹部 X 线检查。手术前备皮,常规禁食。穿孔性阑尾炎并发急性弥漫性腹膜炎时尚需术前停留胃管、尿管。

(2)注意纠正水、电解质和酸碱平衡紊乱,尤其是穿孔性阑尾炎并发急性弥漫性腹膜炎时。

(3)术前应给予抗革兰阴性杆菌及抗厌氧菌的抗生素。

(4)术前 30 分钟肌注术前针 海俄辛 0.3mg 或阿托品 0.5mg,苯巴比妥 0.1g。

(三)治疗方案

不同临床类型急性阑尾炎的手术方法选择亦不同:急性单纯性阑尾炎行阑尾切除术;急性化脓性、或坏疽性及穿孔性阑尾炎行阑尾切除术,如腹腔脓液较多,吸净脓液后视情况决定是否局部及盆腔放置香烟引流,切口是否置乳胶片做引流,一般不冲洗腹腔;阑尾周围脓肿如脓肿增大或无局限趋势,行切开引流,视术中具体情况决定是否切除阑尾(如阑尾在脓腔内,易于切除可同时做阑尾切除术,否则只做单纯引流),如脓肿已局限于右下腹,应予抗生素及全身支持疗法,以促进脓液吸收、脓肿消退。阑尾切除术一般可采用硬脊膜外麻醉或局部麻醉,个别可采用全身麻醉。若行腹腔镜下阑尾切除术则需气管内麻醉。

腹腔镜下阑尾切除术与传统阑尾切除术相比,具有创伤小、恢复快、术野宽阔等优点,但需要特殊手术器械,手术费用较高,对医生的手术操作技能要求也较高。

【术后观察及处理】

(一)一般处理

1.术后体位

在麻醉尚未完全恢复时取平卧位,清醒后尽量鼓励患者早期下床活动,以利患者术后胃肠功能恢复并防止肠粘连。

2.切口疼痛

酌情使用镇痛药物止痛,如吗啡或派替啶等药。

3.观察腹部切口

切口感染是急性阑尾炎手术后最常见的并发症,若切口出现红、肿、热、痛及分泌物时应及时拆除缝线引流切口。

4.恢复饮食

在胃肠功能尚未恢复时暂时禁食,补液补充每日生理需要量及额外损失量,同时使用抗生素抗感染。待肛门排气或排便后恢复进食,先流质饮食,再过渡到半流饮食,甚至普食。

5.伤口换药、拆线

一般术后第一天查看伤口并换药,此后若无伤口渗出或分泌物,可隔2～3天再换一次药,直至拆线。术后5～7天可拆线。

(二)术后并发症的观察及处理

1.切口感染切

口感染为最常见,未穿孔组发生率在10%以下,穿孔组可达20%以上。切口处出现红肿、胀痛或跳痛,局部有压痛及分泌物时,应剪去缝线,扩大切口,排出脓液,并清除异物、充分引流。

2.腹膜炎、腹腔脓肿

多由阑尾残端结扎不牢,缝线脱落所致。有腹膜刺激征及全身感染中毒症状,需按治疗腹膜炎的原则加以处理。

3.出血

阑尾系膜的结扎线松脱可引起腹腔内大出血。表现为腹痛、腹胀和失血性休克等症状。关键在于预防。一旦发生腹腔内大出血时,需在立即输血补液下紧急再次手术止血。

4.粪瘘

很少见。术后产生粪瘘的原因有多种,如阑尾残端单纯结扎后结扎线脱落;盲肠原为结核、癌肿等;盲肠壁水肿脆弱,术中缝合时裂伤。粪瘘发生时多已局限化,不致发生弥漫性腹膜炎,类似阑尾周围脓肿的临床表现。多数经非手术治疗可闭合自愈。

5.阑尾残株炎

阑尾残端保留过长超过1cm时,或粪石残留,术后残株可炎症复发,仍表现为阑尾炎的症状。X线钡餐检查可明确诊断。症状较重时应再次手术切除阑尾残株。

6.粘连性肠梗阻

多与局部炎症重、手术损伤、切口异物、术后卧床等原因有关。早期手术、术后早期下床活动可预防此并发症。患者有腹痛、呕吐、腹胀和肛门停止排气排便等表现。反复发作、病情重的患者须手术治疗。

【疗效判断及处理】

急性阑尾炎行阑尾切除术的疗效确切,手术创伤也小,但极少数会出现阑尾残株炎,原因与手术医生的水平有很大关系,若症状较重时应再次手术切除阑尾残株。

【出院后随访】

1.出院时带药

急性阑尾炎手术治疗后需使用抗生素7～10天,因此,出院时带药包括:①广谱抗生素;②甲硝唑继续抗感染。

2.检查项目与周期

出院2周后复查,查看伤口和腹部情况,了解患者术后恢复情况。此后若无不适症状或体征,无须特殊处理。

3.定期门诊检查与取药

无切口感染的患者出院 2 周后复查,此后若无不适症状或体征,无须特殊处理。有切口感染的患者则需视伤口情况而定,每 1~2 天换药查看伤口并换药,直至伤口愈合;以后无不适症状或体征,无须特殊处理。抗生素不宜长期服用。

4.出院后应当注意的问题

①多下床活动预防术后发生粘连性肠梗阻;②术后 3 个月内避免过度劳累或重体力劳动;③若术后尚未拆线便康复出院的患者,需在术后第 5~7 天查看伤口后拆线。

【预后评估】

阑尾炎属良性疾病,阑尾切除术治疗阑尾炎的疗效确切,预后好,一般不需要特殊处理。急性阑尾炎若不及时手术治疗,可能会出现腹腔脓肿、内外瘘形成和门静脉炎等并发症,个别严重者甚至会致死。

第二节　阑尾肿瘤

【概述】

阑尾的良性和恶性肿瘤均少见。大致可以分为四种类型:黏液囊肿、假性黏液瘤、类癌和腺癌。良性肿瘤以阑尾黏液囊肿多见,恶性肿瘤有类癌和腺癌,多见类癌。阑尾腺癌罕见,其治疗原则同结肠腺癌。阑尾黏液囊肿及黏液性肿瘤的诊治均有其特殊性。阑尾黏液性囊肿是一种潴留性囊肿,实际并非肿瘤。阑尾假性黏液瘤是真性肿瘤,可在腹膜种植形成继发的腹膜假性黏液瘤。

【诊断步骤】

阑尾肿瘤常无任何临床表现,少数或可有慢性阑尾炎的症状。术前误诊率高,术中也较难确诊。因此在诊断时必须注意考虑阑尾肿瘤的可能。

(一)病史采集要点

(1)阑尾炎症不典型,有慢性阑尾炎病史或表现为阑尾炎性包块,经治疗后肿块不能完全消失或消失后又复发者。大多有右下腹痛特点,同时还可伴有胃肠道症状,如恶心、呕吐,可有便秘和腹泻,盆腔位阑尾炎时炎症刺激直肠和膀胱,引起排便里急后重和排尿尿痛症状。

(2)阑尾囊肿膨胀性生长过程中,可发生肠梗阻、肠扭转、囊内出血或感染、囊肿破裂及恶变等并发症,临床应重视。

(二)体格检查

1.右下腹压痛

是急性阑尾炎最常见的重要体征。压痛点通常位于麦氏点,可随阑尾位置的变异而改变,但压痛点始终在一个固定的位置上。压痛的程度与病变的程度相关。

2.右下腹包块

体检发现右下腹有一压痛性包块,可活动。

（三）辅助检查要点

（1）钡灌肠发现阑尾不显影或明显充盈缺损，回盲部有明显压迹或受压移位，回肠末端和盲肠内侧间距增宽，或盲肠内侧壁有不规则充盈缺损等 X 线特点。

（2）对于右下腹包块者应行腹部 CT、B 超或血癌胚抗原检查，以提高检出率并与其他腹部肿块相鉴别。

（3）电子结肠镜对阑尾基底部肿瘤有诊断意义。

【诊断对策】

（一）诊断要点

1.病史及临床表现

阑尾炎症不典型，有慢性阑尾炎病史或表现为阑尾炎性包块。阑尾囊肿膨胀性生长过程中，可发生肠梗阻、肠扭转、囊内出血或感染、囊肿破裂及恶变等并发症。可具有右下腹痛特点，伴随恶心、呕吐等胃肠道症状。

2.辅助检查

X 线钡灌肠造影、电子结肠镜检查、B 超、CT 等检查对阑尾肿瘤诊断有一定参考价值，但确诊往往需行病理检查。

（二）临床类型

1.阑尾黏液性囊肿

常无任何临床表现，少数或可有急慢性阑尾炎、阑尾脓肿的症状。故其多半是在阑尾切除或为其他疾病行剖腹探查时才明确诊断。B 超和 X 线钡灌肠造影具有诊断价值。

2.阑尾假性黏液瘤

阑尾假性黏液瘤较小者无症状，较大者可有右下腹不适或诉有局部肿物。伴腹膜假黏液瘤时，可有腹胀和移动性浊音。有时假黏液瘤可引起小肠梗阻症状。X 线钡餐检查可发现盲肠内后方有充盈缺损，末端回肠与盲肠的间隙增宽，但盲肠和回肠的黏膜无破坏。读片时尚需与盲肠壁的脂肪瘤、平滑肌肿瘤及淋巴瘤相鉴别。超声波检查若发现有液体，则对诊断的帮助很大。

3.阑尾类癌

常表现为急慢性阑尾炎，术前做出诊断比较困难。目前绝大多数阑尾类癌是术后病理检查时才发现。

4.阑尾腺癌

临床上少见。阑尾腺癌又称阑尾结肠型腺癌，因其不但在组织结构上与结肠腺癌相似，而且在生物学行为上也与其相似。阑尾腺癌可无症状，或因梗阻而表现为感染症，不少是在做其他手术时发现的。X 线钡餐检查可见盲肠内侧壁呈现不规则充盈缺损，或见末段回肠和盲肠间距增宽。

（三）鉴别诊断要点

1.阑尾黏液性囊肿

因临床表现可以表现为肠梗阻、卵巢囊肿蒂扭转、肠套叠等并发症，目前对于阑尾黏液囊肿的诊断率比较低，因此须注意鉴别。

2.阑尾假性黏液瘤

因有腹胀、肠梗阻等表现,易误诊为腹膜炎或腹腔结核,B 超或 CT 检查有腹水,并分隔成数腔,腹部触诊有结节感,因考虑本病。

3.阑尾类癌

常表现为急慢性阑尾炎,术后组织病理活检才能明确诊断。

4.阑尾腺癌

一般术前很难诊断,术中诊断率约 38%,大多在术后病理活检后才能明确诊断。

【治疗对策】

(一)治疗原则

腹部手术中若发现阑尾呈一个实质球状肿块应高度怀疑类癌;术中对阑尾的周围情况应仔细观察,发现阑尾粗大、变形、壁厚、实质感、细节状或区域淋巴结肿大等异常情况,应警惕阑尾类癌可能,必要时延长切口探查肝脏或腹腔有无转移;所有阑尾标本一律做病理检查,对类癌可疑病例均应行术中快速病理检查,明确性质,根据病理报告决定是否行单纯阑尾切除,还是进一步手术处理,行右半结肠切除,以提高患者生存率。

(二)术前准备

(1)术前应做血常规(包括血型)、尿常规和胸、腹部 X 线检查。手术前备皮,常规禁食。肠梗阻、肠套叠时需术前停留胃管、尿管。

(2)注意纠正水、电解质和酸碱平衡紊乱,尤其是并发肠梗阻、肠套叠时。

(3)术前应给予抗革兰阴性杆菌及抗厌氧菌的抗生素。

(4)术前 30 分钟肌注术前针海俄辛 0.3mg 或阿托品 0.5mg,苯巴比妥 0.1g。

(三)治疗方案

不同临床类型阑尾肿瘤的手术方法选择亦不同。

(1)阑尾黏液性囊肿行阑尾切除术;

(2)阑尾假性黏液瘤必须完整切除阑尾,因为不伴有腹膜假黏液瘤的黏液性囊腺癌与黏液性囊腺瘤或黏液性囊肿难以鉴别,故术中切勿发生囊肿破裂,以免酿成医源性腹膜种植。对已确诊为阑尾黏液性囊腺癌者,应予右半结肠切除术。如有假黏液瘤,必须尽量予以切除,但一般很难彻底。伴有卵巢黏液性囊腺瘤或囊腺癌时,应同时切除卵巢。

(3)单纯阑尾切除术对多数阑尾类癌是足够的治疗。1~2cm 类癌因为仍有可能转移,对年轻患者可行较广泛的切除,而对老年人则以局限性切除为妥。但直径>2cm,局部淋巴结发现转移,阑尾切缘有浸润,提示有残留癌组织的或类癌已侵入阑尾根部或盲肠壁已受侵犯的阑尾类癌,需要行右半结肠切除术。阑尾类癌的预后一般比腺癌为好,5 年生存率为 90%。

(4)阑尾腺癌的治疗主要是手术切除。手术方式有阑尾切除术和右半结肠切除术两种。

【术后观察及处理】

阑尾肿瘤术后处理依据所采取的手术方法而不同,但处理事项基本同阑尾切除术和右半结肠切除术。需要注意的是,对于第一次行阑尾切除术的患者,术后病理报告为阑尾腺癌和阑尾假性黏液性瘤或者符合上述类癌行右半结肠切除术条件的,应考虑进一步手术处理,最好做右半结肠切除,以提高患者生存率。

【疗效判断及处理】

阑尾肿瘤行阑尾切除术和右半结肠切除术的疗效确切，手术创伤根据术式不同而异，但极少数会出现转移。

【出院后随访】

1.出院时带药

阑尾肿瘤手术治疗后需使用抗生素 7～10 天，因此，出院时带药包括：①广谱抗生素；②甲硝唑继续抗感染。

2.检查项目与周期

出院 2 周后复查，查看伤口和腹部情况，了解患者术后恢复情况。

3.定期门诊检查与取药

无切口感染的患者出院 2 周后复查，此后若无不适症状或体征，无须特殊处理。有切口感染的患者则需视伤口情况而定，每 1～2 天换药查看伤口并换药，直至伤口愈合；以后无不适症状或体征，无须特殊处理。抗生素不宜长期服用。

4.出院后应当注意的问题

①多下床活动预防术后发生粘连性肠梗阻。②术后 3 个月内避免过度劳累或重体力劳动。③若术后尚未拆线便康复出院的患者，需在术后第 5～7 天查看伤口后拆线。④对于类癌和假性黏液性瘤等恶性阑尾肿瘤，术后需要进行化疗及放疗。

【预后评估】

阑尾黏液囊肿为良性病变，预后良好，术后一般无须特殊处理。阑尾假性黏液瘤属于真性肿瘤，术中注意避免腹腔种植，预后一般较好；阑尾类癌的 5 年生存率可达 90 9/6 以上；阑尾腺癌行阑尾切除术者，5 年生存率仅 20 9/6，而行右半结肠切除术者，5 年生存率可达 65%，远高于仅行阑尾切除术。总之，阑尾肿瘤在术前难以明确肿瘤性质，多在术中或术后病理报告后才能明确诊断，因此术后病理诊断以及其后的二期手术对于阑尾肿瘤患者的预后极其重要。

第八章 结、直肠及肛管疾病

第一节 结肠癌

【概述】

结肠癌是胃肠道中常见的恶性肿瘤,以 41～51 岁发病率高。在我国近 20 年来尤其在大城市,发病率明显上升,且有结肠癌多于直肠癌的趋势。从病因看半数以上来自腺瘤癌变,从形态学上可见到增生、腺瘤及癌变各阶段以及相应的染色体改变。随分子生物学技术的发展,同时存在的分子事件基因表达亦渐被认识,从中明确癌的发生发展是一个多步骤、多阶段及多基因参与的遗传性疾病。

结肠癌病因虽未明确,但其相关的高危险因素渐被认识,如过多的动物脂肪及动物蛋白饮食,缺乏新鲜蔬菜及纤维素食品;缺乏适度的体力活动。遗传易感性在结肠癌的发病中也具有重要地位,如遗传性非息肉性结肠癌的错配修复基因突变携带的家族成员,应视为结肠癌的一组高危人群。有些病如家族性肠息肉病,已被公认为癌前期疾病;结肠腺瘤、溃疡性结肠炎以及结肠血吸虫病肉芽肿,与结肠癌的发生有较密切的关系。

【诊断步骤】

(一)病史采集要点

(1)有无排便习惯与粪便性状的改变,出现时间,血便量及性状。

(2)有无腹痛,有无腹部包块。

(3)有无肠梗阻表现。

(4)有无肠道腺瘤或息肉史,慢性便秘、慢性腹泻史,慢性阑尾炎史,精神创伤史和大肠癌家族史。

(二)体格检查要点

1.一般情况

发育、营养、贫血、黄疸、精神、体温、血压和脉搏。

2.专科检查

(1)腹部检查:是否有腹胀、肠型,是否有包块,包块的位置、大小、形状、质地、活动度,以及是否有压痛;有无肝大;移动性浊音是否阳性;肠鸣音如何、有无气过水声等。

(2)直肠指检:是否触及直肠前凹肿块、直肠肿瘤,前列腺增生及其程度。

3.全身检查

不可忽视全身体格检查,应注意:

(1)是否有贫血、消瘦、黄疸、浮肿、恶病质,有无锁骨上淋巴结肿大。

(2)心肺检查有无异常。

(三)辅助检查要点

1.实验室检查

(1)三大常规：由于慢性失血、癌肿溃烂、感染、毒素吸收等患者可出现贫血、白细胞升高、血便等；侵犯泌尿系统可出现血尿。

(2)血生化、血气分析、肝功能若伴有肠梗阻时，可出现水、电解质及酸碱平衡紊乱；老年人了解肺功能情况；晚期可出现黄疸、低蛋白血症。

(3)肿瘤标志物：血清癌胚抗原(CEA)值约 60％的结肠癌患者高于正常，但特异性不高；用于术后判断预后和复发，有一定帮助。

2.X 线检查

(1)腹平片：了解有无肠梗阻表现；有无腹部软组织包块影。

(2)全胸片：可发现老年慢性支气管炎、肺气肿等改变；有无肺部转移结节。

3.心电图、肺功能检查

了解心肺功能情况。

(四)进一步检查项目

1.钡剂灌肠或气钡双重对比造影

了解肿瘤部位、性状、有无梗阻、单发还是多发。

2.纤维结肠镜检查

不但可直视下发现肿瘤，还可行活检确诊。

3.超声、CT 检查

可了解腹部肿块及其与周围组织器官的关系，发现肿大淋巴结及有无肝内转移。

【诊断对策】

(一)诊断要点

1.病史

结肠癌早期常无特殊症状，详尽询问病史，确切了解发病全过程、治疗史、治疗结果及相关病史如家族史等。

2.临床表现

由于癌肿病理类型和部位的不同，临床表现也有区别。一般右侧结肠癌以全身症状、贫血、腹部包块为主要表现，左侧结肠癌是以肠梗阻、便秘、腹泻、便血等症状为显著。

3.辅助检查

钡剂灌肠、结肠镜、B 超、CT 均可提供诊断依据。

4.手术

可为确诊提供证据。

(二)临床类型

1.右侧结肠癌

右侧结肠在解剖上具有腔大、壁薄的特征；右侧结肠内的内容物多呈液状。从病理上看右侧结肠以隆起型病变为多见，此类病变恶性程度低，发展缓慢，癌肿向肠腔内发展可生长成较大,易导致肿瘤远端缺血、坏死、溃破、出血和继发感染。临床上常表现为原因不明的贫血、乏力、疲劳、食欲减退、消瘦、消化不良、发热等症状。患者并无肠道症状,偶有腹部隐痛不适。由于早期这些症状缺乏特异性,常不引起患者的注意,而诊治医师亦常不易想到本病的可能,但此时粪便隐血试验多呈阳性,后期在 60%～70% 患者中右侧腹部可扪及一质硬肿块,这是提示右侧结肠癌可能的一个征象,可惜已不是早期征象。

2.左侧结肠癌

左侧结肠腔较细,肠腔内容物多呈半固体状,而左侧结肠癌以浸润型多见,易导致肠腔狭窄和梗阻。早期临床上可表现为排便习惯改变,可出现腹泻、便秘或腹泻与便秘交替,但严格地说多数患者是便频,不是真正的腹泻,可有黏液血便或便血,血液与粪便相混,多呈暗红色或紫褐色,发生大出血者罕见。当肠腔变细,癌肿浸润浆膜层时,患者常有左侧腹部或下腹部隐痛,并随着肠腔狭窄的发展出现进行性便秘,排便困难,腹胀以及最后发生梗阻。

(三)鉴别诊断要点

结肠癌需与结肠其他肿瘤鉴别

1.恶性淋巴瘤

是除癌肿外结肠中最常见的恶性肿瘤。可以是全身性淋巴瘤的一部分,也可以是原发性,以盲肠为多见。形态学上可表现为息肉型、溃疡型、肿块型和浸润型。肿瘤在细胞类型上以混合型居多,少数可表现为单纯性网状细胞肉瘤和淋巴细胞肉瘤。弥漫性淋巴瘤性息肉病则属罕见,非霍奇金淋巴瘤和 Kaposi 肉瘤则是两种与 AIDS 病相关的癌。Kaposi 肉瘤可无肠道或全身症状,临床上这些患者主要表现为腹痛、乏力、消瘦、腹块、排便习惯改变等。气钡灌肠双重对比造影和纤维结肠镜中极难与癌肿鉴别,诊断主要依靠活组织检查。

2.平滑肌瘤和平滑肌肉瘤

平滑肌瘤可向肠腔内生长,亦可向肠外生长,或双向发展形成哑铃状。不论何种生长方式,因其原发部位来自肠壁肌层,故肠腔黏膜完整,内镜可无异常,早期临床上可无症状,肿瘤较大时腹部可扪及肿块,偶因肠腔狭窄或肠套叠可出现腹痛,黏膜溃破后可出现消化道出血。

【治疗对策】

(一)治疗原则

以手术切除为主的综合治疗。

(二)术前准备

1.患者心理准备

精神上鼓励患者,使其明确手术与各种治疗措施的必要性,去除恐惧心理,树立战胜疾病的信心和对医生的信任,更好地配合治疗。

2.注意纠正水、电解质和酸碱平衡紊乱

尤其是伴有肠梗阻症状时;控制血糖,纠正贫血、营养不良等;注意心、肺、肝、肾功能和凝血机制。

3.肠道准备

包括机械性肠道清洁与抗生素准备两部分,一般于术前一天给予导泻及口服抗生素,伴梗阻症状者须慎用导泻剂,可予灌肠行肠道清洁;现国内外也有主张不行肠道准备,尚需临床大宗病例对照研究检验何优何劣。

(三)治疗方案

1.结肠癌根治性切除术

结肠癌根治性切除的范围应包括病变肠段及其系膜和供应血管及引流淋巴区。就癌肿本身而言,切除近远端各 5～10cm 肠管已经足够,无须切除过多的肠段,但为了清除系膜血管根部淋巴结,在结扎切断主要系膜血管后,其供应的肠段也就不得不随之切除。根据手术时的具体情况,可采用如下几种术式:

(1)右半结肠切除术:主要适用于盲肠、升结肠和结肠肝曲癌肿。切除范围应包括大网膜、15cm 末端回肠、盲肠、升结肠、肝曲和右侧横结肠及其系膜血管和淋巴结。

(2)横结肠切除术:主要适用于横结肠中部癌肿。切除范围为全部大网膜、横结肠包括肝曲、脾曲及其系膜和淋巴结。

(3)左半结肠切除术:适用于结肠脾曲和降结肠癌肿。切除范围为全部大网膜、横结肠左半、脾曲和降结肠及其系膜和淋巴结。乙状结肠是否切除需视癌肿部位而定。

(4)乙状结肠切除术:适用于乙状结肠癌。切除范围包括乙状结肠及其系膜和淋巴结。

2.梗阻性结肠癌的手术治疗

癌肿导致梗阻是结肠癌最常见的一种并发症,也可以是一部分患者最早的临床表现或做出诊断时的状况。鉴于结肠梗阻形成一个闭锁肠袢,肠腔极度扩张,肠壁血运易发生障碍而导致缺血、坏死和穿孔。癌肿部位越近回盲瓣,闭锁肠袢越短,发生穿孔的危险性越大。因此对结肠梗阻患者宜取积极态度,在胃肠减压,补充血容量、纠正水电解质紊乱和酸碱平衡失调后,宜早期进行手术。盲肠癌如引起梗阻时,临床上常表现为低位小肠梗阻的征象。虽然发生坏死穿孔的危险性似乎较小,但梗阻趋向完全性,无自行缓解的可能,故亦以早期手术为宜。在手术处理上可遵循下列原则:(1)右侧结肠癌并发急性梗阻时应尽量争取做右半结肠切除一期吻合术。(2)对右侧结肠癌局部却已无法切除时,可选做末端回肠与横结肠侧侧吻合术。(3)盲肠造口术由于减压效果不佳,目前已基本被废弃。(4)左侧结肠癌引起的急性梗阻在条件许可时应尽量一期切除肿瘤。

有三种选择,一是结肠次全切除,回肠乙状结肠或回肠直肠吻合术;二是左半结肠切除,一期吻合、近端结肠行造口术,二期造口关闭;三是左半结肠切除,近远端结肠造口或近端造口,远端关闭,二期吻合。(5)对肿瘤已无法切除的左侧结肠癌可选做捷径手术或横结肠造口术。

3.结肠癌穿孔的处理

结肠癌并发穿孔大多发生在急性梗阻后,少数亦可发生在癌肿穿透肠壁后溃破。不论其发生的机制属于哪一种都是极其严重的临床情况,急性梗阻时发生的穿孔大多发生在盲肠,由于肠腔内压力过高导致局部肠壁缺血、坏死而穿孔。此时将有大量粪性肠内容物进入腹腔,产生弥漫性腹膜炎,并迅速出现中毒性休克。因此感染和中毒将成为威胁患者生命的两大因素。至于癌肿溃破性穿孔则除粪汁污染腹腔外,尚有大量癌细胞的腹腔播散、种植、因此,即使闯过感染和中毒关,预后仍然不佳。在处理上首先强调一旦明确诊断即应急诊手术,同时加强全身支持和抗生素治疗。手术原则为不论哪一类穿孔,都应争取一期切除癌肿,右侧结肠癌引起的穿孔者可一期吻合,左侧结肠癌并发穿孔者切除后,宜近侧端造口。对癌肿溃破而不做切除的病例,结肠造口宜尽量选在肿瘤近端,并清除造口远端肠腔内粪汁,以免术后粪汁随肠蠕动不断进入腹腔。

4.肝转移的同步切除

在切除结肠原发灶的同时切除肝转移灶是合理的。若在原发结肠切除时发现有限的肝转移灶,则应尽量在结肠切除的同时行肝转移灶切除。遇到以下几种情况可进行转移灶切除：

(1)结肠切除术中最少的失血或污染；

(2)患者情况允许实施联合切除；

(3)可以完整切除且肿瘤距离切缘至少1cm；

(4)切口适宜肝切除；

(5)术者可很方便地实施肝脏手术。为确保切除后的肝脏没有残余病灶存在,切除前应对转移范围进行评估。多种回顾性研究表明:这种同时性病灶切除是安全的,且5年生存率可达25%～40%；做广泛的切除并不意味着有任何益处。

5.结肠癌的辅助治疗

(1)化疗:已证明术后全身的辅助化疗对于第Ⅲ期结肠癌患者是有益的,对某些高危Ⅱ期患者可能有益。结肠癌治疗的失败最常发生于肝脏、腹膜腔及其他多发远处转移。真正的局部治疗失败是很罕见的,因为在腹腔内切除足够范围的肠管并不困难。因此,全身化疗对于切除的结肠癌来说是主要的辅助治疗手段。

(2)免疫治疗:对于结肠癌免疫治疗的价值尚未确定,其使用仅建议在临床试验中进行。

(3)放射治疗:结肠癌放射疗法的作用是有限的。放疗对于腹部脏器的潜在损伤限制了它在结肠癌治疗中的应用。尚未证明放疗是辅助治疗结肠癌的有效方法；尽管放疗已被选择性应用于有肿瘤破溃及阳性切缘的患者,但应用于全腹治疗的可行性仍待临床试验的证明。

【术后观察及处理】

(一)一般处理

(1)术后当日吸氧,取仰卧位,密切观察血压、脉搏、呼吸和体温,待血压、脉搏平稳24小时后改半坐卧位。

(2)术后禁食、静脉补液；根据具体情况选择是否胃肠减压；肛门排气后可逐渐恢复饮食。

(3)术后喷喉,促进痰液排出,鼓励患者早期下床活动,预防肺部感染。

(4)早期拔尿管,一般术后24小时可拔除。

(5)视术中腹腔污染程度预防使用抗生素。

(6)伤口疼痛于术后48小时内最剧烈,可给予适量镇痛剂。

(二)并发症的观察及处理

1.切口感染

术后注意观察伤口情况,若术中污染严重应适当延长预防性使用抗生素时间。发现感染表现应及时处理,若未化脓,可予酒精湿敷；若已化脓,应敞开引流、换药。

2.吻合口瘘

多发生在术后一周左右,主要表现为局部腹膜炎和发热等全身症状,由于右侧的结肠内容物呈液糊状态且富含消化酶,故发生吻合口瘘后其漏出物直接进入腹腔后,患者的腹膜炎症状及全身症状均较严重。对于全身情况严重者,可行吻合口外置;若腹腔内污染不重,全身情况尚可耐受者,可暂行腹腔引流,引流时须保持引流管通畅,若无效可考虑重做吻合或同时做回肠造口。

3.机械性肠梗阻

多与腹腔内感染或小肠与切口缝合部发生粘连以及腹部手术后内疝形成有关。前者一旦发生,先行非手术治疗,无效时则需行粘连松解术。内疝形成者应尽早再次手术解除压迫。

4.输尿管损伤

术中如损伤了输尿管的血运,术后易发生坏死、穿孔。若术中即发现损伤,则应行缝合或吻合,并放置输尿管支架;若在 24 小时后始发现损伤时,因合并炎症、水肿,修补常失败。可先行暂时性肾盂造瘘术,并引流外渗尿液,待 2～3 个月后再做修复术。

5.吻合口狭窄

轻度狭窄不用处理,因粪便有扩张作用,可自行缓解;重度狭窄,则必须手术治疗。

【疗效判断及处理】

结肠癌的预后较好,经根治手术治疗后,Dukes A、B 及 C 期的 5 年生存率约分别可达80％、65％及 30％。合并肝转移行同时性肝转移灶切除 5 年生存率可达 25～40％。结肠癌治疗的失败最常发生于肝脏、腹膜腔及其他多发远处转移。真正的局部治疗失败是很罕见的。若转移灶可手术切除则尽量手术切除,不能切除者可选择化疗或介入治疗,如肝转移灶的射频消融等。

【出院后随访】

(1)视具体情况决定是否化疗,建议术后 4～5 周内开始化疗。

(2)定期随诊,复查血常规、CEA、胸片、腹部 B 超或 CT、结肠镜等了解术后恢复及有无复发转移。

第二节　直肠癌

【概述】

直肠癌包括齿状线至乙状结肠直肠交界之间的癌,是消化道最常见的恶性肿瘤之一。我国直肠癌具有以下特点:①腹膜返折平面以下的低位直肠癌占大多数;②直肠癌以溃疡型病变居多;③青年人(＜30 岁)直肠癌的发病率远较国外多见。由于直肠癌位置较低,易被直肠指诊及乙状结肠镜检查发现,容易诊断;但由于其深入盆腔,手术困难,不如结肠癌易得到彻底根治,术后局部复发率高。中、下段癌与肛管括约肌接近,不易保留肛门,也是手术上一难题。由于消化道吻合器的应用,使许多原来需要做肠造口的直肠癌患者免去了人工肛门的苦恼,提高了患者的生活质量。

直肠癌的发病原因尚不清楚,其可能的相关因素包括:饮食及致癌物质,直肠慢性炎症。遗传易感性,以及癌前期病变如家族性肠息肉病、直肠腺瘤,尤其是绒毛状腺瘤。

直肠癌可以在一个肿瘤中出现两种或两种以上的组织类型,且分化程度并非完全一致。

扩散及转移途径包括直接浸润、淋巴转移、血行转移和种植转移。

【诊断步骤】

(一)病史采集要点

(1)有无直肠刺激症状,如便意频繁、排便习惯改变、便前肛门有下坠感、里急后重、排便不尽感,晚期有下腹痛。

(2)有无肠腔狭窄症状,如大便变形、变细,当造成肠管部分梗阻后,有腹痛、腹胀、肠鸣音亢进等肠梗阻表现。

(3)有无癌肿破溃感染症状,如大便表面带血及黏液,甚至脓血便。

(4)有无局部浸润表现,如侵犯前列腺、膀胱,可出现尿频、尿痛、血尿;侵犯骶前神经可出现骶尾部剧烈持续疼痛。

(5)有无远处转移表现,如肝转移可有腹水、肝大、黄疸;肺转移可有咳嗽、胸痛、咯血等。

(6)有无肠道腺瘤或息肉史、大肠癌家族史。

(二)体格检查要点

1.一般情况

发育、营养、贫血、黄疸、精神、体温、血压和脉搏。

2.专科检查

(1)腹部检查:是否有腹胀、肠型,是否有包块,包块的位置、大小、形状、质地、活动度,以及是否有压痛;有无肝大;移动性浊音是否阳性;肠鸣音如何、有无气过水声等。

(2)直肠指检:是否触及直肠肿瘤、癌肿部位、距肛缘距离、癌肿的大小、范围、固定程度、与周围脏器的关系;直肠前凹有无结节;前列腺增生及其程度。

(3)已婚女性患者应行阴道及双合诊检查。

3.全身检查

不可忽视全身体格检查,应注意:

(1)是否有贫血、消瘦、黄疸、浮肿、恶病质,有无腹股沟淋巴结肿大。

(2)心肺检查有无异常。

(三)辅助检查要点

1.实验室检查

(1)三大常规:由于慢性失血、癌肿溃烂、感染、毒素吸收等患者可出现贫血、白细胞升高、血便等;侵犯泌尿系统可出现血尿。

(2)血生化、血气分析、肝功能若伴有肠梗阻时,可出现水、电解质及酸碱平衡紊乱;老年人了解肺功能情况;晚期可出现黄疸、低蛋白血症。

(3)肿瘤标志物:血清癌胚抗原(CEA)作为早期直肠癌的诊断尚缺乏价值,主要用于术后判断预后和复发。

2.X线检查

(1)腹平片:了解有无肠梗阻表现;有无腹部软组织包块影。

(2)全胸片:可发现老年慢性支气管炎、肺气肿等改变;有无肺部转移结节。

3.心电图、肺功能检查

了解心肺功能情况。

(四)进一步检查项目

1.钡剂灌肠或气钡双重对比造影

了解肿瘤部位、性状、有无梗阻、单发还是多发,有无并发结肠病变。

2.肛门镜、纤维结肠镜检查

不但可直视下发现肿瘤,还可行活检确诊;明确有无多发瘤。

3.超声、CT、MRI检查

可了解腹部肿块及其与周围组织器官的关系,发现肿大淋巴结及有无肝内转移。

4.直肠内超声

对判断直肠癌的浸润深度很有价值,对手术方式的选择很有帮助。

5.其他

男性患者必要时应行膀胱镜检查。

【诊断对策】

(一)诊断要点

1.病史

结肠癌早期出现便血、大便习惯改变常被患者及医生忽视,详尽询问病史,确切了解发病全过程、治疗史、治疗结果及相关病史如家族史等。

2.临床表现

直肠癌早期无明显症状,癌肿破溃形成溃疡或感染时才出现症状;直肠指检是诊断直肠癌的最重要的方法,中国人近75%为低位直肠癌,能在直肠指检时触及。

3.辅助检查

钡剂灌肠、肛门镜、结肠镜、B超、CT、MRI、直肠内超声均可提供诊断依据。

4.其他

手术可为确诊提供证据。

(二)临床类型

从外科治疗的角度,临床上将直肠癌分为低位直肠癌(距齿状线 5cm 以内);中位直肠癌(距齿状线 5～10cm);高位直肠癌(距齿状线 10cm 以上)。这种分类对直肠癌根治手术方式的选择有重要的参考价值。

(三)鉴别诊断要点

结肠癌需与下列疾病鉴别:

1.内痔

临床上常将直肠癌误诊为内痔而延误治疗,主要原因是凭症状及大便化验而诊断,未进行肛门指检和直肠镜检查。直肠癌在直肠指检时可扪及高低不平的硬块;而痔为暗红色圆形柔软的血管团。

2.直肠息肉

直肠息肉可并发出血,直肠癌误诊的主要原因也是未行肛门指检。息肉为圆形、实质性、多数有带蒂、可活动。可疑时可行肠镜检查。

3.肠炎、痢疾

有大便性状、频次改变,可有里急后重等症状,误诊原因为仅凭症状及大便化验而诊断,未行肛门指检。可疑时可行肠镜检查。

【治疗对策】

(一)治疗原则

以手术切除为主的综合治疗。

(二)术前准备

1.患者心理准备

精神上鼓励患者,使其明确手术与各种治疗措施的必要性,去除恐惧心理,树立战胜疾病的信心和对医生的信任,更好地配合治疗;特别是需要行人工肛门时更要解除患者的心理负担。

2.注意纠正水、电解质和酸碱平衡紊乱

尤其是伴有肠梗阻症状时;控制血糖,纠正贫血、营养不良等;注意心、肺、肝、肾功能和凝血机制。

3.肠道准备

包括机械性肠道清洁与抗生素准备两部分,一般于术前一天给予导泻及口服抗生素,伴梗阻症状者须慎用导泻剂,可予灌肠行肠道清洁;现国内外也有主张不行肠道准备,尚需临床大宗病例对照研究检验何优何劣。

(三)治疗方案

手术切除仍然是直肠癌的主要治疗方法。术前的放疗和化疗可一定程度地提高手术疗效。凡能切除的直肠癌如无手术禁忌证,都应尽早施行直肠癌根治术,如不能进行根治性切除时,亦应进行姑息性切除,使症状得到缓解。如伴发能切除的肝转移癌应同时切除肝转移癌。

1.直肠癌根治性切除术

手术方式的选择根据癌肿所在部位、大小、活动度、细胞分化程度以及术前的排便控制能力等因素综合判断。可采用如下几种术式:

(1)局部切除术:直肠癌局部切除是有选择性治疗淋巴结转移可能性很小的直肠癌患者合适的替代方法,这取决于肿瘤浸润的深度(T 分期)、分化程度和淋巴血管的受侵情况。与经腹会阴切除的比较研究支持对 T1 期、分化好、直径小于 3cm、肿瘤占肠壁周径小于 40% 的直肠癌行根治性经肛局部切除。手术方式主要有:①经肛局部切除术;②骶后径路局部切除术。

(2)经腹会阴联合直肠癌根治术(Miles 手术):原则上适用于腹膜返折以下的直肠癌。切除范围包括乙状结肠远端、全部直肠、肠系膜下动脉及其区域淋巴结、全直肠系膜、肛提肌、坐骨直肠窝内脂肪、肛管及肛门周围约 3～5cm 的皮肤、皮下组织及全部肛门括约肌,于左下腹行永久性乙状结肠单腔造口。

(3)经腹直肠癌根治术(直肠低位前切除术,Dixon 手术):是目前应用最多的直肠癌根治术,适用于距齿状线 5cm 以上的直肠癌,亦有更近距离直肠癌行该术式的报道。但原则上是以根治切除为前提,要求远端切缘距肿瘤下缘 2cm 以上。吻合器的使用及改进大大扩大了该术式的适应范围。由于吻合口位于齿状线附近,在术后的一段时期内患者出现便次增多,排便控制功能较差。近年来有人采用 J 形结肠袋与直肠下段或肛管吻合,近期内可以改善控便功能,减少排便次数。

(4)经腹直肠癌切除、近端造口、远端封闭手术(Hartmann 手术):适用于因全身情况很差,不能耐受 Miles 手术的患者。

2.梗阻性直肠癌的手术治疗

癌肿导致梗阻是直肠癌最常见的一种并发症。鉴于结肠梗阻形成一个闭锁肠袢,肠腔极度扩张,肠壁血运易发生障碍而导致缺血、坏死和穿孔。因此对梗阻患者宜取积极态度,在胃肠减压,补充血容量、纠正水电解质紊乱和酸碱平衡失调后,宜早期进行手术。在条件许可时应尽量一期切除肿瘤。有三种选择,一是行根治性 Miles 或 Dixon 手术;二是行 Dixon 手术,近端结肠失功性造口术,二期造口关闭;三是 Hartmann 手术,二期吻合。对肿瘤已无法切除的直肠癌可选作近端结肠造口术,一般选择乙状结肠造口。

3.直肠癌并穿孔

直肠癌穿孔的治疗就是切除病灶、大量的腹腔冲洗、盆腔引流和乙状结肠端式造口。直肠癌并发穿孔大多发生在急性梗阻后,少数亦可发生在癌肿穿透肠壁后溃破。不论其发生的机制属于哪一种都是极其严重的临床情况。急性梗阻时发生的穿孔大多发生在盲肠,由于肠腔内压力过高导致局部肠壁缺血、坏死而穿孔。此时将有大量粪性肠内容物进入腹腔,产生弥漫性腹膜炎,并迅速出现中毒性休克。因此感染和中毒将成为威胁患者生命的两大因素。至于癌肿溃破性穿孔则除粪汁污染腹腔(返折以上)或直肠周围间隙(返折以下),尚有大量癌细胞的腹腔或局部播散、种植。因此,即使闯过感染和中毒关,预后仍然不佳。在处理上首先强调一旦明确诊断即应急诊手术,同时加强全身支持和抗生素治疗。手术原则为不论哪一类穿孔,都应争取一期切除癌肿。对癌肿溃破而不作切除的病例,行结肠造口并溃破处周围引流。

4.肝转移的同步切除

在切除直肠原发灶的同时切除肝转移灶是合理的。若在原发直肠癌切除时发现有限的肝转移灶,则应尽量在直肠癌切除的同时行肝转移灶切除。遇到以下几种情况可进行转移灶切除:(1)直肠切除术中最少的失血或污染;(2)患者情况允许实施联合切除;(3)可以完整切除且肿瘤距离切缘至少 1cm;(4)切口适宜肝切除;(5)术者可很方便地实施肝脏手术。为确保切除后的肝脏没有残余病灶存在,切除前应对转移范围进行评估。多种回顾性研究表明:这种同时Ⅰ生病灶切除是安全的,且 5 年生存率可达 25%～40%;做广泛的切除并不意味着有任何益处。

5.直肠癌的辅助治疗

Ⅱ期和Ⅲ期直肠癌患者应给予辅助放化疗。Ⅱ期和Ⅲ期直肠癌患者应予辅助或新辅助化疗和盆腔放疗,多项研究显示这些患者如单独行手术治疗,局部复发和远处转移的危险性很高。文献报道术前和术后辅助治疗能改善其生存率。术后辅助治疗是局部进展期可切除直肠癌的治疗标准。初步研究验证了术后单独放疗可作为辅助治疗。结直肠癌协作组 Meat 分析比较了手术加术后放疗和单独手术治疗两组患者的疗效,表明术后放疗降低局部复发率近1/3,但总的生存率未改变,第 2 项 Meta 分析共分析了 8 项研究,也报道了同样的结果。

几项随机对照研究进行了术后单独化疗的应用研究。GITSG 7175 比较了术后辅助化疗和单独直肠癌切除手术,应用化疗没有明显改善无癌生存率。NSABP R-01 研究包括 555 例患者,比较术后化疗和单纯手术或术后单纯放疗的效果,发现应用化疗能显著改善患者的无瘤生存率和总的生存率。这些研究和日本研究的 Meta 分析认为,化疗能明显改善患者的生存率,但局部复发与之比较没有差异。第 2 项 Meta 分析包括了 3 项随机研究,共 4960 例结直肠癌患者,比较了术后辅助口服氟尿嘧啶(5-Fu)、替加氟和卡莫氟化疗与单纯手术的疗效,在一组 2 310 例直肠癌患者中,接受术后辅助口服化疗的患者改善了病死率和无瘤生存率。最后,sakmoLo 和同事进行的一项 Meta 分析包括 3 项研究,比较了术后口服卡莫氟和单纯手术两组患者的疗效,证明术后辅助口服化疗对改善 Duakes C 期直肠癌患者的无瘤生存率和总生存率有明显效果。

NSABP R-02 研究对 694 例Ⅱ期和Ⅲ期患者进行随机分组,一组接受术后单纯化疗,一组接受术后化疗加放疗,尽管增加放疗没有改善无瘤生存率和总的生存率,但能减少局部区域性复发。因为单纯化疗不能减少局部复发,所以化疗的单纯应用不是直肠癌的标准治疗。两项研究比较了术后综合放化疗和单纯手术治疗Ⅱ期和Ⅲ期直肠癌,单纯手术组的局部复发率分别为 20% 和 30%,表明术后综合放化疗显著减少了局部复发率,改善了总的生存率。Krook 等将 204 例高危直肠癌患者随机分组,一组接受术后单纯放疗,一组接受综合放化疗,综合放化疗组的复发率低,因癌死亡和其他原因死亡率也显著降低。术后辅助治疗会引起明显的并发症,在丹麦、荷兰和 MRC 术后辅助治疗研究中,20% 以上的患者因并发症或拒绝不能完成治疗,而且术后综合放化疗会损害患者的一些器官功能。两项.NSABP 研究中发现,患者会出现严重腹泻,特别是前切除的患者。其他急性不良反应包括膀胱炎、皮肤反应和疲劳。Ooi 等强调了急性和慢性不良反应,包括放射性肠炎、小肠梗阻和直肠狭窄。

术前或新辅助治疗是替代术后辅助治疗的有效方法,在理论上和实践上有很多优点。术前给予短疗程放疗(2500cGy,5d)或长疗程放疗(5040cGy,42d)加化疗。3 项 Meta 分析比较了术前辅助放疗和单纯手术治疗可切除直肠癌,其中两项分析发现,总的死亡率明显下降;将 3 项 Meta 分析综合起来,术前辅助放疗与单纯手术相比,局部复发率减少近 50%,生存率增加 15%,局部复发绝对减少 8.6%,5 年死亡率减少 3.5%。尽管术前单纯辅助放疗对局部复发有明显的效果,但在改善生存率方面没有术后放化疗效果好。因此,如果术前应用短疗程放疗,术后应追加化疗,至少是三期病变。

Meta 分析包含的很多研究报道,单纯手术组的局部复发率要远高于 1ME 手术。问题是完成理想的手术后是否需要辅助治疗。一项近期的随机试验比较了实施 TME 手术结合术前 5d 短疗程放疗和单纯行 1ME 手术者,表明术前放疗能降低理想手术后的局部复发率,平均随访 2 年患者总生存率比较没有显著差异。但术前放疗对周边切缘阳性的一组患者没有益处。尽管对降低局部复发率有一定效果,但不能改善生存率,还需更多成熟的随访数据。一项随机研究比较了短疗程的术前放疗和有选择的术后放疗治疗Ⅱ期和Ⅲ期患者,术前放疗组的局部复发率明显低于术后放疗组(u% vs 22%)。术前放疗组的并发症发生率也低于术后放疗组,可能是由于高危患者接受高剂量的术后放疗所致。

几项成熟的研究比较了术前和术后的放化疗疗效。CAO/ARO/AIO-94 研究比较了术前和术后综合放化疗,共 800 多例。早期结果发现,术后并发症发生率或急性毒性反应两组间没有差异,但术前放化疗组的保肛率较高。最近的研究结果显示,术前放化疗能显著降低局部复发率。另外,低位直肠癌患者术前放化疗后出现吻合口狭窄者少,能更好地保留肛门。波兰结直肠协作组最近完成了一项研究,比较了 TME 手术前辅助长疗程放疗(50.4Gy)加化疗(5-FU/LV)和术前短疗程放疗(5d 内 25Gy)早期显示,术前长疗程综合放化疗急性毒性反应更常见且严重。术前综合放化疗能明显缩小肿瘤,但保肛率与术前短疗程放疗者比较没有差异。NSABPR03 研究也比较了术前和术后的综合放化疗,化疗方案可能会延迟手术 7 个月。证据表明,术前综合放化疗的患者能达到局部降期,肿瘤病理完全反应率 8%。早期结果认为,接受术前放化疗的大量患者施行了保肛手术,但患者的毒性反应重。这 3 项研究还将有更多成熟的数据。

【术后观察及处理】

一、腹会阴联合直肠癌根治术

(一)一般处理

(1)手术较大,失血较多,术后应严密观察生命体征,注意有无休克的发生和电解质的失调,维持稳定的血压和尿量,必要时可以输血。

(2)平卧 5 天以上,因盆底空虚,过早坐位,内脏下移,对盆底腹膜压力增大,易引起盆疝。

(3)持续胃肠减压待肠蠕动恢复后,拔除胃管,并逐步恢复饮食。

(4)预防使用抗生素,一般不超过 24 小时,若术中腹腔污染严重可适当延长使用抗生素时间。

(5)术后应留置尿管 5 天以上,拔管前先夹闭 1~2 天,每 4 小时开放一次,以恢复膀胱的排尿功能。

(6)盆腔引流管引流 3~5 天,连续 48 小时无吸出液即可拔除引流管。

(7)会阴部切口术后要更换外层已经渗透的敷料,如果切口愈合良好,术后 14 天可以拆除缝线。

(8)严密观察造口,及时发现和处理并发症,如出血、坏死、内陷、狭窄等;培训患者及家属人工肛护理,更换人工肛袋等。

(二)并发症的观察及处理

1.术后出血

多由于术中止血不彻底或结扎线滑脱所致,骶前静脉丛损伤的病例更易发生。出血量少时可予止血药、输注新鲜血浆、输血等保守治疗,出血量大时,须行手术止血。

2.切口感染

术后注意观察伤口情况,若术中污染严重应适当延长预防性抗生素时间。发现感染表现应及时处理,若未化脓,可予酒精湿敷;若已化脓,应敞开引流、换药。

3.会阴部创口延迟愈合

创面感染、缝线等异物残留以及引流不畅是其主要原因。因此术中应尽量用电刀止血,减少异物存留。经过换药创口不愈且窦道较深者,可进行适当的清创,除去坏死组织、异物和不健康的肉芽组织。残留较多的癌组织,也可以引起癌性窦道,经久不愈。

4.尿潴留

排尿功能障碍是 Miles 术后最常见的并发症之一,据统计发生率达50%左右,只是潴留的程度不一,排尿功能障碍的发生除了与术中损伤膀胱肌层及供应它的神经纤维、盆腔神经丛的损伤外,尚有直肠切除后,盆腔脏器向后移位有关。此外,年老体弱及前列腺肥大亦是排尿功能障碍的因素。一旦出现尿潴留,应测定残余尿量,如果超过 50ml,应留置导尿管并进行膀胱功能恢复的训练,多数患者在术后 2～4 周内可自行恢复排尿功能。

5.性功能障碍

性功能障碍是 Miles 术后一个主要并发症,其发生率在50%～100%,包括阳痿、勃起不全和射精功能障碍。性功能障碍导致直肠癌术后患者生活质量的降低。盆腔自主神经的保护术在临床上的应用,降低了性功能障碍的发生。盆腔神经丛的损伤导致了术后患者出现勃起功能不全或阳痿。下腹下神经亦称射精神经,神经的损伤和盆丛副交感神经的损伤引起患者射精量减少或射精不能。神经损伤是无法恢复的,减少性功能障碍的发生,关键在于预防,术者要熟悉盆腔神经的解剖走行,神经显露后要加以保护,尽可能避免损伤。

6.急性肠梗阻

常见原因有:①造口肠袢与侧腹膜封闭不完善或未封闭,引起内疝;②盆底腹膜缝合处裂开,小肠脱出;③小肠粘连。如果发生可先予保守治疗,一旦发生腹膜炎体征应行手术治疗。盆底、腹膜裂开形成内疝常常引起严重的后果,往往需急诊手术探查。

7.输尿管损伤

术中如损伤了输尿管的血运,术后易发生坏死、穿孔。若术中即发现损伤,则应行缝合或吻合,并放置输尿管支架;若在 24 小时后始发现损伤时,因合并炎症、水肿,修补常失败。可先作暂时性肾盂造瘘术,并引流外渗尿液,待 2～3 个月后再做修复术。

8.结肠造口的并发症

术后一周内应每天观察人工肛门有无坏死和内陷,其后应注意排便是否通畅,排便时有无疼痛、便秘或腹泻、黏膜有无水肿、出血及脱出等。排便不畅及排便时疼痛,可能为人工肛门狭窄,应每天用戴有胶皮指套的食指进行扩张,每次 20 分钟左右。如有便秘,可向人工肛门内注入甘油 20ml。对黏膜水肿、出血或脱出,可用 5% 或 10% 高渗温盐水纱布湿敷。如出现皮炎,可用氧化锌油膏涂擦局部并覆盖凡士林纱布。

二、经腹直肠癌切除术(直肠低位前切除术或 Dixon 手术)

(一)一般处理

(1)术后当日吸氧,取仰卧位,密切观察血压、脉搏、呼吸和体温,待血压、脉搏平稳 24 小时后改半卧位;若直肠癌位置较低,考虑盆底腹膜疝的可能可延长平卧时间 4～5 天。

(2)术后禁食、静脉补液,维持水电解质平衡;根据具体情况选择是否胃肠减压;肛门排气后可逐渐恢复饮食。

(3)术后喷喉,促进痰液排出,鼓励患者早期下床活动,预防肺部感染。

(4)早期拔尿管,一般术后 24 小时可拔除;若直肠癌位置较低,考虑盆底腹膜疝的可能可延长至术后 4～5 天。

(5)视术中腹腔污染程度预防使用抗生素。

（6）伤口疼痛于术后 48 小时内最剧烈，可给予适量镇痛剂；也可留置硬脊膜外腔置管持续镇痛。

（7）盆腔引流管根据具体情况尽早拔除，一般日引流量小于 30ml 可拔除，但若担心吻合口瘘，则需待进食排便后再拔。

（8）术后便频和便稀者，可口服止泻剂，如复方地芬诺酯、洛哌丁胺等，同时可给予肠道活菌制剂。

(二)并发症的观察及处理

1.切口感染

术后注意观察伤口情况，若术中污染严重应适当延长预防性抗生素时间。发现感染表现应及时处理，若未化脓，可予酒精湿敷；若已化脓，应敞开引流、换药。

2.吻合口瘘

吻合口瘘是直肠前切除的最主要并发症，发生率在 4％～25％之间，低位吻合术后瘘的发生率高于高位吻合术。吻合口瘘常见原因是吻合口血供不良，张力过大，吻合技术有缺陷及肠道准备欠佳和全身营养状况不良等。凡对吻合口有疑虑时，可行暂时性横结肠失功能造口，保证吻合口愈合。术后引流管出现粪样液体但无全身症状者，可给予保守治疗，包括抗生素的应用，营养支持及充分引流。如果出现明显的腹膜炎体征，则应行剖腹探查，腹腔引流及近端横结肠造口处理。

3.吻合口狭窄

吻合口狭窄是直肠癌低位前切除术后的另一并发症，其发生率约在 0～22％左右。常见原因包括应用的吻合器管径较细、吻合口瘘后的瘢痕收缩引起狭窄，以及吻合口内夹入周围的血管脂肪组织愈合后引起的狭窄。超低位吻合后，因肛管括约肌的收缩，亦可引起狭窄。吻合口狭窄如能早期发现，通过扩张治疗几乎均能治愈，如果就诊较晚，瘢痕狭窄较重，扩张治疗困难，可切开狭窄的瘢痕再行扩张治疗。

4.机械性肠梗阻

多与腹腔内感染或小肠与切口缝合部发生粘连以及腹部手术后内疝形成（盆底腹膜破裂）有关。前者一旦发生，先行非手术治疗，无效时则需做粘连松解术。内疝形成者应尽早再次手术解除压迫。

5.输尿管损伤

见腹会阴联合直肠癌根治术。

6.术后出血

见腹会阴联合直肠癌根治术。

7.排尿功能和性功能障碍

见腹会阴联合直肠癌根治术。

【疗效判断及处理】

接受根治性手术的直肠癌患者的预后，Dukes A 期的 5 年生存率为 90％以上，Dkues B 期的 5 年生存率为 60％～80％，DLtkes C 期为 20％～50％。而 Dukes D 期患者的 5 年生存率不到 5％。合并肝转移行同时性肝转移灶切除 5 年生存率可达 25％～40％。直肠癌治疗的失败最常发生于肝脏、肺、腹膜腔及其他多发远隔转移及局部复发。若转移灶可手术切除则尽量手术切除,不能切除者可选择化疗或介入治疗,如肝转移灶的射频消融等;局部复发可根据情况选择化疗、放疗及手术的不同组合。

外科医师技术水平是与并发症、保肛率和局部复发有关的关键因素。Phillips 发现不同的外科医师报道的局部复发率小于 5%～15%。一项苏格兰研究认为,不同的外科医师行根治手术后的手术死亡率和 10 年生存率分别为 0～20% 和 20%～63%。适当的培训和外科手术量都是重要的因素。这些数据强调了直肠癌手术的技术因素和外科手术的标准化。

【出院后随访】

(1)视具体情况决定是否放化疗,建议术后 4～5 周内开始化疗。

(2)定期随诊,复查血常规、CEA、胸片、腹部 B 超或 CT、结肠镜等了解术后恢复及有无复发转移。

第三节　内、外痔

【概述】

痔是最常见和多发的肛肠良性疾病。痔是肛垫病理性肥大、移位及肛周皮下血管丛血流瘀滞或组织增生形成的团块。近年来,肛垫学说已被国内外多数学者所认同,是目前治疗痔的病理生理学基础。中华医学会外科学分会肛肠外科学组于 2004 年制定的《痔临床诊治指南(草案)》中将痔分为内痔、外痔和混合痔,内痔又分为 4 度。

内痔是肛垫的支持结构、血管丛及动静脉吻合发生的病理性改变和(或)异常。内痔的主要临床表现是出血和脱出,可并发血栓、嵌顿、绞窄及排便困难。内痔根据其症状的严重程度分为 4 度。Ⅰ度:便时带血、滴血,便后出血可自行停止;无痔脱出。Ⅱ度:常有便血或喷射状出血;排便时有痔脱出,便后可自行还纳。Ⅲ度:可有便血;排便或久站及咳嗽、劳累、负重时有痔脱出,需用手还纳。Ⅳ度:可有便血;痔持续脱出或还纳后易脱出。

外痔是齿状线远侧皮下血管丛扩张、血流瘀滞、血栓形成或组织增生。外痔主要临床表现为肛门部软组织团块,肛门不适、潮湿瘙痒、异物感,如发生血栓及炎症可有疼痛。

混合痔是内痔和相应部位的外痔血管丛的相互融合,主要临床表现是内痔和外痔的症状同时存在,严重时表现为环状痔脱出。

【诊断步骤】

(一)病史采集要点

1.排便时出血

内痔或混合痔最常见的症状是便时出血。其特点是无痛、血色鲜红、便时出现,可滴血。出血常为间歇性。出血量一般不大,但有时也可大量出血,严重者可导致贫血,便后出血多自行停止。

2.注意痔出血的诱因

便秘、粪便干硬、大便次数增多、饮酒及进食刺激性食物等为痔出血的常见诱因。

3.痔块脱出或肛门部软组织团块

内痔或混合痔发展到一定程度(Ⅱ度和Ⅲ度)即可脱出肛门外,应注意痔块脱出后能否自行回复或需用手回纳到肛门内,有无伴肛门疼痛。外痔主要临床表现为肛门部软组织团块,如发生血栓及炎症可有肛门疼痛。

4.肛门疼痛、排便困难

单纯性痔常无肛门疼痛症状。内痔或混合痔若因表浅黏膜或皮肤受损后感染或血栓形成而有疼痛感觉,但疼痛常与大便不尽感同时存在。内痔或混合痔脱出嵌顿时也可出现肛门疼痛,甚至是剧痛。局部疼痛是血栓性外痔的特点,排便、坐、走、咳嗽等均能加重疼痛而坐立不安、不敢排便。

5.肛周瘙痒

由于痔块脱出及括约肌松弛,黏液流出肛门外而刺激周围皮肤,可引起瘙痒甚至皮肤湿疹。

6.其他

以往痔的治疗情况。

(二)体格检查要点

1.皮肤黏膜

注意有无皮肤黏膜苍白等贫血表现。

2.局部检查

肛门直肠指检和肛门镜检查是主要的检查方法。应先后按下列三部曲进行局部检查:

(1)肛门视诊:内痔除Ⅰ度外,Ⅱ度、Ⅲ度、Ⅳ度都可在肛门视诊下见到痔块,尚应观察有无肛周血污、瘙痒抓痕、湿疹、静脉曲张性外痔、血栓性外痔及皮赘等。血栓性外痔表现为肛周瞕紫色长条圆形肿物,表面皮肤水肿、质硬、压痛明显。对有脱垂者,最好在蹲位排便后立即观察,此时痔块颜色、大小、数目、部位及有无出血、痔黏膜有无糜烂和溃疡清晰可见。

(2)肛门直肠指检:指检虽不能扪出痔块,对痔诊断意义不大,但可排除其他病变,如直肠癌、直肠息肉等,因此在做肛门镜检查前一定要做直肠指检。

(3)肛门镜检查:不仅可见到齿状线上下痔块的情况,还可观察到直肠黏膜有无充血、水肿、溃疡和肿块等。

3.全身检查

不可忽视全身体格检查,应注意:

(1)是否有肝硬化腹水。

(2)是否有妊娠及子宫增大,妊娠期容易发生内痔。

(3)有无前列腺肥大或尿道狭窄。

(4)有无合并直肠癌、直肠息肉、直肠脱垂。

(三)辅助检查要点

1.实验室检查

一般情况下无须做实验室检查,但当痔出血量大而急时可致贫血,做血常规检查可发现红细胞计数降低、血红蛋白下降。大便隐血试验是排除全消化道肿瘤的常用筛查手段。

2.电子肠镜检查

若患者年纪大伴有便血时,应做肠镜检查排除结直肠癌的可能性。

3.盆底功能检查指征

对有排便功能障碍或括约肌损伤的患者应行肛管直肠压力测定和盆底肌电图检查。

【诊断对策】

（一）诊断要点

1.病史

习惯性便秘、腹内压力增高、直肠下端和肛管的慢性感染、长期饮酒、喜食大量辛辣刺激性食物等可能是痔病发生的病因。因此,详尽询问病史,了解发病全过程、治疗史、治疗效果及相关病史是痔病诊断的重要内容。

2.临床表现

内痔或混合痔最常见的症状是便时出血,其特点是间歇性无痛、颜色鲜红、便时出现。同时注意是否伴痔块脱出。肛门视诊、肛门直肠指检和肛门镜检查是痔病主要的检查方法。

3.辅助检查

酌情做血常规、电子肠镜等检查。

（二）临床类型

中华医学会外科学分会肛肠外科学组于 2004 年制定的《痔临床诊治指南（草案）》中将痔分为内痔、外痔和混合痔,内痔又分为 4 度即Ⅰ度、Ⅱ度、Ⅲ度和Ⅳ度。

（三）鉴别诊断要点

（1）直肠癌：若不进行肛门直肠指检和肛门镜检,而单凭症状则容易误诊。

（2）肛裂：肛裂在便时与便后均有肛周剧烈疼痛,这与痔明显不同。检查时在肛管后正中部位见到裂口可肯定诊断。

（3）直肠息肉：息肉呈圆形、实质性、有蒂、可活动,肛门直肠指检和肛门镜检可相鉴别。

（4）直肠脱垂：易误诊为环状痔脱出,但直肠脱垂黏膜呈环形,表面平滑,括约肌松弛;而环状痔黏膜呈梅花瓣状,括约肌不松弛。

（5）溃疡性结肠炎、直肠炎有便血、便秘或排便次数增加等病史,直肠镜或结肠镜检查有助于诊断和鉴别诊断。

【治疗对策】

（一）痔的治疗原则

痔的治疗原则：①无症状的痔无须治疗；②有症状的痔重在消除、减轻其主要症状,而非根治；③以保守治疗为主；④遵循个体化治疗原则。解除痔的症状应视为治疗效果的标准。医生应根据患者情况、本人经验和设备条件采用相应的非手术或手术治疗。

（二）术前准备

（1）术前应做常规必要的物理和实验室检查,注意有无妊娠、门静脉高压症、腹腔内肿瘤或直肠癌,局部检查应注意括约肌功能有无异常、痔的局部情况及有无动脉搏动等。

（2）手术前一天低渣饮食并做好肠道准备,可以口服泻药或清洁洗肠。

（3）一般不主张术前预防性使用抗生素,但对体弱、高龄、肛管有炎症、手术创面较大及获得性免疫缺陷综合征和器官移植手术后的患者,建议预防性使用抗生素。

(4)备太宁栓或化痔栓等局部用药,以便手术结束时放置于肛管直肠内,可起到润滑和消炎双重作用。

(三)治疗方案

1.非手术治疗

(1)一般治疗:改善饮食,保持大便通畅,注意肛门会阴部清洁,热水坐浴等对各类痔的治疗都是必要的,可使局部血流疏通,防止继发感染。高膳食纤维饮食应作为痔的初期治疗。

(2)药物治疗:痔的药物治疗可用于任何痔患者,是Ⅰ、Ⅱ度内痔患者的首选疗法。中医中药辨证与辨病相结合,可促进创面愈合、改善痔急性发作,如出血、疼痛、水肿、瘙痒等。

1)局部药物治疗:中药常用药的成分主要有:五倍子、芒硝、冰片、明矾、大黄、黄连、黄芩、黄檗、苦参、三七、珍珠、荆芥、无花果叶等。含有黏膜保护和润滑成分的复方角菜酸脂栓或膏等对急性发作的内痔具有治疗作用。

2)全身药物治疗:中医主要根据患者的症状辨证论治。西药包括静脉增强剂、抗炎镇痛药。常用的静脉增强剂有:微粒化纯化的黄酮成分、草木樨流浸液片、银杏叶萃取物等,可减轻内痔急性期症状,但数种静脉增强剂合用无明显优越性;抗炎镇痛药能有效缓解内痔或血栓性外痔所导致的疼痛。

(3)器械治疗:器械治疗对痔出血和轻度脱垂的近期疗效均较好,各治疗手段之间无明显差异。如患者以出血为主,可首选注射法;如患者以轻度脱垂为主,可首选胶圈套扎法。此外,还需根据患者的年龄、主诉、治疗需求等情况选择个性化治疗方案。目前尚缺乏各器械治疗对Ⅰ、Ⅱ期内痔的多中心疗效评价。

1)痔的胶圈套扎疗法:适用于各度内痔和混合痔的内痔部分,尤其是Ⅱ、Ⅲ度内痔伴有出血和/或脱出者,不适用于有并发症的内痔和肛乳头肥大。套扎部位在齿状线上区域,并发症有直肠不适与坠胀感、疼痛、胶圈滑脱、迟发性出血、肛门皮肤水肿、血栓性外痔、溃疡形成、盆腔感染等。

2)痔的硬化剂注射疗法:适用于有出血的Ⅰ、Ⅱ度内痔。该疗法的并发症有疼痛、肛门部烧灼感、组织坏死溃疡或肛门狭窄、内(混合)痔血栓形成、肛周或直肠黏膜下脓肿、直肠阴道瘘、严重的盆腔或者泌尿生殖系统化脓性感染。外痔、内痔血栓、妊娠期痔禁用。

3)痔的物理治疗:主要适应证为Ⅰ、Ⅱ、Ⅲ度内痔。禁忌证是血栓性内痔和外痔。物理疗法包括激光治疗、直流电疗法和铜离子电化学疗法、微波热凝疗法、红外线凝固治疗、冷冻疗法等。

4)多普勒引导下的痔动脉结扎术:本方法利用多普勒专用探头,于齿线上方2～3cm探测到供应痔的动脉直接进行痔动脉结扎,痔的血液供应被阻断,致痔逐渐萎缩,以此达到治疗的目的。适用于Ⅱ～Ⅳ度内痔。

2.手术治疗

手术治疗适用于非手术治疗无效且无手术禁忌证者。按照痔的手术方式分为痔切除术和痔上黏膜环切钉合术(PPH)等。

(1)痔单纯切除术:主要适用于Ⅱ、Ⅲ度内痔和混合痔的治疗。包括创面开放式

(MilligaN-Morgan)手术,创面半开放式(Parks)手术或创面闭合式(Ferguson)手术。目前多采用(Milligan-Morgan)手术或其改良术。经随机多中心比较 Milli-gail — Morgan 和 Ferguson 手术,两者均安全、经济、满意率较高,远期疗效无差异。其改良术式可将肛内创面部分缝合,肛外创面部分开放,注意合理保留皮肤桥、黏膜桥的部位及数量可缩短创面愈合时间,适用于较大的孤立的出血性内痔。

(2)痔上黏膜环切钉合术(PPH):本手术用吻合器经肛门环形切除部分直肠黏膜和痔组织。适用于Ⅱ、Ⅲ度内痔、环状痔和部分Ⅳ度内痔,可发生吻合口大出血、肛旁甚至盆腔感染、直肠阴道瘘等严重并发症,还可发生肛门坠胀、肛管狭窄、疼痛、尿潴留等轻度并发症,术后 6 个月内复发率为 2%。

(3)血栓性外痔剥离术:用于治疗血栓性外痔。

(4)其他:对存在内括约肌处于高张力状态的痔病患者,可采用针对肛门内括约肌的手术方式,包括手法或借助球囊扩肛、肛门内括约肌后位或侧位切开术。主要适用于Ⅰ、Ⅱ度出血性内痔伴内括约肌处于高张力状态的痔病患者,并发症主要有肛管黏膜撕裂、黏膜脱垂、肛门失禁。

3.特殊患者的处理

(1)痔急性嵌顿:嵌顿痔是痔的急症,早期可在局麻下采用手法复位同时应用药物治疗。对嵌顿痔手法复位失败、嵌顿时间长而出现绞窄坏死者,应采取手术治疗以解除嵌顿、去除坏死组织、预防感染。

(2)妊娠和产后早期的痔:可采用中药坐浴和外用,还可外用黏膜保护剂和口服静脉增强剂,禁用硬化剂注射。对痔的严重并发症和药物治疗无效的患者,应选择简单有效的手术方式。

(3)痔并发贫血:应注意排除导致贫血的其他疾病,对痔导致的贫血首先考虑手术治疗。

(4)痔合并免疫缺陷:免疫缺陷的存在(艾滋病、骨髓抑制等)是硬化剂注射和胶圈套扎的禁忌证。在手术治疗时,建议预防性使用抗生素。

【术后观察及处理】

(一)一般处理

1.术后体位

在麻醉完全恢复后鼓励患者早期下床活动,以利术后恢复。

2.饮食限制

为了避免术后大便排出时对痔伤口的影响,术后 3 天内应低渣流质或半流饮食,此后才恢复正常饮食。

3.伤口疼痛处理

酌情使用镇痛药物止痛,如吗啡或派替啶等药。

4.保持大便通畅

可使用一些缓泻药,如果导片、液状石蜡等。

5.局部用药

太宁栓或化痔栓等局部塞肛用药,每天 1～2 次,每次 1 粒。

6.热水坐浴

高锰酸钾粉冲稀后热水坐浴,每天 2 次,可使肛周局部血流疏通,防止继发感染。

7.其他

短期使用肠道抗生素预防感染。

(二)术后并发症的观察及处理

1.出血

各种痔手术都有发生出血的可能,应注意手术中严密止血和术后观察。痔结扎术后 7～10 天可发生迟发性出血。如出血量多,需在麻醉下探查止血。

2.排尿障碍

术前排尿、手术结束时避免在肛管内留置敷料、严格控制输液量和输液速度(尽量控制在 1 L 以内)、减少吗啡和丁哌卡因等麻醉药的应用可减少术后排尿障碍,可采用针刺关元、三阴交、至阴穴,还可用耳压、中药内服的方法治疗。阴部神经阻滞麻醉较脊髓麻醉降低痔术后尿潴留发生率。若出现尿潴留者当天应留置尿管引流。

3.疼痛

术后创面局部使用复方利多卡因、复方薄荷脑、解热镇痛栓剂、硝酸甘油膏、黏膜保护剂、自控性镇痛泵等措施具有减轻疼痛的效果。中药熏洗可活血消肿止痛、还可采用针刺龈交、二白、白环俞或肛周电刺激治疗。随机、双盲、安慰剂对照的前瞻性研究钙离子通道阻滞剂油膏外用于痔切除术后的镇痛及安全性研究表明可显著减轻术后因内括约肌痉挛所致的疼痛,未增加药物使用相关并发症的发生率,避免了部分患者因使用硝酸甘油制剂发生头痛的副作用。随机、双盲、安慰剂对照研究肉毒杆菌毒素注射对于痔切除术后伤口愈合的影响表明肉毒杆菌毒素痔切除术后注射入内括约肌中可有效缓解术后疼痛、伤口愈合时间;使用安全,无并发症和副作用。随机、对照、前瞻性研究经皮电刺激神经缓解痔术后疼痛表明安全、有效、适合于门诊痔切除术后患者使用。

4.肛门失禁

过度扩肛、肛管括约肌损伤、内括约肌切开等治疗易于发生肛门失禁。患者原有肛管功能不良、肠易激综合征、产科创伤、神经疾患等疾病可增加肛门失禁发生的危险。处理:选择肛管松弛效果较好的麻醉方法,推荐首选腰麻,适度扩肛,正确掌握 PPH 荷包缝合的深度和高度,低压灌肠通便。

5.肛门狭窄

多个痔切除手术、注射疗法、痔环形切除、痔上黏膜环切钉合术等有导致术后肛门狭窄的可能。肛门狭窄的治疗措施包括扩肛、肛管成形术。

6.其他并发症

包括伤口愈合迟缓、便秘、直肠黏膜外翻、肛周湿疹、肛周皮赘等,需注意防治。

【疗效判断及处理】

痔所有的治疗措施都是非根治性治疗,多数患者以非手术治疗为主(其中注射疗法和胶圈套扎疗法成为痔的主要治疗方法),而且其疗效满意。因此,若痔经治疗后症状消失,则无须特殊处理。

PPH 治疗痔疮是一种新方法,与通常的外科痔疮手术切除相比具有安全、有效、手术时间及住院时间短、无复发和恢复快等优点,有望替代传统手术治疗方法。但缺点是 PPH 器械不能重复使用,且价格昂贵。

【出院后随访】

1.出院时带药

多数痔病的手术治疗患者并不需要住院观察,但若行痔上黏膜环切钉合术(PPH)时最好住院留观,便于术后并发症的观察及处理。出院时带药包括:①太宁栓或化痔栓等局部塞肛用药,每天 1～2 次,每次 1 粒;②保持大便通畅的药物;③高锰酸钾粉冲稀后热水坐浴,可使肛周局部血流疏通,防止继发感染。

2.检查项目与周期

痔病经手术治疗后无不适症状或体征,患者可继续观察,无须特殊处理。若伤口感染愈合后,应及时扩张肛管,以免狭窄。

3.定期门诊检查与取药

痔术后无不适症状,患者可在术后 1 个月复查一次,若无明显体征则无须特殊处理;若术后经过较长时间后仍有出血或痔块脱出,考虑痔术后复发则按上述情况做相应处理。而经非手术治疗的痔若症状消失,在大便保持通畅情况下则无须特殊处理;若仍有出血或痔块脱出,则继续按上述情况做相应处理,必要时手术治疗。

4.应当注意的问题

①保持大便通畅;②戒酒、避免进食大量辛辣刺激性食物;③妊娠期痔随着胎儿的分娩,痔的症状或体征会随之改善;④对反复出现便血的中、老年人应注意排除结直肠癌的可能性。

【预后评估】

有症状的痔才需要治疗,而无症状的痔并不需要治疗,所有的治疗措施都是非根治性治疗。因此,若痔经治疗后症状消失,则无须特殊处理。

第四节　肛瘘

【概述】

肛瘘是指肛门周围的肉芽肿性管道,由内口、瘘管和外口三部分组成。内 El 常位于直肠下部或肛管,多为一个;外口在肛周皮肤上,可为一个或多个,经久不愈或间歇性反复发作,是常见的直肠肛管疾病之一,任何年龄都可发病,多见于青壮年男性。

大部分肛瘘由直肠肛管周围脓肿引起,因此内口多在齿状线上肛窦处,脓肿自行破溃或切开引流处形成外口,位于肛周皮肤上。由于外口生长较快,脓肿常假性愈合,导致脓肿反复破溃或切开,形成多个瘘管和外口,使单纯性肛瘘成为复杂性肛瘘。瘘管由反应性的致密纤维组织包绕,近管腔处为炎性肉芽组织,后期腔内可上皮化。结核、溃疡性结肠炎和 Crohn 病等炎症、恶性肿瘤和肛管外伤感染也可引起肛瘘,但较少见。

【诊断步骤】

(一)病史采集要点

1.瘘外口分泌物流出

肛瘘主要症状为肛门周围的瘘外口可流出少量脓性、血性或黏液性分泌物。较大的高位肛瘘,因瘘管位于括约肌外,不受控制,常有粪便及气体排出。

2.肛门部潮湿、瘙痒

由于瘘外口分泌物的刺激,使肛门部潮湿、瘙痒,有时形成湿疹。

3.直肠肛管周围脓肿症状

当瘘外口愈合时,瘘管内脓液不能排出就可形成脓肿,患者可感到局部明显红肿、疼痛,同时可伴有发热、寒战、乏力等全身感染症状,脓肿自行穿破或切开引流后,症状缓解。这种由于引流不通畅形成脓肿往往反复出现,反复发作上述症状是肛瘘的临床特点。

4.既往史

既往是否有直肠肛管周围部位的红、肿、热、痛等直肠肛管周围脓肿症状,并反复发作现象,了解其相应的治疗情况。既往是否有肺或肠结核、克罗恩病、溃疡性结肠炎病史。

5.个人史

是否有肛门疾病或会阴部手术史,有无长期吸烟、酗酒史。

6.家族史

询问家庭成员中是否有肠道或肛旁疾病或手术史。

(二)体格检查要点

1.一般检查

多数患者全身情况良好,少数患者合并有直肠肛管周围脓肿时可有局部红肿、触痛及波动感。

2.局部情况

肛管周围皮肤可见一个甚至数个肛瘘外口,呈红色乳头状肉芽组织突起,挤压外口可有脓液或脓血性分泌物排出。外口的数目及与肛缘位置关系对诊断肛瘘很有帮助:外口数目越多,距离肛缘位置越远,肛瘘越复杂。根据 Goodsall 定律,在肛门中间画一横线,若外口在线后方,瘘管常是弯型,且内口常在肛管后正中处;若外口在线前方,瘘管常是直型,内口常在附近的肛窦上。外口在肛缘附近,一般为括约肌间瘘;距离肛缘较远,则为经括约肌瘘。若瘘管位置较低,自外口向肛门方向可触及索条样瘘管。

确定内口位置对明确肛瘘诊断非常重要。肛门指检可触及皮下条索状瘘管,瘘管质地较硬,也可触及肛管内肛腺部位的瘘管内口,表现为炎性结节改变。高位肛瘘因位置深可能触及不到瘘管。

(三)辅助检查要点

1.肛门镜检查

应仔细检查齿状线上、下方,可发现肛瘘内口的位置及脓液自内口排出情况,对可疑存在的内口可用探针探查以明确诊断。

2.探针检查

可用探针探查瘘管的行径、方向和深浅。此项检查应选用细而软的探针,从外口插入后沿管道轻轻探入,不可用力,以免探针穿破瘘管壁引起感染或假道。对于浅表直瘘管有意义,但对弯曲及有支瘘管的复杂肛瘘瘘管意义不大。

3.染色检查

将干纱布放入直肠内,将5%亚甲蓝溶液由外口注入,然后拉出纱布,如有亚甲蓝染色,即证明有内口存在并判断其位置。对于复杂性肛瘘及管道或内口已经闭死的病例无效。

4.X线造影检查

向瘘管内注入30%～40%的碘甘油或者复方泛影葡胺,X线摄片对于确定复杂性深部肛瘘,了解瘘管及内口的位置有一定意义,但检查前必须做碘过敏试验。

5.直肠腔内B超

能较准确地了解肛周组织与括约肌的状况,检查到瘘管及感染腔隙的位置及大小,分辨出一般肛肠检查容易漏诊的病变。直肠腔内多普勒超声检查对于确定肛门括约肌的完整性起重要作用。

6.MRI检查

对于复杂性肛瘘、蹄铁形肛瘘和手术处理困难的病例,MRI有其优势且准确率高。临床正确使用MRI尚可提高手术成功率并有效检测复杂性肛瘘的治疗效果。但由于价钱昂贵,难以推广。

【诊断对策】

(一)诊断要点

1.病史

详尽询问病史,了解原发疾病的发病过程,既往史、个人史、家族史等。

2.临床表现

瘘外口流出少量脓性、脓血性或黏液性分泌物为其主要症状。较大的高位肛瘘,因瘘管位于括约肌外,不受控制,常有粪便及气体排出。由于分泌物的刺激,使肛门部潮湿,瘙痒,有时形成湿疹。当外口愈合,瘘管中有脓肿形成时,可感到明显疼痛,同时可伴有发热、寒战、乏力等全身感染症状,脓肿穿破或切开引流后,症状缓解。上述症状的反复发作。

体格检查:在肛周皮肤上可见到单个或多个外口,呈红色乳头状隆起,挤压时有脓液或脓血性分泌物排出。若瘘管位置较低,自外口向肛门方向可触及索条样瘘管。

肛门指检时在内口处有轻度压痛,有时可扪到硬结样内口及索条样瘘管。肛镜下可发现肛瘘内口的位置及脓液自内口排出情况。以上方法不能肯定内口时,还可自外口注入亚甲蓝溶液1～2ml,观察肛管及直肠下端的白湿纱布条的染色部位,以判断内口位置;碘油瘘管造影是临床常规检查方法。

3.辅助检查

对于复杂,多次手术的,病因不明的肛瘘患者,应做钡灌肠或结肠镜检查以排除Cronh病,溃疡性结肠炎等疾病的存在。

(二)临床类型

肛瘘的分类方法很多,简单介绍下面两种:

1.按肛瘘位置高低分类

(1)低位肛瘘:瘘管位于外括约肌深部以下。可分为低位单纯性肛瘘(只有一个瘘管)和低位复杂性肛瘘(有多个瘘管和瘘口)。

(2)高位肛瘘:瘘管位于外括约肌深部以上。可分为高位单纯性肛瘘(只有一个瘘管)和高位复杂性肛瘘(有多个瘘管和瘘口)。

2.按瘘管和括约肌的关系分类

(1)肛管括约肌间型:约占肛瘘的70%,多为肛管周围脓肿引起。瘘管位于内外括约肌之间,内口在齿状线附近,外口大多在肛缘附近,为低位肛瘘。

(2)经肛管括约肌型:约占25%,多因坐骨肛管间隙脓肿引起,可为高位或低位肛瘘。瘘管穿过外括约肌,坐骨直肠间隙,开口于肛周皮肤上。

(3)肛管括约肌上型:为高位肛瘘,较少见,约占4%,瘘管在括约肌之间向上延伸,越过耻骨直肠肌,向下经坐骨直肠间隙穿透肛周皮肤。

(4)肛管括约肌外形:最少见,仅1%。多为骨盆直肠间隙脓肿合并坐骨肛管间隙脓肿的后果。瘘管自会阴部皮肤向上经坐骨直肠间隙和肛提肌,然后穿入盆腔和直肠。这类肛瘘常因外伤、肠道恶性肿瘤、Crohn病引起,治疗较为困难。

总之,肛瘘诊断可以概括为:"三要素,一关系"。三要素指:肛瘘内口、外口和瘘管管道;一关系是:瘘管与肛门括约肌关系。

【治疗对策】

肛瘘不能自愈。不治疗会反复发作直肠肛管周围脓肿,因此必须手术治疗。治疗原则是将肛管切开,形成敞开的创面,促使愈合。手术方式很多,手术应根据内口的位置高低,瘘管与肛门括约肌的关系来选择。手术的关键是尽量减少肛门括约肌的损伤,防止肛门失禁,同时避免肛瘘的复发。

一、瘘管切开术(fistulotomy)

是将瘘管全部切开开放,靠肉芽组织生长使伤口愈合的方法。

1.手术适应证

适用于低位肛瘘、婴幼儿肛瘘。因肛瘘在外括约肌以下,切开后只损伤外括约肌皮下部和浅部,不会出现术后肛门失禁。

2.术前准备

(1)肛周备皮:术前灌肠一次,排尽宿便。

(2)器械:圆头探针、肛镜各一个,注射器2个,手术刀,手术剪、持针钳、刮匙各一把,肛门拉钩一对,止血钳4把,丝线数根及缝合针1根。

(3)药物:0.5%碘附棉球,2%亚甲蓝一支,2%利多卡因,注射用水数支,0.1%肾上腺素。

3.麻醉与体位

手术在骶管麻醉或局麻下进行,患者侧卧位或截石位。

4.手术方法

首先由外口注入亚甲蓝溶液,确定内口位置,再用探针从外口插入瘘管内,了解瘘管的走行情况及与括约肌的关系。在探针的引导下,切开探针上的表层组织,直到内口。刮去瘘管内的肉芽组织及坏死组织,修剪皮缘,使伤口呈内小外大的 V 型创面,创口内填入油纱布,以保证创面由底向外生长。

二、挂线疗法(seton division)

是利用橡皮筋或有腐蚀作用的药物的机械性压迫作用,缓慢切开肛瘘的方法。它的最大优点是不会造成肛门失禁。被结扎肌肉组织发生血运障碍,逐渐坏死,断开,但因为炎症坏死引起的纤维化使切断的肌肉和周围组织粘连,肌肉不会收缩过多且逐渐愈合,从而可防止被切断的肛管直肠环回缩引起的肛门失禁。挂线同时亦能引流瘘管,排除瘘管内的渗液,防止急性感染的发生。此法还具有操作简单,出血少,换药方便,在橡皮筋脱落前不会发生皮肤切口黏合等优点。

1.手术适应证

适用于距离肛门 3～5cm 内,有内外口低位或高位单纯性肛瘘,或作为复杂性肛瘘切开切除的辅助治疗。

2.术前准备

备两条消毒橡皮筋,双叶肛瘘一具,其余准备同瘘管切开术。

3.麻醉与体位

同瘘管切开术。

4.手术方法

将探针自外口插入后,循瘘管走向由内口穿出,在内口处探针上缚一消毒的橡皮筋或粗丝线,引导穿过整个瘘管,将内外口之间的皮肤切开后扎紧挂线。术后要每日坐浴及便后坐浴使局部清洁。若结扎组织较多,在 3～5 天后再次扎紧挂线。一般术后 10～14 天被扎组织自行断裂。

三、肛瘘切除术(fistulectomy)

1.手术适应证

适用于低位单纯性肛瘘。

2.术前准备

术前晚可给予轻泻剂,术晨清洁灌肠,其余同瘘管切开术。

3.麻醉与体位

同瘘管切开术。

4.手术方法

切开瘘管并将瘘管壁全部切除至健康组织,创面不予以缝合;若创面较大,可部分缝合,部分敞开,填入油纱布,使创面由底向外生长至愈合。

【术后观察及处理】

(1)术后当天少渣饮食,控制大便,防止创面出血等。

(2)便后用高锰酸钾温水坐浴,并及时更换伤口敷料,保持伤口清洁。挂线疗法则应注意橡皮筋,一般 10 天左右橡皮筋自行脱落,术后半月不能脱落者要再次紧线,或直接切开。

【疗效判断及处理】

1.痊愈

创面愈合,症状消失。

2.好转

治疗后症状明显改善,注意复诊,避免复发。

3.无效

症状及形态与治疗前无变化,需二次手术,应及早切开引流,并辅以抗生素治疗。

【出院后随访】

1.出院带药

高锰酸钾溶液、缓泻剂和抗生素。

2.出院医嘱

由于患者往往提前出院,出院时伤口尚未完全愈合,嘱患者按时复诊换药,出院 1 周内换药 1 次/天,出院 1 周后隔天换药 1 次,直至创面愈合。及时清除不良肉芽组织和残余窦道,处理过早愈合的假道形成和伤口内翻,以保持良好引流,缩短疗程,保证伤口尽快愈合。

3.出院后应当注意的问题

嘱患者多食纤维素较多的食物,以保持大便通畅,养成定时排便的习惯,便时不要过度用力、久蹲。保持肛门部清洁,养成良好的排便习惯。

【预后评估】

肛瘘可使用有效的抗菌药物,并切开引流或者挂线,这些治疗效果好,预后佳,复发率低。但是存在一定并发症,如肛门不全失禁、创面大、出血多等。因此,应该密切观察病情变化,以便进行及时有效的处理。

第五节 直肠肛管周围脓肿

【概述】

直肠肛管周围脓肿(perianorectal abscess)是指直肠肛管周围软组织内或其周围间隙发生的急性化脓性感染,并形成脓肿。脓肿破溃或切开后常形成肛瘘。脓肿是肛管直肠周围炎症的急性期表现,而肛瘘则为其慢性表现。

病因和病理:绝大部分直肠肛管周围脓肿由肛腺感染引起。肛腺开口于肛窦,多位于内外括约肌之间。因肛窦开口向上,腹泻、便秘时易引起肛窦炎,感染延及肛腺后首先易发生括约肌间感染。直肠肛管周围间隙为疏松结缔组织,感染极易蔓延扩散,感染向上可达直肠周围形成高位肌间脓肿或骨盆直肠间隙脓肿;向下达肛周皮下,形成肛门周围脓肿;向外穿过外括约肌,形成坐骨肛管间隙脓肿;向后可形成肛管后间隙脓肿或直肠后间隙脓肿。以肛提肌为界将肛管直肠周围脓肿分为肛提肌下部脓肿和肛提肌上部脓肿:前者包括肛门周围脓肿、坐骨直肠间隙脓肿;后者包括骨盆直肠间隙脓肿、直肠后间隙脓肿、高位肌间脓肿。

直肠肛管周围脓肿也可继发于肛周皮肤感染、损伤、肛裂、内痔、药物注射和骶尾骨骨髓炎等。

Crohn 病、溃疡性结肠炎及血液病患者易并发直肠肛管周围脓肿。

【诊断步骤】

(一)病史采集要点

1.现病史

(1)肛门疼痛:是否有肛门疼痛。是持续性还是间断性,是否有肛门坠胀感,疼痛在行走或排便时是否加剧,是否有排尿困难、里急后量感。

(2)肛旁肿块:肛旁是否有肿块,是否有压痛,肿块是否曾经破裂流脓。

(3)全身症状:是否有发热、寒战、乏力、食欲不振等。

2.过去史

有无肛周皮肤感染病史,有无糖尿病、Crohn 病、溃疡性结肠炎及血液病病史。

3.个人史

是否有吸烟、酗酒史。

4.家族史

家族成员中是否有类似病史。

(二)体格检查要点

1.一般情况

脓肿位置较浅时以局部症状为主,一般全身无明显症状,位置较深的脓肿如坐骨肛管间隙脓肿、骨盆直肠间隙脓肿等可伴有发热、脉快等。

2.局部检查

浅部肛周脓肿肛旁皮肤有明显红肿,伴硬结和触痛,有时有波动感。深部脓肿肛门指检可有直肠内压痛,亦可触到波动。

(三)辅助检查要点

1.血常规

深部脓肿常有白细胞升高。

2.肛门镜检

脓肿侧直肠黏膜局部充血,可有脓性分泌物。

3.B 超或 CT

对深部脓肿的定位有帮助。

4.肛周脓肿

可抽出脓液,即可明确诊断。

【诊断对策】

(一)诊断要点

(1)肛周疼痛,坠胀感,伴或不伴发热。

(2)肛旁皮肤有明显红肿,伴硬结和触痛。

(3)B 超或 CT,以及肛周脓肿穿刺可明确诊断。

(二)临床类型

1.肛门周围脓肿

肛门周围皮下脓肿最常见,多由肛腺感染经外括约肌皮下部向外扩散而成。常位于肛门后方或侧方皮下部,一般不大。主要症状是肛周持续性跳动性疼痛,行动不便,坐卧不安,全身感染症状不明显。病变处明显红肿,有硬结和压痛,脓肿形成可有波动感,穿刺时抽出脓液。

2.坐骨肛管间隙脓肿

又称坐骨直肠窝脓肿,也比较常见。多由肛腺感染经外括约肌向外扩散到坐骨直肠间隙而形成,也可由肛管直肠间隙周围脓肿扩散而形成。由于坐骨直肠间隙较大,形成的脓肿亦较大而深,容量约为 60～90ml。发病时患侧出现持续性胀痛,逐渐加重,继而为持续性跳痛,坐立不安,排便或行走时疼痛加剧,可有排尿困难和里急后重;全身感染症状明显,如头痛、乏力、发热、食欲不振、恶心、寒战等。早期局部体征不明显,以后出现肛门患侧红肿,双臀不对称;局部触诊或肛门指检时患侧有深压痛,甚至波动感。如不及时切开,脓肿多向下穿入肛管周围间隙,再由皮肤穿出,形成肛瘘。

3.骨盆直肠间隙脓肿

又称骨盆直肠窝脓肿,较为少见,但很重要。多由肛腺脓肿或坐骨直肠间隙脓肿向上穿破肛提肌进入骨盆直肠间隙引起,也可由直肠炎、直肠溃疡、直肠外伤所引起。由于此间隙位置较深,空间较大,引起的全身症状较重而局部症状不明显。早期就有全身中毒症状,如发热、寒战、全身疲倦不适。局部表现为直肠坠胀感,便意不尽,排便时尤感不适,常伴排尿困难。会阴部检查多无异常,直肠指检可在直肠壁上触及肿块隆起,有压痛和波动感。诊断主要靠穿刺抽脓,经直肠以手指定位,从肛门周围皮肤进针。必要时做肛管超声检查或 CT 检查证实。

4.其他

有肛门括约肌间隙脓肿,直肠后间隙脓肿,高位肌间脓肿,直肠壁内脓肿(黏膜下脓肿)。由于位置较深,局部症状大多不明显,主要表现为会阴,直肠部坠胀感,排便时疼痛加重,患者同时有不同程度的全身感染症状。直肠指检可触及痛性包块。

【治疗对策】

(一)非手术治疗

1.抗生素治疗

选用对革兰阴性杆菌有效的抗生素。

2.温水坐浴

3.局部理疗

4.口服缓泻剂或液状石蜡

以减轻排便时疼痛。

(二)手术治疗

1.手术适应证

脓肿切开引流是治疗直肠肛管周围脓肿的主要方法,一旦诊断明确,即应切开引流,方可有效控制感染及减少肛瘘形成。

2.术前准备

除全身抗感染治疗外,如有发热等全身症状者,应给予静脉补液,局部不需要特殊准备。

3.麻醉及手术方式

手术方式因脓肿的部位不同而异。肛门周围脓肿在局麻下就可进行,在波动最明显的部位做十字形切口,剪去周围皮肤使切口呈椭圆形,无须填塞以保证引流通畅。坐骨肛管间隙脓肿要在腰麻或骶麻下进行,在压痛最明显处用粗针头先做穿刺,抽出脓液后,在该处做一平行于肛缘的弧形切口,切口要够长,可用手指探查脓腔。切口应距离肛缘3~5厘米,以免损伤括约肌。应置管或放置油纱布条引流。骨盆直肠间隙脓肿要在腰麻或全麻下进行,切开部位因脓肿来源而不同:(1)源于括约肌间的脓肿,应在肛镜下行相应部位直肠壁切开引流。切缘用肠线缝扎止血;若经坐骨直肠间隙引流,日后易发生肛管括约肌外瘘。(2)源于经肛管括约肌肛瘘感染的,引流方式与坐骨直肠间隙脓肿相同,若经直肠壁切开引流,易导致难以治疗的肛管括约肌上瘘。其他部位的脓肿,若位置较低,在肛周皮肤上直接切开引流;若位置较高,则应在肛镜下切开直肠壁引流。

【术后观察及处理】

(一)一般处理

术后注意卧床休息,必要时可给予镇痛药;术后少渣饮食,保持大便通畅;给予抗生素控制感染,全身状况不佳者,可给予全身支持疗法;保持引流通畅。去除引流物后,用1/5000高锰酸钾温水坐浴,每天2~3次(包括大便后坐浴)。

(二)术后并发症的观察及处理

1.术后创面出血

常由术中出血不注意止血或创面感染引起,可用碘仿纱条填塞止血,加压包扎。不能止血者,需重新打开创面缝扎止血。

2.因感染扩散

引起菌血症或败血症,可用抗生素控制。

3.术后注意

肛门失禁及形成肛管直肠周围瘘。

【出院后随访】

1.出院带药

高锰酸钾溶液、缓泻剂和抗生素。

2.出院医嘱

由于患者往往提前出院,出院时伤口尚未完全愈合,嘱患者按时复诊换药,出院1周内换药1次/天,出院1周后隔天换药1次,直至创面愈合。及时清除不良肉芽组织,保持良好引流,缩短疗程,保证伤口尽快愈合。门诊复查,检查治疗情况,防止瘘管形成。如已形成瘘管,应确定进一步的治疗方案。

3.出院后应当注意的问题

嘱患者多食纤维素较多的食物,忌辛辣烟酒,多食蔬菜水果,以保持大便通畅,养成定时排便的习惯,便时不要过度用力、久蹲。保持肛门部清洁,养成良好的排便习惯。

【预后评估】

多数直肠肛管周围脓肿经保守治疗只能延缓脓肿形成,脓肿一旦形成,进行积极有效的手术,大部分直肠肛管周围脓肿都能治愈,预后良好,但也有少部分人不能完全治愈,尤其是深部脓肿引流不畅,造成脓肿扩大,形成肛瘘等。因此,应该密切观察病情变化,以便进行及时有效的处理。

第九章　肝脏疾病

第一节　解剖概要

肝脏是腹内最大最重的实质性器官,占体重的 2%。

1.肝脏的分段

(1)Couinaud 肝脏分段法:根据肝的血供和胆管分布可将肝脏划分左、右两个半肝和八个段。

1)左、右半肝(herniliver)的分界在正中裂,相当于胆囊床与下腔静脉左壁之连线。两个半肝之间的平面称正中平面。每个半肝都有一支肝动脉、一支胆管和一支门静脉供给,如右半肝由右肝动脉、右肝管和右门静脉供给。相应的半肝切除就称为半肝切除。

2)左半肝被左叶间裂分成左内叶(section)和左外叶,左叶间裂在肝表面的标志是镰状韧带。

3)右半肝被右叶间裂分成右前叶和右后叶,右叶间裂在肝表面无明确标志,相当于胆囊切迹与肝外缘的外、中 1/3 交界处,向右后上至肝右静脉入下腔静脉处,为一接近水平的斜裂。

(2)高崎健(Ken Takasaki)肝分段法:①根据 Glisson 系统的左侧分支和右侧的两个二级分支,把肝脏分为左、中、右三段和一个尾状叶。左、中、右三个肝段各占肝脏总体积的 30%,尾状叶占 10%。只要仔细解剖,手术中就可以将这三个段的相应 Glisson 蒂从第一肝门处分出来处理,大大简化了手术的复杂程度。②肝静脉和肝段的关系:一般来讲,肝静脉包括左、中、右三支。Takasaki 肝分段法把左肝静脉看做中肝静脉的属支。肝右静脉位于肝中、右段间平面;肝中静脉位于肝中、左段之间;来源于尾状叶的几个肝短静脉直接汇入下腔静脉。

2.动脉血供和静脉回流

(1)动脉:肝总动脉是腹腔动脉的分支。肝动脉的供血量占入肝血流量的 25%;携带氧量占入肝氧量的 50% 以上。①肝总动脉进入肝十二指肠韧带,位于胆总管内侧,发出胃十二指肠动脉后成为肝固有动脉,然后分为肝左动脉和肝右动脉。②胆囊动脉一般起自肝右动脉。③25% 的人,肝左动脉起自胃左动脉。约 20% 的人,肝右动脉起自肠系膜上动脉。

(2)门静脉:引流腹腔内脏静脉血,因此含氧量低,血量占人肝血流的 75%。①门静脉由肠系膜上静脉、肠系膜下静脉、脾静脉和冠状静脉汇合而成。②位于肝十二指肠韧带后方。③在肝门部分为左、右两支入肝。

门静脉蒂在门静脉主干与伴行动脉和胆管在肝门部分叉处最易辨认。其所分布的肝叶为:右后外侧蒂→右外侧叶;右前内侧蒂→右前内侧叶;左前蒂→左内侧叶;左后蒂→右外侧叶。

（3）肝静脉将肝内血液引流入下腔静脉。肝静脉的特点是在肝叶之间、肝段之间行走，不进入肝段内，例如肝中静脉在正中裂内行走。

3.胆管

在肝内，胆管与肝动脉和门静脉一起分支进入肝叶或肝段内。在肝十二指肠韧带内，胆管位于肝动脉外侧、门静脉前外侧。

4.肝切除

以肝的解剖分段为基础，对进入拟切除肝组织中的血管和胆管进行断离，保留出入剩余肝组织的血管、胆管。正常肝脏可以切除80％，术后3周肝功能即可恢复，包括白蛋白、胆红素和凝血酶原时间。

（1）右半肝切除或左半肝切除：切除线在肝中裂，即胆囊床与下腔静脉左壁连线。

（2）右肝三叶切除：即切除右半肝加左内叶，切除线在镰状韧带右侧，保留左外叶。

（3）左外叶切除：切除镰状韧带左侧的部分肝脏。

（4）肝楔形切除：主要用于肝表面的小病灶切除，这种手术不必遵循解剖界限，由于肝组织切除少，因而很安全。

第二节　辅助检查

【肝功能检查】

肝脏切除术后死亡的主要原因是肝衰竭。因而，手术前对肝功能和肝储备功能的评估十分必要，对肝硬化、黄疸及长期化疗的患者尤其如此。临床上常规肝功能检查仅能反映肝的部分功能，与肝储备功能常常是不平行的，必须结合临床表现、影像学检查，综合判断肝脏的病变程度。

1.合成功能

反映肝脏合成功能的主要指标是凝血酶原时间（PT）和白蛋白（Alb）。①PT受肝的合成功能、维生素K吸收障碍、肠道菌群三个因素影响，因此特异性差。手术前凝血功能障碍可预测术中失血量、血制品的使用和生存率。②Alb（半衰期为20天）、纤维蛋白原。虽然Alb是肝脏合成功能的指标，但由于半衰期长，敏感性差。前白蛋白半衰期1.9天，是一个敏感的指标，但检测手段复杂，推广有困难。③胆固醇。

2.清除功能

①间接胆红素由细胞从血中摄取后清除。②氨。

3.排泄功能

可了解肝细胞功能和胆道通畅情况。①直接胆红素：当胆汁淤积使总胆红素（TBil）升高时，肝切除术后并发症发生率和死亡率均升高。②梗阻酶水平：碱性磷酸酶（ALP）和γ-谷氨酰转肽酶（GGT）升高提示胆汁淤积，毛细胆管上皮受损。胆道内压增高时肝脏合成ALP增多,因此梗阻性黄疸时,ALP 升高先于黄疸的出现。持续性 ALP 升高者肝切除术后死亡率增高。术后 ALP 降低,TBil 升高者术后死亡率更高。

4.肝细胞损害

表现为谷丙转氨酶(ALT,GPT)和谷草转氨酶(AST,GOT)升高。ALT 存在于肝脏和肌肉细胞质内,特异性高。AST 存在于肝脏线粒体(80%)和胞质、心脏、肌肉、肾脏、红细胞和大脑中,因此特异性差。转氨酶升高显示肝细胞坏死,但升高程度与坏死程度不一定平行,无预后意义。通常 ALT 的特异性强而 AST 更敏感。

5.有机阴离子染料清除试验

(1)溴磺酚酞(BSP):被肝细胞摄取,与谷胱甘肽结合后分泌入胆汁。BSP 潴留试验反映肝血液灌注和胆汁分泌功能。肝硬化者 BSP 潴留增高。本试验不能用于黄疸患者。

(2)靛氰绿(ICG):与 BSP 不同,ICG 在肝内不代谢。进入血流,与肝内的有机阴离子载体结合后以原形排入胆汁,无肠肝循环,亦不经肾排泄。高胆红素血症也影响 ICG 排泄。ICG 清除试验反映的是肝血流灌注情况。常用的是 15 分钟时 ICG 的滞留率(ICGis)和 ICG 最大清除率(ICG-R_{max})两个指标。ICGls<14% 是进行大块肝切除(2 段或 2 段以上)的底线。

【影像检查】

肝影像检查的目的是了解肝实质的病灶,为手术方案的设计提供依据。

1.超声显像

是无创伤检查,可用于判断肝脏的质地、有无病灶。其分辨低限为 2cm,优于放射性核素肝扫描。

2.放射性核素肝脾扫描

可显示网状内皮系统,传统的静态肝扫描能显示直径 3cm 以上的肝肿瘤,目前已被更精确的 CT 和 MRI 等检查方法取代。动态肝扫描和放射性核素断层肝扫描对肝肿瘤的诊断仍存在问题。

3.CT 和 MRI

可清晰显示肝实质、周围脏器和大血管。新型螺旋 CT 和新型 MRI 可检出直径 1cm 的肝肿瘤。

4.动脉造影

可判断肝血供,可确定病变部位、大小、数目和分布范围,可检出直径 0.5～1.0cm 的肝肿瘤,诊断符合率达 90%。

【穿刺活检】

穿刺活检可在术前经皮进行或经腹腔镜进行,也可在术中进行。

第三节　肝外伤

肝创伤分级见表 9-1。肝外伤分为钝性裂伤和穿透伤两种。由于肝血流量大、与下腔静脉等重要结构毗邻、容易发生感染,因此受伤后总死亡率可达 10%～20%。若肝静脉主干和肝后下腔静脉损伤,无论用什么方法抢救,死亡率仍在 50% 以上。

【诊断】

①外伤史;②有腹内出血和血容量不足的临床表现;③诊断性腹腔穿刺、超声、CT、血管造影或急诊剖腹探查术。其中选择性肝动脉造影既可用于诊断,又可用于治疗。

表 9-1　美国外科协会肝创伤分级

分级	伤型	说明
Ⅰ	血肿	包膜下血肿,不继续扩展,占肝表面积的 10% 以下
	撕裂	包膜撕裂、无出血、实质撕裂深度＜1cm
Ⅱ	血肿	包膜下血肿,不继续扩展,占肝表面积的 10%～50%,或实质内血肿,不继续扩展,直径＜10cm
	撕裂	包膜撕裂、活动出血、实质撕裂深度 1～3cm,长度＜10cm
Ⅲ	血肿	包膜下血肿,占肝表面积的 50% 以上,因血肿扩展发生包膜撕裂活动出血,或实质内血肿＞10cm 或继续扩展者
	撕裂	肝实质撕裂深度＞3cm
Ⅳ	撕裂	肝实质撕裂占肝叶的 25%～75%,或在一个肝叶中有 1～3 个 Couinaud 肝段撕裂
Ⅴ	撕裂	肝实质撕裂＞肝叶的 75%,或在一个肝叶中＞3 个 Couinaud 肝段撕裂
	血管	第二肝门附近肝实质内肝静脉、主肝静脉或肝后下腔静脉撕裂
Ⅵ	血管	肝脏从第二肝门处撕脱

表 9-2　非手术处理闭合性肝外伤的指征

血流动力学稳定*

无腹膜刺激征

神经系统检查正常

CT 检查明确为撕裂伤

无腹内其他器官合并伤

输血量＜600ml

CT 追踪检查提示好转或稳定

*指入院时患者休克指数(脉率/收缩压)＜1,电解质液需要量＜2L。

【治疗】

1.非手术治疗

20% 的肝外伤损伤轻微(Ⅰ～Ⅱ级),不必手术(表 9-2),但必须在有经验的普外科医师的严密观察下进行。若出血不止,则需要手术。

2.手术治疗

手术处理的要点是控制出血、防止胆瘘。要点：①毫不犹豫地请专科医生会诊；②请有经验的麻醉医生麻醉；③常规备足量血，保证输血的温度；④在容量补足前不要搬动肝脏；⑤阻断大血管前提醒麻醉医生，因为低血容量患者对回心血量突然减少难以承受；⑥对复杂患者来说，填塞止血往往是最佳决策。

(1)用细线结扎止血或钛夹夹闭止血。尽可能少用褥式缝合压迫止血。因为褥式缝合易造成肝缺血、坏死、继发感染。出血猛，影响显露时，可先用纱布压迫止血或 Pringle 法（用止血带控制肝十二指肠韧带）阻断入肝血流，然后设法显露损伤部位。

(2)入肝血流阻断后不能控制出血时，应考虑第二肝门附近肝实质内肝静脉、肝静脉主干或肝后下腔静脉损伤，即 V 级肝损伤。处理方法是立即用纱布压迫止血，取胸骨下段正中切口，切开膈肌，在心包内和肾静脉上方分别阻断肝上和肝下下腔静脉，同时阻断入肝血流，显露损伤部位，进行修补。极少数患者(<1%)需要行下腔静脉内置管转流术，该法适用于下腔静脉阻断后有容量不足表现者。其方法是自右心耳向下腔静脉内置入一导管，导管插至肾静脉以下、髂静脉分叉以上水平，然后结扎肝上和肝下下腔静脉，此时下肢和肾静脉之血流可经导管上溯，经导管上段侧孔汇入右房。

(3)肝外伤很少需要行规则性半肝切除术。急诊切肝死亡率高达50%。

(4)肝右或肝左动脉结扎可控制出血，但结扎后损伤的肝实质区易发生感染。仅适用于肝外伤局限于肝一叶并且需要行半肝切除者。

(5)长纱条肝周填塞止血在处理复杂肝裂伤时有独到之处，适用于基层非专科医院以及血源困难的情况下紧急止血，压迫止血后关腹。48 小时后再次手术取纱条。

【术后处理】

(1)ICU 监测，要求纠正低血容量和"死亡三联征"（低体温、酸中毒和凝血功能障碍）。

(2)在一期关腹的患者，要插 Foley 尿管膀胱测压了解腹内压，判断是否发生了腹腔室综合征。

(3)在腹腔填塞止血的患者，再次手术的时间取决于"死亡三联征"的纠正情况，一般在第一次手术后24～48 小时。

【术后并发症】

(1)早期：出血；腹腔室综合征；胆漏；肝衰竭；低体温、酸中毒和凝血功能障碍伴多器官衰竭。

(2)后期：胆瘤（biloma）；胆瘘；胆管狭窄；脓肿和血肿感染。

第四节　肝脓肿

一、细菌性肝脓肿

细菌性肝脓肿是最常见的一种肝脓肿。几乎所有肝脓肿都是在原有其他疾病的基础上形成的。70％的肝脓肿位于右肝。肝脓肿的死亡率为 15％～20％，死亡主要取决于原有疾病情况（如恶性肿瘤或免疫缺陷病）。

【病因】

（1）大多数继发于腹内感染，细菌通过胆道或门静脉进入肝脏，如胆管炎、阑尾炎或憩室炎。致病菌主要是大肠杆菌等 Gram 阴性杆菌（克雷伯菌、沙门菌、沙雷菌）、厌氧菌（主要是类杆菌）和厌氧链球菌（肠球菌）。

（2）病原菌也可来自远处感染灶，此时，细菌来自肝动脉，如细菌性心内膜炎、败血症、化脓性骨髓炎、痈、疖等。致病菌与原发灶的细菌相吻合，以 Uram 阳性菌为主。

（3）肝外伤、肝邻近器官的感染直接蔓延也是肝脓肿的来源。有 10％～50％的病例找不到原发感染灶。

【诊断】

（1）先驱化脓性感染的临床表现。

（2）局部表现：右上腹疼痛、肝肿大伴触痛。局部肋间有水肿。超声检查可见液平面。X 线片示右膈抬高、右侧胸腔积液、膈下气-液面。

（3）全身表现：有发热、寒战、白细胞增多和贫血。偶尔有暴发性败血症。肝功能示酶升高，尤其是 ALP。

（4）细菌性肝脓肿与肝癌的鉴别诊断有时极为困难，细菌性肝脓肿无肝炎病史，肝穿刺活检或腹腔镜检查对明确诊断很有帮助。

【治疗】

要注意同时治疗肝脓肿和原发疾病。

（1）肝脓肿的经典治疗是手术引流、静脉用抗生素和支持治疗，疗效满意。切开引流多经腹进行，也可经腹腔镜进行。对肝右后叶脓肿，可经 12 助床切口进入。

（2）单个脓肿首选在超声或 CT 引导下行脓肿穿刺置管引流，这种方法对坏死碎片少、液化好的脓肿疗效好。多发脓肿，置管引流后仍有全身感染症状或引流不畅者，应手术引流。

（3）多发性脓肿治疗困难，主要依靠抗生素。用抗生素时要注意做药敏试验，并注意用足疗程，防止复发、防止脓肿迁延。

【预后】

严重病例死亡率达 40％，主要与下列三种因素有关。

（1）诊断延误：人们常不将肝脓肿列入重症患者的鉴别诊断之中。CT 和超声可增加诊断正确率。

（2）多发性脓肿：不易充分引流，患者易发生败血症。

（3）营养不良：严重感染的患者体内能量消耗增加，因此必须经口或经肠外补充能量，才能改善患者的全身情况、促进创口愈合和增加免疫力。

二、阿米巴肝脓肿

阿米巴肝脓肿在肝脓肿中占第二位，但在第三世界国家为第一位。

【病因】

病原是溶组织内阿米巴原虫。先发生肠阿米巴病,然后,肠阿米巴原虫经门静脉入肝感染。

【诊断】

(1)有发热、白细胞增多、肝肿大、右上腹痛,偶尔有肝酶升高。50%的患者无阿米巴痢疾史。

(2)一般为单发性脓肿,90%位于右肝,85%的肠阿米巴和98%的肝阿米巴患者内阿米巴间接血凝滴度升高。右侧肝阿米巴脓肿容易向腹腔破溃;左侧易向胸腔破溃。

(3)穿刺脓液外观呈巧克力色,培养一般无菌生长,脓肿壁检查偶可发现滋养体。

(4)并发症有继发细菌感染、穿破入胸腔、入心包或入腹腔。

【治疗】

①治疗可用甲硝唑静脉滴注,一般不必手术引流。②若用甲硝唑治疗48小时无效,考虑有继发感染时,可行穿刺置管引流或手术引流。③若脓肿大或邻近有重要脏器者可行穿刺抽脓。

第五节　肝囊肿

肝囊肿有先天性和后天性之分,先天性肝囊肿多为发育异常造成胆管梗阻,胆管上皮分泌的水和无机盐潴留,因而囊液清亮。先天性肝囊肿可单独发生,也可与肾、肺或胰等遗传性多囊痰病伴发。后天性肝囊肿少见,主要有肿瘤性肝囊肿和外伤性肝囊肿,单个肝囊肿还需要与包虫病鉴别。

一、纯肝囊肿

【诊断】

①单纯肝囊肿多见于30~70岁,多为女性。②大多无症状,少数有右上腹痛及腹胀,以及腹部包块。③超声检查有助于鉴别肿块是囊性抑或实质性。

【治疗】

非寄生虫性良性肝囊肿去顶术。

(1)适应证:疼痛影响生活;黄疸;感染;出血;门静脉高压;腹胀或腹部包块。

(2)禁忌证:无症状;可以在US或CT导引下进行经皮囊肿穿刺和(或)酒精性肝硬化的患者。

(3)手术要点:①去顶手术比较简单,囊肿切除则有出血风险。②明确肝胆管的走向,必要时用Pringle手法。③囊肿切除后,检查创面有无小胆管,尽可能用修补或缝扎法处理这些小胆管,不要依赖引流。若囊内液为胆汁性,应该行囊肿~空肠Roux-en-Y吻合术。④腹腔镜切除肝囊肿时,在大的肝蒂部位不能用电凝。切割吻合器不容易脱落。在出血量大时,应该毫不犹豫地开腹止血。⑤囊肿壁一定要送病理检查。

（4）术后监测：绝大多数患者仅需要术后常规监测；有并发症的肝脏多囊性疾病患者应在过渡监护（intermediate care）或 ICU 监护。

（5）术后并发症：见右肝切除术。

二、肝包虫病

【病因】

大多是细粒棘球绦虫感染所致，犬是终宿主，人、羊、牛是中间宿主。

【病理】

（1）包虫病可见于人体任何部位，约 2/3 发生于肝脏。当包囊在肝内增大时，刺激并压迫周围肝组织，形成一厚（2～4mm）而密的外囊。外囊内侧是内囊，内囊分两层，外层是多层的角皮层，像煮熟的蛋白；内囊内层是生发层，有很多生发囊和头节，具有感染性。外囊无感染性。手术即在外囊和内囊之间进行。

泡状棘球绦虫所致的肝泡球蚴病少见。该病肝肿大，表面呈结节状高低不平，极难与肝癌鉴别。

（2）包囊进行性增大后可发生破裂。①50% 的包囊破裂在肝内，然后形成许多小包囊。②包囊破裂至胆管可引起胆道梗阻。③包囊的囊液渗出或破裂入腹腔可引起荨麻疹、嗜酸粒细胞增多或过敏性休克，此时包囊可种植至其他脏器。④30% 的患者包囊位于肺或肝外其他脏器。⑤囊内的生发层、子囊或头节可因营养不足或胆汁渗入而失去生机，甚至钙化。也可继发感染。

【诊断】

①患者有疫区生活史。②一般为单发，初期无症状，囊肿长大后表现为上腹胀满或肿块。③后期可出现压迫症状，如黄疸（胆管）、脾大和腹水（门静脉），恶心、呕吐、腹胀（胃肠），呼吸困难（膈肌）。④破裂症状：过敏、休克、胆道梗阻、腹膜炎、继发感染（细菌性肝脓肿）。⑤40% 的患者有嗜酸粒细胞增多。⑥包虫囊液皮内试验阳性率 90%～95%。⑦补体结合试验阳性率 70%～90%，并可在术后一年内用于判断体内有无包囊肿残留。⑧X 线片常可见到钙化囊壁。⑨超声和 CT 对诊断很有帮助。

【治疗】

肝包虫病的包囊肿切除。

（1）严禁穿刺。由于包囊壁很易破裂，因此无法完整切除；

（2）手术适应证：①有症状的肝包虫病患者，包囊位于肝脏周边。②对位于肝实质深部的小包囊，应等待数月至数年，待包囊表浅后手术。③X 线腹透见囊壁有钙化时，提示原虫已死亡，则不必手术治疗。④肝部分切除的指征：术后囊腔长期不闭或残留胆瘘；肝的某叶被囊肿占据，肝组织破坏严重；继发感染形成慢性厚壁脓肿。

（3）手术禁忌证：肝内大血管受累；右肝管或左肝管受累；肝实质深部的囊肿（距肝表面＞2～3cm）；肝切除的禁忌证。

（4）手术要点：①先用聚维酮碘纱布或 20% 的盐水纱布保护术野，至少有两个大功率的吸引器，以防术中囊肿破裂、囊内容物溢入腹腔。②然后穿刺包囊吸尽囊液，使内囊塌陷，如抽出液不含胆汁,则于囊内注射 0.5％硝酸银液冲洗。然后,切开外囊摘除内囊。内囊切除后,残腔用新配制的 0.5％硝酸银液处理,杀死头节,该液毒性小。③仔细检查残腔有无胆汁漏,若有漏,可用 4-0～5-0Prolene 线缝扎漏胆的胆管。④若系包囊破裂入胆管致胆道梗阻,可切开胆总管探查。⑤外囊缝闭后不必引流。⑥一旦术中出血,手术出现难度,记住一定程度的保守手术(囊肿部分切除术)也会有良好的结果。这一策略可以在任何时候采用!

(5)术后并发症:同肝切除;胆瘘比肝部分切除术少见。

第六节　肝良性肿瘤

用口服避孕药的女性肝良性肿瘤发生率增加。

一、海绵血管瘤

肝良性肿瘤中最常见的是海绵血管瘤。为单发性或多发性,镜下特点是血管腔内壁衬有正常内皮细胞。

【诊断】

①一般无症状,多在 X 线腹部检查时偶然发现有钙化点,或在超声检查时发现肝内有肿块。②血管瘤压迫邻近脏器或使肝包膜紧张时,可有上腹胀、食欲减退或隐痛等症状。③甚至可在腹部出现肿块。④血管瘤破裂是本病最危险的并发症,多见于婴幼儿。

血管瘤应与小肝癌鉴别,血管瘤的特点:①无慢性活动性肝病史或依据。②女性较多见。③病程长,进展慢,全身情况好。④AFP 阴性。⑤超声示高回声光团、边界清、与肝直接相接、无声晕,有时可见血管腔或血管伸入占位内。⑥增强 CT 示先周边后中央的造影剂填充。⑦^{99m}Tc-吡哆醛 5 甲基色氨酸(^{99m}Tc-PMT)呈阴性扫描。^{99m}Tc 标记红细胞检查示细胞在血管瘤内积聚,可与其他肿瘤区别。⑧GGT 和 ALP 不升高。⑨动脉造影示"毛发团"状,在静脉相后仍然存在。

【治疗】

①直径＜5cm 的无症状肝血管瘤无需治疗。②无症状的大的血管瘤切除不困难者可行手术切除。③直径＜10cm 的血管瘤可考虑行肝动脉栓塞术。④有症状的大血管瘤应切除之。

切除肝血管瘤可先阻断肝门血管,使肿瘤缩小,沿肿瘤与正常肝组织间切除肿瘤,出血少、效果好。

二、肝细胞腺瘤

肝细胞腺瘤并不多见。90％以上的肝细胞腺瘤见于育龄女性,与口服避孕药有密切关系。也可见于那些服用同化激素(雄激素)的男性或女性以及糖尿病患者或妊娠妇女。

【病理】

肝细胞腺瘤较软,边界清楚,但无真包膜,镜检类似正常肝细胞,无恶变。

【诊断】

①可以无症状、体征。②25％的患者可扪到腹部肿块或有腹痛。③30％的患者腺瘤可突

然自发破裂,表现为腹腔内出血、腹痛。出血患者死亡率约为9%。④肝功能检查一般正常。⑤如在超声或其他检查时发现肝内有肿块,应该考虑到本病之可能。⑥动脉造影示腺瘤血管增多,呈向心性分支,动脉可呈迂曲状。而局限性结节增生则表现为高密度的毛细血管相。⑦放射性核素有助于本病诊断,因为腺瘤中 Kupffer 细胞少,可与局限性结节增生鉴别。⑧活检有助于排除恶性肿瘤,但可引起腹腔内出血,宜慎重从事。

【治疗】

(1)停用口服避孕药或同化激素,终止妊娠,肿瘤常能自行缩小。如诊断明确、肿瘤小、位于肝内,并且与口服避孕药有关,可观察。

(2)7%的肿瘤呈外生性生长,基部有细蒂与肝相连,切除容易。

(3)对位于肝表面的大肿瘤以及希望怀孕的女性患者,应尽早切除之,防止肿瘤破裂出血。

(4)一旦发生自发破裂出血,应及时纠正休克,等循环平稳后立即手术。①急性破裂出血时行肝切除,死亡率高,最好能推迟行择期切除。②若经积极抢救,患者病情仍不稳定,应剖腹压迫止血或行肝动脉栓塞止血。③一般主张行肝动脉结扎控制出血,只要无肝硬化,肝动脉结扎后肝功能损害不大。

三、局限性结节性增生

局限性结节性增生在肝良性肿瘤中居第三位,主要见于育龄女性,与口服避孕药有一定关系,但不像肝腺瘤那么密切。

【病理】

外观为单一或多发性结节状病灶,切面上结节中央有瘢痕呈放射状向四周延伸,形成隔,镜下可见肿瘤由增生的肝细胞和炎性细胞构成,与肝细胞腺瘤相比,有明显的胆管上皮。总之,该病灶在镜下与肝硬化中的再生结节有相似之处。

【诊断】

①一般无症状,多是偶然发现的。②若有症状与体征,其症状、体征与肝腺瘤相似,但很少自发破裂。③99mTc 硫胶体检查示等密度肿物。动脉造影80%以上的病例可见多血管的肿物,中央有一营养动脉,呈离心性分支,毛细血管相增强。

【治疗】

同肝细胞腺瘤。

四、幼年肝血管内皮瘤

幼年肝血管内皮瘤是儿童常见的肝良性肿瘤,有潜在恶性倾向。

【病理】

肉眼观呈结节状,切面如海绵,镜检可见血管床扩张,内衬内皮细胞。

【诊断】

①早期症状是肝脏肿大。②因为有动脉瘘形成,心排血量高,易发生心力衰竭。

【治疗】

治疗有手术切除和肝动脉结扎两种。

第七节 原发性肝恶性肿瘤

原发性肝恶性肿瘤占恶性肿瘤总发生率的 0.7％。在男性,90％的肝原发性肿瘤为恶性肿瘤;在女性,仅 40％的肝原发性肿瘤为恶性。

一、肝细胞肝癌

肝细胞肝癌(简称肝癌,HCC)是最常见的原发性肝恶性肿瘤。肝癌的发病率与地理位置有关,非洲和亚洲最高,西方国家很低。高发地区男女比为 3∶1;低发地区男女发病率相仿。肝癌可见于任何年龄,平均发病年龄 50 岁。

【病因】

主要病因是黄曲霉毒素摄入、乙型肝炎病毒感染、饮水污染和酒精中毒。其中多因素协同作用,特别是黄曲霉毒素与乙型肝炎病毒的协同作用更为重要。在全世界的肝癌患者中 80％有 HBV 感染。

【病理】

①肝癌可以单发也可多发,分布于右半肝者居多。②大体标本可分为结节型、巨块型和弥漫型三种,50％以上为结节型,弥漫型少见。③高度和低度分化者 AFP 常阴性,中度分化最多,AFP 检测多为阳性。④肝癌常见血道和淋巴道转移(肝门部淋巴结),也可在局部侵犯膈。肝外转移最常见于肺(45％的病例),其次为骨和脑。肝癌易侵犯血窦,形成门静脉、肝静脉分支和主干瘤栓者颇多,故肝内、外转移常见。⑤一旦门静脉主干有瘤栓,手术已属禁忌。

【诊断】

肝癌缺乏特征性的早期临床表现。

1.典型症状

右上腹钝痛、腹胀、乏力、食欲减退、消瘦、上腹肿块、发热或黄疸。但是,当典型症状出现时,肿瘤中位直径已达 9cm,40％已为中、晚期。应强调的是,平时不受重视的蛛丝马迹,如上腹肿块、无胆道疾病者的右上腹疼痛或剧痛、右肩痛,慢性肝病者突然肝大、消瘦、乏力。

2.体检

88％的患者有肝脏肿大,85％的患者有消瘦,50％的患者可扪及触痛之肿物,60％有肝硬化及门静脉高压症的临床表现。

3.腹腔内出血

10％~15％的患者突然发生腹腔内出血,伴休克。门静脉癌栓可引起门静脉高压,导致食管胃底静脉曲张破裂出血,因休克诱发肝昏迷死亡。

4.癌旁综合征

如肿瘤细胞分泌激素样物质,可出现旁肿瘤综合征,如 Cushing 综合征、红细胞增多症、低血糖症、腹泻等。

5.肝功能变化

一般都有异常，但肝功能异常不具确诊价值。

6.定性诊断

甲胎蛋白（AFP）是胚肝细胞产生的蛋白，对肝细胞肝癌的诊断有极高的专一性。70%～90%的肝癌可检出高于正常的 AFP。AFP 还可为肿瘤复发提供诊断依据。

其他定性指标还有 ALP、GGT、LDH、铁蛋白、酸性铁蛋白、去 γ 羧基凝血酶原（des-γ-carboxyprothrombin，DCP）和假尿嘧啶核苷（pseudouridine）。

7.定位诊断

有肝超声（US）、CT、MRI 和选择性肝动脉造影。90%的患者这些检查呈阳性，甚至对直径小至 1cm 之病灶也可探及。这些检查还可为肿瘤切除之可能性提供依据。

（1）US 在肝硬化的患者对 HCC 诊断的敏感性仅 45%，总的敏感性为 53%，对直径＜10cm HCC 的敏感性为 20%。

（2）CT 增强可见到三个相：①肝动脉相（HAP）；②门静脉相（PVP）；③延迟相。肝新生物的血供主要来自肝动脉，正常肝组织的血供 75%来自门静脉。因此绝大多数肝肿瘤在 HAP 时为高密度；在 PVP 为低密度或等密度；还有少数病灶在 PVP 不能显示，但在平扫时能见到低密度。双相 CT 对肝癌的诊断敏感性为 90%，三维 CT 更有助于手术术式的选定。

CT 动脉门静脉造影（CTAP），对肝肿瘤的敏感性为 92%～94%。腹腔镜术中超声（LIOUS）可用于判断切除之可能性，一般在麻醉后剖腹前进行，可避免不必要的剖腹。LIOUS 的缺点是对大血管内的癌栓不敏感、肿瘤直径≥10cm 时或腹内有粘连时不易对邻近器官侵犯情况做出准确估计。

（3）MRI 对肝肿瘤诊断的敏感性不亚于多相 CT。动脉相 MRI 检查对直径≤3cm 的 HCC 的敏感性高于 CT。MRI 的另一优点是能区别局灶性脂肪肝和肝肿瘤，而 CT 不行。对肝血管瘤与肝癌的鉴别诊断正确率达 90%。MRI 的缺点是价格高昂和图像质量不衡定（腹水、肠蠕动、呼吸、心跳等运动均可影响图像质量）。

8.AFP、ALT、超声显像联合分析诊断亚临床期肝癌或直径≤5cm 的小肝癌

（1）绝对值：①AFP≥400μg/L 者多数考虑肝癌，＜400μg/L 者不能排除慢性活动性肝病。②ALT 数倍于正常值多数考虑慢性活动性肝病；ALT 轻微升高者不能除外肝癌。③以 AFP 为依据诊断早期肝癌时，应先排除妊娠和生殖腺胚胎性肿瘤。

（2）AFP 与 ALP 动态变化的相互关系：①肝癌呈分离曲线，即 AFP 为一上升曲线，而 ALT 为一下降曲线。②慢性活动性肝病多呈相随曲线，即随着 ALT 曲线逐渐下降，AFP 曲线亦下降，通常较前者滞后 2 周以上。

（3）超声显像提示肯定实质性占位，而 AFP 阳性者，即便 ALT 略有上升，肝癌的诊断基本可成立。

9.肝穿刺针吸细胞学检查

可在超声或 CT 导引下进行，有助于提高阳性率，但有出血和肿瘤针道转移等风险。

【治疗】

1.手术切除

这是肝癌唯一的有可能治愈的疗法,是肝癌治疗的金标准。正常肝脏切除 65%～75% 仍是安全的。遗憾的是,原发性肝癌和转移性肝癌在确诊时切除的可能性分别是 35% 和 25%。

(1)手术适应证:肿瘤未超过半肝,肝功能为 Child A 级、肿瘤未累及第一、第二或第三肝门,心、肺、肾功能良好,无严重糖尿病,无远处转移。影响手术切除范围的主要因素是肿瘤的位置、大小及肝代偿功能。

(2)手术禁忌证:左、右半肝均有肿瘤侵犯、有远处转移、慢性肝病、严重肝功能不良。

(3)手术方式(半肝切除、肝三叶切除、局部肝切除)取决于肝的储备功能。

2.局部治疗

①注射法,如经皮注射酒精(PEI)、注射醋酸或热盐水;②冷冻消融法;③热消融法,如射频消融(RF)、间质激光光凝和高能聚焦超声。

(1)PEI 是在 CT 或 US 导引下,将针经皮穿入 HCC 中,注射 95% 乙醇溶液,乙醇扩散使蛋白变性,细胞出现凝固性坏死。术后有剂量依赖性疼痛和发热。

(2)冷冻治疗是在剖腹或 LIOUS 导引下,将针形冷冻头插入肿瘤中,用液氮冷冻,使肿瘤发生凝固性坏死。

1)冷冻要点:①不要用温盐水洗病灶或腹腔,以免冰球在快速融化过程中爆裂。②开始冷冻前,确认设备中含有液氮。③存在多个病灶时,可以用多个探头同时冷冻。单个病灶时,最好用大的探头,不要用多个小探头,减少探头之间的爆裂。④更大的病灶可能需要多个探头。⑤关腹前,确认冰球已经完全融解、没有爆裂引起的出血。⑥术中和术后要提高尿量,防止肾衰竭。

2)并发症:①冰球表面肝组织裂开,在解冻后裂开处出血。②肌红蛋白尿、凝血病、急性肾小管坏死、低体温。③肝门区肝癌的冷冻易发生胆管损伤狭窄或胆汁漏,应谨慎。

(3)射频消融

1)适应证:①无法切除的肝脏恶性肿瘤,如肝细胞肝癌、结直肠癌肝转移、神经内分泌肿瘤、其他转移性肝肿瘤。②肿瘤直径<5cm,最好<3cm。③有症状肿瘤的姑息治疗,如神经内分泌肿瘤肝转移。④肝移植的过渡阶段(肝细胞肝癌)。

2)禁忌证:①肝外有转移灶,除非肝外转移灶能切除或具有姑息处理指征。②肝门部肿瘤。③明显的凝血功能障碍或血小板减少。④腹水。⑤相对禁忌证:既往有胆—肠吻合史的患者在射频消融后容易发生肝脓肿。

3)入路:①与肝切除合用;②原计划行肿瘤切除,但是术中发现肿瘤无法切除;③某些部位的肝癌需要开腹做射频,有些病例需要多次射频消融者,也需要开腹。

4)手术要点:①大血管附近的病灶射频消融时,消融区的热量可以被血流带走,降低射频消融的效果。此称"热漏"效应。用入肝血流阻断法(Pringle 手法)可以限制这一效应。②在开伞过程中,要在皮肤部位或肝表面部位固定探头,避免探头"后退"。③实时监测阻抗图形和开伞情况有助于保证消融的成功。④有些射频仪可以显示温度轮廓图,有助于保证消融的成功。

5）术后监测项目：射频消融后 3～7 天影像（CT 或 MRI）随访评估消融的彻底性。

6）术后并发症：①早期：胸腔积液、针道出血或消融病灶出血、发热、肝脓肿（常见于有胆-肠吻合的患者）、大胆管附近的病灶消融后可以继发胆管狭窄、接地垫燃烧（groundingpad burns）。②后期：胆汁瘤、胆瘘、腹水、肝衰竭、动静脉瘘。

3.区域治疗

包括肝动脉灌注化疗（HAI）和肝动脉化疗栓塞（HACE）。本法还可作为中晚期肝癌的新辅助治疗，待肝癌缩小后佐以二步切除，使不能切除变成可切除。疗效比姑息切除佳。

（1）对 HCC 来说，最常用的是 HACE 和 PEI。HACE 是将导管插入肝左或肝右动脉，注入化疗药和碘油及明胶海绵。既减少了肿瘤的动脉血供，又有化疗作用。HACE 后常见的反应有疼痛、发热、恶心、呕吐、白细胞增高、肝酶一过性增高。3％～4％的 HACE 有严重并发症，如肝衰竭、肝梗死、肝脓肿、肝癌破裂、肝动脉闭塞，以及非靶向栓塞。HACE 后平均住院 2～5 天。注意：中重度肝功能不良者行 HACE 可造成死亡。HACE 治疗 HCC 的生存率无法与手术相比，仅适用于手术不能切除的 HCC。对不能切除的 HCC 用 HACE 后 3 年存活率为 26％，而不治疗者仅为 3％～5％。

HACE 的禁忌证是肝癌广泛转移，基础肝功能不良、肝内病变广泛，超出肝脏的 50％，LDH＞425IU/L、AST＞100IU/L、TBili＞34μmol/L、顽固腹水、难治性脑病、胆道梗阻（HACE 后很容易发生胆性坏死）。门静脉闭塞是 HACE 的相对禁忌证，主要看门静脉侧支是否已建立，有无向肝血流。

（2）选择性肝动脉内化疗

1）适应证：不能切除的结直肠癌肝转移；结直肠癌肝转移灶切除后的特异性辅助化疗；肝细胞性肝癌和其他转移性肝癌也可考虑选择性肝动脉内化疗。

2）禁忌证：门静脉高压症（门静脉压＞12mmHg）；肝外有明确转移灶；肝脏储备功能差（如乙型肝炎或丙型肝炎病毒）；严重凝血障碍（如血小板＜30×10^9/L）；活动性肝炎。

二、肝母细胞瘤

【病理】

肝母细胞瘤无肝硬化，这一点与 HCC 不同。本病与家族性息肉病综合征有关。80％的肝母细胞瘤为单发性肿瘤，镜下见肿瘤细胞很原始，如同胚胎肝细胞，排列呈巢状或索状。

【诊断】

肝母细胞瘤是小儿最常见的肝原发性恶性肿瘤。大多数患者小于 3 岁，确诊时平均年龄为 17 个月。表现为腹胀、腹部肿块、消瘦和肝功能正常或轻度异常。90％的患者甲胎蛋白阳性。

【治疗】

尽可能手术切除，切除后 5 年生存率为 60％。不能切除者可用放疗或化疗，但疗效差。

三、胆管细胞癌

胆管细胞癌是一种起源于胆管上皮的恶性肿瘤，占原发性肝恶性肿瘤的 5％～30％。确诊后平均存活时间<6个月。

【病理】

肿瘤硬,呈灰白色,镜下示胆管上皮腺癌,首先转移至区域淋巴结或肝脏。

【诊断】

右上腹疼痛、黄疸、肝肿大,偶尔可扪及肿块,患者多在 60～70 岁。AFP 多阴性。

【治疗】

肝内胆管癌的治疗主要是手术切除,但预后不良。

四、血管内皮肉瘤

血管内皮肉瘤是一种高度恶性的肿瘤,镜下见血管内壁衬有不规则纺锤状细胞。发病与氯乙烯、氧化钍、砷剂及有机磷农药有明显关系。

【诊断】

85％为男性患者,局部转移主要至脾(80％的病例),远处转移主要至肺(60％的病例)。

【治疗】

主要是手术治疗,但罕有生存 1 年者。

第八节　移性肝恶性肿瘤

转移性肝恶性肿瘤比原发性肝肿瘤更常见,约为 2∶1。腹腔内脏患恶性肿瘤时,最常见的转移部位是区域淋巴结,其次是肝脏。2/3 以上的结直肠癌患者有肝转移,全身恶性肿瘤中有 1/3 最终发生肝转移。其中主要转移途径是血运。肝转移性肿瘤中第一位是支气管癌,第二位是大肠癌,第三位是胰腺癌,第四位是乳腺癌。

大肠癌肝转移中,25％～30％在原发瘤确诊时已存在,70％～75％在原发瘤切除后发生。大肠癌肝转移确诊后若不治疗,平均生存时间是 146 天,胃癌是 60 天,胰腺癌或胆囊癌是50 天。

【诊断】

早期肝转移灶多无症状,因而早期诊断困难。

1.症状

大多数大肠癌肝转移无症状,仅在术前检查或术中才得以确诊。结肠癌肝转移晚期的症状有乏力、发热、疼痛、肿块、消瘦、腹水、黄疸等。

2.实验室检查

65％的亚临床期肝转移灶目前还没有一种指标能进行检测,因此,实验室检查对肝转移性肿瘤的诊断缺乏特异性。主要依靠影像检查做出诊断。

(1)50％～60％的亚临床型转移性肝癌,肝功能检查示 AST 和 ALP 值升高。

(2)85％以上的结直肠癌患者发生肝转移时,癌胚抗原(CEA)阳性,但该指标缺乏特异性。应结合肝超声显像进行诊断。

3.影像检查

是迄今仅次于手术探查的诊断转移性肝癌的最可靠方法。肝转移性肿瘤的诊断主要依靠连续 CT 血管造影(continuous CT angiography,CCTA)或术中超声诊断。

(1)超声检查:可靠性与 CT 相仿,但价格低廉,可用于普查。在各种原发癌根治术后,每3～6 个月复查一次肝脏超声,有利于亚临床期转移性肝癌的发现。

(2)CT、MRI 和选择性肝动脉造影检查最准确,但价格昂贵,不能用于普查。

【治疗】

转移性肝癌的治疗受原发肿瘤类型影响。手术切除是结肠癌肝转移唯一可能治愈的手段。

1.化疗

结直肠癌肝转移者化疗效果不理想。

(1)氟尿嘧啶全身化疗有效率为 9%～33%,中位生存时间在 30～60 周,有效的定义是肿瘤缩小 50%,1～2 个月内无新瘤产生。

(2)用 5-氟脱氧尿苷进行肝动脉灌注化疗,可增加有效率,但并不增加生存时间。

2.放疗

肝脏对放疗一般不易耐受,但可缓解肝转移灶的疼痛。

3.介入治疗

方法有肝内灌注化疗、术中放疗、术中栓塞、瘤体内注射无水乙醇、冷冻、射频热疗,但疗效均可疑,况且这些细微疗效的取得是以毒性作用的增加为代价。

4.手术切除

是转移性肝癌最有效的治疗方法,应列为首选治疗。结肠癌肝转移肝切除后的疗效与HCC 不同,因为 HCC 有肝硬化、易发性肝功能衰竭。肝转移癌切除后手术死亡率在 0～5%,术后 5 年存活率在 20%～so%(取决于患者的选择)。

(1)适应证:①所有肝转移灶都可以切除者(肿瘤局限于一侧半肝)。②原发灶已完全控制。③无肝外转移灶。④肝内转移灶<5 枚。⑤能距肿瘤 1cm 切除肿瘤。⑥患者能耐受肝切除。

(2)术前和术中分期最好能完成下列检查:①肝 US。②CXR 和胸部 CT。③腹部和盆腔CT。④结肠镜。⑤CT 肝动脉门静脉造影。⑥术中双手触诊肝脏。⑦必须常规进行腹腔镜超声检查。⑧肝门区和腹腔动脉根部淋巴结活检。

(3)并发症:并发症发生率 10%～25%,包括心脏并发症、肺部并发症和腹腔并发症(脓肿、胆瘘、出血、肝功能衰竭、切口感染、肠梗阻)。

(4)原发性结直肠癌手术时已有 8%～25%有肝转移。在肝转移者中仅 1/4 者为单一转移灶,可以手术切除,因此,只有 5%左右能切除。

(5)非大肠癌肝转移:非大宗病例提示除类癌和 Wilm 瘤肝转移行肝切除疗效尚可外,乳腺癌、肾癌、胃癌肝转移后肝切除的疗效均不理想。

【预后】

不手术者存活时间一般<3 年,手术切除后 5 年生存率为 30%～50%,手术死亡率为 3%～5%。切缘距肿瘤<1cm、3 个以上转移灶、左右半肝均有转移灶提示预后差。

结直肠癌肝转移肝切除后总复发率为 75%,20%～40% 为肝脏复发。因此,术后应每 3 个月查一次 CEA、肝 US 和 CT。对肝复发癌的处理同首次转移癌。

第九节　肝切除手术要点

1.术前超声显像

术前术者应通过超声显像了解肿瘤大小、位置、与大血管的关系。

2.体位与切口

右前叶肿瘤,右侧抬高 30°;右后叶肿瘤取 60°斜卧位;裸区肿瘤取 90°侧卧位。除 2～6 段切除可选正中切口外,一般用双侧肋缘下切口、"⊥"形切口或右上腹""形切口。

3.术中超声显像

有利于对病灶做精确定位、了解病灶与肝内大血管的关系。术中要取活检,并判断肿瘤能否切除。

4.控制肝出血的方法

断肝时,患者取 Trendelenburg 体位,维持 CVP 3～5mmH$_2$O。尽管高崎健控制肝出血有许多独到之处,本节仍然介绍常用的三种控制出血的方法:

(1)常温下间歇阻断入肝血流(Pringle 法):一般都应在肝十二指肠韧带置止血带,每次阻断 15～20 分钟,间歇 3～5 分钟。阻断前 5 分钟小剂量肝素化(100U/kg),阻断时间可以长达 45 分钟。

(2)肝外血管结扎切肝法:先切除胆囊,紧贴肝方叶下缘剪开肝门板(增厚的 Glisson 鞘),分别显露左、右肝管和左、右肝动脉及左、右门静脉,甚至可显露二级或三级分支,结扎、切断拟切除肝段的血管、胆管。然后剪开镰状韧带及肝上下腔静脉前面的腹膜,解剖第二肝门,逐步分离出相应的肝静脉分支,结扎、切断之(见下文)。

(3)全肝血流阻断:适用于邻近第二肝门部的肿瘤和尾状叶的切除手术。

1)显露肝上下腔静脉:进腹后顺次离断肝镰状韧带、冠状韧带、左、右三角韧带和肝肾韧带。将肝脏向下牵拉,显露肝上下腔静脉的前面,仔细分离裸区疏松组织,直达肝上下腔静脉的前壁。

2)控制肝下下腔静脉:将肝脏脏面向上掀起,显露右侧肝下区。充分切开肝肾韧带,直达下腔静脉右侧。结扎右肾上腺静脉。在右肾静脉头侧 2cm 处切开下腔静脉的右侧鞘膜。然后用左手食指绕腔静脉后方从下腔静脉的左侧探出,顺此通道绕过一根 8 号导尿管用于控制肝下下腔静脉。肝后下腔静脉无腰静脉汇入。

3)控制肝上下腔静脉:将右肝翻向左上方,显露肝脏后面的下腔静脉右缘。在此处仔细分离找到下腔静脉与右膈脚之间的间隙。将左手食指探入此间隙，绕下腔静脉后方至左缘探出，顺此通道绕过一根 8 号导尿管以控制肝上下腔静脉。

4)控制肝右静脉：下腔静脉与 1、6 和 7 段之间存在多根细小静脉，当右肝牵向左前方时即显露，应从下而上一一切断结扎之。腔静脉后韧带跨过 1 和 7 段，切开后才能显露右肝静脉主干。在肝上下腔静脉的右缘小心地离断下腔静脉韧带，即可显露肝右静脉汇入下腔静脉右侧壁的部位。下腔静脉韧带中常有一中等粗细的静脉穿过，应注意。显露肝静脉及其分支时动作要轻柔，最好借助术中超声对肝静脉进行定位后再处理。仔细找出肝右静脉与下腔静脉夹角的间隙，从该间隙探入直角钳，斜向右下方从此间隙探出。顺此通道绕过一根血管悬吊带用来控制肝右静脉。

5)控制肝左、中静脉共干：将肝左叶翻向右，贴近肝表面离断肝胃韧带，越过肝尾叶固有部（Spiegel 叶）的前方离断肝胃韧带疏松部，直达 Spiegel 叶上缘，在贲门右缘和静脉韧带裂之间离断肝胃韧带致密部，到达下腔静脉左缘。由下而上结扎肝短静脉，向前牵开尾状叶，即可显露肝左和肝中静脉，此时处理它是比较安全的。换言之，Spiegel 叶顶端恰好位于下腔静脉与共干的夹角之间。在此狭小的腔静脉左缘仔细寻找共干与腔静脉之间的间隙，沿此间隙探入直角钳向右上方探出，左手食指在肝静脉间切迹处与钳尖相对做引导。顺此通道绕过一根 8 号导尿管用以控制共干。

在上述 5 个部位预置阻断带（包括 Pringle 法）就可以对肝脏的入肝血流和出肝血流进行有效的控制。肝上下腔静脉的阻断带在切肝过程中不经常使用，但在处理肝后下腔静脉和第二肝门时却有着不可替代的作用。依次束紧肝蒂、肝下下腔静脉和肝上下腔静脉的阻断带会使肝后段下腔静脉塌陷，造成腔静脉和肝脏之间的间隙增大，允许术者从容地修补破口或结扎肝短静脉。但这种阻断时间不宜＞15 分钟，以防发生肝缺血、肝衰竭。

5.离断肝实质

方法很多，指捏、血管钳钳夹、刀柄刮离、超声刀、超声水枪等。目的都是粉碎肝实质、显露血管和胆管，以便结扎之。对小的肝静脉撕裂，止血可用简单的"8"字缝扎法。术者在离断肝实质时，一定要具有预计离断平面的概念，以免发生主肝静脉分支撕裂。主肝静脉撕裂后最好用无损伤缝线修补，尽可能维持肝静脉主干的血流。

绕肝提拉技术(liver hanging maneuver)是利用肝后下腔静脉前面的空隙建立隧道并预置弹力带，在进行肝脏正中裂劈开时提拉弹力带，使肝脏离开肝后下腔静脉，特别是在肝后隧道的两端，这种分离更加明显，有效地提供了操作空间、避免了下腔静脉的损伤，保持切面张力，并使手术的操作部位变浅，显露良好，降低了尾状叶切除的难度，增加了尾状叶切除的安全性，使肝中静脉分支的结扎处理更容易。

绕肝提拉技术不能用于下腔静脉与肝包膜有粘连的患者，如既往有下腔静脉分离史，以及多次肝动脉插管化疗栓塞史。先从肝脏上方开始分离，因为这便于从下腔静脉前面寻找右侧平面。

6.肝段解剖

可以利用超声定位，也可在解剖出相应肝段门静脉支后，注射亚甲蓝，进一步证实。这种方法精确但技术要求高。

7.术中出血的处理

(1)肝短静脉撕裂或下腔静脉损伤出血极为汹涌。可用手指压迫破口或用手指从下腔静脉后方将破口顶起,以无损伤细线缝合。缝合困难时,可用两把卵圆钳夹小纱布,分别压住破口上、下方止血后修补。若事先已将右肾静脉上方和膈下方的下腔静脉分出,并绕以细橡皮管,出血更易控制。

(2)肝断面出血,以细线逐一缝合止血较为可靠。渗血可用氩气凝血器控制。手术野广泛渗血的常见原因是肝功能欠佳,又输入过多库血所致,常是手术将出现危险的征兆。有效的办法是一面输入鲜血或凝血因子,一面氩气凝血,出血仍然不能控制时可用外科长纱条填塞压迫,缝合切口,尽快结束手术。

(3)防止肝静脉损伤空气栓塞,可以用小的呼气末正压($5CITlH_2O$)。

8.防止胆道损伤和术后胆汁瘘

手术后,要定时监测血糖,防止低血糖。术后的高胆红素血症可以持续数日或数周。术后可以发生低凝血酶原血症,但是,一般不重,必要时可以输入鲜冻血浆维持国际标准化率(INR)小于2。保持血白蛋白水平$>20g/L$。肝切除最常见的并发症是腹腔脓肿,其治疗方法是经皮置管引流,一般不需要切开引流。另一个并发症是肝断面胆瘘或形成胆汁囊肿(biloma),即胆汁在腹内积聚,可以用经皮穿刺引流处理。若肝切除后残留的有功能的肝组织量不足则可以发生肝衰竭。

9.手术死亡率

高达20%,死亡患者中60%合并有肝硬化。由于肝癌大多合并肝硬化,对合并有肝硬化的右叶小肝癌以局部切除或亚肝段切除代替肝叶切除是提高治愈率降低手术死亡率的关键。对合并有肝硬化的右叶大肝癌,行右半肝切除后应吸氧、输血浆、维生素 K_1 和葡萄糖护肝。

10.肿瘤切除

肿瘤切除后,平均存活时间为3年,5年生存率约20%。若肿瘤未能切除,平均生存时间是4个月。

11.其他

肿瘤切除后,应加强随访、监测,对亚临床期复发与转移性肝癌应积极再切除,提高总生存率。

12.肝切除死亡风险预测

(1)Child-Pugh肝功能分级:在中国,80%的HCC有肝硬化,术后肝功能衰竭是肝切除术后的主要死因。5年无病生存率在0~1分为54%;2~4分为12%;>s分为7%(Surgery 1997;122:571)。

(2)ICG 15分钟潴留>14%强烈提示术后死亡。Shimada认为血天冬转氨酶、尿素氮、糖尿病情况也是很好的预测因子。Noun认为ALT是很好的预测因子。当ALT为正常值的200%时并发症(腹水、肾衰竭、上消化道出血)增加,死亡率为4%;当ALT为400%时,死亡率将增至38%。

(3)此外,术中出血多和手术时间也与术后并发症有关。

第十章　门静脉高压症

第一节　解剖概要

门静脉主干由肠系膜上静脉和脾静脉汇合而成,后者又收集肠系膜下静脉的血液。门静脉系的特点是:

(1)两端都是毛细血管网。

(2)门静脉系压力低、无瓣膜。

(3)门静脉系与腔静脉系之间存在四大交通支

1)胃底、食管下段交通支:门静脉血经胃冠状静脉、胃短静脉,通过食管胃底静脉与奇静脉、半奇静脉分支吻合,流入上腔静脉。

2)直肠下端、肛管交通支:门静脉血经肠系膜下静脉、直肠上静脉与直肠下静脉、肛管静脉吻合,流入下腔静脉。

3)前腹壁和胸壁交通支:门静脉血经 Sappey 附脐静脉、脐旁静脉丛与腹上浅深静脉、腹下浅深静脉吻合,分别流入上、下腔静脉。

4)腹后交通支(Retzius 静脉):在腹膜后,肠系膜上、下静脉分支与下腔静脉分支相互吻合。门静脉和脾静脉与肾上腺和肾的静脉有吻合。

第二节　门静脉高压症

【病因】

1.肝性门静脉高压

肝内疾病是门静脉高压症最常见的病因。

(1)肝硬化:85％的门静脉高压是由肝硬化所致,在我国,肝硬化的主要病因是乙型肝炎后肝硬化,在欧洲和美国是酒精性肝硬化。此外还有坏死后性及胆汁性肝硬化。肝硬化时,小叶中央的纤维化逐渐压迫肝窦和窦后血管使之变窄,再生的肝细胞结节也挤压使肝窦扭曲,结果造成窦性或窦后性阻塞,使门静脉入肝血流受阻而发生门静脉高压。

(2)血吸虫病:是血吸虫卵阻塞门静脉小分支而造成的窦前性阻塞从而形成门静脉高压。

(3)Wilson 病(肝豆状核变性)、肝纤维变和血色病等:都可引起门静脉高压。

2.肝前性门静脉高压

主要见于儿童,其原因有门静脉血栓形成、门静脉先天性闭锁或狭窄或受肿瘤压迫。

3.肝后性门静脉高压的原因

(1)Budd-Chiari 综合征:其特征是肝静脉血栓形成,造成窦后性阻塞,表现为肝肿大和腹水。该综合征可为特发性,也可继发于肿瘤、血液病、服避孕药或创伤等高凝状态形成血栓。在东方国家,该综合征常见的原因是下腔静脉纤维隔形成。有趣的是,骨髓移植后也可发生该综合征。

(2)缩窄性心包炎:本病使下腔静脉压剧增,从而使肝静脉流出道受阻。若有心包钙化,应考虑到本病。

(3)肝静脉受压:如肾上腺肿瘤。

4.门静脉血流增多

可引起门静脉高压,主要见于原发性脾脏疾病和脾动静脉瘘。

5.脾静脉血栓形成

可引起脾静脉高压,造成胃底静脉曲张(参见本章第三节),常见于胰腺炎或胰肿瘤,此称"左侧门静脉高压症"。

【病理生理】

门静脉高压是门静脉压力异常增高。①门静脉的正常压力为 $0.93\sim1.46kPa(10\sim15cm H_2O)$,比下腔静脉压力高。如果门静脉的压力超出下腔静脉 $5mmHg$,即可诊断门静脉高压症。②压力增高使静脉侧支循环增加,门静脉血得以部分分流。③侧支静脉很脆弱,当门静脉压大于 $2.66kPa(27cm H_2O)$时,即可发生静脉曲张,在胃食管交界处黏膜下的静脉曲张很易破裂出血。门静脉高压形成后,可发生下列病理变化:

(1)脾肿大、脾功能亢进。

(2)交通支扩张:四个交通支均可扩张。临床上特别重要的是胃底、食管下段交通支。它离门静脉主干最近,门静脉高压时受影响最大,曲张后易破裂大出血。直肠下端、肛管交通支扩张后形成痔。门静脉与下腔静脉压力差 $<12mmHg$ 时一般不会发生出血。

(3)腹水:腹水形成的原因有:低蛋白血症、毛细血管滤过压增加、淋巴液外漏和水钠潴留。

【诊断】

临床特点:①食管胃底静脉曲张;②脾大、脾功能亢进;③腹水,合称为"门静脉高压三主征"。

(1)食管胃底静脉曲张:65%的门静脉高压症患者有食管胃底静脉曲张。食管胃底静脉曲张者中仅 30% 会发生出血,但出过血的患者中,75% 会在一年内再出血,并且有 70% 在一年内因出血死亡。曲张静脉第一次破裂出血的死亡率为 25%～85%,其中绝大多数再出血在首次出血后 2 个月内。

(2)脾大、脾功能亢进和腹水参见本章第三、四节。

(3)脑病:主要原因是肝功能不良,门静脉血经门体侧支进入体循环。脑病的轻重程度表现不一,轻者为健忘,重者为肝昏迷,其程度与血氨水平的关系不密切,与脑脊液中谷氨酰胺和短链脂肪酸关系密切。

（4）营养不良：酒精性和乙型肝炎后肝硬化尤为明显。

（5）急性门静脉血栓形成：急性门静脉血栓形成时可发生肠系膜静脉栓塞、肠坏疽，表现为腹部剧痛、酸中毒和白细胞增多，常危及生命。

【治疗】

（一）胃底食管静脉曲张急性出血的非手术治疗

静脉曲张出血是门静脉高压症的一种重要并发症，可危及生命，需要紧急处理。治疗方法是输液、纠正凝血异常、三腔管压迫止血，早期胃镜下硬化治疗可使 85%～90% 出血停止。

（1）急性上消化道出血的治疗参见第九章第一节。

（2）尽早做食管和胃内镜检查，明确有无静脉曲张，对出血部位定位。

1）在肝硬化患者的上消化道出血病因中，20%～50% 为静脉曲张、20%～60% 为应激性溃疡、6%～19% 为消化性溃疡、5%～18% 为食管贲门撕裂（Mallory-Weiss 综合征）。

2）8% 的患者有两个出血点。

（3）静脉曲张出血确诊后的内科治疗措施：

1）内镜下曲张静脉硬化疗法或曲张静脉套扎：在内镜下将硬化剂注入曲张静脉中，使之形成血栓，可使 80% 的患者急性出血暂时停止，早期再出血率为 15%～30%。死亡率为 10%～20%。目前用这种方法治疗静脉曲张急性出血已被广泛接受。尤其适用于 Child 分级 C 级患者。并发症有食管痉挛、纵隔炎、吞咽痛、食管溃疡、食管狭窄、食管穿孔等。

2）血管升压素：参见第七章第一节。升压素是一种强烈的内脏血管收缩剂，肠系膜动脉收缩后肠道血流减少，门静脉压力降低。升压素静脉应用或动脉应用都同样有效。但要注意，升压素只能暂时控制出血，不能降低死亡率，可为进一步治疗争取时间。

一般按 0.2～0.4IU/min 持续静脉滴入，50%～70% 的食管胃底曲张静脉破裂出血可得以暂时控制，其不良反应是心排血量减少、血压升高、心率降低、冠状动脉收缩，硝酸甘油可对抗这些不良反应。

3）生长抑素：生长抑素可使内脏血流减少，抑制出血的效果与升压素相仿，但没有升压素的心血管系统不良反应。但价格高昂，同样有作用时间短的缺点。

（4）三腔管气囊压迫止血：三腔管又称 Sengstaken-Blakemore 管，这是一种鼻胃管，管上有一个食管囊和一个胃囊，用于压迫曲张之静脉。可使 80% 的患者出血得到控制，但气囊放气后 50% 可再出血。10% 的患者有并发症（吸入性肺炎、食管坏死穿孔、气囊滑出阻塞气道）。应用要点：

1）使用新管，旧管的气囊老化后易破裂泄漏。使用前必须注水仔细检查气囊有无泄漏。

2）用大量液状石蜡润滑三腔管，并口服液状石蜡，减少插管损伤。

3）先在胃囊内注水 200～300ml，将管提拉，管端系 0.5kg 重物通过滑车做持续牵引压迫。观察止血效果，如仍有出血，再向食管囊注水 150～200ml。

4）由于咽部分泌物无法咽下，因此常发生肺炎，除非用 Minnesota 管（在食管囊近侧有侧孔供吸引）。

5)压迫时间太久或充水过多,可造成食管缺血和食管破裂。为了减少上述并发症,压迫时间一般不超过 48 小时。

6)床边备气管切开包,防止气囊滑出阻塞气道。

(二)急性大出血的手术治疗

对非手术治疗无效的急性大出血应该急诊手术,在伴低血压时尤其如此。

1.手术适应证

在 24 小时输血达 5 单位,出血仍不止应手术。若输血超过 10 单位,库血可引起血源性感染或使原有的肝性凝血功能异常更为严重,从而使死亡率明显增加。

2.手术禁忌证

肺炎、中度或重度脑病、严重凝血功能异常、酒精性肝炎或严重肝衰竭。

3.明确诊断

手术前必须明确出血来源,尤其要除外非食管静脉曲张性出血。

4.手术方式

有门体分流减压(分流)和门奇静脉间反常血流阻断(断流)两种。

(1)急诊门腔分流:该术式对控制出血很有效,止血率达 95% 以上,但死亡率较高,死亡率与肝功能分级有关(表 10-1)。常用的分流方式有门腔端侧分流和肠腔分流。但是分流后由于门静脉向肝血流骤减,易发生肝功能衰竭,肝功能衰竭占分流术围手术期死亡率的 2/3。导致死亡的原因还有肺炎、肾衰竭和震颤性谵妄。

表 10-1　Child-Pugh 肝功能分级

项目	1	2	3
血清胆红素(μmol/L)	<34	34~51	>51
血清白蛋白(g/L)	>35	28~35	<28
腹水	无	少或利尿剂易控	不易控
脑病	无	轻(Ⅰ~Ⅱ级)	重(Ⅲ、Ⅳ级)
凝血酶原时间延长(秒)或	<4	4~6	>6
INR	<1.7	1.7~2.3	>2.3

注:分级:A 级,5~6 分,该级别的患者在今后 1 年中不会因肝病发生死亡;B 级,7~9 分,该级别的患者在今后 1 年中因肝硬化并发症(曲张静脉出血或肝衰竭)发生死亡的可能性为 20%;C 级,10~15 分,该级别的患者在今后 1 年中因肝硬化并发症(曲张静脉出血或肝衰竭)发生死亡的可能性为 55%。B 级和 C 级是肝移植的适应证。

(2)门奇静脉间反常血流阻断术:方法有胃底食管周围血管结扎术、胃底横断吻合术、吻合器食管横断吻合术。急诊断流术一般多能控制出血,死亡率为 30%。

(三)择期手术治疗食管静脉曲张

(1)对非活动性出血可用此法处理,目的是减少再出血率,降低急诊手术死亡率。

(2)择期手术时应注意:①门静脉高压症手术治疗只是控制或预防出血,并不能改善肝脏本身病变。②血吸虫性肝硬化在病理、临床和疗效上均不同于肝炎后肝硬化。③肝功能越差,手术死亡率越高,Child C 级者应取非手术治疗。④尽可能采取创伤小,又能达到止血目的的手术。⑤理想的手术不应减少门静脉血流,而应保证门静脉向肝血流,维持肝脏血液灌注。

（3）术前检查

1）内镜检查明确是否有食管静脉曲张出血。

2）必须排除急性酒精性肝炎:①酒精性肝炎表现为肝功能衰竭和肝区广泛触痛。②镜下见肝细胞坏死,肝细胞内有散在玻璃样变体（Mallory 体）。③患者度过急性期后,肝酶和肝功能即好转。④若诊断可疑,可行肝活检,因为该病急性期手术死亡率达 50%。

3）按表 15-1 对肝功能进行分级。

4）了解门静脉是否通畅:①脾动脉或肠系膜上动脉造影,然后摄静脉相,这是最准确的方法。②多普勒超声检查门静脉及其分支的通畅性和血流方向,既简单又无创伤。③将造影剂注入脾脏,使脾静脉和门静脉显影,主要用于显示脾静脉。

5）测肝静脉楔入压可间接了解门静脉压。

（4）择期手术用分流术抑或断流术,取决于患者的病理生理状态和术者的习惯。

(四)脑病的处理

一般处理包括限制蛋白食物,清除消化道血液,用乳果糖抑制肠道细菌产氨,控制感染。

【预后】

乙型肝炎肝硬化取决于肝硬化的发展,酒精性肝硬化取决于是否戒酒。有关酒精性肝硬化的统计资料如下:

（1）15%的"酒鬼"有肝硬化,其中 30%在确诊后 1 年内死亡。

（2）40%（12%～70%）的肝硬化可发生食管静脉曲张出血,若无有效治疗,其中 66%在 1年内死亡。

1）若无有效治疗,首次静脉曲张出血的死亡率为 50%～80%。

2）若首次出血后患者幸存,那么二次出血的死亡率同前。

第三节　门静脉高压症合并脾功能亢进

门静脉高压症合并脾功能亢进在门静脉高压患者很常见。脾功能亢进程度与脾脏大小无关,与门静脉高压的程度无关,脾功能亢进与血细胞在脾内的阻留和破坏有关。

（1）一般用非手术疗法。分流手术后脾功能亢进能改善者约占半数。

（2）脾切除术一般不能用于治疗门静脉高压。

1）脾切除后食管静脉再出血发生率达 90%。

2）脾切除后易发生暴发性感染且死亡率高,尤其在小儿。

3）对有食管静脉曲张出血的患者来说,脾切除的指征是 X 线片提示脾静脉血栓形成。脾静脉血栓形成的原因有胰腺炎和胰腺肿瘤。此时,曲张静脉仅限于胃内,切脾后即可治愈。

第四节　门静脉高压症合并腹水

【病理生理】

门静脉高压最易发生腹水,其次是肝内型肝硬化,门静脉阻塞一般不形成腹水。

(1)肝灌注压增高,使高蛋白液经静脉回流,同时经肝包膜溢入腹腔。

(2)低白蛋白血症。

(3)水、钠潴留是由于肝对醛固酮的降解减弱,造成继发性醛固酮增多,血液稀释,即成腹水。

(4)门体分流可能加重腹水(门腔侧侧分流和肠腔分流除外)。

【治疗】

大多数腹水经卧床休息,限制钠入量加缓利尿剂(螺内酯)即可缓解。

1.内科治疗

方法有限制水、钠及利尿,用醛固酮拮抗剂、补充白蛋白。螺内酯 20～40g,每日 3 次。氢氯噻嗪 25g,每日 3 次或呋塞米(速尿)20g,每日 2 次。用这两种药时应注意勿因利尿过度而发生低钾、低氯、脱水,甚至肝肾综合征等并发症。

2.腹腔-颈静脉腹水转流(Denver,LeVeen)

主要用于治疗顽固性腹水,这种方法的疗效还未最后定论。禁忌证有细菌性腹膜炎、肝功能衰竭、心衰、严重脑病或胃底食管静脉曲张出血者。并发症有血栓形成、诱发消耗性凝血病或导致肺水肿。

(1)通过手术将一根塑料管的一端置入腹腔,另一端经胸腹壁皮下隧道置入颈静脉,管道上有一单向阀,只允许液体自腹腔流入静脉。

(2)加用利尿剂效果更佳。

(3)这种转流术有出血之虞,因为腹水中存在一些触发 DIC 的因子。

(4)腹水转流后的死亡率为 25%,主要原因是肝功能衰竭、DIC 和急性胃底食管静脉曲张出血。1 年存活率和 3 年存活率分别为 45% 和 25%,主要原因为自发性细菌性腹膜炎。

3.肝移植手术

必要时行肝移植手术。

第五节　门静脉高压症的手术要点

一、门奇静脉断流术

(一)胃底贲门周围血管离断术

1.容易发生的失误及危险

①损伤胃底或食管壁;②断流不全,术后再出血率上升;③食管狭窄;④膈下出血;⑤术后

肝功能衰竭(见于 Child C 级患者);⑥膈下感染;⑦消化道瘘。

2.手术要点

(1)要求从胃小弯幽门开始至贲门上 6cm 内将胃左血管至胃底的分支切断结扎,特别是胃左静脉的食管支和高位食管支,在扩张的食管旁侧支静脉与食管壁之间离断结扎每一支分流的静脉,保留食管旁侧支静脉。食管支和高位食管支是胃冠状静脉的两条重要属支,在反常血流中占重要作用。食管静脉曲张破裂出血主要来自这两支静脉。本术式操作简便、损伤小。但术后再出血率比 Sugiura 手术高。

(2)然后处理胃后壁的血管分支,注意脾静脉自胰腺上缘走向胃底的胃后静脉支。最后处理胃大弯的血管支,使胃底及食管左缘游离。

(3)可在门奇静脉断流后加做食管或胃底黏膜下血管离断术,方法有:①吻合器做食管横断吻合;②在贲门上 1cm 纵行切开食管肌层 3～4cm,显露黏膜,横断-吻合食管黏膜一周,缝合肌层纵行切口;③在贲门下 5cm 横断胃底并重新吻合。

(二)Sugiura 手术

该手术是指食管周围血管离断加食管横断吻合术,此法对预防出血极为有效。缺点是手术范围大、操作复杂。该手术分二期进行。第一期是经胸行远段 6～8cm 食管周围血管离断,并在食管下段行食管横断再吻合术。若出血不止,则应立即行第二期手术。若无继续出血,4～6 周后行第二期手术,经腹行胃底食管周血管离断、脾切除、选择性迷走神经切断、幽门成形。

1.适应证

食管胃底静脉曲张出血或出血风险极大者;胃底食管静脉曲张内镜治疗无效者;肝功能为 Child-Turcotte(Pugh)A 级或 B 级的患者。

2.禁忌证

Child-Turcotte(Pugh)C 级的患者。

3.手术要点

①在断流手术中,要求在扩张的食管旁侧支静脉与食管壁之间离断结扎每一支分流的静脉。勿损伤迷走神经干和侧支静脉,因为理论上讲这些侧支静脉有助于防止静脉曲张的复发。尽管手术中做到这一点有时很困难,但是纵隔内的侧支静脉一般都能得到保留。②非分流性手术后食管静脉曲张能否长期消除取决于术后门体侧支的变化。Surgiura 手术保留了食管旁和纵隔的侧支静脉,在理论上起到了自动分流的作用。③据 Sugiura 报道手术死亡率 5%,术后再出血率为 4%,但此数据在欧美国家未能得到重复。

4.术后监测

术后需要 ICU 或过渡病房监测;术后至少 48 小时监测血细胞计数、胆红素、白蛋白、ALT、AST 和凝血酶原时间;每日观察有无胃肠道出血、肝衰竭或肺炎等临床征象。

5.术后并发症

(1)早期:肝衰竭、胃肠道出血、吻合口漏、胸腔积液、腹水、门静脉血栓形成、膈下脓肿、胰漏。

（2）远期：食管狭窄、残留曲张静脉。

（三）定期内镜下曲张静脉硬化疗法

有效率达 80％，是治疗食管静脉曲张的首选方法。由于本法不降低门静脉压，因此常需要多次注射硬化剂。本法的主要并发症有硬化区食管溃疡、食管狭窄、内镜致食管穿孔和胸腔积液。

（四）曲张静脉单纯结扎术

方法有切开胃底结扎曲张静脉、经胸结扎曲张静脉或用吻合器横断吻合食管。

（1）结扎法一般能控制出血，但数月内的再出血率达 80％。

（2）急诊出血时可用此法止血，然后择期做门静脉降压术。

（五）直视下胃冠状静脉栓塞术

该术式是先游离出冠状静脉主干，在根部结扎之。再结扎胃右静脉、用肠钳夹住胃底、体交界处的胃壁，防止栓塞剂进入门静脉主干和进入胃体胃壁。最后在结扎线远侧的冠状静脉内注入栓塞剂（含显影剂的 2-氰基丙烯酸正辛酯），使栓塞剂在血管内沿反常血流分布于食管下段和胃底曲张静脉丛内，形成树枝状栓塞，达到完全阻断胃食管壁内外反常血流的作用。

（六）经皮肝穿刺胃冠状静脉栓塞术

该术式有腹腔内出血和门静脉栓塞两大并发症。

（七）脾动脉栓塞术

并发症是发热和脾周围炎所致的疼痛，患者极为痛苦。

二、门体分流术

分流术的目的是降低门静脉压力，从而降低食管曲张静脉压力，减少出血的发生。分流术可降低门静脉压力，减少出血的发生率，但门静脉高压症的预后与肝病关系更密切。门静脉压力降低有可能使肝病进一步发展，严重影响患者预后。门体分流（以 H 肠腔搭桥为例）围手术期死亡率为 5％～10％，再出血率 5％，脑病发生率 20％～30％；选择性分流围手术期死亡率为 5％，再出血率 10％，脑病发生率 5％。TIPS 降低门静脉压效果好，但脑病发生率高。有指征时可行肝移植。

【分类】

1.根据患者有无出血史分类

可将分流术分为预防性分流和治疗性分流。

（1）无出血史的患者中仅 30％～40％会发生曲张静脉出血，因此，60％的预防性分流术是不必要的。随机临床研究提示预防性分流不增加生存率，作者不推荐对无出血史的肝硬化门静脉高压胃底食管静脉曲张患者做预防性分流术。

（2）治疗性分流是用于有曲张静脉出血史的患者，手术死亡率与术前肝功能分级有关。在酒精性肝硬化者，远期疗效与患者是否戒酒有关。

2.根据分流的口径分类

可将分流术分为完全性门体分流术和限制性门体分流术。

（1）完全性门体分流术是将门静脉血分流入下腔静脉，使整个门静脉系统压力下降、门静脉入肝血流减少,结果往往是肝功能失代偿发生率上升。

(2)限制性(小口径)门体分流术:术式同完全性门体分流术,但分流的口径在 1.0～1.2cm。

3.根据分流后是否将胃脾区静脉与门肠静脉隔离分类

可分为非选择性门体分流术和选择性门体分流术。选择性门体分流术有远端脾肾分流(Warren 分流)术和胃冠状静脉下腔静脉分流术(Inokuchi 分流)两种。

(1)Warren 分流术是横断脾静脉,将脾静脉远断端(与脾相连的一端)与压力较低的左肾静脉吻合,近断端结扎。结扎位于门静脉与胃底、胰和脾区的血管交通支,如冠状静脉和胃网膜右静脉。

(2)Inokuchi 分流术即胃冠状静脉下腔静脉分流术,需要用大隐静脉搭桥。

(3)选择性分流术既保证了门静脉入肝血流,又降低了胃底食管静脉压力,使之分流入体循环,与非选择性分流相比,该式术后脑病发生率明显减少。

(4)由于肝窦压力未下降,因此选择性分流术后腹水仍常见。若在术中解剖后腹膜时损伤邻近的大淋巴导管,可出现乳糜腹水。

【分流技术要点】

(1)在血管周围注水有助于寻找血管,在恰当的平面分离。注意,供吻合的血管应无病变,吻合前应将静脉鞘完全切除,使静脉完全充盈膨胀。

(2)吻合的静脉长短适宜,无张力,无成角,吻合口径合适。

(3)吻合口不宜太小,一般要求在 1.0cm 以上,以免发生血栓形成。

(4)血管吻合切口最好剪成卵圆形,防止吻合后闭合缩小。

(5)避免损伤吻合口,不用镊子钳夹内膜。必要时,应钳夹血管外膜。缝合血管最好用 3～5 个"0"无损伤 Prolene 缝针缝线,行外翻吻合。血管边距及针距的大小要整齐,控制在 1～2mm 之内。吻合口后壁一般用连续外翻缝合,前壁用间断或褥式外翻缝合。

(6)吻合完毕后,吻合口不应有张力,血管不应过长、扭曲或成角致吻合口血流不畅,涡流状的血流易形成血栓。

(7)吻合口出血的最好处理方法是等其自动止血,追加缝合往往越缝越糟,因为此时静脉壁有张力,针孔被拉大。

(8)无论哪种分流,一旦发生血栓形成,患者就会重蹈食管静脉曲张出血之辙。

【手术要点】

1.脾肾静脉分流术

(1)游离脾静脉:脾脏托出后,先剪开脾门处表面的腹膜,显露脾门血管,切断结扎脾静脉上缘的脾动脉分支。用无损伤血管钳夹住脾静脉,在其远侧切断,移去脾脏。用蚊式血管钳仔细分离脾静脉与胰尾之间的小静脉,对这些小静脉要引套线结扎,不要用血管钳钳夹,以防撕破血管壁。脾静脉分破后,可用 Prolene 线缝合修补破口。如此游离脾静脉 3～4cm,必要时可切除部分胰尾。

(2)游离肾静脉:确认双肾功能正常,扪清肾门位置,切开腹膜后纤维脂肪组织,显露左肾静脉上下缘,游离达周径 2/3,长 4cm,以便能容纳三翼钳,必要时可结扎、切断左精索内静脉(卵巢静脉)、左肾上腺静脉。

(3)吻合完毕后先放开肾门侧血管钳。脾床彻底止血,并放置引流。

(4)失误及风险:①脾静脉损伤止血;②吻合口狭窄;③吻合口血管过长、扭曲或成角致吻合口血流不畅;④脾切除后膈下出血或膈下感染。

2.门腔静脉分流术

(1)体位:患者仰卧于手术台上,用两个沙袋垫在右侧躯干下将右躯干抬高30°。肋下缘位于手术台的中央的关节水平,右臂悬屈于胸前麻醉架上,左臂伸展于臂板上,摇手术台使患者处于"角弓反张"位,增大右侧肋下缘与右髂前上棘的距离,从而使得右侧肋缘下切口操作方便。

(2)电刀:整个手术过程使用电刀可以减少出血,缩短手术时间。

(3)压迫止血:许多门体交通静脉出血可以通过纱垫压迫填塞处理,门体分流手术结束、门脉高压缓解后,这些出血常自行停止。企图结扎这些出血的侧支静脉不仅延长手术时间,还增加出血量。目标是尽快降低门脉系统压力。

(4)游离下腔静脉:切开十二指肠外侧腹膜,将十二指肠第一、二段翻向前方,显露下腔静脉。门腔分流手术要求在肾静脉与肝之间游离下腔静脉,此处的游离没有风险,也不困难。剪开下腔静脉前面的腹膜及下腔静脉鞘,在鞘内分离下腔静脉左右壁,达其周径的 2/3,长 4～5cm。游离下腔静脉后,即可将下腔静脉上抬与门静脉进行吻合。

(5)游离门静脉:显露肝十二指肠韧带,剪开胆总管后外侧腹膜,向前内侧牵拉胆总管,显露门静脉前外侧壁。剪开静脉鞘,在鞘内游离一段门静脉,一般需要切断一些门静脉与胰腺之间的坚韧的纤维脂肪组织,有时甚至需要切断一些胰头组织,才能进行侧侧吻合或端侧吻合。

要注意在胰头后方跨过静脉的变异肝动脉,用食指可以在胰头与门静脉之间的漏斗部扪到。切断结扎该动脉会导致患者死亡。

为了使门静脉与下腔静脉满意地对合,切除肝脏增大的硬化尾叶往往是不必要的,有风险的。

(6)门腔静脉吻合:限制性门腔分流口径应控制在 0.8～1.0cm,用 5-0Prolene 缝线行外翻吻合。保证吻合口无张力非常重要。

门腔分流手术结束后应该常规测定下腔静脉压和门静脉压,若压力梯度＞50mm 生理盐水柱,则需要修正。

(7)门腔端侧吻合分流:这是最为常见的一种分流。方法是切断门静脉,将门静脉肝端结扎,门静脉肠端与下腔静脉吻合,从而使门静脉压骤降,曲张静脉得以减压。该手术再出血率低于 5%。但由于门静脉入肝血流为零,脑病和肝功能衰竭发生率增加。

(8)门腔侧侧吻合分流:该术式在操作上比较复杂,因为门静脉和下腔静脉都必须游离一定长度,主要用于肝内压高需要降压者。①对 Budd-Chiari 综合征,用这种分流术或肠腔分流可使门静脉血倒流,缓解肝静脉压力;②对顽固性腹水和食管静脉曲张出血者,这种分流可降低门静脉压、减轻腹水;③由于这种分流可发生肝内血液经门静脉向外倒流,因此该术式肝功能衰竭发生率比门腔端侧分流更高。

3.肠腔静脉分流术

用直径 16～18mm 的人造血管分别与肠系膜上静脉和下腔静脉吻合,称为桥式肠腔分流。也可将肠系膜上静脉与下腔静脉直接行侧侧吻合分流。

(1)游离十二指肠横部:将横结肠向上提起,小肠翻至左侧,在肠系膜上血管右侧横形切开十二指肠横部前方横结肠系膜,避开结肠中血管,钝性游离十二指肠第三、四段,使之与肠系膜上血管分开,十二指肠向上、向右推开,不压迫血管吻合口。

(2)游离肠系膜上静脉:用左手伸入上述切口中扪肠系膜上静脉有无病变。然后将该血管表面系膜组织向左牵开,显露肠系膜上静脉,于鞘内游离该静脉,上至胰腺下缘,下至长 4～5cm,必要时可以切断部分小分支。若肠系膜上静脉根部系膜明显水肿、增厚,应放弃该术式。

(3)游离下腔静脉:在十二指肠横部下缘切开下腔静脉血管鞘,在鞘内游离下腔静脉两侧达周径 2/3,长 5～6cm。对两侧的静脉小分支可结扎切断。

(4)吻合:若胰头大或十二指肠位置低,使肠系膜上静脉与下腔静脉间的距离增宽,直接吻合有困难时,可考虑用直径 16～18mm 的人造血管"架桥",称为桥式肠腔分流或 H 形分流。桥式分流的优点是肠膜上静脉的显露方便。桥式分流的缺点是应用人造血管后容易发生感染,并且人造血管容易形成血栓,难以保持长期通畅。

(5)这种分流术对门静脉入肝血流的影响很难预测,门静脉压下降后门静脉入肝血流减少,并且肝内血流可经门静脉向外倒流,窃取动脉血流。因此该术式后肝衰竭发生率比门腔端侧分流高。

4.Warren 分流术

又称远端脾肾分流术(DSRS)。

(1)适应证:脾功能亢进不严重者;一线治疗(内镜和药物)无效的胃底食管静脉曲张出血;肝功能良好(Child A 级或 B 级)。

(2)体位:患者仰卧于手术台上,左侧躯干稍抬高。以下肋缘为轴将手术台摇至患者呈"角弓反张"状(15°～20°)。该体位便于进入胰后间隙分离脾静脉。取双肋缘下切口,左侧延至腋中线。利用框架拉钩帮助显露。

(3)切开胃结肠韧带时,胃短血管应保留。

(4)游离胰腺:DSRS 最常见的失误是游离胰腺不满意,导致脾静脉的游离不够或不合适。于胰颈、体、尾下缘切开后腹膜,钝性分离,将胰体尾向上翻起,显露脾静脉。

(5)游离脾静脉的 4 条原则:①紧贴脾静脉游离脾静脉;②先游离脾静脉的后面(这里的游离比较安全),后游离其前面;③游离至脾静脉-门静脉交汇处;④游离至满意的脾静脉长度,使得吻合无张力、不扭曲。如能遵循这些原则,胰腺穿静脉的识别和结扎就迎刃而解了。

仔细分离结扎所有汇入脾静脉的细小胰静脉分支,并结扎、切断肠系膜下静脉。用蚊式血管钳仔细分离,套线结扎后再切断,勿上血管钳,以防小静脉撕裂。脾静脉游离的范围是自脾静脉与肠系膜上静脉交汇处至脾门,以达到完全选择分流之目的。

(6)游离肾静脉:左肾静脉位于十二指肠空肠曲的上方,被 Treitz 韧带所覆盖(见脾肾静脉吻合)。左肾静脉在肠系膜上动脉后、在腹主动脉前跨过腹主动脉,这两个标志有助于扪到左肾静脉。钝性分离后腹膜,见到左肾静脉后,沿左肾静脉前面分离,结扎所有组织,因为其中含丰富的淋巴管。游离足够长的肾静脉,以便上 Satinsky 钳,结扎左肾上腺静脉,保留左生殖静脉。

(7)切断脾静脉:距脾静脉与肠系膜上静脉汇合部 0.3cm 和 1.5cm 处各夹一把无损伤血管钳,在其间离断,用 5-0 Prolene 缝线缝闭门静脉侧的脾静脉断端。脾侧血管断端备血管吻合之用。

(8)血管吻合:必须无张力,过长的脾静脉也必须裁去以免扭曲。吻合口一般做在左肾静脉,已经切断结扎的左肾上腺静脉的前方。吻合口后壁用连续缝合法,前壁用间断缝合法缝合。前后壁都用连续缝合法容易造成"荷包"效应,使得吻合口狭窄,妨碍吻合口的舒展。

(9)隔离低压的胃脾区与高压的门肠静脉区:这是选择性分流的精华所在。结扎、切断肝胃韧带,结扎、切断胃左-胃右静脉交通以及胃网膜左-右静脉的交通。

(10)失误及危险:①游离脾静脉时,撕破细小胰静脉,导致出血及脾静脉损伤。②脾静脉游离不完全,未达到完全选择分流之目的。③吻合后静脉扭曲、成角、影响吻合口通畅。④胃脾区与门肠区血流隔离不全,未达到完全选择分流之目的。

(11)DSRS 的缺点:20% 的 DSRS 患者在术后早期左肾静脉负荷过重,造成肾静脉高压(肾静脉-下腔静脉压力梯度>10mmHg),曲张静脉减压不满意。4~6 周后随着侧支的形成和手术水肿的消退,肾静脉高压逐渐缓解。

5.脾-腔分流术 该手术是在充分游离脾静脉后,将脾静脉直接与肾静脉下的下腔静脉吻合。这种术式可以用于大脾患者,也可以用于急诊情况下。

6.经颈静脉肝内门腔分流术(TIPS)

TIPS 是经颈静脉插管至肝静脉,然后在肝内穿刺门静脉造影,并扩张穿刺道,置入内支撑管,沟通门静脉与肝静脉,起到分流作用。主要优点是不需剖腹,避免了剖腹术所带来的一系列并发症,因此适用于肝功能分级较差的患者。缺点是通畅性只能短期维持,脑病发生率高。

第六节　Budd-Chiari 综合征

在东方国家,80% 的 Budd-Chiari 综合征为膜状蹼。在西方国家,Budd-Chiari 综合征的主要病因是血液病(真性红细胞增多症、阵发性夜间血红蛋白尿、髓样增生病、抗凝血酶Ⅲ缺乏)、口服避孕药、妊娠、产后、肿瘤(肺癌、HCC、肾癌、肾上腺癌、平滑肌肉瘤)、感染等。绝大多数为特发性。

【诊断】

患者表现为腹痛突然发作、肝大、腹水、肝功能异常。US、CT、MRI 均有助于本病的诊断,但确诊的方法是肝静脉造影。下腔静脉造影可排除下腔静脉的阻塞性病变或肝尾叶的肿物压迫。

【治疗】

本病不会自愈,多需手术处理。膜状蹼可直接修整。非膜状蹼下腔静脉无梗阻者,可行门腔侧侧吻合术。溶栓疗法和经皮气囊扩张术的疗效有待观察。

第十一章 胰腺疾病

第一节 解剖生理概要

一、解剖概要

【外形和位置】

胰腺位于腹膜后，形似手枪状。枪柄为胰头，被十二指肠 C-襻环抱，枪身伸向左上腹。胰腺平均重 85g，长 12～15cm。胰头部前后厚度正常小于 2.5cm，颈部 1.5cm，体部 2cm，尾部 2.5cm。

【毗邻】

（1）胰头的前面与横结肠起始部、十二指肠球部、胃相邻；它的后面则与下腔静脉、右肾静脉邻近。胆总管在胰头后方的沟内穿过。胰头上缘紧贴胃十二指肠动脉。胰头与十二指肠 C-襻内侧壁的血供来源相同，在此区域十二指肠浆膜面与胰包膜的关系也很密切。

（2）肠系膜上静脉在胰颈后方与脾静脉合成门静脉。胰头钩突位于肠系膜上静脉后方、下腔静脉前方。

（3）胰体后方有下腔静脉、腹主动脉及二者之间的胸导管起始部及其后方的第 1 腰椎椎体，在腹部钝器伤时胰体易受伤。胰体的前面有小网膜囊后壁的腹膜覆盖，与胃后壁相邻。胰体上缘与腹腔动脉紧密相邻，腹腔神经丛也位于该动脉周围。

（4）胰尾的各面均有腹膜覆盖，有一定活动度，胰尾与脾和副脾的关系很密切，脾动、静脉位于胰尾后上缘的沟内或被包在胰尾中。

【胰管】

胰管将胰分泌液引流入十二指肠，胰管由两个部分组成：

（1）Wirsung 管：是胰液排出的主要管道。Wirsung 管与胆总管汇合后形成 Vater 壶腹，然后开口于十二指肠主乳头。胆胰管共同开口的长度在 1～14mm 不等，75％的人≤5mm。Wirsung 管在胰头部的直径约 4～5mm。十二指肠主乳头位于十二指肠第二段的后内侧壁，距幽门约 7～10cm。从十二指肠黏膜面观，主乳头位于一横行皱襞和一纵行皱襞所形成的"T"形皱襞交界处，这是十二指肠镜下寻找乳头的重要标志。

（2）Santorini 管：是胰液排出的小管道。在主乳头前上方 2cm 左右进入十二指肠，开口于副乳头。副乳头周围无特征性的黏膜皱襞。10％的人仅有副胰管，无主胰管。小乳头在大乳头前上方 2cm，不易发现，唯一的标志是胃十二指肠动脉，在该动脉的右下方就是副胰管和小乳头。"桥下有水"不仅用于描述子宫动脉与输尿管的关系，也适用于描述胃十二指肠动脉与副胰管的关系。

【血供】

(1)胰头部的血供来自胰十二指肠上动脉的前、后分支及胰十二指肠下动脉的前、后分支。脾动、静脉在胰体尾的后上方行走进入脾门。

(2)胰体的血供来自胰背动脉(由腹腔动脉、脾动脉或肝动脉发出)。在脾静脉上方分成左、右两支,右支与胰十二指肠血管弓吻合,分布于胰头和胰颈部;左支称胰横动脉,向左行,与胰大动脉右支吻合,供给胰体。

(3)胰大动脉是脾动脉发出至胰腺的最大一支动脉,分左、右两支,左支向左行,与脾动脉在胰尾的分支吻合,供给胰尾。

二、生理概要

1.外分泌

脂肪、蛋白和酸进入十二指肠后刺激胰液分泌,胰液 pH 为 8,含胰糜蛋白酶原、胰蛋白酶原、脂肪酶、淀粉酶、羧基肽酶,消化蛋白、脂肪和糖类。十二指肠黏膜分泌胆囊收缩素-促胰酶素和促胰液素。CCK 增加胰液中的酶量,促胰液素促使 HCO_3^-、电解质和水的分泌。

2.内分泌

胰岛素(β 细胞)、胰高血糖素(α 细胞)、胃泌素(δ 细胞)。

第二节　胰腺先天性疾病

一、环状胰腺

胚胎 5 周时腹侧原基旋转异常,使得正常胰腺呈薄的、扁平带状环绕十二指肠第二段,其内有胰管与主胰管相通。胰腺组织可以完全与十二指肠分开,也可以深入十二指肠肌层。环状胰腺在官内引起十二指肠梗阻者,表现为羊水过多。

【诊断】

(1)由于环状胰腺所造成的十二指肠梗阻多为不全性,因此大多在成年(30~70 岁)后才出现症状。

(2)多数患者有多年的恶心、呕吐、上腹疼痛不适史,胆管受累时可出现胆管扩张或黄疸,易被诊断为胆疾或胃疾。

(3)上消化道钡透的典型影像是十二指肠降部向心性狭窄,长度达 2~4cm,狭窄位于十二指肠凸面,狭窄处黏膜正常,狭窄近侧十二指肠扩张。内镜检查可发现相应部位狭窄和胃分泌增多,还可排除溃疡病。

【治疗】

开始可用少渣食物、止酸剂和 H2 受体阻断剂。如果经内科治疗症状无改善,应考虑手术。手术方式有十二指肠十二指肠吻合或十二指肠空肠吻合术,一般不主张行环状胰腺切除或切断。但术后可发生胃排空延迟。胃空肠吻合术的并发症是吻合口溃疡。

二、胰腺分裂

胰腺由腹侧和背侧两个胚芽在胚胎 6 周发育中融合而成,大部分背侧胰管与腹侧胰管也汇合成主胰管。胰管不融合称胰腺分裂,发生率约为 5％,此时,细小的 Santorini 管成为引流胰液的主要管道。其中 25％的患者因为胰管梗阻或狭窄会发生胰腺炎,但是,胰腺炎与胰腺分裂的关系仍然未定论。

【诊断】

临床特点是反复发作急性胰腺炎。ERCP 检查有确诊价值。Vater 乳头插管造影示胆管正常,胰管造影仅有胰头和钩突部一小段胰管显示,与主胰管不汇合。偶尔,在 Vater 乳头的近 1～2cm 处可见到另一个小乳头,在该处插管造影显示主胰管并分布至胰体尾。

【治疗】

手术方式是剖腹行小乳头(Santorini 管)的括约肌成形术(将小乳头的黏膜和黏膜下切开1.0～1.5cm)和胆囊切除术。手术前要除外其他病因所致的胰腺炎。

【手术要点】

①Vater 壶腹大乳头通常可以通过十二指肠壁扪到,即使没有胆总管插管(如经胆囊管插管)时也可以扪到。②小乳头位于大乳头的近侧,距幽门仅 3cm。在小乳头的十二指肠侧壁常可见到一根显眼的血管。③与纵切相比,横向切开十二指肠不仅显露好,而且不容易发生术后十二指肠狭窄。④小乳头一般是十二指肠面的细小突起,肉眼很难看到,需要通过手术轻轻地在十二指肠内侧壁扪诊(似小瘤或乳头状)寻找。⑤在十二指肠黏膜上涂亚甲蓝(methylene blue)有助于胰管开口的定位,因为胰液会冲走管口的染料,注射胰泌素后更明显。⑥小乳头插管后要避免脱落,因为这种细小的乳头口在受伤后更难寻找和定位。⑦Wirsung 管是斜行穿过十二指肠壁的,而 Santorini 背侧胰管呈直角穿越十二指肠壁,因此,其十二指肠壁内段很短,也增加了括约肌成形术的难度。

三、立胰腺(副胰)

异位胰腺多见于胃壁、十二指肠壁或回肠壁、Meckel 憩室和脐,少数也可以位于结肠、阑尾、胆囊、网膜和肠系膜。绝大部分异位胰腺组织是有功能的,胰岛组织主要存在于胃和十二指肠。异位胰腺可以导致幽门梗阻、蠕动通过障碍、消化性溃疡,甚至新生物。

四、囊纤维化

囊纤维化是一种常染色体隐性遗传病,病变累及体内大多数外分泌腺和黏液分泌组织。患者最终死于呼吸衰竭或腹部疾病。由于外分泌腺纤维化,患者可继发胰内分泌障碍。

【诊断】

在新生儿可表现为胎粪性肠梗阻,吐出物含胆汁。在成人,也可表现为反复发作的小肠梗阻,原因是异常黏液粪块阻塞。用黏液溶解剂有效。

【治疗】

尽可能不手术,因为术后易发生肺部并发症。

第三节　急性胰腺炎

【病因】

胰腺炎发病的确切机制仍停留在理论阶段,约90%的胰腺炎发病可能与胆道疾病或酗酒有关,此外,高脂血症、高钙血症、药物、外伤和缺血也与胰腺炎的发病有关。

1.胆源性胰腺炎

是指结石经共同通道排出时引起胰腺的炎症。

(1)胰管和胆管开口于同一乳头,胆石排出时使乳头受伤。

(2)结石较大时可嵌顿于乳头部阻塞共同通道,使胆汁逆流入胰管。实验证实这种逆流可造成胰腺炎,但人体是否确实存在这种逆流还不清楚。

2.酒精

可能通过增加胃酸分泌引起胰腺炎。

(1)酒精和胃酸均可使胰腺分泌增加并引起Oddi括约肌痉挛。

(2)胰管内压增加和括约肌痉挛可能引起胰腺炎。

3.药物

占5%。确定的相关药物有异烟肼和雌激素;可能的相关药物有噻嗪类(HCTZ)、呋塞米、磺胺类、四环素和皮质激素。

4.特发性

占5%,如ERCP后的胰腺炎、蝎螫伤、高脂血症(尤见于Ⅰ型和Ⅳ型)、高胆固醇血症、高钙血症、感染性疾病(腮腺炎、睾丸炎、coxsackie病毒B、巨细胞病毒、风疹、甲型肝炎、乙型肝炎、非甲非乙型肝炎、蛔虫和肺炎支原体)、肿瘤、创伤以及特发性因素。

【诊断】

急性胰腺炎最重要的诊断依据是中上腹痛、血淀粉酶水平升高和CT影像。

1.典型病象

患者常有暴饮暴食史。典型的疼痛发作在餐后1～4小时,患者取坐位前倾时疼痛可减轻。

2.轻重不一

临床表现随炎症的严重程度而定,轻重不一。

(1)轻者为轻度腹部不适,重者有严重休克伴低血压和低氧血症。90%以上的患者有中上腹痛,呈持续性,向背部放射,伴恶心和呕吐。30%为弥漫性腹痛。一般来讲,酒精性胰腺炎比胆石性重;男性胰腺炎比女性重;肥胖者胰腺炎比消瘦者重。

(2)发热37.8～39℃,心率100～140次/分。

(3)多数患者有轻至中度的腹部压痛。重者可有腹部肌紧张、上腹肌卫、反跳痛和腹部剧痛。

(4)重症胰腺炎和胰腺坏死可引起腹膜后出血,大量液体丢失于第三间隙,出现低血容量、低血压、心动过速和 ARDS。血液沿各层组织间外渗。①血液渗入腰部组织时,左腰部出现瘀斑,此称 Grey-Turner 征。②血液沿肝圆韧带外渗时,脐部出现瘀斑,此称 Cullen 征。

(5)急性胰腺炎的胰源性腹水见于急性胰腺炎恢复期,以左、右胸腔积液为主,诊断中要与低蛋白血症或急性肝功能衰竭相鉴别。术前要行胰管造影判断胰瘘部位,这种手术死亡率高,术前要仔细计划。

3.腹胀

胰腺炎症严重、渗出增多时可在上腹部扣及肿块,X 线片可发现左侧胸腔积液、横膈抬高。

4.黄疸

有些患者可因结石阻塞胆管或水肿的胰头压迫胆管而表现为黄疸。

5.血淀粉酶(AMS)

95%的急性胰腺炎患者有 AIvis 水平升高。AMS 是急性胰腺炎单项检查中最有价值的。AMS 一般在症状出现后 1~12 小时内升高,2~5 天后降至正常。AMS 持续处于高水平超过 10 天提示有并发症,如假性囊肿形成。AMS 值与病因、预后及严重程度无必然联系。

(1)在腹痛伴血 AMS 升高的患者中,仅有 75% 为急性胰腺炎。

(2)血 AMS 的高低与胰腺炎的严重程度无相关关系。①血 AMS 在 500~1000IU/L 高度提示急性胰腺炎,>1000IU/L 通常表明胆源性胰腺炎。②血 AMS 在 200~500IU/L 常提示酒精性胰腺炎;然而,血 AMS 在此值范围的患者中有 17% 无胰腺炎的其他证据。

(3)胰腺必须有完整的结构和功能才能合成 AMS 并将其释入循环中,因此,在慢性胰腺炎的基础上发生的急性胰腺炎,患者 AMS 可以不升高。

(4)血 AMS 的升高不一定都来自胰腺,腮腺也是 AMS 的重要来源。血 AMS 升高的其他原因有肾衰竭、唾液腺疾病、肝硬化、肝炎、总胆管结石、急性胆囊炎、穿透性溃疡病、肠梗阻、输入襻综合征、糖尿病酮症酸中毒、肺癌、胰腺癌、腮腺肿瘤、异位妊娠破裂、子宫内膜炎、卵巢囊肿破裂(rupturedgraafian follicle)、卵巢囊肿以及卵巢癌。AMS 同工酶检查结合临床表现有助于高 AMS 血症的鉴别诊断。

(5)淀粉酶:肌酐清除比值(A.C.C.R)比 AMS 更敏感,正常值<4%。①A.C.C.R 在 5% 以上强烈提示胰腺炎。②有时血 AMS 测定本应阳性,但由于肾对 AMS 的清除迅速,因而血 AMS 并不高。测 A.C.C.R 可避免这种情况。③肾功能不良者对肌酐清除率的影响要比对 AMS 的影响出现快。在这种病情下,若能收集 1 小时以上的尿液,测定 A.C.C.R 要比测血 AMS 更敏感。

A.C.C.R=(尿淀粉酶值÷尿肌酐值)×(血肌酐值÷血淀粉酶值)×100

6.血脂肪酶

对急性胰腺炎的特异性比较高,一般在 3~5 天后降至正常。

7.尿淀粉酶

在急性胰腺炎也增高,通常>5000IU/24h。

8.血钙

在急性胰腺炎降低,原因是脂肪酶激活,钙与脂肪酸络合(皂化作用)。

9.X 线检查

(1)腹部平片(AXR)对诊断急性胰腺不够敏感,可以显示胰腺钙化(最佳投照体位是仰卧位或俯卧位倾斜150)、胆结石、局限性小肠扩张、腹水和上腹部肿块。胸部平片(CXR)可以显示两侧或单侧胸膜腔积液、基底段肺不张和左侧膈肌抬高。主要影像有下列几项:

1)小网膜和胰腺区钙化影提示慢性胰腺炎,主要指酒精性胰腺炎。

2)小网膜囊内有积气提示胰内或胰周有脓肿形成。

3)腹膜后胰腺坏死时,平片上腰大肌阴影消失。

4)由于小网膜囊及胰周组织积液水肿,平片示一些软组织影及含气内脏发生移位。

5)由于节段性肠麻痹,小肠积气形成"哨兵襻"征;横结肠近侧积气,因而平片上可见到横结肠内气体突然中断现象("结肠截断"征)。

6)胰腺邻近的十二指肠和空肠出现局限性麻痹性梗阻,平片上示"反 3"征。

(2)钡餐检查示上消化道异常。

1)由于胰腺水肿,十二指肠 C-襻增宽。

2)由于胰腺水肿和十二指肠 C-襻内侧壁对炎症的反应,十二指肠黏膜皱襞消失,在低张十二指肠造影上表现为"布垫"征。

(3)在手术前做血管造影,有助于了解胰腺和肝的血供,血管造影对胰腺炎的诊断作用已被增强 CT 和 MRT 所取代。

(4)CT 不受肠道气体的干扰,分辨率比超声高,因而,在胰腺疾病诊断中的地位优于 US。CT 平扫可显示胰腺轮廓不清、肿胀、胰周水肿及积液情况;增强 CT 对急性胰腺炎的敏感性为90%,特异性接近100%,CT 增强可判断胰腺坏死范围,对胰腺炎的诊断很有帮助(表 11-1),为预后提供信息,还可为外科医生拟定手术方案提供许多宝贵的影像细节。急性胰腺炎的CT 表现是胰腺实质肿胀、坏死、脂肪层模糊、胰周积液、肠道扩张和肠系膜水肿。在血容量不足的情况下,血管造影检查容易发生肾损害,因此,在急性胰腺炎治疗的早期,在容量复苏满意之前,不要急于做增强 CT 检查。

表 11-1　Balthazar CT 分级评分系统

分级	CT 所见	评分
A 级	胰腺显示正常	0
B 级	胰腺局限性或弥漫性肿大(包括轮廓不规则、密度不均匀、胰管扩张、局限性积液),胰周无炎性改变	1
C 级	除 B 级病变外,还有胰周的炎性改变	2
D 级	除 B 级病变外,胰腺有边界不清的单发性积液区	3
E 级	胰腺或胰周有 2 个或多个边界不清的积液积气区	4

分级	CT 所见	评分
	胰腺坏死范围≤30%,加 2 分	
	胰腺坏死范围≤50%,加 4 分	
	胰腺坏死范围>50%,加 6 分	

严重程度分三级：Ⅰ级.0～3 分；Ⅱ级.4～6 分；Ⅲ级.7～10 分。

10.ERCP

急性胰腺炎时一般不常规做 ERCP,有下列指征时可以考虑行 ERCP:①创伤性胰腺炎的术前评估,判断主胰管有无断裂。②考虑为胆源性胰腺炎,且病情重笃,入院 24 小时后病情无好转,需要在内镜下行括约肌切开或取石术。③患者>40 岁,胰腺炎的病因不明,需要排除总胆管隐性结石、胰腺或壶腹部肿瘤或其他原因造成的梗阻。④患者<40 岁,有胆囊切除史,既往有原因不明的胰腺炎发作史。

11.US 检查

对胰腺炎诊断的敏感性为 62%～95%,特异性>95%。由于急性胰腺炎时肠道气体的干扰,高达 40%的胰腺不能显示。

(1)可看出胰腺的正常解剖改变和血管分布改变:①胰的前后厚度增加以及胰与脾血管之间的组织间隙消失提示胰腺水肿,即急性胰腺炎。②其他改变还有胰管大小改变及钙化点。③慢性胰腺炎在超声像上的表现有钙化或含液体的假性囊肿。④慢性胰腺炎不一定有腹水,但腹水很容易在超声下识别。

(2)各种胰腺疾患都有超声图像改变:①大多数胰腺疾病,由于胰的水肿和炎症,超声上呈低回声图像,肿瘤常常也呈低回声图像。②高回声图像一般见于气体或钙化。

(3)位于胰腺内的液体提示囊肿、脓肿或淋巴瘤。

(4)超声检查还可发现胆囊疾病,如胆囊炎、胆石症或胆总管扩张。

(5)在肠麻痹时,结肠内有大量气体,此时,超声的作用受到很大限制。

【预后】

一般来说,胰腺坏死量越大,感染的发生率越高,死亡率也越高。急性胰腺炎的预后受某些指标影响,这些指标与死亡率有关,最常用的是 Ranson 指标和 APACHEⅡ评分系统。此外,Friess 认为血清 C-反应蛋白可反映急性胰腺炎的轻重程度,目前正在受到关注。

(1)48 小时的 6 项指标与胰腺炎所致的第三间隙液体丢失和出血有关,即与胰腺炎的局部严重程度有关。在 Ranson 预后指标中有一项为:48 小时液体潴留大于 6L,多数医生是根据液体出入量来计算该指标的,我们认为根据体重的增减来计算该指标可以消除非显性失水的影响。

(2)休克和低氧血症等全身反应可能是胰腺释出的炎性因子或循环毒素的结果。

(3)急性胰腺炎入院 7 天内死亡称为早期死亡,其中 95%死于肺水肿和肺充血;入院 7 天后死亡称为后期死亡,其中 77%死于感染(胰周脓肿及其并发症 MODS)。

(4)90%胰腺炎呈轻中症发作,10%为重症。有 Grey-Turner 征或 Cullen 征的患者不足

3％,但死亡率达 30％～50％。

【并发症】

1.胰周脓肿

总发生率约为 2％～5％,在重症胰腺炎为 34％。细菌来源于肠道菌群移位、血源性或胆源性。脓肿一般发生于病后第 2～3 周,定性诊断依据是 CT 或超声导引下的胰腺积液穿刺涂片 Gram 染色或细菌培养。穿刺液涂片 Gram 染色尤为重要,不仅具有获取细菌学结果快捷的优点,而且假阴性和假阳性率低。此外,X 线腹部平片或 CT 显示腹膜后积气(肥皂泡征)也提示产气菌的存在。定位诊断依据 CT 或超声对积液的定位。

2.假性囊肿

直径 2cm 以下的可自行吸收,大的不能吸收的 6 周后行内引流。

3.胰源性腹水

一般治疗无效,需手术内引流。

4.其他

胰腺炎腐蚀周围的血管壁形成假性血管瘤、腹内大出血或腹膜后大出血或坏死,此外还有胰瘘、肺功能不全、胰的内分泌或外分泌功能不全。

【治疗】

1.非手术治疗

急性胰腺炎的非手术治疗要点是保证胰腺"休息"、对症治疗,同时辅以支持治疗。

(1)禁食、胃肠减压:目的是减少神经体液对胰腺分泌的刺激、缓解恶心、呕吐、减轻肠麻痹所致腹胀。胃肠减压可使患者更舒适,但不缩短住院时间。恢复进食的指征是急性炎症消退(胃肠减压量明显减少、肠鸣音恢复、腹痛明显减轻、腹部体征明显改善、AMS 下降)。过早进食胰腺炎会复发。

(2)输液:由于大量液体积聚于胰周、丢失于第三间隙,因此输液一般用晶体液。

1)要像低血容量性休克或烧伤那样监测心率、血压、插入 Foley 尿管监测尿量,防止输液过量。同时注意监测电解质。

2)重症患者血流动力学不稳时,应插 Swan-Ganz 导管或中心静脉压管对体液状态进行精确监测。

(3)抗生素:抗生素并不能降低胰腺脓肿发生率,因此不主张对轻中度胰腺炎用抗生素。但对急性胰腺炎有坏死的患者要预防用抗生素。引起感染的大多数病原体是大肠杆菌、假单胞菌、克雷伯杆菌和变形杆菌等 Gram 阴性菌。有时也可能存在 Gram 阳性细菌(如金黄色葡萄球菌)、厌氧菌和真菌。对急性坏死性胰腺炎预防用抗生素可降低急性胰腺炎的感染发生率和死亡率,并且可使手术时间由原来的平均 15 天推迟至 28 天。此时坏死的境界更为清楚,坏死组织的清除更为方便,有利于一次手术成功。

1)早期用抗生素可促使积液局限形成假性囊肿,而不易发展成脓肿。

2)胰头肿胀压迫胆管时,抗生素可预防胆管炎的发生。

3)胆石性胰腺炎,胆汁有细菌污染,应该用抗生素。

4)并非所有抗生素都能进入胰腺,可进入胰腺的抗生素包括喹喏酮类、第三代头孢菌素和亚胺培南。

(4)呼吸支持:50%的急性胰腺炎有肺部并发症。重症胰腺炎患者可因肺不张、肺炎或胸膜渗出而发生呼吸窘迫综合征,这种患者在入院的最初 3 天应每 12 小时监测 1 次 PaO_2、摄 CXR。治疗措施有吸氧、抗感染、防止输液过多,必要时行气管插管加呼气末正压通气。

(5)代谢和营养支持:纠正低钙和高糖血症。全肠外营养支持主要适用于少数症状持续时间长(超过 1 周)、有脓肿或蜂窝织炎等并发症需要推迟进食的患者。急性胰腺炎用鼻空肠管营养也很安全。

(6)抑制胰腺分泌:如抗胆碱药、生长抑素、胰高血糖素、抑肽酶、加贝酯。尚无统计学依据证明这些药物可降低急性胰腺炎死亡率或并发症发生率。

(7)预防应激性溃疡:用 H_2 受体阻断剂、止酸剂和质子泵抑制剂。

2.手术治疗

(1)手术适应证

1)外科并发症:胰周感染(pancreatic sepsis)、上消化道大出血(应激性溃疡或门静脉血栓形成所致门静脉高压)、穿孔和假性胰腺囊肿等并发症常需手术处理。其中胰周脓肿是急性胰腺炎手术的主要指征,也是唯一被全世界公认的胰腺炎手术指征,此时,需要开腹清创引流,经皮置管引流是徒劳的。急性胰腺炎手术,在影像上和手术清创中要注意胰头后方、结肠沟后方、肠系膜、盆腔,甚至下纵隔等部位有无坏死。置入通畅的引流后关腹。除非近侧胰管有梗阻,胰瘘一般多能自愈。治疗方法有禁食、抑制胰腺分泌和营养支持。

无菌性坏死,经内科治疗,病情仍然恶化,但没有感染依据,是否需要积极手术,存在争议。实践证明,在胰腺炎感染前进行预防性胰腺及小网膜囊引流有害无益。若胰腺炎及胰周积液有感染,此时行引流术可降低死亡率。

2)诊断不明:重症急性胰腺炎的腹痛症状与内脏穿孔、肠系膜动脉闭塞及肠扭转等疾患有许多相似之处。若诊断中不能排除这些疾病,则有必要进行手术明确诊断,因为内脏穿孔和肠系膜血管绞窄等疾病一旦诊断、治疗延误,病情将不可逆。

3)胆管或胰管梗阻:①在重症胰腺炎早期,胆道手术可能会增加死亡率。若病情允许,手术应推迟至胰腺炎症状缓解后 2～3 天进行,此时 90%以上患者的胆管下段结石已排出体外。②若病情进行性加重,则必须手术探查胆管,行胆总管取石或 Oddi 括约肌成形术。也可在内镜下取石。若十二指肠和壶腹周炎症严重,可先行胆囊造瘘或胆总管引流术,以后再考虑二次手术切除胆囊或解除胆管梗阻。

4)严重腹胀:腹腔渗液、腹内脏器水肿甚至肠壁水肿和肠麻痹是急性胰腺炎时腹胀的主要原因。腹腔内压力增高可导致一系列全身病理生理变化:下腔静脉受压,回心血量减少,血压降低;膈肌升高压迫肺影响气体交换;心排血量下降、肾动脉灌注不足、肾静脉回流受阻,表现少尿或无尿,此称腹腔室综合征(abdominal compartment syndrome,ACS)。ACS 在临床上并不少见,预后差,虽经腹腔减压等处理,其死亡率仍然高达 60%。

(2)手术方式:重症急性胰腺炎外科治疗的方法很多。一般不主张行规则性胰腺切除术,这种术式不降低并发症发生率,甚至有研究认为反增加死亡率。最成功的方法之一是坏死组织清除术。它要求依据术前 CT 所示的积液区和坏死范围小心地用手指清除坏死组织,但保留其他组织("桥"组织往往是肠系膜血管,不要离断),不用剪刀,不做切除,手术尽可能简化(damage control),尽量不加重全身炎症反应。但在开放填塞和封闭式灌洗方面各家意见不一。

1)开放填塞的最大优点是可以改善 ACS,此外,还有利于后继大块坏死组织的再次清除;缺点是炎症区容易出血、加重全身炎症反应、愈合时间长、住院时间长、易发生切口疝。

2)封闭式灌洗由 Buchler 倡用,它要求插入 35～40F 大口径的管子至小网膜囊,用大量液体冲洗,每天可达 24～48L。灌洗的平均时间为 34 天,平均住院时间为 2 个月,再手术率为 25％,死亡率约为 20％。

3)在影像上和手术清创中要注意胰头后方、结肠沟后方、肠系膜、盆腔,甚至下纵隔等部位有无坏死。置入通畅的引流后关腹。除非近侧胰管有梗阻,胰瘘一般多能自愈。治疗方法有禁食、抑制胰腺分泌和营养支持。

第四节　慢性胰腺炎

【病因】

在西方国家,75％的慢性胰腺炎与慢性酗酒有关,余 25％为特发性、代谢性(高钙血症、高三酰甘油血症、高胆固醇血症、甲状旁腺功能亢进、囊性纤维病)、药物、创伤以及先天性畸形(Oddi 括约肌功能失调或胰腺分裂)所致胰管梗阻。

【病理】

病理检查可见整个胰腺弥漫性纤维化和钙化,病变常为进行性。慢性胰腺炎一旦出现了糖尿病,提示 90％的胰腺已经被破坏。①早期小胰管内有大量蛋白与嗜酸粒细胞的混合物。②随着病情发展,钙化更趋明显,许多区域出现胰管扩张。③后期胰管呈"串珠"状扩张。④在病变晚期,由于炎症累及邻近组织,表现为胰腺局灶性炎性肿块(多位于胰头部),可压迫胆总管、门静脉或十二指肠出现相应的梗阻,很容易与胰头癌相混淆。

【诊断】

(1)糖尿病:慢性胰腺炎严重者可引起内分泌功能障碍,表现为糖耐量障碍或糖尿病。胰岛比外分泌腺的抗损伤能力强,因此,出现糖尿病时,必然有分泌功能障碍和脂肪痢。胰岛素和胰高血糖素缺乏则出现脆型糖尿病。

(2)消化不良:胰外分泌功能障碍时表现为吸收不良、消瘦、脂肪痢、维生素缺乏、代谢性骨病和凝血功能障碍,提示 90％的胰腺实质被破坏。慢性胰腺炎脂肪痢的特点是排油腻、恶臭的软便,72 小时粪脂肪检查有助于诊断。D-木糖试验正常,Schilling 试验对慢性胰腺炎诊断不敏感。

(3)顽固性腹痛:严重的慢性胰腺炎常有难以忍受的腹痛。

（4）压迫症状：慢性胰腺炎可伴有炎性肿块，引起压迫症状。胰头部炎性肿块在临床表现上酷似胰头癌，可压迫胆管、胰管、十二指肠、门静脉引起相应症状。

（5）腹水：慢性胰腺炎患者可出现胰源性腹水。胰源性腹水的特点是 AMS 高、白蛋白＞30/L。

（6）胰管结石：30％～50％的病例腹部平片可显示胰管中的钙化结石影，并可显示邻近组织炎症的范围。

【鉴别诊断】

US、ERCP 或 MRCP 与动脉造影联用大多能在术前将胰头癌与慢性胰腺炎鉴别开。

慢性胰腺炎与胰头癌的鉴别要点：①胰管突然中断，其余的主胰管正常。②主胰管被包裹一长段，另一端的胰管正常。③胰实质内有坏死的肿瘤区域。④胰管和总胆管同时受累的双管征（double-duct sign）。⑤胰液、十二指肠液或细针穿刺（CT 引导、US 引导或 ERCP 刷片和活检）细胞学检查。经皮活检主要用于估计不能切除的病例，仅为提供诊断依据。⑥胰腺癌患者常有 CA 19-9 升高，但是，小肿瘤很少升高，少数胰腺炎也可升高。因此，该指标不能用于无症状患者的筛选。CEA、TPA（组织多肽抗原）和 CA 125 在胰腺囊性新生物也可以升高，但不能用于壶腹周围癌。

【治疗】

1.非手术治疗

（1）止痛。

（2）有内分泌功能障碍时，可用替代治疗。

（3）外分泌替代可用胰脂肪酶、胰酶或胆囊收缩素，大剂量胰酶（5.0g 每日 4 次）可反馈性抑制胰腺分泌。

（4）其他治疗措施有忌酒、改善营养。

2.手术治疗

手术适应证是顽固性疼痛和压迫症状。手术前应行 ERCP 检查，了解胰管情况。如无条件行 ERCP 或 MRCP 检查而且手术又必须进行，可在术中行胰管穿刺造影。

（1）Puestow 手术：①仅适用于粗胰管（≥5mm）患者。通过扪诊或术中超声确定胰管的位置。②避免在门静脉或脾静脉的前面切开胰实质，切开胰实质后，用手挤压胰体尾观察有无胰液外溢，顺此找到胰管。③在胰腺前面沿其长轴纵行切开串珠状扩张的胰管，长约 10～12cm，切开狭窄，清除结石，使胰管敞开。④空肠切开的长度要略短于胰管切开的长度，以免吻合后发生遗漏。⑤将胰管与空肠行 Roux-en-Y 吻合，一般行侧侧吻合，也可将胰腺套入空肠内行套入式吻合。

（2）保留幽门的 Wipple 手术：①慢性胰腺炎止痛的关键在于严格按照解剖准则切除胰腺。②过多的出廊会增加术后并发症的发生率，因此，所有知名血管都应该用不可吸收线双重结扎，超声刀主要用于胃网膜右静脉和十二指肠上静脉等小静脉的止血。③横断胰颈，将肠系膜上静脉的右侧壁与胰头分开。在离断胰头后方与肠系膜上动脉之间的血管、淋巴管时，位于患者左侧的外科医生可以用左手捏住胰腺的钩突，减少出血。组织离断后，患者侧结扎，标本侧仅用手捏住,不结扎。④保留大网膜,减少术后腹内感染。胰管很细时,最好能用放大镜(12.5倍更好)做胰管-空肠黏膜吻合,较少发生吻合口漏。⑤胆总管-空肠吻合的线结要打在外面,避免发生结石。⑥结肠前十二指肠空肠吻合后胃排空延迟明显少于结肠后。

(3)胰体尾切除术:主要用于胰管远端梗阻。

(4)Duval 手术:在胰头部胰管梗阻时,切除胰尾,将尾部胰管与空肠吻合,胰液逆流入空肠。

(5)Beger 手术:又称保留十二指肠的胰头切除术,适用于慢性胰腺炎伴胰头部炎性肿块并有压迫症状者。本术式在胰颈部的切断方式同 Whipple 手术,在胰头部距十二指肠 0.5～1cm 切开胰腺,切除增大的炎性胰头;胆总管梗阻者,应该切开其周围造成梗阻的炎性纤维组织,此时,可以从胆囊管或胆总管上端切开插入 Bakes 探子作引导,避免损伤胆总管。然后行双口胰肠 Roux-en-Y 吻合术(胰体断面与空肠行端端吻合,胰头残留缘与空肠行端侧吻合)。

(6)Frey 手术:又称保留十二指肠不断离胰腺的胰头切除术。本术式与 Beger 手术很相似,方法是在胰腺前面沿其长轴纵行切开串珠状扩张的胰管,挖除胰头部炎性肿块,但不断离胰腺,然后行单口胰管空肠侧侧 Roux-en-Y 吻合术。

(7)对疼痛剧烈,胰管纤维化不扩张者可考虑:①Whipple 手术或保留幽门的胰十二指肠切除术,切除 95% 的胰腺。②腹内脏神经或胸内脏神经切断术。内脏神经切断仅能解除疼痛,不治疗胰腺病变。内脏神经切断后,若发生阑尾炎或其他急腹症,其疼痛症状可被掩盖,最终造成误诊。

(8)胰源性腹水:术前要行胰管造影判断胰瘘部位,这种手术死亡率高,术前要仔细计划。

第五节　胰腺囊肿

真性胰腺囊肿的内壁都衬有上皮,囊肿与胰管不通,囊液中淀粉酶不高。

一、胰腺假性囊肿

大多数胰腺假性囊肿继发于急性胰腺炎,其中多数为酒精性急性胰腺炎;少数为胰腺外伤的后期并发症。

【定义】

在急性胰腺炎最初 4 周的积液称为急性积液,4 周后称为急性假性囊肿(acutepseudocyst)。25% 的急性胰腺炎有胰腺积液。这种积液是急性炎症所致,液体浑浊,囊壁边界不清,坏死组织无细菌。这种积液会自行吸收。事实上,大多数"假性囊肿"属于这一类。

【病理】

①开始时是液体在小网膜囊内积聚,积液被周围脏器包裹之后囊壁发生纤维化和机化。囊壁内无上皮细胞,但有炎症反应。②囊壁由胃、十二指肠、结肠和结肠系膜构成,其中主要的部分是胃,胃主要构成囊肿前壁。③囊肿完全机化需要 3～5 周,才能形成坚固的囊壁。④假

性囊肿的结局取决于囊肿大小,小囊肿可自行吸收,大囊肿若囊壁已完全机化一般不能自行吸收。

【诊断】

(1)在胰腺炎恢复期表现为淀粉酶居高不降,低热、白细胞轻度升高及慢性腹痛。50％的患者表现为血淀粉酶高。上腹不适。上腹肿块可有可无。

(2)1/3 的假性囊肿可并发感染、出血、破裂或梗阻。破裂口小时出现胰源性腹水。假性囊肿侵蚀脾血管,可引起腹痛和肿块,甚至破裂出血。也可压迫脾静脉,造成门静脉高压。假性囊肿内持续小出血,使血红蛋白和血细胞比容逐渐降低。

(3)CT 和 US 不但可明确囊肿的位置,还可显示毗邻关系,首选 CT 检查,US 主要用于随访。ERCP 可以了解胰管的解剖,为手术提供信息。ERCP 可以发现半数假性囊肿有胰管近端梗阻、狭窄或与囊肿相通等改变,不过,ERCP 本身可以导致假性囊肿的感染。

【并发症】

直径小于 6cm、在 6 周之内的假性囊肿很少有并发症出现;假性囊肿在 6 周后很能自行吸收,并发症发生率也急剧上升。

(1)感染:5％～20％的假性囊肿会发生感染,需要行外引流。

(2)出血:7％的假性囊肿会侵蚀周围的内脏血管发生出血。最常见的是脾动脉(45％),其次是为胃十二指肠动脉(18％)和胰十二指肠动脉(18％)。应该立即行血管栓塞术。

(3)梗阻:囊肿可以压迫胃至结肠的任何部位,导致肠梗阻。也可压迫腔静脉或门静脉,以及压迫输尿管致肾积水。压迫胆管致黄疸、胆管炎或胆汁性肝硬化。

(4)囊肿破裂:3％的假性囊肿会自发破裂。其中半数可以保守治疗。

【治疗】

1.早期用非手术治疗,等待假性囊肿完全机化

(1)用全静脉营养或要素膳 3～4 周,因为过早进普食可加重胰腺炎。

(2)如遇败血症或假性囊肿内出血,上述治疗应停止。

(3)小囊肿(直径＜4cm)经保守治疗可自行吸收。

2.其他

直径＞6cm 的假性囊肿、厚壁假性囊肿,以及完全机化或钙化的假性囊肿都应手术。

【手术要点】

1.确诊

①一定要避免将肿瘤性囊肿误诊为假性囊肿进行内引流手术。术中都应送快速病理检查明确囊肿有无上皮覆盖。假性囊肿一般都有胰腺炎史,而囊性肿瘤则很少有胰腺炎史。假性囊肿的液体一般是清亮的、乳白色的或咖啡色的,而囊性肿瘤的液体多为黏液性。②急性坏死性胰腺炎后可以因血栓形成发生巨大的脾静脉曲张或胃静脉曲张,若将这种曲张的静脉误诊为"假性囊肿"切开可能发生大出血。

2.术式选择

原则是仅做内引流,不宜强行切除。术中超声有助于了解囊肿与周围脏器的关系,以及胆

管和胰腺的情况。

（1）内引流：一般尽可能行内引流术，常用的是囊肿胃吻合术或囊肿空肠 Roux-en-Y 吻合术。①囊肿胃吻合，仅适用于假性囊肿前壁紧贴胃后壁的患者。由于大多数假性囊肿都与胃后壁紧密粘着，因此囊肿胃吻合是胰假性囊肿患者最常用的一种术式。术中切开胃前壁探查胃后壁，在胃后壁上找坚硬的区域，该区域即为假性囊肿所在区，在此处穿刺抽取囊液检查，穿刺针留在原位，沿穿刺针切开胃后壁进入假性囊肿，取囊肿壁活检，缝合胃后壁切开缘止血。如此假性囊肿即引流入胃内。囊肿胃吻合也可以在腹腔镜下进行。②若囊肿与胃关系不密切，无法行囊肿胃吻合术，则可行囊肿空肠 Roux-en-Y 吻合术。要求空肠的囊肿襻长 50cm，吻合口 5cm。Roux-en-Y 吻合术的优点是万一吻合口裂开，溢液少，不会像胃或十二指肠液那样具有强烈消化作用，而危及生命。③囊肿十二指肠吻合术仅适合用胰头部假性囊肿紧贴十二指肠者。

术中应注意囊肿有无搏动，排除腹主动脉瘤和脾动脉假性动脉瘤。

（2）外引流：仅适用于假性囊肿壁还未完全纤维化、假性囊肿破入游离腹腔、并发感染的假性囊肿或手术风险高的患者，或者假性囊肿经切开缝合后不可靠，则应行外引流。外引流可能形成胰瘘，需用全肠外营养支持后才能愈合。

经皮置管引流：由于引流效果不理想，引流时间长（一般需要 3～4 周），因此，仅适用于与胰管不相通的假性囊肿以及手术风险高的患者。

（3）假性囊肿切除术：一般很少采用，仅限于体积小或位于胰尾部的假性囊肿。Frey 报道假性囊肿术中脾动脉造影有 10％存在假性动脉瘤，随时都可因破裂致死。对这种患者，在炎症的囊壁上行血管结扎极不可靠，应该将远侧胰腺及其所附假性囊肿一并切除。胰头部的假性动脉瘤应行胰十二指肠切除术。

二、胰腺真性囊肿

胰腺真性囊肿比假性囊肿少见，体积比假性囊肿小，呈圆形。常见的胰腺真性囊肿有潴留性囊肿、肿瘤性囊肿和感染性囊肿三种。其他少见囊性病灶还有真性胰腺囊肿（先天性疾病，不是癌前病变，通常无症状）和 von Hippel-Lindau 综合征（胰腺的囊性病灶，属胰腺无功能性胰岛细胞瘤）。

（一）潴留性囊肿

潴留性囊肿可见于胰腺的任何部位，常伴有慢性胰腺炎。大多数囊肿与胰管相通，囊液清亮。囊肿可以多发。

【诊断】

依靠 US 和 CT，部分患者 ERCP 可显示囊肿及慢性胰腺炎的胰管影像。若 ERCP 未显示囊肿，术中应行穿刺抽部分囊液做生化检查和脱落细胞检查，然后注入等量造影剂行囊肿造影。

【治疗】

同慢性胰腺炎。若囊肿很大，可在术中切取部分囊壁送活检排除肿瘤，然后行胰腺空肠吻合术。

(二)肿瘤性囊肿

囊腺瘤和囊腺癌均多见于胰头部和胰尾部,多见于老年人。一般没有急性胰腺炎或慢性胰腺炎的病史。由于囊腺瘤和囊腺癌生长缓慢,因而早期大多无症状或仅有上腹不适,晚期才出现上腹肿块,囊液清亮或为陈旧血性,AMS 阴性。

【病理】

浆液性囊性肿瘤的恶性率很低,而黏液性囊性肿瘤的恶性率很高。浆液性囊腺癌常见于胰头部,黏液性囊腺瘤常见于胰体尾部。其他囊性肿瘤还有导管内乳头状黏液瘤(为癌前病变)、囊腺癌、腺泡细胞囊腺癌、囊性绒毛膜癌、囊性畸胎瘤以及血管瘤。

【诊断】

US 或 CT 可证实多囊肿物与胰腺相连。ERCP 不能显示肿物,血管造影或上消化道钡餐可显示血管或十二指肠被推压。

1.囊性肿瘤的放射学特点

①有包膜、边界清楚。②有多个囊腔,其间有隔。③中央有散在钙化和多个细小囊肿提示浆液囊腺瘤。④周围钙化和大囊肿提示黏液囊腺瘤。⑤超声可以显示混合回声液体以及间隔。⑥血管造影可以显示不规则的肿瘤血管、血管丰富和动静脉分流。

2.实验室检查和囊液检查

(1)癌胚抗原(CEA):黏液囊肿有 CEA 增高,浆液囊肿和假性囊肿囊液的 CEA 不高。

(2)CA 125:CA 125 升高提示恶性肿瘤,假性囊肿 CA 125 不高,黏液性囊腺瘤和浆液性囊腺瘤则不定。

(3)CA 19-9:CA 19-9 在胰腺囊性肿瘤的鉴别中无意义。

(4)CA 72-4:浆液囊肿和假性囊肿囊液的 CA 72-4 很低,良性黏液性囊腺瘤则升高,恶性黏液性囊腺瘤很高。

(5)淀粉酶:假性囊肿囊液的淀粉酶很高,而囊性肿瘤很低。

(6)脂肪酶:假性囊肿囊液的脂肪酶很高,而囊性肿瘤很低。

(7)囊液黏度:黏液性肿瘤囊液的黏度高,而浆液囊肿和假性囊肿囊液很低。

(8)经皮穿刺细胞学检查:可以用于判断是否为恶性肿瘤,但是,很难区别假性囊肿与浆液囊腺瘤。

【治疗】

治疗方法是完整切除肿瘤。手术的范围取决于肿瘤的位置和范围,胰头部肿瘤性囊肿可行胰十二指肠切除术、胰尾可行胰尾和脾切除术。即使有转移,也不要轻易放弃手术。化疗的效果不肯定。

【预后】

黏液囊腺癌治愈性切除后 5 年生存率>60%。

(三)感染性囊肿

感染性囊肿多为寄生虫性,并且多伴有其他器官寄生虫性囊肿,X 线平片上可见到囊壁钙化,治疗同肝包虫病。

第六节　胰腺恶性肿瘤

一、胰腺腺癌

胰腺腺癌的发病率在逐年上升,尤其在男性。主要见于50～70岁的患者。发病率的上升与吸烟、酗酒、饮咖啡、糖尿病和石棉接触有关。胰腺腺癌常为多灶性,2/3在胰头,1/3在胰体尾部,体尾部的胰腺癌出现症状更晚。Whipple手术切除率为10％～20％,切除者的5年生存率为5％,化疗和放疗都不敏感。

【诊断】

目标是尽可能避免胰腺癌的姑息性手术。胰腺癌贵在早期诊断,但极为困难。即使是直径2～3cm大的肿瘤,在目前的条件下大多也无法治愈,因此早期胰癌的诊断极为困难。

1.早期无特征性表现

胰腺癌早期无明显临床症状和体征,因此,诊断容易延误。后期症状有上腹痛、消瘦、腰背痛和乏力,但都不具有特征性。腰背痛以夜间尤甚。

2.表现取决于肿瘤的位置

胰腺癌可分为胰头癌和胰体尾癌,胰体尾癌又可分为导管腺癌和其他癌。患者就诊时的症状与肿瘤在胰腺内的位置有关。

(1)胰头癌最常见,占胰腺癌的2/3。①75％胰头癌的患者有消瘦和阻塞性黄疸,一般为无痛性黄疸。胰头或钩突部的肿瘤压迫肝外胆管时可出现黄疸,相对其他症状来说,黄疸是胰腺癌比较早期的症状,提示有切除的可能。50％的胰腺癌是因为黄疸而得以确诊的。②进展期胰腺癌的另一个局部特征性表现是疼痛,为持续性钝痛,原因是肿瘤侵犯腹腔神经节和肠系膜神经丛。25％的患者有腰背痛或上腹不适感。③乏力、消瘦、畏食、消化不良及脂肪痢等外分泌不足的表现也很常见。④20％左右的患者可扪及肿瘤,这提示肿瘤已无法切除。如在无痛性阻塞性黄疸的患者上腹扪及一肿大的无压痛的胆囊,此称Courvoisier征,提示胰头肿瘤压迫胆总管。在胰头癌患者,能触及胆囊者不足50％。

(2)胰体尾癌较少见,并且常在晚期才出现临床表现,仅有10％的患者有阻塞性黄疸。主要表现为腰背痛、腹部肿决和消瘦。发现时大多已无法行治愈性切除。

3.血栓性静脉炎

Trousseau游走性浅静脉血栓性静脉炎可以成为胰癌患者就诊时的主要症状,约10％的患者有血栓性静脉炎。

4.肝功能

阻塞性黄疸、凝血酶原时间延长、CEA升高、CA19-9升高。

5.US检查

很有价值,可查出直径2～3cm大小的肿瘤。US检查对瘦患者的诊断准确率尤其高,US的主要缺点是易受肠内气体干扰。近年的内镜超声(EUS)检查诊断准确率更高。EUS的最大优点是缩短了探头与靶器官的距离,因而图像更清晰,对肿瘤分期的正确度为60％。对肥胖者和肠内气体干扰者可选CT检查,并可进一步通过增强CT了解肿块与门静脉或下腔静脉的关系。

6.逆行胰胆管造影(ERCP)或磁共振胆胰管显像(MRCP)

胰头癌在ERCP和MRCP影像上的典型特征是胰头部的胰管和胆管同时受压狭窄,称为"双管征"(double stenosis,double-duct sign)。梗阻远端的胰胆管正常,近侧胰胆管扩张。慢性胰腺炎多为不全性梗阻,且远侧胰管多有病变。

ERCP还可取活检,对不能切除的胰头癌还可置入内支架管。胰头癌术前是否要常规置内支架管仍有争议,支持者认为梗阻引流后可恢复肝内皮细胞的功能,胆管减压、胆汁流入肠道有利凝血功能的恢复。作者认为只要患者能耐受手术,就不必强求行胆管内置管术。但如果手术因为其他原因需要延迟,可考虑暂时行胆道引流。

7.高清晰度的增强CT检查

增强CT的静脉相往往比动脉相更重要,还要利用CT的三维重建。对胰腺癌不能切除的预测正确率几近100％,但仍有外科医生认为只有在手术中才能最后确定肿瘤能否切除,也有人主张利用腹腔镜、EUS或动脉血管造影。可切除的增强CT标准:①无胰外转移病灶;②肠系膜上静脉和门静脉通畅;③腹腔动脉干或肠系膜上动脉未受侵犯。

高清晰度的增强CT可以将胰腺癌分为下列三类:有远处转移;无远处转移,但局部大血管或邻近器官有广泛侵犯无法切除(表11-2);以及无远处转移,也无局部广泛侵犯可切除。

表11-2　胰腺癌血管侵犯的放射学分类

分级	表现
1	正常的脂肪间隙仍然存在
2	正常的脂肪间隙消失,血管被推移,但是血管光滑
3	血管被压扁或不规则
4	血管被肿瘤包裹压窄,>50％的血管周径
5	血管被压闭

8.上消化道钡透

可发现胰头癌所致十二指肠变形,但这是胰腺癌的一种晚期表现。

9.经皮肝穿刺胆管造影(PTC)

详见第十六章。主要用于明确阻塞性黄疸的病因和部位。胰头癌在PTC上的特征是胆管完全梗阻,梗阻处胆管呈光滑的弧形外压迹。慢性胰腺炎胆管为不完全性梗阻。结石嵌顿在PTC上表现为反向弧状"杯口"。

10.动脉造影

胰头癌在动脉造影上的特征:动脉被包裹、动脉支突然中断、静脉闭塞及肿瘤血管。

11.术前腹腔镜分期

对判断胰腺癌的转移和侵犯情况有重要价值。腹腔镜主要用于 CT 诊断为胰腺癌但未发现胰外病灶的患者,作为 CT 检查的补充,判断切除的可能性。只要没有十二指肠梗阻或胆管炎,一般首选腹腔镜检查,腹腔镜除可发现腹腔内肿瘤种植外,还可了解胆管周围、腹腔动脉周围及腹主动脉周围等区域淋巴结情况。可以对肝表面或经超声引导对肝深面的病灶进行活检。了解 PV 和 SMV 的侵犯情况,从而可减少不必要的剖腹,减少费用和并发症。在腹腔镜超声引导下,用细针穿刺肿块,吸引做脱落细胞检查。脱落细胞诊断的正确率取决于病理医生的经验。

12.其他

术中肿块穿刺脱落细胞检查或活组织检查诊断。

【治疗】

手术切除是目前唯一有希望根治胰腺癌的措施,然而,切除后的患者 5 年生存率仅 24%。在过去几十年中,手术技巧的提高和手术范围的扩大,都未能进一步提高 5 年生存率。

1.根治手术

目前,腹膜癌细胞种植和肝转移灶已经是公认的胰腺癌根治术的禁忌证,但是,淋巴结转移和血管侵犯是否适合根治术仍然存在争议。

(1)胰头癌若有可能切除,其标准术式是胰十二指肠切除术(Whipple 手术)。该手术要求切除胰头、十二指肠和 15～20cm 的近侧空肠、胆总管远端、胆囊和胃窦。然后行胃肠道重建术,即胃空肠吻合,胆总管空肠吻合和胰空肠吻合。Whipple 手术的适应证是胰头部肿瘤、能活动、腹腔动脉周围和肠系膜血管根部淋巴结无转移迹象。

1)Whipple 手术在有经验的专科医师手中围手术期死亡率 5%,并发症发生率 25%。

2)Whipple 手术并发症发生率很高,主要并发症有出血、脓肿和胰瘘。

3)大宗病例调查胰头癌的切除率为 15%。切除的可能性取决于:术前全身情况(见胆道疾病章)、有无远处转移(肝、肺、淋巴结)、肿块的邻近侵犯情况(下腔静脉和肠系膜上静脉),最终能否切除仅在剖腹术中才能断定(肝、肝门部胆管、腹腔结、肠系膜上结、小肠系膜根结、横结肠系膜根结)。探查符合下列几点时,是行 Whipple 手术的依据:①腹腔外无转移。②肝门部无转移,胰颈后方的门静脉和肠系膜上静脉未受侵犯。③肝脏和腹内其他脏器未受累。

(2)对胰体尾癌可行胰体尾切除,加脾切除和淋巴结清扫。远侧胰腺切除的适应证是胰体尾部肿瘤,无转移迹象。

(3)全胰切除很少应用,主要用于肿瘤累及胰腺的大部分,但无转移迹象。

1)该术式的优点:①切除了有可能存在的多中心肿瘤灶(发生率高达 40%);②无吻合口胰漏之虞。

2)该术式的缺点:①内分泌紊乱,胰岛素依赖性糖尿病和因胰高血糖素缺乏发生严重的低血糖危象。②外分泌功能不足、消化不良,需要服用酶制剂和长期口服要素饮食。生活质量很不满意。③生存率不高。

2.姑息手术

胰头癌的切除率仅 10%-20%，因此，绝大多数为姑息手术。手术目的是解除：①胆道梗阻；②疼痛；③十二指肠梗阻。

（1）一般利用胆总管与空肠进行 Rou x-en-Y 吻合，行胆道减压，以改善肝功能。不主张行胆囊空肠吻合术，因为胆囊管与胆总管汇合部位低时，易被肿瘤侵犯而发生引流不畅。

（2）若第一次手术仅行胆肠吻合，约 20%的患者会发生十二指肠梗阻，需要再次手术行胃肠吻合，因此有些医院主张在第一次手术时同时进行胃肠吻合和胆肠吻合。

（3）经内镜置入内支架管或经皮肝穿刺途径置入内支架管至阻塞区域，可达到胆汁内引流、解除阻塞性黄疸之效果，并且不需剖腹手术。

3.化疗

也可以用于治疗胰腺癌。吉西他滨是一种 Ara-c 阻滞剂，是目前治疗晚期胰腺癌的标准疗法，但其单药疗效有限，人们寄希望于吉西他滨联合卡培他滨、吉西他滨联合埃罗替尼（erlotini）或卡培他滨联合埃罗替尼治疗。

4.放疗

一般来讲，放疗对胰癌无效，目前人们寄希望于兆电子伏放疗，并在 CT 导引下和屏蔽剂的作用下把放疗野缩至很精确，从而达到最佳疗效。对不能切除的胰癌也可用术中放疗。此外，可于术中将具有放射活性的铱-192 丝插入肿瘤组织中，可延长生存时间，对无法切除的肿瘤患者，中位生存期达 13 个月。

【预后】

（1）总的看来，5 年生存率不足 5%，基本不可能治愈，绝大多数患者在 1 年内死亡。手术切除患者的中位生存时间是 20 个月，总 5 年生存率为 5%～20%。

（2）对肿瘤无法切除的患者来说，中位生存时间是 6（3～10）个月。

（3）即使肿瘤已切除，术后生存也不满意，仅 10%的患者有希望存活 5 年。

（4）胰腺癌患者之所以预后不良，其主要原因是早期诊断困难，在确诊时能手术切除的患者仅 10%左右。

二、胰腺的其他恶性肿瘤

胰腺其他恶性肿瘤比较少见，其中有囊腺癌（主要见于女性）、无功能性胰岛细胞瘤以及内分泌性肿瘤，如胰岛素瘤和 Zollinger-Ellison 瘤（胃泌素瘤）（参见本章第七节）。

第七节　胰腺内分泌性肿瘤

胰岛细胞瘤分为功能性（产生激素）和非功能性（不产生激素），还分为良性和恶性。

1.非功能性胰岛细胞瘤

非功能性胰岛细胞瘤大多位于胰头部，且为恶性，临床表现有腹痛、背痛、体重下降和腹部包块，偶有黄疸。诊断依赖组织学检查，但病变是否为恶性，需根据其浸润性和转移性，而不是细胞学形态。确诊时约 80％已有转移，仅有半数患者能选择胰十二指肠切除术。治疗同胰头癌。

2.功能性胰岛细胞瘤

最常见的功能性胰岛细胞瘤是 β 细胞瘤，又称胰岛素瘤，分泌胰岛素，表现为低血糖症状。δ 或 α1 细胞瘤分泌胃泌素，表现为 Zollinger-Ellison 综合征。a2 细胞瘤分泌胰高血糖素，表现为高血糖症状。

胰岛素瘤、胰高血糖素瘤和血管活性肠肽瘤几乎都位于胰腺内，而胃泌素瘤几乎都在十二指肠内。75％的胃泌素瘤、胰多肽瘤和生长抑素瘤多见于肠系膜上动脉右侧的胰周组织、十二指肠和胰头部；而 75％的胰岛细胞瘤和胰高血糖素瘤位于肠系膜上动脉左侧的胰体尾部。

MEN-1 综合征的特点是甲状旁腺肿瘤、垂体肿瘤和胰腺肿瘤，偶尔还有肾上腺肿瘤。这种患者的处理原则是先切除甲状旁腺肿瘤。

一、胰岛素瘤

胰岛素瘤（insulinoma）是最常见的功能性胰腺肿瘤，一般直径＜2cm，70％为单发并且良性，10％为恶性，15％为多灶性。病变肉眼观为褐色或暗红色。7％～8％的患者是 MEN-1。

【诊断】

主要依据是空腹低血糖和血胰岛素值升高。

（1）Whipple 三联征：①空腹低血糖症状周期性发作，有神经性低血糖表现（焦虑、震颤、意识模糊和反应迟钝）和低血糖的交感反应（饥饿、冷汗和心悸）。②症状发作时血糖低于 2.78mmol/L（50mg/dl）。③口服或注射葡萄糖后症状缓解。

（2）根据血糖对大脑的损伤程度不同可表现为行为异常、记忆力减退和意识障碍。

（3）实验室：血糖、糖耐量、48 小时饥饿试验、血浆胰岛素值升高（＞5μU/ml）、血浆胰岛素（μU/ml）与血糖（mg/dl）比值大于 0.3。空腹血胰岛素和 C-肽是确诊指标。

（4）定位诊断：US、CT、MRI、DSA、内镜超声检查。术中游离十二指肠和胰腺下缘后对胰腺仔细触诊和术中 US 检查是目前胰岛素瘤最可靠的定位诊断方法。

【鉴别诊断】

肝癌、肺癌等某些癌瘤可分泌胰岛素样生长因子，引起低血糖，其特点是血浆胰岛素值不高，且有原发瘤表现。

【治疗】

（1）低血糖发作时可口服食糖或静脉注射葡萄糖。二氮嗪、维拉帕米或生长抑素加饮食调整可以防治低血糖。

（2）本病的根本治疗措施是手术切除。手术要点是定位、防止遗漏、防止残留。术中监测血糖很重要，如血糖未上升，提示肿瘤未切除或肿瘤为多灶性。

二、胃泌素瘤

胃泌素瘤（Zollinger-Ellison 综合征）是第二常见的胰岛细胞瘤，最常见的有症状的恶性内分泌瘤。本病为高胃酸分泌，对胃酸刺激剂无进一步反应，胃和十二指肠甚至小肠弥漫性溃疡。恶性胃泌素瘤在组织学上无判断依据，主要根据转移情况来判断。

【诊断】

75％的患者主诉是腹痛,2/3患者有腹泻(鼻胃管引流后腹泻停止),1/3患者有反流性食管炎。MEN-1综合征(垂体、甲状旁腺腺瘤和肾上腺皮质增生)可以在胰十二指肠有散在多灶性微小腺瘤。芎细胞肿瘤很小(直径＜1cm),1/3是恶性,随着时间推移,几乎都会变成恶性。

(1)定性诊断:BAO明显升高(＞15mmol/h或溃疡病手术后＞5mmol/h),酸刺激不升高。血空腹胃泌素升高(≥100pg/ml),静脉注射促胰液素后胃泌素反而增加(促胰液素试验)。

(2)定位诊断困难,60％～90％的胃泌素瘤位于"胃泌素瘤三角"(胆囊管与胆总管汇合点、十二指肠降部与横部汇合点、胰头与胰颈汇合点);半数胃泌素瘤在十二指肠,其中70％在球部;也存在于十二指肠周围淋巴结中。90％的胃泌素瘤有生长抑素受体,因此,用放射性核素标记生长抑素进行示踪有助于定位。

【治疗】

①质子泵抑制剂控制胃酸相当有效,因此,外科的着眼点是对肿瘤的远期控制,不要做胃切除控制症状。②尽管胃泌素瘤的恶性率很高,但是它比腹腔内脏任何癌症的治愈率都高,因此,外科医生应该努力通过手术来治愈。③散发性胃泌素瘤有半数可以通过手术根治。MEN-1患者几乎不可能做到根治性切除,多位于胰腺内,是否有手术适应证仍然存在争议。④一般不做Whipple手术。

【手术要点】

(1)不要走捷径,无论术前定位检查如何,都按照统一模式进行每例手术。

(2)术前通过询问家族史和内分泌疾病史排除MEN-1的可能性。切记Zollinger-Ellison综合征和MEN-1一般都会有多发性胰腺和十二指肠神经内分泌肿瘤,治愈率很低。如果患者有原发性甲状旁腺功能亢进症,先做甲状旁腺手术,或许术后Zollinger-Ellison综合征的表现会改善。

(3)造就一个善于献身的团队,其中耐心的术中超声医生最重要。

(4)进腹后,先探查肝脏转移灶;然后,切开胃结肠韧带,显露胰腺,用触诊和超声探查;Kocher手泫游离十二指肠和胰头,用触诊和超声探查十二指肠和胰头;借助内镜光源有助于术中对十二指肠壁肿瘤的寻找;最后切开十二指肠扪查肿瘤。对有经验的外科医生来说,生化检测表明即刻手术成功率为40％～90％,遗憾的是,其中半数会在5年内复发。

(5)在十二指肠内侧壁处要注意避免将壶腹和胰管误认为十二指肠壁内肿瘤。如果对壶腹的定位存在疑问,可以切除胆囊,经胆囊管插入一导管至十二指肠。偶尔,也可以在术中用胰泌素,促使胰腺分泌,从而来判断胰腺开口。

(6)若术中未能找到胃泌素瘤,可以做高选择迷走神经切断术。对胃泌素瘤原发瘤无法切除或转移灶可以做肿瘤减量手术,有助于随后的内科治疗、延长生命。

(7)围手术期和术后继续用强止酸剂。

三、血管活性肠肽瘤

血管活性肠肽瘤(VIPomas)又称胰性霍乱。这是一种分泌血管活性肠肽的神经内分泌腺瘤,多见于胰尾部,可引起严重分泌性腹泻(禁食时排便＞1L/d)、低钾血症、胃酸缺乏、面部潮红、心动过速、高糖血症、高钙血症(水泻、低钾血症和胃酸缺乏合称为 Verner-Morrison 综合征)。空腹血血管活性肠肽值增高(＞190pg/ml),定位诊断依靠 CT 和内镜超声。生长抑素皮下注射可有效控制腹泻。对无转移的患者,可行肿瘤切除术;转移患者(占 so%)也可以做肿瘤减量术以缓解症状。

四、高血糖素瘤

高血糖素瘤(glucagonoma)分泌大量胰高血糖素,导致糖尿病。20%的患者是 MEN-1。

【诊断】

高血糖素瘤的特征是游走性坏死性皮炎,多见于下肢和会阴部,还有消瘦、口腔炎、低氨基酸血症、贫血以及 2 型糖尿病。女性多见。对任何年龄大于 60 岁,近期发生糖尿病伴随典型皮肤病变时,应警惕本病。胰高血糖素值增高(一般＞1000pg/ml,正常值＜50pg/ml)。CT 有助于肿瘤的定位和侵犯程度估计。

本病几乎全部为恶性,确诊时仅 25% 局限于胰腺内,其余患者已有肝、肾上腺或脊椎转移。

【治疗】

生长抑素可控制高血糖素瘤的症状,无效者可静脉用氨基酸注射液。在营养支持后,尽可能行原发灶和继发灶的切除。围手术期要用小剂量的肝素,防止深静脉血栓形成和肺栓塞。无法切除的肿瘤可用链脲佐菌素和达卡巴嗪联合化疗。

五、生长抑素瘤

生长抑素瘤(somatostatinoma)是最少见的胰岛细胞瘤,表现为糖尿病、脂肪痢和胆石症。肿瘤多位于胰头部,就诊时常已经有转移。

六、胰多肽瘤

胰多肽细胞主要位于胰头部和钩突,胰多肽的生理作用还不清楚。胰多肽瘤(PPoma)多数为恶性,体积大。患者血中胰多肽水平高,缺乏特异性症状,也有表现为水泻和皮疹。治疗是手术切除。

第八节　胰腺的手术要点

一、Whipple 手术要点

1.确诊和切除的可行性

(1)切除的可行性判断主要依据术前高清晰 CT。影响肿瘤切除可行性的局部因素是肿瘤与腹腔动脉干、与肠系膜上动脉以及与肠系膜上静脉-门静脉的关系,这三种关系在剖腹后、胃和胰颈离断前很难做出准确判断,因此,术前的肿瘤-血管关系的判断极为重要。高清晰增强 CT 对胰腺癌能否切除的预测正确率高达 85%。可切除胰头癌的增强 CT 标准:①无胰外病灶;②肠系膜上静脉和门静脉通畅;③腹腔动脉干或肠系膜上动脉未受侵犯。

（2）许多在影像上判断可切除的肿瘤,还可因腹腔癌细胞种植,微小肝转移和局部侵犯而无法切除。因此,许多学者建议对影像上判断可切除胰头癌术前进行腹腔镜加腹腔镜超声检查。

（3）术前或术中行细针穿刺细胞学检查,有恶性肿瘤依据。对胰头部腺癌,不必常规行术前脱落细胞检查,但需要根据影像检查判断切除之可能性。

2.寻找肠系膜上静脉

沿胃网膜右静脉或结肠中静脉找胃结肠干,即可追寻到肠系膜上静脉。

3.控制出血

（1）Kocher 手法游离胰头至腹主动脉。

（2）游离门静脉是手术中风险最大的一个步骤。一旦肿瘤与门静脉粘连,很容易发生门静脉撕裂、出血。此时,术者应将左手置于胰头后,左拇指在胰头前方,将门静脉和肠系膜上静脉向前顶起,压迫止血;一边在门静脉左前方切断胰颈,显露门静脉破口用 5-O Prolene 线进行修补。若门静脉受侵犯广,有时还需游离和暂时阻断脾静脉、肠系膜下静脉、肠系膜上静脉、冠状静脉和门静脉,从而控制门静脉破口上、下游的血流,用大隐静脉片修补或静脉移植。

（3）在肠系膜上静脉与脾静脉汇合前,有一支较粗大的胰十二指肠下静脉汇入,应注意处理。

（4）胰腺钩突有 3～5 支小静脉直接注入肠系膜上静脉或门静脉的右侧壁偏后方,在切断结扎时极易发生撕裂,血管回缩后止血极为困难,此时术者可将左手伸人胰头后方,用食指和中指将胰钩突连同肠系膜上静脉顶起、压迫止血,同时右手进行缝合修补。

（5）血管结扎前必须分掉血管周围的组织,用不吸收线结扎,血管断端距结扎线要有一定长度。

（6）充分游离肠系膜上静脉和门静脉交汇处,显露肠系膜上动脉。在直视下不容易损伤该动脉。

4.防止损伤或误扎肠系膜上动脉或静脉、异常肝动脉、门静脉

多数异常肝动脉从肠系膜上动脉发出,经胰腺深面进入肝十二指肠韧带,在分离胰腺钩突上部时仔细触诊有助于判断该动脉的存在。

5.胃十二指肠动脉的处理

不要钝性游离胃十二指肠动脉根部,以免发生肝动脉闭塞。肿瘤与胃十二指肠动脉根部关系密切时,可以在上、下游分别控制肝动脉,锐性离断胃十二指肠动脉根部,用 6-0Prolene 线缝合动脉残端。

6.根治肿瘤

提高 5 年生存率的关键是早期诊断和根治肿瘤。胰头癌切除时应强调在肠系膜上静脉或门静脉的左侧切断胰颈和钩突,以防癌肿残留。

7.预防吻合口漏

胰肠吻合的方法很多,要点是保证吻合质量并且确保吻合部血供良好。慢性胰腺炎在我国极少,因此,胰管空肠黏膜吻合不适用于我国。将胰腺断端埋入空肠断端内 2cm 或行套入式吻合都比较安全。我们一般采用胰肠端端套入式吻合法。围手术期应用生长抑素对胰瘘的预防也有一定作用。

胰液是无色透明的,术中很难引起注意。胰漏患者的术后引流液因含胰液而溶血呈现特有的酒红色或暗红色,淀粉酶值值可高达1万至数十万IU/L。纯胰漏对周围组织无太大损害,若能保持引流通畅,对患者也无威胁,可等待其自行愈合。

若胰漏伴胆漏或肠漏,胰蛋白酶将被激活,对周围组织有消化作用,可引起血管破裂、腹腔内出血以及腹腔感染,这是Whipple手术后主要的死亡原因。处理方法是冒风险将残留胰腺切除。

8.保留幽门的胰十二指肠切除术(PPPD)

PPPD的优点是术后营养状态好,没有胃切除后的一些并发症,患者生活质量好,尤其腹泻发生率降低。但术后胃潴留发生率高。标准Whipple手术的优点是切除的范围更广泛。

9.门静脉切除问题

怀疑胰头周围肿瘤浸润门静脉时,应该积极进行门静脉合并切除术。手术要点尽可能缩短门静脉阻断时间,必要时可以使用暂时分流,充分游离肠管侧,不要因缝线过紧致使吻合口狭窄。门静脉切除5cm后一般不需要间置血管,只需将血管对端吻合。门静脉受侵犯只是手术的相对禁忌证,但需要经验丰富的胰腺外科医师进行手术。

二、胰体尾切除手术要点

1.诊断

胰体尾癌可考虑做胰体尾切除,加脾切除和淋巴结清扫。由于胰体尾的导管腺癌在确诊时多已侵犯了局部重要结构、淋巴转移或远处转移,因此都不具有切除价值。对胰体尾部的实质性肿块,术前应做腹腔镜下或经皮穿刺脱落细胞检查。若证实为导管腺癌,我们建议放弃手术。对其他类型的胰体尾肿瘤,根据全身及局部情况,可考虑手术处理。

2.体位

适度的倒Trendelenberg位,左侧躯干略抬高,使得胰腺和脾脏离开左膈,也有利于结肠脾曲下移,提供良好的术野。

3.避免血管损伤出血

(1)如有可能,先分离脾动脉,预置阻断带;然后游离脾脏和胰尾,以免游离过程中脾脏撕裂出血。

(2)如有可能,找到肠系膜上静脉,在胰颈与肠系膜上静脉前壁之间分离,判断该静脉是否已经被肿瘤侵犯,同时也为出血时紧急断离胰颈、移去标本、显露术野做准备。

(3)胰体尾切除术中最大的危险是肿瘤侵犯脾静脉或门静脉,在肿瘤没有完全游离前、肿瘤与脾静脉或门静脉关系不清楚的情况下,将胰体尾与肿瘤一并抬起,造成脾静脉与门静脉汇合点撕裂,出现难以控制的出血。此时应立即用手压迫门静脉和损伤血管,迅速确认胰颈与门静脉之间的平面,横断胰颈后显露门静脉和肠系膜上静脉,对损伤处进行修补。为避免这种并发症,术前应认真阅读CT片,了解血管与肿瘤的关系,在抬起胰尾前还要仔细检查肿瘤与脾静脉和门静脉汇合区的关系,若肿瘤的侵犯超过该汇合点,则不宜行手术切除。

(4)该手术中容易发生脾脏损伤出血。若出血多,可以先收紧预置的脾动脉阻断带,或将脾脏切除;若出血不多,可以用纱垫压迫止血,因为在该手术中脾脏是一个良好的"抓持"部位。

(5)在邻近脾门的胰尾部假性囊肿或严重的慢性胰腺炎,有时几乎不可能、也不适合做由外向内的游离。此时,可以先断离胰颈部,在胰腺后面找到分离平面,进行由内向外的分离。不过,要注意紧贴胰腺后方分离,不能太深,以免损伤肾静脉。

4.脾动脉和脾静脉

应该分别缝合结扎,不要大块缝合结扎,以免发生术后脾动静脉瘘。

5.其他

尽可能用单股缝线闭合胰腺断端,不要用丝线,因为单股缝线摩擦系数小,组织损伤小,抗感染能力强。

三、全胰切除手术要点

多数学者不主张做全胰切除术,全胰切除后需常规用胰酶和胰岛素替代。

(1)全胰切除时切断了胃十二指肠动脉和脾动脉,所以大网膜应一并切除。由于胃短动脉和胃左动脉也切断,因此胃右动脉是残胃血供的唯一动脉。

(2)全胰切除术后最重要的是糖尿病的控制,最大危险是胰岛素用量太多造成低血糖。但与糖尿病相比,胰岛素的用量不大。全胰切除的患者多死于低血糖。①一般每4小时给胰岛素2～5U,通常不超过10～20U/cl。术后最初几天应每3～4小时测血糖一次,务使血糖勿低于11.1mmol/L(200mg/dl)。切记低血糖远比糖尿病酸中毒危险。②得每通(Creon)300mg,每日3次。

四、姑息手术要点

1.解除胆道梗阻

标准术式是肝胆管空肠 Roux-en-Y 吻合,其优点是通畅性可维持终生,再梗阻率很低。缺点是需要剖腹,因而有一定并发症,术后痛和住院时间长。作者主张用可吸收单股缝线行一层吻合。不主张做胆囊空肠吻合术,因为胆囊管与胆总管汇合部位低时,易被肿瘤侵犯而发生引流不畅。

最近几年更常用内镜下置入支架管引流。如此不需剖腹手术,胆汁即可引流入肠道。支架管有两种,塑料(临时)支架和金属(永久)支架。塑料支架的优点是价廉、放置简单,但其通畅性仅能维持3～6个月,易发生胆管炎。金属支架有多种,要求放置者有一定技术,价格高昂。

2.解除疼痛

可通过手术或经皮穿刺行化学腹腔神经切除术(用无水乙醇)。术中化学腹腔神经切除术的操作是在胰腺上缘明确腹腔动脉根部的位置,用手指护住主动脉,在主动脉两侧每隔1～2cm注射无水乙醇5ml,注意乙醇不能注入主动脉壁,也不能注入食管壁,以防坏死。也可在CT导引下经皮穿刺行化学腹腔神经切除术。

3.解除肠梗阻

胰头癌压迫十二指肠造成梗阻是剖腹手术的绝对指征。若第一次手术仅行胆肠吻合,约20%的患者会发生十二指肠梗阻,需要再次手术行胃肠吻合,因此有些医院主张在第一次手术时同时进行结肠后、胃后壁空肠侧侧吻合加胆肠吻合。

第十二章　脾脏疾病

第一节　解剖生理概要

【胚胎和组织学】

(1)脾起源于背侧胃系膜间质中的组织团,胚胎发育中这些组织团相互融合并向左侧移动。至胚胎第 3 周末,形成脾脏。与脾脏相连的部分背侧胃系膜变为脾胃韧带。

(2)脾脏由包膜和髓质组成,包膜结缔组织向髓质的延伸部分称为脾小梁,脾小梁中含血管、神经。髓质可分三个区域:

1)白髓基本上是淋巴管、巨噬细胞和浆细胞呈网状排列。白髓的中央有中央小动脉。

2)红髓由网状细胞(脾索)和索间的血窦(脾窦)组成。

3)边缘区是白髓和红髓之间的不确定的血管区,其间聚集着血浆、阻留的异物和异常的细胞。

(3)成人脾重 100~150g,体积为 12cm×7cm×4cm。外观呈咖啡豆状或豆点状。

【位置】

脾脏位于左上腹,受第 8~12 肋保护。其后方与左肾相邻,上方与膈、前方与胃底和结肠脾曲相邻。

【血供】

脾脏的血供主要来自脾动脉。脾动脉起源于腹腔动脉干,沿胰腺上缘向左行,在脾门处分成数支小梁动脉进入脾脏,小梁动脉又分成更小的终末动脉进入脾髓。脾静脉在胰腺上缘或后方向右行,与肠系膜上静脉汇合形成门静脉。

【生理概要】

脾脏的功能颇多,有些还有待探明。脾脏最重要的功能是作为血液循环中的一个滤器,并对抗原进行免疫处理。

1.滤过功能

每日流经脾的血液约 350L,血液中绝大部分成分可顺利通过脾脏。

(1)清除衰老的和异常的红细胞:正常情况下,脾脏每日所清除的衰老和异常红细胞的量约等于 20ml 血,脾脏清除衰老和异常红细胞的确切机制还不清楚。人们认为,随着细胞的老化,其酶活性和代谢能力下降,导致细胞的生物物理性质改变,容易被破坏。表面有免疫球蛋白 G(Ig G)的细胞在流经脾脏时被脾索阻留并被巨噬细胞清除。这一过程称为剔除(Culling)作用。这可能是特发性血小板减少性紫癜和自身免疫性溶血性贫血时细胞破坏增多的机制。

（2）清除异常白细胞、正常的和异常的血小板及细胞碎片：脾切除后的人血中可见到 Howell-Jolly 小体、Pappenheimer 小体和 Heinz 小体，提示脾脏可去除这些细胞内的包涵体，包涵体的去除称为挖除（Pitting）作用。

2.免疫功能

（1）产生调理素：整个网状内皮系统均有从循环中清除调理素化的细菌的功能，不过脾脏还有滤过功能，它可清除未完全调理素化的细菌和有荚膜的细菌。

（2）合成抗体：可溶性抗原可刺激白髓合成免疫球蛋白 M（IgM）。

（3）抗御感染：脾脏对首次进入机体的颗粒抗原的清除具有独到之处。脾内的巨噬细胞在吞噬颗粒抗原后，还对抗原进行加工处理，将抗原决定簇传递给免疫活性细胞。事实证明，脾切除后的人易发生感染。

3.储存功能

体内 2/3 的血小板储存于脾内，某些疾病时存于脾内的血小板量增加。

4.造血功能

脾脏在胚胎 5～8 个月时有造血功能（RBC 和 WBC），此后由骨髓开始造血。

第二节　脾破裂

脾破裂可分为开放性损伤和闭合性损伤，少数病例为自发性脾破裂。

1.开放性损伤

常见原因有刀伤和枪伤。开放性损伤一般都有明确的伤口，重要的是当遇到左侧中、下胸部或腹部有伤口的患者时，要考虑到之可能。

2.闭合性损伤

常见原因是车祸。脾外伤一般都有明显内出血，5％的闭合性脾外伤表现为迟发性脾破裂。Kehr 征是脾外伤后膈肌受刺激出现左肩胛下角疼痛。

3.医源性损伤

占脾切除总数的 20％，其原因是过度牵扯脾韧带或腹部拉钩的位置不当误伤。

4.迟发性脾破裂

原因是伤时脾包膜未破，发生脾包膜下血肿，之后由于红细胞溶解使得血肿内的渗透压增高，血肿增大，最终破裂。75％的迟发性脾破裂发生于伤后 2 周内，表现为急性失血性休克。

5.自发性脾破裂

常见于单核细胞增多症白血病或疟疾所致的巨脾患者。

【治疗】

除自发性脾破裂外，对所有外伤性脾破裂都应设法保脾。

1.浅表的脾包膜撕裂

经压迫或局部用止血剂后常可控制出血，保留脾脏。

2.深的脾撕裂伤

可缝合修补或行脾部分切除术。

3.严重脾外伤

尤其当伴有其他脏器损伤需要处理时,可行脾切除术。

4.脾组织自体移植

实验证实 1/3 脾组织自体移植后的再生脾在产生调理素和合成抗体的功能上与正常脾相似,但对经静脉进入机体的细菌的抗御能力与脾切除组相似,提示脾组织自体移植后的再生脾抗御感染的能力差。其原因是移植脾的再生能力差、再生脾的血流少、血流途径改变,再生脾的白髓少而稀疏。

第三节　脾功能亢进

血液中的红细胞、白细胞或血小板大量地在脾内被破坏或被阻留于脾内称为脾功能亢进。脾功能亢进一般都能找到其原发病,这种脾功能亢进称为继发性脾功能亢进。仅当继发性脾功能亢进的可能性排除时,才能诊断原发性脾功能亢进。

一、原性脾功能亢进

原发性脾功能亢进很少见,主要发生于女性。

【临床特点】

①几乎均有脾肿大。②血中有形成分可呈单系减少,也可呈全系减少。③骨髓增生活跃。④患者可有发热或感染。

【鉴别诊断】

淋巴瘤或白血病的早期可表现为"原发性脾功能亢进"。

【治疗】

原发性脾功能亢进脾切除治疗有效,皮质类固醇治疗无效。

二、继发性脾功能亢进

1.门静脉高压症

继发性脾功能亢进最常见的原因是门静脉高压症。门静脉高压使脾脏充血。①许多肝硬化门静脉高压的患者都有脾大,但是,仅 15% 有脾功能亢进。②门静脉高压的脾功能亢进多数轻微,无明显临床表现,不必行脾切除术。

2.脾静脉栓塞

脾静脉栓塞可导致巨脾和继发性脾功能亢进。造成脾静脉栓塞的常见原因是胰腺炎。患者可发生食管静脉曲张出血。脾切除术既治疗脾功能亢进,又治疗出血的静脉曲张。

3.其他疾病

造成脾功能亢进的其他疾病还有以下几种。①新生物:如毛细胞白血病、淋巴瘤和转移癌。②骨髓增生性疾病:如骨髓外化生。③红细胞破坏增多的疾病:如重度海洋性贫血。④免疫反应性疾病:如单核细胞增多症和 Felty 综合征(参见本章第七节)。⑤脾脏浸润性疾病:如淀粉样变性和肉瘤样病。

第四节　脾动脉瘤

脾动脉是仅次于腹主动脉的腹腔内第二大动脉瘤好发部位。老年人脾动脉瘤的主要原因是动脉粥样硬化。本病也可见于年轻妇女,主要原因是脾动脉壁发育异常。

【治疗】

①本病在妊娠最后 3 个月易发生破裂。对育龄妇女的脾动脉瘤或有增大趋势的脾动脉瘤,应行手术处理。②邻近脾脏的脾动脉瘤可将动脉瘤和脾脏一并切除。③脾动脉起始部的动脉瘤,可行动脉结扎,保留脾脏。

第五节　异位脾脏和副脾

1.异位脾脏

又称游走脾,其原因是脾蒂过长。

2.副脾

发生率为 10%,大多位于脾门部或胰尾部,少数位于肠系膜根部和大网膜。若因血液病做脾切除时,未能切除副脾,病情易复发。

第六节　脾切除的绝对适应证

一、脾肿瘤

1.原发脾肿瘤

极其罕见,包括淋巴瘤、肉瘤、血管瘤和错构瘤。可有脾肿大症状和脾功能亢进症状。

2.继发脾肿瘤

肿瘤很少会转移到脾脏,其原因可能与脾脏的免疫地位有关。但 Hodgkin(霍奇金)病和非霍奇金淋巴瘤常累及脾脏。

二、脾脓肿

【病因】

1.脾脏疾病继发感染

如脾血肿。

2.其他

胰或结肠等邻近器官的感染直接扩散。

3.血源性感染

如静脉输血时带入或远处感染灶进入血流。

【诊断】

脾脓肿在临床上罕见,一旦发生,死亡率颇高。当患者有发热、白细胞升高、左上腹疼痛、饱满伴压痛等脓肿体征时,应考虑脾脓肿之诊断。CT 和 99m Tc 扫描有助于进一步诊断。

三、遗专性球形红细胞增多症

【病理】

本病属常染色体显性遗传,是一组遗传性溶血性贫血,症状重。特点是红细胞膜缺陷,红细胞表面积缩小、呈球状、细胞膜厚、变形性极差,不易通过脾窦,由于葡萄糖和三磷酸腺苷耗竭,比正常红细胞容易破碎,红细胞的这种溶解和阻留过程仅发生于脾脏。

【诊断】

1.临床表现

有全身不适、腹部不适、黄疸、贫血和脾大。本病可并发胆囊结石,不过 10 岁以下的患儿罕见胆囊结石;还可并发小腿慢性溃疡,脾切除后溃疡可愈合。

2.实验室检查

除临床表现外,实验室检查有助于进一步诊断。①Wright 血细胞染色见球形红细胞,同时网织红细胞计数增加。②红细胞脆性增加。③^{51}Cr 标记红细胞检查示红细胞阻留于脾内、寿命明显缩短。

【治疗】

1.脾切除术

是缓解本症贫血的最有效方法。脾切除可治疗贫血和黄疸。若脾切除后疗效不佳,一般原因是术中疏忽,未将副脾切除。

2.儿童应该推迟手术时机

若有可能,手术应推迟至 4 岁以后进行,减少脾切除后凶险感染(参见本章第十节)的发生率。

3.胆囊结石一并处理

如有胆囊结石,应将胆囊一并切除。

四、严重脾外伤

脾外伤严重无法修补时,可行脾切除术;如脾损伤不严重,应尽可能行脾修补等保脾术。

五、食管静脉曲张出血

脾静脉栓塞所致的食管静脉曲张出血,若诊断明确,可行脾切除术。

第七节　脾切除的相对适应证

一、先天性溶血性贫血

这里不包括遗传性球形红细胞增多症。尽管脾切除不能治愈下列先天性溶血性贫血疾病,但可减少输血。

1.酶缺陷

如葡萄糖-6-磷酸脱氢酶(G6D)缺陷或丙酮酸激酶缺陷。

2.其他

遗传性椭圆形红细胞增多症。

3.重度海洋性贫血

本病属常染色体显性遗传,特点是血红蛋白合成缺陷,纯合子,严重贫血,肝、脾肿大。当每年所输血量超过 250ml/kg 时应切脾。

二、镰状细胞性贫血

少数镰状细胞性贫血,由于大量红细胞被阻集于脾内,需要行脾切除术。多数镰状细胞性贫血由于异常红细胞被阻集于脾内可造成多发性脾梗死,称之为"自身脾切除术"或"脾自截"。

三、特发性自身免疫性溶血性贫血

【诊断】

(1)主要见于 50 岁以后,男女之比为 1∶2。

(2)患者血中既有温溶血抗体又有冷溶血抗体,使红细胞寿命缩短。患者表现为贫血和血中网织红细胞增多,50%的患者有巨脾,可有轻度黄疸。25%的患者有色素性胆结石。

(3)直接 Coombs 试验阳性。[51]Cr 标记的红细胞阻留于脾内。

【治疗】

①本病有自限性,不必手术治疗。对症状持续时间比较长的患者可用皮质类固醇和硫唑嘌呤。②皮质类固醇治疗无效或禁忌的患者,尤其当皮质类固醇治疗 4~6 周无效或泼尼松维持量需 20mg/d 以上时,可考虑行脾切除术。

四、特发性血小板减少性紫癜

【病因】

特发性血小板减少性紫癜(ITP)病因不详,可能与免疫有关。因为大多数慢性 ITP 都有血小板聚集抗体,该抗体可迅速使输入的血小板破坏。

(1)急性型常见于 16 岁以下儿童,其中 80%可自愈。

(2)慢性型多见于成人,男∶女=1∶3。

【诊断】

临床特点:①外周血小板数减少,骨髓血巨核细胞增多。②脾脏一般不大。③皮肤上有无法解释的瘀斑、瘀点。常有牙龈出血和尿血。

【治疗】

①75%的患者用皮质类固醇治疗后病情可缓解,其中20%的患者可长期缓解。②脾切除术适用于皮质类固醇治疗无效或停药后复发的患者。在中枢神经出血时,也可用脾切除来处理。脾切除可使70%的患者获得长期缓解。若切口渗血多,可用长春新碱1.5~2.0mg。

五、血栓性血小板减少性紫癜

【诊断】

①血栓性血小板减少性紫癜(TTP)发展迅猛,常致死。②好发于10~40岁,患者有发热、血小板减少性紫癜、溶血性贫血、神经功能紊乱和肾衰竭。③确诊的唯一手段是取紫癜区组织活检,活检中可发现特征性的血管病变,如小动脉和毛细血管闭塞以及透明栓子形成。

【治疗】

①最有效的治疗手段是脾切除术和皮质类固醇。②其他措施还有血浆置换、抗血小板药物或换血,可使少部分患者得以幸存。

【预后】

即使使用最佳疗法,长期生存率不足10%。

六、原发性脾功能亢进

原发性脾功能亢进参见本章第三节。

七、特发性骨髓外化生

特发性骨髓外化生(AMM)是一种怪病,与真性红细胞增多症及髓性白血病有关。

【诊断】

临床特点是骨髓、肝、脾和淋巴结中结缔组织增生。中年以上成年患者的常见症状是贫血和脾肿大。患者可有继发性脾功能亢进。疾病晚期可发生自发性出血、自发性感染和脾梗死。

【治疗】

①主要手段是用烷化剂使脾脏缩小,用雄激素刺激骨髓造血,治疗贫血。②脾切除不能改变病情发展,但可控制脾功能亢进,减少输血,治疗血小板减少。

八、Felty综合征

【诊断】

Felty综合征的三联征包括慢性类风湿关节炎、巨脾和粒细胞减少。由于中性粒细胞减少,可发生自发性重症感染,此时,脾切除术有效。

【治疗】

对顽固性小腿溃疡、严重血小板减少和贫血者可行脾切除术。

九、Hodgkin(霍奇金)病(HD)

随着治疗手段的进展,Hodgkin(霍奇金)病(HD)的治愈率或长期生存率在不断上升。

【分型】

组织学上分为四型:①淋巴细胞为主型,预后最佳;②结节硬化型;③多种细胞混合型;④淋巴细胞缺乏型,预后最差。

【分期】

理想的治疗取决于对本病的准确分期。

1.Ann Arbor 分期

根据患者有无发热、夜间盗汗和体重下降＞10％，可将本病进一步分为 A（无）和 B（有）两种。

0 期：切除活检未查到病灶。

Ⅰ期：病变限于一个淋巴结区域，如颈、腋下、脾或咽淋巴（Waldeyer）环。

Ⅱ期：病变限于膈肌一侧的两个或两个以上淋巴结区域。

Ⅲ期：病变在膈肌两侧均有，但限于淋巴结、脾或咽淋巴环。

Ⅳ期：病变累及淋巴结、脾或咽淋巴环以外的骨、骨髓、肺实质、胸膜、肝、皮肤、胃肠道、中枢神经系统、肾或其他部位。

2.Lugan 分期

见表 12-1。

表 12-1　消化道原发非霍奇金淋巴瘤的分期（Luano 分类）

Ⅰ期	局限于消化道
	单发或多发，非连续性病变
Ⅱ期	浸润腹腔内
	淋巴结转移
Ⅱ1	局部淋巴结转移（胃旁淋巴结）
Ⅱ2	远隔淋巴结转移（主动脉周围，腔静脉周围、骨盆内、腹股沟）
Ⅲ期	浸透胃壁、浸润至其他脏器（记载浸润脏器，例如Ⅱ E［胰腺］、Ⅱ E［大肠］、Ⅱ E［后腹膜］）
Ⅳ期	腹腔外远隔转移（结外性进展、膈上淋巴结转移）

【剖腹分期术】

剖腹（活检）分期术是指剖腹行脾切除、肝活检和全面腹腔探查取多处淋巴结活检，进一步从组织病理上对 HD 进行分期，指导治疗，这是一种以分期为目的的剖腹术。40％的患者在剖腹后其临床分期会发生改变。HD 剖腹分期术的指征还未被广泛认同，但：

1.临床Ⅰ期或Ⅱ期病例

有全身症状者应做剖腹分期术。25％的临床Ⅰ期或Ⅱ期病例在剖腹后发现脾或其他淋巴结已受累。

2.ⅢB 期和Ⅳ期病例

不是剖腹分期术的适应证，化疗是这部分患者的选择。

【疗效】

脾切除可改善患者对化疗的耐受力。若对脾脏进行放疗可发生左肾和左肺损伤，脾切除后则无需行脾放疗，也不会发生这种损伤。

十、非霍奇金淋巴瘤

（1）非霍奇金淋巴瘤（NHL）的分期与 HD 相同。仔细检查可以发现大多数患者为Ⅲ期或Ⅳ期。

（2）NHL 很少需要行剖腹分期术。对分期困难的病例，可通过经皮肝穿刺活检、腹腔镜或骨髓活检确诊。

（3）对脾功能亢进或巨脾者可行脾切除术。

第八节　脾切除的禁忌证

（1）无症状的脾功能亢进。

（2）巨脾伴 Ig M 升高。

（3）中度遗传性溶血性贫血。

（4）急性白血病。

（5）粒细胞缺乏症。

第九节　脾切除的术前准备和手术要点

一、术前准备

（1）要求血红蛋白＞80g/L，白细胞＞1.0×10^9/L，血小板＞50.0×10^9/L，白蛋白＞30gL，纠正凝血异常。

（2）骨髓纤维化者，血小板增多时可用烷化剂使血小板减少。

（3）对 ITP，术前 3 天改用地塞米松静脉滴入。

（4）停用阿司匹林、双嘧达莫（潘生丁）及右旋糖酐等血小板抑制剂。

二、病脾切除手术要点

脾大不明显者，剖腹后先游离脾周韧带后直接掏出脾脏。这里主要叙述容易出血的病脾切除。

1.切口

选择左腹直肌切口或左肋缘下切口。切口要够大，或用框架拉钩，要求暴露满意。

2.控制出血

（1）先阻断脾动脉：控制脾动脉最容易的方法是切开小网膜或切开胃结肠韧带，在腹腔动脉干处找到脾动脉，结扎脾动脉。提前结扎脾动脉可以减少出血，增加脾血的回收量，使脾脏缩小、脾脏的游离和切除也更方便。

（2）另一种方法是从前方显露脾门部脾动脉，这种显露的风险稍大，因为在脾门处脾静脉紧贴在脾动脉后方，此外，胰尾与脾门的关系也很密切。

（3）需要迅速离断脾门控制出血时，线性切割闭合器很有用。

（4）如果出血量大，事先又未在脾动脉上阻断带，紧急上阻断带又不现实，此时术者可以用右手的中、食两指夹住脾动静脉，控制出血。

（5）对广泛粘连的脾脏，可先控制脾蒂，膈面粘连致密可在包膜下游离脾脏，在膈面留下一片脾包膜，待脾切除后对剥离面的出血进行缝合、电凝、氩气电凝或压迫止血。

（6）创面严密止血：脾蒂结扎后常缩回，难以显露，此时术者只要将胃底提起即可显露脾蒂创面。

（7）对巨脾的患者或门静脉高压的患者，估计控制出血有困难的情况下，可以在术前即刻进行脾动脉栓塞，既可以缩小脾脏便于手术，又可以减少出血。

3.避免损失胰尾

操作仔细，防止损伤胰尾。切勿用大血管钳钳夹处理脾蒂，以免粗暴地损伤胰尾。动静脉要分别结扎，紧度适当，以免切割，防止大静脉撕裂。处理脾蒂时不要大块结扎，以免术后大块组织坏死，引起发热和感染。

4.避免损伤胃壁和结肠

处理胃短血管时要紧靠脾脏，动作要轻柔，以免钳夹胃壁或撕裂胃壁，造成术后胃漏；也可避免因术后胃扩张所造成的血管结扎线脱落出血。游离结肠脾曲时，要避免损伤结肠。

5.尽可能切除所有副脾

病脾行脾切除时应尽可能寻找、切除副脾；在血液病切脾时，进腹后就要注意副脾的存在，避免遗漏。在脾切除的患者中，有 $15\%\sim35\%$ 的人存在副脾，因血液病做脾切除的患者则更多。副脾最常见的位置是脾门，其次是脾肾韧带、大网膜、胰尾附近的后腹膜和脾结肠韧带。偶尔，副脾还可以见于小肠和大肠系膜、盆腔，特别是左输尿管、左附件和左侧性腺。

6.术后必须放置引流

脾窝引流应选用皮管负压引流，勿用烟卷。术后如引流液不多应尽早拔除，防止因引流管造成膈下感染。

三、外伤脾切除手术要点

（1）注意开始的出血可通过手紧压脾门血管控制出血，不要在脾切除前仓促止血，以免损伤胰尾。

（2）脾外伤不能像病脾切除那样先游离胃短血管。而是先将脾和胰尾迅速托至切口，同时用手压迫脾蒂止血，然后再离断脾周韧带处理脾蒂。

（3）紧靠脾脏处理脾血管也是避免胰尾损伤的要点之一。此外，要避免大块结扎脾蒂，以免术后坏死、感染、发热。

（4）脾外伤行脾切除时，应尽可能保留副脾。血液病脾切除时，尽可能切除所有副脾。

第十节 脾切除后的并发症

1.左下肺不张

是脾切除后最常见的并发症。

2.左膈下脓肿

主要原因是手术中损伤胰尾,形成胰瘘,引流管的拔出又过早,终于酿成脓肿。患者表现为术后体温下降后又上升,左侧腋后线第 10 肋间处常有压痛和水肿,常伴有胸腔积液。CT有助于诊断,首选超声引导穿刺引流。

3.血小板增多

常见于病脾切除后。当血小板超过 $800\times10^9/L$ 时,口服阿司匹林 0.3g 每日 1 次,双嘧达莫(潘生丁)6 小时 1 次;当血小板超过 $1000\times10^9/L$ 时,易发生肠系膜血栓形成,需用抗凝剂来预防。

4.脾切除后凶险感染(OPSI)

(1)基本概念:①脾切除后的患者中,部分人易发生 OPSI。②本病在起病时表现为非特异性的、轻微的感冒样症状,迅速发展为高热、休克,甚至死亡。③一般认为,切脾时患者年龄越轻、切脾的原发病越重、术后发生 OPSI 可能性越大。④2～4 岁的儿童行脾切除,尤其当因网状内皮系统疾病巨脾行脾切除时,术后发生 OPSI 的风险最大。⑤因脾外伤行脾切除的健康人,OPSI 的发生率很低,约为 0.5%～0.8%,但是,该数值仍高于正常人群中的发生率 0.01%。因血液病行脾切除的成人发生 OPSI 的概率为 5%。⑥80% 的 OPSI 发生于脾切除后 2 年内。

(2)治疗

1)脾组织自体种植:是指脾外伤后将脾组织移植于自体腹腔内,再生后的脾组织具有正常脾的对红细胞剔除和挖除作用,但不具有正常脾的抗菌能力。

2)OPSI 最常见的致病菌是肺炎链球菌,脾切除术前后最好都能给予多价肺炎球菌疫苗,这种疫苗可覆盖 80% 的肺炎链球菌。最好在择期脾切除前 2 周接种。

3)预防用青霉素:对 18 岁以下的脾切除后儿童高危患者出现感冒症状时,应立即用青霉素,防止 OPSI。

第十三章　神经外科疾病

第一节　颅内压增高

颅内压系颅内容物在颅腔内产生的压力,常以脑脊液压代表。一般当新生儿脑脊液压高于 $80mmH_2O$,婴幼儿高于 $100mmH_2O$,3 岁以上至成人高于 $200mmH_2O$ 即为颅内高压。颅内压增高是临床上神经系统多种疾病所共有的一种综合征,是因颅内容物(脑、脑脊液、脑血容量)的体积增加,或颅内有占位性病变等因素引起,尤以神经外科疾病最为常见。延误其诊治,将导致严重后果。

【临床表现】

头痛、呕吐与视盘水肿是颅内压增高"三主征"。但急性颅内压增高仅有头痛与呕吐。视盘水肿一般要在颅内压增高 48h 后才出现。急性病例随颅内压迅速增高很快出现昏迷。

1.头痛

发生率约为 60％,皆因脑膜、脑血管或神经受牵扯或挤压所致。常表现为持续性头痛,阵发性加剧,常因咳嗽或排便等用力动作而加重,颅内某一部位的病变可产生远离部位的头痛。但如肿瘤或炎症直接侵犯脑膜或血管,则头痛的部位有一定的定位。小儿因颅缝未闭,颅压增高时使颅缝分开,故可无头痛,只觉头晕。

2.呕吐

常出现于头剧痛时,典型表现为喷射性呕吐。严重者不能进食,食后即吐。患者常因此而严重失水、体重锐减。呕吐是因位于延髓的呕吐中枢受刺激所致。小儿患者常只有反复发作的呕吐为其唯一的症状。

3.视盘水肿

乃颅内压增高的重要客观体征。系颅内压增高致眼底静脉回流受阻之故。时间较长的视盘水肿可致视神经萎缩,最后导致失明。

4.其他表现

常见脉搏徐缓和血压升高。还可引起两眼外展神经麻痹、复视、视力减退、黑矇、头晕、意识模糊、昏迷、智力减退、情绪淡漠、大小便失禁等现象。

【诊断】

颅内压增高综合征根据头痛、呕吐、视盘水肿等症状,诊断不难,必要时要借助腰穿测压以确定诊断,颅骨 X 线平片对婴幼儿及儿童患者的诊断有较大价值。诊断颅内压增高主要解决 3 个问题:①有无颅内压增高;②增高的程度如何;③是什么原因引起的。为解答这些问题首先应从病史及体检入手,其次需与下列疾病进行鉴别。

1.偏头痛

头痛呈周期性,常为跳痛,先有闪光暗点、飞蝇幻视或眼花等先兆,剧烈时可出现呕吐,吐后头痛缓解,偶尔尚可有脑神经麻痹体征。本病病期长者,头痛每次持续数小时至数日,不发作时无头痛,检查无眼底视盘水肿,腰穿压力正常,不难鉴别。

2.视神经炎

可有头痛、视盘充血、水肿,类似颅内高压综合征,但早期即有显著视力下降,腰穿压力不高,故亦可鉴别。

3.神经官能症

常诉头痛,有时有恶心、呕吐,但一般病史较长,而且尚有头晕、失眠、记忆力下降、注意力不集中等官能性症状,且无视盘水肿,一般鉴别不难,必要时宜跟踪观察。

【治疗】

1.一般处理

头抬高 15°~30°,以利静脉回流,可使颅内压有所降低,但一般仅能维持 2h 左右。特别重要的是应保持呼吸道通畅,血压平稳,体温正常,情绪安定,维持代谢平衡,预防或控制癫痫发作,还要保持大便通畅等。消除任何使颅内压进一步增高的因素。

2.降低颅内压

按具体情况,可使用脱水利尿药如 20% 甘露醇 250ml/次,静脉注射,在 30min 内滴完,每 6~8h 1 次;地塞米松 10~20mg/d,肌内注射或加入静脉注射液体中;碳酸酐酶抑制药醋氮酰胺 250mg/次,每日 3 次,口服;冬眠低温和巴比妥类药物,还可使用过度换气,高压氧疗法、脑室外引流或内引流等措施降低颅内压。

3.病因治疗

如切除肿瘤,清除颅内血肿或脓肿,根据具体情况还可同时行去骨瓣减压等。

第二节　颅内肿瘤

颅内肿瘤又称脑瘤,包括原发性与继发性两大类。前者源于颅内各种组织,如脑膜、脑组织、脑神经等;后者源于身体其他部位经血液等途径转移至颅内或源于颅腔附近结构直接向颅内侵犯的恶性肿瘤。本病可见于任何年龄,但青壮年发病最多。恶性肿瘤是小儿最常见的脑瘤之一,占同期全部脑瘤的 19%。

【临床表现】

临床表现繁杂,可因肿瘤的类型、部位、生长速度与患者的年龄及全身状况不同而异。但概括起来可分为两大类,即颅内压增高及局灶性神经受损表现:

1.颅内压增高

引起颅内压增高的原因是:

(1)肿瘤体积超过颅内的空间代偿能力;

(2)肿瘤周围脑水肿;

（3）脑脊液循环通路受阻；

（4）肿瘤压迫使颅内静脉回流障碍。头痛、呕吐、视盘水肿为颅内压增高"三主征"。此外还可出现双侧外展神经麻痹、复视、视力减退、智力下降、癫痫、意识障碍和生命体征变化等。

2.局灶性症状

不同部位的肿瘤产生不同的局灶性症状，是由于肿瘤刺激、压迫或破坏有关脑组织或脑神经使其功能遭受损害的结果。这些症状出现较早，对颅内肿瘤的诊断具有重要意义，有定位诊断的价值。

（1）额叶肿瘤

1）精神症状和进行性智能障碍：患者智力低下，表情淡漠，反应迟钝，衣着不整，不修边幅，随地大小便。

2）运动障碍：表现为对侧局灶性癫或对侧单瘫、轻偏瘫。

3）运动性失语：为左侧（优势侧）半球受损所致。

4）额叶性共济失调。

5）强握及摸索反射、同向偏斜也是额叶的常见症状。额叶底面病变，可出现同侧视神经萎缩和对侧视盘水肿，称 FosterKennedy 综合征。

（2）顶叶肿瘤

1）以感觉障碍为主。如为刺激性病变，则出现对侧局限性感觉性癫痫，如为破坏性病变，则为对侧肢体皮层复合感觉障碍。

2）左侧顶叶病变可以引起失读、失写、失认，左右分辨不能，称 Gerstmann 综合征。

（3）颞叶肿瘤

1）海马钩回发作：即发作性不自主咀嚼、吞咽、嗅幻觉、味幻觉等。

2）精神运动性癫痫：表现自动症，记忆障碍，情感障碍。

3）感觉性失语及视野改变（对侧同向偏盲或象限盲）。

（4）枕叶肿瘤：主要表现为视觉障碍，可为对侧同向偏盲或以视幻觉为先兆的癫痫发作。

（5）脑干肿瘤：出现典型的交叉性感觉障碍和（或）交叉性运动障碍及同侧颅神经损害表现。

（6）小脑肿瘤：主要症状为共济失调，小脑半球肿瘤表现为同侧肢体共济失调；小脑蚓部肿瘤以躯干共济失调为主，下肢较重。

（7）桥小脑角肿瘤：产生Ⅴ、Ⅶ、Ⅷ脑神经受累及小脑症状，此区听神经瘤最常见。

（8）蝶鞍部肿瘤：引起视交叉受压和内分泌症状，表现为双颞侧偏盲，视力减退和原发性视神经萎缩。内分泌症状主要有闭经不孕、肢端肥大或巨人症、侏儒症、肾上腺皮质功能亢进等，多见于垂体肿瘤和颅咽管瘤。

【诊断要点】

经详尽的病史和体格检查常可做出初步诊断。然后根据具体情况可选用如下常用检查：

1.颅骨 X 线

可发现颅内压增高的征象和肿瘤直接侵犯所致颅骨骨质改变及肿瘤的病理性钙化等。

2.CT 扫描

是目前应用最广的无创性检查方法,对颅内肿瘤的定位与定性均有重要价值。

3.磁共振成像(MRI)

对诊断颅内肿瘤具有高度敏感性,在显示组织学改变方面优于 CT,所显示的解剖学关系在多层面多方位上均十分清晰,而且在形态学改变之前即可显示组织异常。

4.脑血管造影(DSA)

有助于了解肿瘤血运状况及其与颅内重要血管的相对关系,对设计手术方案有重要参考价值。

5.电生理检查

脑干诱发电位对诊断听神经瘤有一定的价值。另外,大脑半球尤其与皮质关系紧密的肿瘤可显示脑电图异常。

6.内分泌检查

对诊断垂体腺瘤有重要价值。

7.与下列疾病相鉴别

(1)良性颅内高压:又称假脑瘤。有明显颅压增高,但无定位征,多见于中年女性。病因不清,可能与内分泌代谢障碍或感染中毒有关,造成脑脊液生成过多,吸收缓慢。必须随访观察,排除其他引起颅内高压的疾病。本病预后较好,可获缓解。

(2)脑血管意外:起病急,常有高血压病史,多见于中老年人,前驱症状不明显,可做 CT 检查以资鉴别。

(3)蛛网膜炎:颅后窝及视交叉蛛网膜炎常导致颅压增高,可通过脑脊液检查、CT 或 MRI 检查做出鉴别。

(4)脑脓肿:前期常有感染病灶如慢性胆脂瘤性中耳炎、肺脓肿、败血症、皮肤痈疖、拔牙或感冒样病史等。起病时常有发热,并可有脑膜刺激征,周围血常规有白细胞增高,脑脊液内有炎症细胞等均有助于鉴别,CT 或 MRI 可明确诊断。

(5)脑寄生虫病:均有颅内压增高症状及抽搐发作。但脑寄生虫病患者常与感染源有接触史,如在大小便、痰液检查中发现寄生虫卵,则有助于鉴别。

【治疗】

总体上采用以手术治疗为主的综合性治疗。颅内良性肿瘤若能经手术完全切除,基本上可望根治。恶性肿瘤则虽经各种综合治疗,仍难以取得满意的疗效,有待进一步研究。

1.手术治疗

(1)生长于可以用手术摘除部位的肿瘤,一般应首先考虑手术治疗。

(2)有脑疝征象的病例,应紧急手术。

(3)对于特殊部位的肿瘤,如脑干肿瘤,可采用姑息手术,如减压术、脑脊液分流术、脑室引流术等,以缓解颅内压增高。

2.放射治疗

可以分为立体放射治疗及普通放射治疗两类,前者如伽玛刀等。对于直径小于 3cm,又没有重要结构受累的某些肿瘤,伽玛刀治疗亦可作为首选方案;普通放射治疗主要用作手术辅助治疗或不能手术肿瘤的姑息治疗。

(1)对各种胶质瘤、垂体腺瘤、生殖细胞瘤、脊索瘤及一部分转移瘤有一定疗效。

(2)放射治疗具有一定不良反应,可见局部脑血管栓塞,胶质细胞增生,神经元退化等。

3.化学治疗

化疗是脑瘤综合治疗中的一环。目前首选的是亚硝脲类的卡莫司汀(卡氮芥,BCNU)、洛莫司汀(环己亚硝脲,CCNU)和司莫司汀(甲环亚硝脲,MeCCNU)。后者更优,能通过血-脑屏障,毒性反应较小,对细胞增生、分裂时相均有作用。化疗的缺点是不良反应大,应加以注意。

4.对症治疗

(1)对于颅内压增高的脑瘤患者,如不能立刻接受手术治疗,可选用脱水药物以暂时降压。如:①20%甘露醇;②50%葡萄糖;③30%尿素等静脉快速滴注。对于细胞毒性水肿,在应用脱水药物的同时,加用糖皮质激素静脉滴注,效果较好。

(2)对有癫痫发作患者可选用抗癫痫药物,如苯妥英钠、丙戊酸钠、卡马西平、苯巴比妥等。

第三节　头皮损伤

一、头皮血肿

头皮血肿多因钝器伤所致,可按解剖层次分为皮下血肿、帽状腱膜下血肿和骨膜下血肿三种。

1.皮下血肿

特点为小、圆、痛,可自行吸收,一般不需特殊处理。

2.帽状腱膜下血肿

由于帽状腱膜下组织疏松,血肿可蔓延至全头部。小儿及体弱者可导致休克或贫血。巨大的血肿可能需4~6周才吸收。采用局部适当加压包扎,有利于防止血肿的扩大。为避免感染,一般不采用穿刺抽血。若血肿较大,则应在严格皮肤准备下,无菌穿刺抽吸,再做加压包扎。若继发感染化脓,则切开引流,防止感染向颅内发展。

3.骨膜下血肿

多见于初生儿,由产伤所致。血肿以骨缝为界,中央有波动感,边缘因血块和骨膜增厚稍隆起,形似凹陷性骨折。诊断时应注意是否伴有颅骨骨折,甚至脑损伤的可能。处理原则与帽状腱膜下血肿相似,但颅骨骨折者不宜强力加压包扎。

二、头皮裂伤

头皮裂伤可由锐器或钝器伤所致。头皮裂伤时,若帽状腱膜已破,头皮伤口将全部裂开;帽状腱膜未破,头皮伤口仅部分裂开。由于头皮血管丰富,出血较多,可引起失血性休克。处理时须着重检查有无颅骨和脑损伤,对头皮裂伤本身除按照压迫止血、清创缝合原则外,尚应注意:①检查伤口深处有无骨折或碎骨片,如果发现有脑脊液或脑组织外溢,须按开放性脑损伤处理;②头皮血供丰富,一期缝合的时限允许放宽至伤后24小时。

三、头皮撕脱伤

头皮撕脱伤多因发辫受机械力牵扯,使大块头皮自帽状腱膜下层或连同颅骨骨膜被撕脱所致,它可导致失血性或神经性休克。治疗应在压迫止血、防治休克、清创、抗感染的前提下,行中厚皮片植皮术,对骨膜已撕脱者,需在颅骨外板上多处钻孔至板障,待肉芽组织生长后植皮。条件允许时,应采用显微外科技术行小血管吻合、头皮原位缝合。

第四节　颅骨骨折

颅骨骨折是指颅骨受暴力作用所致颅骨结构改变。颅骨骨折按骨折部位分为颅盖与颅底骨折;按骨折形态分为线形、星形、粉碎性与凹陷性骨折;按骨折与外界是否相通,分为开放性与闭合性骨折。引起颅骨骨折的暴力,常足已损伤脑组织,故关键是及时诊治脑合并伤。

一、颅盖骨折

(一)诊断

主要依靠颅骨正侧位 X 线摄片,对疑有凹陷性骨折者,尚需加摄切线位片,以确定凹陷的深度。

(二)治疗

1.线形或星形骨折

不必特别处理。当骨折线跨过硬脑膜中动脉沟或静脉窦时,要警惕硬脑膜外血肿的发生,需严密观察或 CT 检查。

2.粉碎性骨折

一般不需处理。如果碎骨片刺入脑组织,特别是开放伤,则需手术摘除,缝合硬脑膜。

3.凹陷性骨折

下陷较轻,未引起脑受压,可不处理;凹陷范围大于 3～5cm,深度超过 1cm,伴颅内压增高,尤其位置相当于运动区或语言中枢时,须手术将下陷骨片撬起复位。静脉窦附近的凹陷性骨折,可伤及窦壁,但因骨片压堵未发生出血,如无症状,不做复位;必须复位者,要做好充分止血、输血准备,否则可引起术中大出血。

二、颅底骨折

颅底的线形骨折多为颅盖骨折的延伸,也可由间接暴力所致,几乎都合并脑损伤,且大多数为开放性颅脑损伤。

(一)诊断

可依据外伤史,耳、鼻出血或脑脊液漏,皮下淤斑,脑神经损伤等做出初步诊断。X 线检查意义不大,CT 对骨折的诊断有帮助,还可了解有无脑损伤。

1.颅前窝骨折

累及眶顶和筛骨,可有鼻出血、眶周广泛淤斑("熊猫眼"征),以及广泛球结膜下淤斑等表现。若脑膜、骨膜均破裂,则合并脑脊液鼻漏(脑脊液漏提示开放性颅脑损伤)。若筛板或视神经管骨折,可合并嗅神经或视神经损伤。

2.颅中窝骨折

如累及蝶骨,可有鼻出血或合并脑脊液鼻漏,脑脊液经蝶窦由鼻孔流出。若累及颞骨岩部,脑膜、骨膜及鼓膜均破裂时,则合并脑脊液耳漏;若鼓膜完整,脑脊液则经咽鼓管流至鼻咽部,可误认为鼻漏。常出现同侧面瘫、耳聋、耳鸣等。

3.颅后窝骨折

累及颞骨岩部后外侧时,多在伤后 1～2 天出现乳突部皮下淤斑(Battle 征)。若累及枕骨基底部,可在伤后数小时出现枕下部肿胀及皮下淤斑。枕骨大孔附近骨折,可合并舌咽神经、迷走神经、副神经、舌下神经损伤。

(二)治疗

颅底骨折本身无须特别治疗,应着重观察有无脑损伤及处理脑脊液漏、脑神经损伤等并发症。合并脑脊液漏时,需使用抗生素预防颅内感染,不可堵塞或冲洗,禁忌腰穿,取头高位卧床休息,避免用力咳嗽、打喷嚏和擤鼻涕。绝大多数漏口会在伤后 1～2 周自愈。如超过 1 个月仍未停止漏液,可考虑手术修补硬脑膜以封闭瘘口。对伤后视力减退,疑为碎骨片挫伤或血肿压迫视神经者,应争取在 12 小时内行视神经探查减压术。

第五节　脑损伤

脑损伤分为原发性和继发性两大类。原发性脑损伤指暴力作用于头部时立即发生的脑损伤,主要有脑震荡、脑挫裂伤等。继发性脑损伤指受伤一定时间后出现的脑受损病变,主要有脑水肿和颅内血肿。脑水肿继发于脑挫裂伤;颅内血肿因颅骨、硬脑膜或脑的出血而形成,与原发性脑损伤可相伴发生,也可单独发生;继发性脑损伤因产生颅内压增高或脑压迫而造成危害。原发性脑损伤如果有症状或体征,在受伤时立即出现,并且不再继续加重。同样的症状或体征,如果不在受伤时出现,而是在伤后过一段时间出现,且有进行性加重趋势;或受伤当时已出现的症状或体征,在伤后呈进行性加重趋势,皆属于继发性脑损伤表现。区别原发性和继发性脑损伤有重要临床意义,原发性脑损伤无须开颅手术,其预后主要取决于伤势轻重;继发性脑损伤,尤其是颅内血肿多需及时开颅手术,其预后与处理是否及时、正确有密切关系。

按脑组织是否与外界相通,脑损伤还分为开放性和闭合性脑损伤两类。凡硬脑膜完整的脑损伤均属闭合性;硬脑膜破裂,脑组织与外界相通者则为开放伤。

造成闭合性脑损伤的作用力可概括为两种:①接触力:物体与头部直接碰撞,由于冲击、凹陷骨折或颅骨的急速内凹和弹回,而导致局部脑损伤。②惯性力:来源于受伤瞬间头部的减速或加速运动,使脑在颅内急速移位,而导致多处或弥散性脑损伤。受伤时头部若为固定状态,则只受接触力影响;运动中的头部突然受阻于固定物体,除有接触力作用外,尚有因减速引起的惯性力起作用。仅由接触力造成的脑损伤,其范围可较为固定和局限,可无早期昏迷表现;而由惯性力引起的脑损伤则分散和广泛,常有早期昏迷表现。通常将受力侧的脑损伤称为冲击伤,其对侧者称为对冲伤。

一、脑震荡

(一)临床表现与诊断

脑震荡表现为一过性的脑功能障碍,主要症状是受伤当时立即出现短暂的意识障碍,可为神志不清或完全昏迷,常为数秒或数分钟,一般不超过半小时。清醒后大多不能回忆受伤当时乃至伤前一段时间内的情况,称为逆行性遗忘。较重者在意识障碍期间有皮肤苍白、出汗、血压下降、心动徐缓、呼吸浅慢、肌张力降低、各生理反射迟钝或消失等表现,但随着意识的恢复很快趋于正常。此后可能出现头痛、头昏、恶心、呕吐等症状,短期内可自行好转。神经系统检查无阳性体征,脑脊液检查无红细胞,CT 检查颅内无异常发现。

(二)治疗

单纯脑震荡无须特殊治疗,可卧床休息一周,酌用镇静、止痛药物。同时进行心理治疗,消除患者的恐惧心理,一般可在 2 周内恢复正常,预后良好。

二、脑挫裂伤

(一)病理

脑挫裂伤是外力造成的原发性脑器质性损伤,既可发生于着力部位,也可在对冲部位。轻者仅见局部软膜下大脑皮质散在点片状出血;重者可有大脑皮质及白质广泛挫伤、破裂、局部出血和水肿,进一步发展可形成血肿。脑挫伤指脑组织遭受破坏较轻,软脑膜尚完整者;脑裂伤指软脑膜、血管和脑组织同时有破裂,伴有外伤性蛛网膜下隙出血。两者常同时并存,临床上又不易区别,故常合称为脑挫裂伤。

(二)临床表现与诊断

1.意识障碍

是脑挫裂伤最突出的症状之一。受伤当时立即出现,其程度和持续时间与脑挫裂伤的程度、范围直接相关,可持续数分钟至数小时、数日、数月,但绝大多数在半小时以上,重症者可长期持续昏迷。

2.头痛与恶心、呕吐

可能与颅内压增高、自主神经功能紊乱或外伤性蛛网膜下隙出血等有关,后者还可有脑膜刺激征、脑脊液检查有红细胞等表现。

3.局灶症状与体征

受伤当时立即出现与伤灶相应的神经功能障碍或体征,如运动区损伤出现锥体束征、肢体抽搐或偏瘫,语言中枢损伤出现失语等。发生于"哑区"的损伤,则无局灶症状或体征出现。

4.颅内压增高与脑疝

为继发脑水肿或颅内血肿所致,使早期的意识障碍或瘫痪程度加重,或意识好转、清醒后又变为模糊,同时有血压升高、心率减慢、瞳孔不等大以及锥体束征等表现。

5.CT 检查

为最常用最有价值的检查。伤灶表现为低密度区内有散在的点、片状高密度出血灶影及周围脑水肿,严重者脑室受压可见中线结构移位等情况。

（三）治疗

1.病情观察

（1）意识：意识观察最重要，意识分为意识清楚、意识模糊、浅昏迷、昏迷和深昏迷五个级别。临床广泛应用的是 Glasgow 昏迷评分法，从睁眼、言语和运动三方面的积分评估意识障碍程度。最高为 15 分，表示意识清楚，8 分以下为昏迷，最低为 3 分。

按 Glasgow 昏迷评分法，昏迷时间在 30 分钟以内，处于 13～15 分者为轻度脑损伤；昏迷时间为 30 分钟至 6 小时，处于 8～12 分者为中度脑损伤；昏迷超过 6 小时，处于 3～7 分者为重度脑损伤。

（2）瞳孔：注意瞳孔变化出现的迟早、有无继续加剧以及有无间接对光反应等。

（3）神经系体征：原发性脑损伤引起的偏瘫等局灶体征，在受伤当时已经出现；继发性脑损伤则在伤后逐渐出现。

（4）生命体征：注意呼吸、脉搏、心率、心律、血压、体温以及颅内压等改变。

（5）其他：剧烈头痛或烦躁不安等症状可能为颅内压增高或脑疝预兆。

2.一般处理

（1）体位：意识清醒者抬高床头 15°～30°，以利颅内静脉血回流。昏迷患者宜取侧卧位或侧俯卧位，以免呕吐物误吸。

（2）保持呼吸道通畅：清除呼吸道分泌物，短期不能清醒者应早做气管切开。

（3）营养支持：早期可采用肠外营养，一般 3～4 天肠蠕动恢复后，可经鼻胃管肠内营养。长期昏迷患者考虑胃造瘘术。

（4）对症治疗：对躁动不安者，如为疼痛、尿潴留、颅内压增高引起，予以相应处理；如癫痫发作，予以抗癫痫药物联合控制；对高热者，如排除感染因素后，中枢性高热给予冬眠低温治疗。

（5）复苏治疗：巴比妥类药物有清除自由基、降低脑代谢率作用，可改善脑缺血缺氧。神经节苷脂、盐酸纳洛酮、胞二磷胆碱、乙酰谷酰胺等药物和高压氧治疗对患者苏醒有帮助。

3.防治脑水肿

控制脑水肿和脑肿胀是治疗脑挫裂伤最为重要的环节之一。

4.手术治疗

手术方法包括脑挫裂伤灶清除、额极或颞极切除、颞肌下减压或骨瓣切除减压等。

三、颅内血肿

颅内血肿是颅脑损伤中最常见最严重的继发病变，按出血部位分为硬脑膜外血肿、硬脑膜下血肿和脑内血肿。颅内血肿的一般临床特点是伤后发生进行性颅内压增高。按血肿引起颅内压增高或早期脑疝症状所经历的时间分类：3 日内发生者为急性型；3 日后至 3 周内发生者为亚急性型；3 周后发生者为慢性型。

（一）硬脑膜外血肿

1.形成机制

与颅骨损伤有密切关系，骨折或颅骨的短暂变形撕破位于骨沟内的硬脑膜动脉或静脉窦引起出血，或骨折的板障出血。血液积聚于颅骨与硬脑膜之间。由于颅盖部的硬脑膜与颅骨易于分离,故硬脑膜外血肿多见于颅盖部。引起颅内压增高与脑疝所需的出血量,一般成人小脑幕上达 20ml 以上,小脑幕下达 10ml 时,即可引起,绝大多数属急性型,出血来源以脑膜中动脉最常见。少数由静脉窦或板障出血形成的血肿出现症状较迟,可表现为亚急性或慢性型。血肿最常见于颞区,多数为单个血肿,少数可为多个。

2.临床表现与诊断

(1)外伤史:颅盖部,特别是颞部的直接暴力伤,局部有伤痕或头皮血肿,颅骨 X 线摄片发现骨折线跨过脑膜中动脉沟。或枕部受伤,颅骨 X 线摄片发现骨折线跨过横窦沟。

(2)意识障碍:血肿本身引起的意识障碍为脑疝所致,通常在伤后数小时至1～2天发生。因受原发性脑损伤的影响,意识障碍的类型有三种:①原发脑损伤轻,伤后无原发昏迷,待血肿形成后开始出现意识障碍(清醒→浅昏迷);②原发脑损伤略重,伤后一度昏迷,随后完全清醒或好转,但不久又陷入昏迷(昏迷→中间清醒或好转→昏迷);③原发脑损伤较重,伤后昏迷进行性加重或持续昏迷。因为硬脑膜外血肿患者的原发性脑损伤一般较轻,所以大多表现为①、②种情况。

(3)颅内压增高:患者在昏迷前或中间清醒(好转)期常有头痛、恶心、呕吐等颅内压增高症状,伴有血压升高、呼吸和脉搏缓慢等生命体征改变。

(4)瞳孔改变:形成小脑幕切迹疝时,患侧瞳孔一过性缩小→患侧瞳孔散大→双侧瞳孔散大;对光反应由迟钝→消失。

(5)锥体束征:早期出现的一侧肢体肌力减退,如无进行性加重表现,系脑挫裂伤等原发脑损伤的局灶体征。但血肿增大引起小脑幕切迹疝时,可出现对侧肌张力增高的锥体束征。脑疝发展至脑干严重受压时,出现去大脑强直。

(6)CT 检查:颅骨内板与硬脑膜之间有双凸镜形或弓形密度增高影。CT 检查还可明确定位、计算出血量、了解脑室受压及中线结构移位,以及脑挫裂伤、脑水肿、多个或多种血肿并存等情况。

3.治疗

(1)手术治疗:急性硬脑膜外血肿原则上一经确诊立即手术。多采用骨瓣或骨窗开颅,清除血肿,妥善止血。

(2)非手术治疗:伤后无明显意识障碍,病情稳定,CT 扫描血肿量<30ml,中线结构移位<1cm者,可在密切观察前提下保守治疗。

(二)硬脑膜下血肿

1.形成机制

硬脑膜下血肿是指出血积聚于硬脑膜下腔.是颅内血肿中最常见者,常呈多发性或与别种血肿合并发生。按是否伴有脑挫裂伤而分为复合性血肿和单纯性血肿。急性和亚急性硬膜下血肿多为复合性血肿,出血的来源多为脑挫裂伤所致的脑皮质血管破裂,也可由脑内血肿穿破皮层流到硬脑膜下腔。太多由对冲性脑挫裂伤所致,好发于额极、颞极及其底面,可视为脑挫裂伤的一种并发症。慢性硬脑膜下血肿好发于老年人,多有轻微头部外伤史。

2.临床表现与诊断

(1)急性和亚急性硬脑膜下血肿:①脑挫裂伤较重,血肿形成较快一,表现为意识障碍进行性加深;②脑挫裂伤较轻,血肿形成较慢,可有意识好转期存在;③CT 检查于颅骨内板与脑表面之间可见高密度、等密度或混合密度的新月形或半月形影。

(2)慢性硬脑膜下血肿:①慢性颅内压增高症状,如头痛、恶心、呕吐和视盘水肿等;②血肿压迫所致的局灶症状和体征,如偏瘫、失语和局限性癫痫等;③脑萎缩、脑供血不全症状,如智力障碍、精神失常和记忆力减退等;④CT 表现为颅骨内板下低密度的新月形、半月形影,其特点为血肿常有厚薄不一的包膜包绕。

3.治疗

急性和亚急性硬脑膜下血肿的治疗原则与硬脑膜外血肿相仿。慢性硬脑膜下血肿患者凡有明显症状者立即手术,首选钻孔置管引流术。

(三)脑内血肿

1.形成机制

脑内血肿比较少见,常与枕部着力时的额、颞对冲性脑挫裂伤同时存在。脑内血肿有两种类型:浅部血肿的出血均来自脑挫裂伤灶,血肿位于伤灶附近或伤灶裂口中,部位多与脑挫裂伤的好发部位一致;深部血肿多见于老年人,血肿位于白质深部,脑表面可无明显挫伤。

2.临床表现与诊断

以进行性意识障碍加重为主,其意识障碍过程受原发性脑损伤程度和血肿形成的速度影响。CT 检查可在脑挫裂伤灶附近或脑深部白质内见到圆形或不规则高密度血肿影,同时可见血肿周围的低密度水肿区。

3.治疗

行开颅血肿清除或钻孔引流术。预后较差,病情发展较快,死亡率高达 50% 左右。

第六节　脊髓损伤

脊髓损伤在平时或战时都不少见,它给国家、社会、家庭、个人所造成的经济及身心损失,颇为严重。其发病率的统计中,并不包括早期死亡和未能入院的病例。根据有关资料,本病的总发病率介于 11.5~23.0/(百万人口·年)。损伤多见于年轻的成人,60% 的患者年龄介于 16~30 岁,大约 85% 的患者是男性,15% 是女性。病死率为 4.4%~16.7%。

所有致伤原因中 40% 是交通意外事故所引起;25% 是暴力引起;21% 是坠落引起;10% 与潜水有关;另外 4% 为工作及运动相关的损伤。

脊髓损伤最常见的受损水平是中低颈髓。其次是胸腰交界处,受损节段的分布不同与损伤时的具体情况和患者的年龄很有关系,而且常伴有明显的骨与软组织的改变。在婴儿及年幼儿童,由于其生物力学原因、骨及软组织的成分原因、脊椎关节面方向及头颅与躯干比例不对称等,其枕颈交界及颈胸交界处是最易受损的部分。而在老年人由于退行性改变及缺乏柔韧性,很易使受伤邻近的脊髓受损。

一、分类

按照与外界的沟通情况,脊髓损伤可分为开放性与闭合性。前者指有蛛网膜下隙与外界相通;后者则无。

按照着力点与损伤的关系,分为直接性与间接性。前者指外力直接作用于脊髓,损伤部位与外力作用部位一致;后者指外力作用使脊柱发生过伸、过屈及扭转等再影响到脊髓,损伤点一般在外力作用的远端。与脊髓血供有关的损伤也属于间接性损伤。

按照作用力的形式,分为:

(1)外力作用于头顶或与脊柱纵轴平行的方向,引起脊柱的过伸或过屈动作,各椎体互相挤压而致压缩性骨折,后纵韧带和棘上韧带可断裂,上一椎体向前移位,脊髓被压于上一椎板与下一椎体后缘之间而损伤。或使脊柱呈"折刀样"向前屈曲,导致椎体的压缩性骨折,碎骨片突入椎管,压迫脊髓。

(2)外力作用方向使脊柱过伸,使增厚的黄韧带皱折突入椎管,脊髓被挤于黄韧带与增生的椎体后缘之间。

(3)外力作用与脊髓垂直,引起椎板骨折塌陷,关节突骨折,前后纵韧带撕裂。脊髓可因椎板的塌陷而致伤,亦可被压于上下两脱位的椎体之间而致伤。

(4)外力牵拉脊髓,如臀位生产时的产伤,牵拉时易使脊髓受损。

按照损伤程度,一般可以分为:完全性及不完全性。区分这两种损伤的主要目的在于不完全性损伤有着更好的预后。美国脊髓损伤协会(ASIA)的损伤评分:A:完全性损伤,无运动及感觉功能存留;B:不完全性损伤,感觉功能保存,无运动功能;C:不完全性损伤,损伤水平以下的运动功能保存,但其主要肌力小于3度;D:不完全性损伤,损伤水平以下的运动功能保存,其主要肌力大于或等于3度;E:正常,运动及感觉功能正常。

二、诊断

(一)临床表现

脊髓损伤后的共同性表现有:

1.脊髓休克

脊髓受损后损伤平面之下完全性迟缓性瘫痪,各种反射、感觉及括约肌功能消失,数小时内开始恢复,2~4周完全恢复。在较严重的损伤也有脊髓休克的过程,一般在3~6周后才逐渐出现受损水平以下的脊髓功能活动。在脊髓休克期很难判断脊髓受损是功能性的还是器质性的。但受伤当时或数小时内即有完全性的感觉丧失,特别是肢体瘫痪伴有震动觉的丧失,提示有器质性损伤。脊髓休克时间越长,说明脊髓损伤越严重。

2.感觉障碍

脊髓完全损伤者受损平面以下各种感觉均丧失;部分损伤者则视受损程度不同而保留部分感觉。

3.运动功能

在脊髓休克期过后,受损平面以下的运动功能仍完全消失,但肌张力高,反射亢进;部分损伤者则在休克期过后逐步出现部分肌肉的自主活动。脊髓损伤后出现受损节段支配肌肉的松弛、萎缩及腱反射消失等下运动神经元损伤的体征时,有定位诊断的意义。

4.反射活动

休克期过后,受损平面以下肢体反射由消失逐渐转为亢进,张力由迟缓转为痉挛。脊髓完全性损伤为屈性截瘫,部分性损伤呈现出伸性截瘫。有时刺激下肢可引起不可抑制的屈曲与排尿,称总体反射。

5.膀胱功能

脊髓休克期为无张力性神经源性膀胱;脊髓休克逐渐恢复后表现为反射性神经源性膀胱和间隙性尿失禁;脊髓恢复到反射出现时,刺激皮肤会出现不自主的反射性排尿,晚期表现为挛缩性神经源性膀胱。

6.自主神经功能紊乱

常可出现阴茎异常勃起、Horner 综合征、麻痹性肠梗阻、受损平面以下皮肤不出汗及高热等。

7.其他

有部分患者脊髓损伤后有特定的表现或综合征对于诊断有帮助。1985 年,人们提出 Brown-Sequard 综合征,典型的这种损伤是由贯穿伤或刺入伤引起解剖上一侧脊髓的切断,虽然单纯以这种形式的损伤临床并不多见,但常有患者出现类似的症状,功能上脊髓半切。以下是另外几个较常见的综合征:

(1)脊髓中央损伤综合征:是最常见的颈椎综合征,主要见于年龄较大者尤其是中老年男性,损伤通常是过伸性的。除了一些脊椎肥大等原发改变外,在 X 线上多无或很少有异常表现。临床表现为四肢瘫,但上肢的瘫痪要重过下肢,上肢为迟缓性瘫,下肢为痉挛性瘫。开始时即有排便及性功能障碍。大多数患者能恢复,并逐渐进步使神经功能达到一个稳定水平。恢复过程中,下肢先恢复,膀胱功能次之,上肢较慢尤其是手指。

(2)前脊髓损伤综合征:由于过屈或脊椎轴性负荷机制所引起。常伴有脊椎骨折和(或)脱位及椎间盘脱出。CT、脊髓造影或磁共振常可显示椎管前部及脊髓受压。临床表现为受伤水平以下总的运动功能丧失,及侧束感觉功能(疼痛及温度)丧失,而后束功能(本体感觉及位置觉等)不受影响。其预后要比脊髓中央损伤综合征差。

(3)圆锥综合征:圆锥综合征常伴有胸腰段脊髓损伤。其特点是脊髓与神经根合并受累(如圆锥与马尾受损),同时存在上运动神经元及下运动神经元的损伤。圆锥成分的损伤与较上水平的脊髓损伤的预后相似,即完全性损伤预后差,不完全性损伤预后较好。马尾神经根损伤的预后较好。

(4)马尾综合征:圆锥综合征的受伤常是从 T_{11} 至 L_1 水平,而马尾综合征见于从 L_1 到骶水平损伤,这些患者表现为单纯的下运动神经元损伤,不但下肢反射降低而且肠及膀胱反射也降低。临床上常呈现出不完全性及不对称性,并有好的预后。

(5)急性 DeJerine 洋葱皮样综合征:这类损伤位于高颈位,由于三叉神经脊髓束受损所致。面及额部麻木,感觉减退及感觉缺失环绕于口鼻部呈环状。躯体的感觉减退水平仍于锁骨下,四肢有不同程度的瘫痪。

(6)Bell 交叉麻痹综合征:损伤延、脊髓交界处的锥体束交叉。由于上肢的运动纤维交叉在先,在相当于延髓下端水平已交叉完毕,而下肢的运动纤维在颈 1～2 段交界处才交叉完毕。在寰椎枕部或寰枢椎间有损伤时可引起本综合征。其特点为四肢有不同程度的选择性瘫痪,上肢瘫痪较重,但一侧重于另一侧;两下肢的瘫痪较轻,但与上肢相反,另一侧重于一侧。

(二)辅助检查

作整个脊椎的前后位片及侧位 X 线片,有时须作颈椎张口位片。CT 可以较好地显示骨,磁共振显示软组织的解剖及病理改变。X 线片、CT 及磁共振对于脊髓损伤不仅是诊断需要,而且还有监护及判断预后的作用。

三、治疗

(一)院前急救

医务人员在事故现场建立了足够气道、通气及输液后,应仔细搬运受伤的患者,即搬运时应将患者放置于正中平卧位,并固定在一个合适的脊髓平面,头两侧放置沙袋,前额用绷带固定,使气道保持通畅。有作者提出作至少颈伸 15° 的 Trendelenburg 体位(即头低足高仰卧位),以减少误吸与休克。怀疑有颈椎损伤患者可以用颈托。对于可疑或意识不清的患者,采用多人搬运及木板运送方法,并用固定带固定头颈部及伤部。

(二)院内治疗

1.医院内初步处理外伤患者生命抢救的步骤

①基础生命的抢救(气道、呼吸及心跳,简称 ABC);②复苏;③其他抢救;④妥善的护理。

有学者扩大了基础生命抢救的 ABC 至 ABCDE,新的 D 为:disability(神经功能的评价),E 为:exposure(除去被检查者所有衣裤)。在检查脊髓损伤患者时应注意常有多系统的损伤出现。如患者不能吐出或吞下分泌物、呼吸不规则,应及时气管插管,插管应在喉镜介导下经鼻或口腔作气管插管而不能活动头及颈。在脊髓损伤急性期,患者膀胱及胃肠道张力低下,以及损伤水平以下对于伤害性刺激的反应消失,应给予导尿管及胃管。

2.牵引疗法

X 线检查后,最先考虑的是用颈牵引来达到重建头及颈的正常排列。在有颈髓神经功能损害而在 X 线上无明显异常或仅有软组织损伤的患者,可给予 5 kg 的牵引力,但是有明显脱位或骨折的患者,牵引力应适量增加,但一般不宜超过 10 kg。

3.手术治疗及相关处理

在手术前应预防使用抗生素及皮质类固醇。手术治疗的目的为:①矫正及固定脊柱的骨折移位;②解除脊髓压迫,阻止脊髓中央出血性坏死的进展,促进神经功能障碍的早日恢复。

(1)手术适应证

1)开放性脊髓损伤患者,应尽早作清创术。目的在于去除压迫脊髓的碎骨片、枪弹、弹片、异物、血块及突出的椎间盘等,促使伤口一期愈合,变开放伤为闭合伤。

2)闭合性脊髓损伤患者的神经体征进行性加重,应尽早作椎板切除术,椎管探查及减压。

3)腰椎穿刺示蛛网膜下隙阻塞,经短期治疗无效者。

4)脊柱 X 线片示椎管内有碎骨片陷入者。

5)脊髓过屈性损伤并有颈椎间盘突出者,椎体压缩性骨折或骨折脱位引起前脊髓损伤综合征,经非手术治疗无效者。

6)对不能肯定的脊髓完全性损伤,可考虑做手术探查。

(2)不适合手术者

1)完全性的神经功能丧失而蛛网膜下腔通畅的患者。

2）急性颈脊髓中央损伤综合征。

3）悬吊性骨折。

4）有损伤性休克者。

5）医院条件不完善者。

（3）临床分类及处理：患者经过基本评价，包括病史、体格检查、神经功能检查及放射学检查，脊髓外伤患者应分为以下几类：

1）无脊髓外来压迫、无脊椎骨折或不稳定的患者：这类患者进行非手术治疗及观察。

2）无脊髓外来压迫，但有脊椎不稳定的患者：这类患者固定于治疗床上开始非手术治疗及观察，当症状稳定后作脊柱融合手术。

3）有脊髓外来压迫，而不能作牵引（胸或腰段）或减压失败（颈段）的患者：这些患者应在24小时内进行，手术重建患者椎管通畅及脊柱的复位。

4）有颈、胸或腹部的贯通伤，且威胁生命的脏器损害要重于神经功能障碍的患者：这些患者应先由普通外科医师作初步治疗，然后本科医师在适当时候再作手术，或与普通外科手术同时进行。

5）患者有脊柱及周围软组织贯通伤，但没有威胁生命的重要脏器损害，不须做手术探查。

6）有脊髓中央出血性坏死的患者，应予以手术。通过脊髓背面正中部切开，清除出血及排除儿茶酚胺类物质，并同时用低温盐水反复冲洗。

4.非手术治疗

（1）脱水治疗：常用的有20％甘露醇、高渗葡萄糖等。

（2）低温治疗。

（3）激素治疗：常用的有甲泼尼龙及地塞米松。

（4）其他：神经营养药如 GM1 等，抗纤溶制剂、抗 5-羟色胺制剂、抗去甲肾上腺素制剂；高压氧等。

5.并发症及其治疗

急性脊髓损伤最常见的并发症仍是累及呼吸系统，由于肋间肌的瘫痪引起肺功能的改变，在多发外伤患者中可以出现肋骨及肺实质的直接外伤。对于高位四肢瘫患者常给予预防性气管插管，在动脉血氧不够或呼吸窘迫时应给予氧气，作气管插管应尽量经鼻气管插入，避免气管切开。在 C_{1-4} 损伤的四肢瘫患者如无自主呼吸应及早作气管切开，并做好慢性气道支持。

急性脊髓损伤患者并发消化道出血时常可致命，故应静脉给予氢离子拮抗剂，放置胃管，维持胃分泌物低压引流，每4小时测试 pH。颈椎水平的急性脊髓损伤患者常有神经源性休克，这类伤员常表现为交感神经切除样综合征，如胃酸分泌增加，胃肠道相对缺血及无力，很易引起应激性溃疡。

急性脊髓损伤患者的另一主要死亡原因，是泌尿道感染伴败血症。密切的尿量输出监测，注意有无大体及显微镜下血尿，有导尿管的患者每4天应作一次尿细菌培养。另外，在 ICU 还有许多侵入性插管，如静脉插管、动脉插管、甚至心脏插管和颅骨牵引钳等，都有高并发脓毒血症的危险，因此各种诊疗措施均应严格无菌操作，并执行有关的护理常规。

患者通常出现分解代谢状态，故所有急性脊髓损伤患者入院后24小时，应给予中央静脉高营养支持,直到肠鸣音恢复后给予口服或鼻饲流质,以后逐渐改变,直至尽可能快地达到正常饮食。

四肢瘫的患者,失去皮肤感觉及主动翻身能力,久卧后凡骨突出的部位容易引起压疮,故应予以气垫床或胶垫,每2小时翻身一次,骨突部位皮肤保持清洁干燥。

第七节　三叉神经痛和舌咽神经痛

三叉神经痛是指三叉神经分布区的发作性剧烈疼痛。年发病率为1/10万,多见于老年人,70~79岁的年发病率为33.7/10万,小于40岁年发病率则为0.2/10万。女性略多于男性。

三叉神经痛可分为原发性和继发性两种。继发性三叉神经痛指有明确病因,如肿瘤、血管病变、多发性硬化或颅底畸形等,压迫或刺激三叉神经而引起面痛。舌咽神经痛是指局限于舌咽神经或者迷走神经的耳咽支分布区的发作性剧烈疼痛。舌咽神经痛少见,与三叉神经痛之比为1:100。

一、诊断

(一)临床表现

大多数的三叉神经痛和舌咽神经痛患者有典型的病史和症状,是诊断本病的主要依据。医师要耐心、详细地询问病史,可请患者用手指点出面痛的发生部位,扩散范围,描述疼痛的性质,持续时间,疼痛的诱发原因、触发点、缓解过程以及相关症状等。

1.典型三叉神经痛的临床表现

(1)阵发、短暂而剧烈的疼痛,每次发作时间由数秒钟到几分钟。呈电灼、针刺、刀割、撕裂样,常伴面部肌肉抽搐,口角牵向一侧。

(2)疼痛间歇期如常人。睡眠时发作较少,但严重者可通宵发作,不能入眠或痛醒。发病早期,次数较少,间歇期较长,以后逐渐加重,发作频繁,甚至数分钟发作一次。可周期性发作,每次发作期可持续数周至数月,缓解期可由数天至数年不定。

(3)疼痛90%为单侧性,以右侧多见,按三叉神经分布,疼痛剧烈时可向颞部放射,但绝不扩散过中线。双侧疼痛仅为5%,多为单侧起病,另一侧起病较晚,一般为两侧各自发作。双侧发作往往合并多发性硬化。疼痛最常见于下颌支和上颌支。

(4)患侧三叉神经分布区常有触发点,如上、下唇、鼻翼、口角、门齿、犬齿、齿根、颊、舌等,稍加触动即可引起疼痛发作,饮水、刷牙、洗脸和剃须等也可诱发,严重者影响正常生活,患者常不敢进食、大声说话,甚至洗脸。

(5)患者因不敢洗脸、剃须、刷牙、进食,面部和口腔卫生常很差,营养不良,面色憔悴,精神抑郁,情绪低落。

(6)面部皮肤较粗糙,眉毛脱落,有时会出现角膜水肿、浑浊,麻痹性角膜炎,虹膜脱出,白内障,甚至咬肌萎缩。

(7)神经系统检查正常,因局部皮肤粗糙,面部触痛觉可轻度减退。

2.舌咽神经痛的临床表现

(1)男性较女性多见,起病年龄多在 35 岁以后。

(2)疼痛局限于舌咽神经及迷走神经耳支、咽支支配区,即咽后壁、扁桃体窝、舌根和外耳道深部等,可向耳朵、下颌和齿龈放射。

(3)一般为单侧性,双侧仅占 2%。疼痛如刀割、针刺、触电样,骤发,程度剧烈,历时数秒至 1 分钟不等,每日发作从几次至几十次。在大多数病例有明显的发作期和静止期,有时静止期长达 1 年以上。但不会自愈。

(4)通常由吞咽诱发,其他诱因有咳嗽、咀嚼、喷嚏等。

(5)约 10% 的病例可发展为迷走舌咽性晕厥,即发作时出现心动过缓、心律失常、低血压、晕厥、抽搐甚至心脏停搏。

(6)约 10% 的舌咽神经痛合并三叉神经痛。

(二)鉴别诊断

由于引起颜面部疼痛的疾病很多,因此在诊治时,应注意与下列主要疾病或病变鉴别。

1.颅外疾病

(1)牙痛:多为炎症所致,如急性牙髓炎、牙周炎、根尖周围炎、龋齿等。不分性别、年龄都可发生。牙痛发作常常沿三叉神经分布区放射至同侧上、下牙龈及头面部,易与三叉神经痛混淆。但是,典型的牙痛表现为牙龈及颜面部阵发性疼痛,后期为持续性胀痛或跳痛。牙齿对冷热敏感,刺激时能诱发剧烈的疼痛。口腔检查可见牙龈红肿,张口受限,叩痛等。详细牙科检查可明确诊断,治疗患牙,疼痛可消失。

(2)颞下颌关节痛:多因颞下颌关节功能紊乱、颞下颌关节炎等所致。疼痛多限于颞下颌关节区域,一般为自发性、持续性,与下颌骨运动有关。颞下颌关节部位可肿胀,左右不对称,有压痛,下颌运动受限,张口有弹响。若为炎症,白细胞计数一般升高。类风湿所致者血沉及抗“O”可增加。X 线片可见颞下颌关节间隙模糊、狭窄及骨质疏松等。

(3)偏头痛:为血管舒缩失衡所造成的单侧头痛。多见于青、中年女性,常有头痛史或明确家族史。发作前多有视觉先兆,如视力模糊,眼前出现黑点等。疼痛位置深在,范围可越出三叉神经分布区域。多为搏动性跳痛或钝痛。持续时间长,一般持续数小时,有的长达 1 天才能缓解,发作时往往伴有恶心、呕吐及颜面部运动紊乱等。服用麦角胺类药物可预防疼痛发作。某些剧烈疼痛在眼部及颞部,常夜间痛醒,伴患侧流泪,结膜充血,瞳孔缩小及鼻塞等,呈系列或丛集发生,称之为丛集性头痛。某些偏头痛发作后,可出现同侧眼肌麻痹,称之为眼肌麻痹性偏头痛。

2.脑神经痛

(1)蝶腭神经节痛:又称 Sluder 病,病因不详,可能与鼻窦感染有关。疼痛位于颜面深部,可由牙部发出,放射至鼻根、颊、上颌、眼眶、乳突、耳、枕、肩及手部等处,眼眶可有压痛。疼痛呈烧灼样,阵发性或持续性,无一定规律。发作时患侧鼻黏膜充血、阻塞,流泪等。行蝶腭神经节封闭可减轻疼痛。

(2)不典型面部神经痛:可能与血管运动障碍有关,也可能与交感神经系统障碍有关。多见于青壮年,疼痛分布不沿神经分布,往往超出三叉神经的分布范围。疼痛多由颜面开始,向额、顶、枕部甚至颈肩部放射。较弥散、深在,不易定位,无"扳机点",持续时间较长。发作时常常有同侧的自主神经系统症状如流泪、潮红、鼻黏膜充血。用普鲁卡因阻断神经传导不能抑制疼痛发作。而用血管收缩或镇痛药物常有效,组胺脱敏疗法也有一定疗效。

(3)膝状神经节痛:病因不清楚,可能与病毒感染有关。为发作性耳部疼痛,咀嚼、讲话和吞咽时不疼痛,但叩击面神经可诱发疼痛。

(4)三叉神经炎:可由流感、上颌窦炎、额窦炎、下颌骨骨髓炎、伤寒、疟疾、糖尿病、痛风、酒精中毒、铅中毒、食物中毒等引起。疼痛呈持续性,压迫神经分支疼痛加剧。三叉神经区感觉减退或过敏,可伴有运动支功能障碍。

3.颅内及鼻咽部肿瘤所致的颜面部疼痛

(1)脑桥小脑角肿瘤:以胆脂瘤最多见,其他有听神经瘤、脑膜瘤、血管瘤等。发病年龄较轻,持续时间较长。有面部痛觉减退或其他脑神经受累症状,如耳鸣、眩晕、听力降低、面瘫,当肿瘤刺激或浸润迷走或舌咽神经时伴有后组脑神经损伤的体征。头颅 CT 或 MRI 检查是诊断的重要依据。

(2)颅底恶性肿瘤(如鼻咽癌,其他转移癌等):因肿瘤侵犯颅底,骨质破坏或肿瘤浸润引起。多为持续性剧痛,可伴有颈部淋巴结肿大。若癌肿经破裂孔向颅内蔓延,侵犯第Ⅱ、Ⅲ、Ⅳ、Ⅴ、Ⅵ脑神经,患者除颜面部疼痛,还可出现面部麻木、复视、视物模糊、面瘫、眼肌麻痹、甚至眼球固定或失明等。颅底摄片或 CT 检查有骨质破坏,鼻咽部检查可发现原发性癌肿。

(3)三叉神经半月节或神经根部肿瘤:常为发作性剧痛。颅底摄片或 CT 骨窗位可见岩尖部骨质吸收或破坏,圆孔和卵圆孔扩大等。CT 或 MRI 检查有助诊断。

(4)其他需鉴别的疾病:有动脉瘤、蛛网膜炎、茎突过长、茎突韧带钙化、椎动脉粥样硬化、扁桃体炎和岩骨炎症等,详细的病史和体检,结合 CT 或 MRI 检查可与之鉴别。

二、治疗

原发性三叉神经痛和舌咽神经痛的治疗原则:明确诊断后,首选药物治疗,药物治疗无效方选用非药物治疗。继发性三叉神经痛主要是根治病因。

1.药物治疗

三叉神经痛和舌咽神经痛的药物治疗相同,必须正规用药。药物治疗无效或仅部分有效时,必须考虑诊断是否正确。如果诊断正确,用药方法得当或药物毒不良反应大,则可改用它药。

(1)卡马西平:1962 年 Blom 首先报道应用卡马西平治疗面部疼痛。目前仍是首选药物。其机制是降低神经元对刺激的反应。初服 200 mg,每天 1～2 次,症状不能控制,每天增加 100 mg,直至疼痛缓解或出现不良反应。最大剂量每天为 1 000～1 600 mg。不良反应约见于 30%的病例,其中剂量依赖性的,有头晕、嗜睡、眼球震颤等。非剂量依赖性的有药物性肝炎、骨髓抑制、低钠血症、充血性心力衰竭、皮疹等。妊娠妇女忌用。周期性监测血常规非常必要,开始 2 个月每周一次,以后每年 4 次。剂量调整以临床症状的缓解程度和是否出现不良反应为主要依据,血药浓度测定没有帮助。

(2)巴氯芬(baclofen):作为卡马西平过敏患者的替代药物。为 γ 氨基丁酸(GABA)的衍生物,作用机制可能是在 GABA 受体突触前与之结合,抑制兴奋性氨基酸的释放以及单突触反射和多突触反射,缓解痉挛状态。一次 5 mg,每日 3 次,逐渐增加剂量。常见的不良反应有恶心、皮疹、头昏、嗜睡、肝功能影响、诱发癫痫等。

(3)苯妥英钠:1942 年 Bergouignan 首先运用苯妥英钠治疗面部疼痛。其机制也可能是降低神经元对刺激的反应。目前仅用于复发或不能耐受卡马西平的病例。每日 200～500 mg。与抗癫痫治疗不同,血药浓度与疼痛控制的效果不相关。不良反应有皮疹,肝脏损害,骨髓抑制等。

(4)七叶莲:为木通科野木瓜属又名假荔枝的一种草药。止痛疗效达 60% 左右。口服每次 0.4 g,每日 4 次。无严重不良反应,少数可有口干、中上腹不适、食欲减退、轻微头昏等,停药后可恢复。与苯妥英钠、卡马西平合用可提高疗效。

2.手术治疗

(1)三叉神经痛的微血管减压手术

1)适应证:①药物或经皮穿刺治疗失败者;②不能接受其他方法治疗后出现面部麻木者;③三叉神经第一支疼痛者;④患者一般状况较好,无严重器质性病变,能耐受手术;⑤排除多发性硬化或桥小脑角肿瘤等病变。

2)手术方法

患者体位:全身麻醉,侧卧位,患侧朝上,头向对侧旋转约 10° 并前屈,下颌离胸骨 2 横指,患侧肩用布带向下牵拉,使颈肩夹角大于 100°。

切口:二腹肌沟延长线与枕外粗隆至外耳道连线的交点为横窦与乙状窦的交角。在耳后发际内做 5～7 cm 皮肤直切口,下端略向内斜。若患者颈部短而粗,切口易加长,并向中线弯,以利暴露和操作。切口在交角上 1/3,交角下 2/3。

骨窗形成:快速静脉滴注甘露醇 250 mL。分层切开皮肤、肌层,直达颅骨,放置自动拉钩,暴露枕骨鳞部外侧部和乳突后部。形成骨窗约 3 cm×3 cm,外上缘必需暴露横窦和乙状窦起始部,这是获得良好暴露三叉神经根的重要标志。乳突气房打开,可用骨蜡封闭。在横窦下方 0.5 cm 处弧形剪开硬脑膜,并在外侧硬脑膜上作附加切口,使其尽量靠近横窦和乙状窦连接处,以便悬吊外侧硬脑膜,使横窦尽量向外上方牵开。

暴露三叉神经和微血管减压:经枕大池或桥小脑池释放脑脊液,用宽 1 cm 的脑压板翻起小脑外上部,在手术显微镜下锐性剪开岩静脉上的蛛网膜。如岩静脉不影响暴露,应尽量保留,进一步翻出小脑,首先暴露第 Ⅶ 和 Ⅷ 脑神经,在其上方和深部,可见三叉神经根和脑桥。蛛网膜常增厚,常需打开蛛网膜才能看清楚三叉神经的全长与周围结构的关系。锐性剪开三叉神经表面的蛛网膜。通常可发现邻近脑桥 1 cm 以内的三叉神经根受血管压迫。最常见的是小脑上动脉。判断神经受压的标准如下:距脑桥 0.5～1 cm 的三叉神经根上,血管与神经接触,神经上有压痕,并被推移或扭曲。由于侧卧位可引起小脑诸动脉移位,因此凡距三叉神经根 1～2 mm 内的血管可视为与神经有接触。要注意发现多发血管的压迫,特别是位于三叉神经根前部的血管易被忽略。小心地把压迫神经的血管游离和推开,先用小块吸收性明胶海绵垫于神经根后面。根据血管与神经的关系,可选用涤纶片单纯隔离法、血管包裹法或神经包裹法。不管用何种方法,关键是三叉神经根部减压必须"完全、彻底和可靠"。我们主张采用神经包裹法,即用涤纶片(1 cm×0.5 cm)包绕在进脑桥的三叉神经根上,如同"领套",有时可用一枚银夹夹住涤纶片两端。最后用吸收性明胶海绵覆盖在三叉神经蛛网膜破口上,以防涤纶片移动。如果是静脉压迫,可用双极电凝器凝固后切断,再按上法放置涤纶片。有下列情况时应做三叉神经感觉根切断术:多发性硬化斑压迫,应在硬化斑的近心端切断神经;血管与神经根粘连太紧,不能分离;必需牺牲供应脑桥的分支才能游离动脉;脑桥固有静脉压迫;未找到肯定压迫病因。手术方法:用 45°微神经钩或剪,从下后侧开始割断脑桥旁三叉神经感觉根。如为第 3 支痛,割断感觉根 50%;第 2~3 支痛,割断 80%,三支全痛,割断全部感觉根。

关闭伤口:仔细止血后,清点棉片。用庆大霉素生理盐水冲洗术野,严密缝合硬脑膜。分层缝合肌层、皮下组织和皮肤。

术后处理:硬脑膜外置引流条 24 小时。头抬高 30°卧床,2~3 天后可活动。全身用抗生素 2~3 天。

3)疗效和并发症:1 204 例三叉神经痛微血管减压术后,5 年随访率 91%,10 年随访率 87%。术后 1 周,疼痛完全缓解 82%,部分缓解 16% ,2%没有效果。术后 1 年,疼痛完全缓解 75%,部分缓解 9%。10 年后,疼痛完全缓解 64%,部分缓解 4%。术后 5 年内疼痛的复发率为 2% ,10 年内为 1%。常见的并发症有:脑脊液漏、听力障碍、面部麻木和脑膜刺激征等。

(2)舌咽神经痛的微血管减压术:

1)适应证:药物治疗无效的病例;排除继发于肿瘤的舌咽神经痛者。

2)手术方法麻醉和体位:同三叉神经痛微血管减压术。切口和骨窗同面肌痉挛微血管减压术,但皮肤切口和骨窗均偏下,接近颅后窝底。

舌咽神经的暴露:剪开硬脑膜后,用脑压板抬起小脑外下部,打开小脑延髓池侧角,从下向上依次辨认副神经、迷走神经和舌咽神经。颈静脉孔处舌咽神经位最上面(近内耳孔),其外形较细,为 2 条或几条小的神经纤维组成,其下为迷走神经,两者间有一狭窄的间隙或硬脑膜间隔。迷走神经比舌咽神经更细小,由多支纤维组成。再下方为副神经。在延髓下端,面神经根下方,橄榄核背侧 2~4 mm 处,舌咽神经进入脑干。舌咽神经的感觉根较粗大,位于运动根的背侧。

舌咽神经减压:压迫神经的血管多为小脑后下动脉及其分支、椎动脉等。采用"领套"法将舌咽神经入脑干段与周围血管隔离。舌咽神经和迷走神经第一支切断:用于找不到压迫血管或微血管减压无效者。用剥离子把颈静脉孔处的舌咽和迷走神经头端 1~2 根分支分别挑起,微剪切断。单纯切断舌咽神经止痛效果不佳。切断舌咽神经时少数患者可有血压增高,切断迷走神经分支可引起心脏期外收缩和血压下降。

关颅和术后处理:同三叉神经微血管减压。

3)疗效和并发症:手术后早期疗效,79%病例疼痛完全消失,10%部分消失,10%无效。经 6~170 个月随访,76%的病例疼痛完全消失,15%部分有效,8%疼痛仍然存在。绝大多数患者术后疼痛立即消失。少数有复发。术后常见的并发症主要是舌咽神经和迷走神经受损,约 20%出现吞咽困难和呛咳,其中大部分为暂时性的,少数有永久的声嘶或饮水呛咳等,其他并发症如伤口感染、脑脊液漏等少见。死亡率低。

(3)三叉神经痛的经皮穿刺射频毁损术:1932 年 Kirschner 报道经皮穿刺射频毁损三叉神经节治疗三叉神经痛,后 White 和 Sweet 等(1969 年)规范了此治疗方法,并加以改进。治疗机制主要根据 Letcher Goldring 的研究发现,即与传导触觉的 Aalpha 和 Adelta 类纤维不同,传导痛觉的 Adelta 和 C 类纤维的动作电位可被较低的温度所阻断。射频治疗应用合适的温度,选择性地毁损三叉神经 Adelta 和 C 类纤维,达到治疗疼痛并保存面部触觉的目的。

1)适应证:①药物治疗无效或不能耐受药物不良反应者;②高龄或一般情况差,不能耐受开颅手术者;③合并多发性硬化者。

2)手术方法术前准备:患者可门诊手术或短期住院治疗。如术前患者全身情况较差,应先纠正。抗凝治疗者应暂停用抗凝剂。术前 6 小时禁食,常规术前用药。体位和穿刺部位标记:仰卧位。疼痛不论是左侧,还是右侧,右利手的手术者总站在患者的右侧。在患者面部标记 3 个解剖标志点:外耳道前 3 cm;瞳孔内侧下方;口角外侧 2.5 cm。前两点是卵圆孔的位置,第三点是针穿刺下颌皮肤的位置。

进针:消毒后,局麻下,口角外 2.5 cm 处进针(21 号腰穿针),手术者的示指放在翼突外侧的下方,防止刺破口腔黏膜,并将针导入卵圆孔的中部。在患者口内放置通气道,防止咬伤。在左右方向上,对准同侧瞳孔的内侧;在前后方向上,对准外耳道前 3 cm。在侧位 X 线透视下,在鞍底下方 5~10 mm,对准岩骨和斜坡的交角。进入卵圆孔时,患者突然感到疼痛,咬肌收缩。针芯拔除后三叉神经池的脑脊液会流出。进针必须在侧位 X 线透视监测下。避免进入其他骨孔,如眶上裂、颈静脉孔、颈内动脉管等。穿刺深度不得超过斜坡边缘后方 8 mm,否则可能损伤 Dorello 管内的展神经或刺入颞叶。若针尖偏向前靠近海绵窦,可能损伤滑车神经和动眼神经。避免损伤颈内动脉,穿到动脉时,针管会有搏动或发现监测节律性温度变化。

有三个点易损伤动脉:①破裂孔处,穿刺针偏内后方,会刺破动脉表面的软骨,刺到动脉;②下颌支腹侧的 Meckel 囊处,此处动脉无骨质保护,穿刺时偏后外方,并进入岩骨易入此处;③海绵窦处,穿刺偏前内侧,会损伤动脉。一旦穿到动脉,必须立即拔出针,用手压迫颈部颈内动脉片刻。留观 1~2 天。

射频治疗:电极直径 1 mm,表面绝缘,尖端裸露。在透视下,电极经导管放入,头端外露 5 mm。电极尖的位置再用电刺激进一步确定。刺激参数是:方波、50 Hz、0.2~0.3 V、间隔 1 毫秒。刺激引起疼痛或感觉异常,表示电极位置正确。射频毁损初始温度 60~70℃/60 s。患者面部出现与毁损神经分布一致区域的泛红,提示定位准确。重复检查患者面部感觉,当疼痛消失,触觉开始减退时,应停止治疗。如效果不明显时,温度可增加 5℃,增加 20~30 秒,增加毁损点。当获得预期治疗效果后,暂停毁损,15 分钟后,检查毁损灶是否固定不变。治疗结束后应观察患者 4 小时。术后注意保护角膜,经常用眼药水,注意口腔卫生。术后 1 周软食,避免咬硬物,逐渐活动锻炼下颌。

3)疗效和并发症:总结文献大组病例共 6 205 例,平均随访 6 年(2 个月至 33 年),疼痛缓解率为 98%(术后即刻),复发率为 23%,并发症发生率 0.2%,主要为面部麻木、角膜溃疡和咀嚼困难等。其他少见的并发症为颅内出血、脑梗死、脑膜炎、复视、颈内动脉海绵窦瘘、颞叶脓肿、癫痫。死亡率 0.03%。

(4)舌咽神经痛的经皮穿刺射频毁损术

1)适应证:年龄较大不适宜开颅手术的患者。

2)解剖基础:颈静脉孔在颅底形成直角三角形,顶点指向前内侧。自底面观察颅底发现颈静脉孔位于卵圆孔的正后方,其前外侧壁是颞骨,后内侧壁是枕骨。一条纤维或骨性带将颈静脉孔分成两部分。前内侧部较小,是神经部位,含舌咽神经。后外侧部较大,是静脉部位,含颈静脉球、迷走、副神经,偶有脑膜后动脉。这两部分通常是完全分开的。尸体解剖发现 6% 的舌咽神经行于骨管中,Andersch 最上神经节,在 2/3 病例中位于颈静脉孔或颅外,在 1/3 病例中位于颅内。

3)手术方法:手术准备同三叉神经痛的经皮穿刺射频治疗。徒手穿刺针方向与穿刺卵圆孔的方向位于同一水平位,但向后夹角为 14°。在透视下颈静脉孔位于颞下颌关节后方,枕骨髁前方,距离鞍底 27～33 mm。先选用 1 ms、10～75 Hz、100～300 mV 的电流或者 40℃ 低温刺激,会引起患者耳和喉部疼痛,说明电极位置正确。应用 60℃ 射频毁损 90 秒,以后增加 5℃ 重复毁损,直到咽部疼痛消失。术中必须密切监护,如果刺激或损伤迷走神经,会发生严重的并发症,如高血压、低血压、心动过缓、晕厥、甚至心脏停搏。

4)疗效和并发症:90% 以上病例疼痛缓解。常见的并发症有声音嘶哑、一侧声带麻痹和言语困难等。精确的定位、毁损时严密的观察和检查、选用较小的毁损电极可减少并发症,近来已经有报道应用立体定向方法,定位精确,以提高疗效,减少并发症。

(5)伽马刀放射外科治疗:1970 年 Leksell 等应用伽马刀毁损三叉神经感觉神经根,以三叉神经节为靶点,治疗三叉神经痛。1993 年 Hakanson 和 Lindquist 等报道选择三叉神经接近脑桥的神经根的位置作为靶点,取得较好的疗效。近来 Lunsford 和 Kondziolka 报道了应用高磁场的 MRI 定位,治疗 80 例三叉神经痛的经验。对舌咽神经痛尚无应用伽马刀治疗的报道。

1)适应证:①药物治疗无效或不能耐受药物不良反应者;②其他治疗无效或复发者;③合并多发性硬化者;④身体情况差或年迈不能耐受手术或不能因手术而停用某些药物(如抗凝剂)治疗者。

2)定位和靶点:CT 不能显示病灶,必须选用 MRI 定位。采用水平位和冠状位的增强的 T_1 加权,层厚 1 mm 扫描,一般在脑桥中段的 3～6 张图像上,可以显示从脑桥至 Meckel 囊的三叉神经根。靶点是三叉神经的中点,一般在神经与脑干交点前方 2～4 mm。

3)剂量:在 GammaPlan 工作站上进行剂量设计,用 4 mm 的准直器,50% 的等剂量线覆盖约 4 mm 的三叉神经。最大剂量为 70～80 Gy,剂量率要高。

4)疗效和并发症:治疗后可当天出院,一般在 1～2 个月 80%～90% 的病例疼痛缓解,其中 70% 的病例疼痛消失,其余明显缓解。治疗无效约 10%。并发症发生率小于 6%,主要为面部麻木。无死亡病例,无脑干和血管受损表现。但是如何选择三叉神经分支进行治疗,如何控制神经受照射的范围,有待于进一步研究。

(6)其他手术:三叉神经痛的手术治疗方法除上述外,还有一些经皮穿刺的方法,如经皮穿刺三叉神经球囊压迫治疗(近期疼痛缓解率 93%,复发率 21%,并发症 1.7%)、经皮穿刺神经节甘油注射治疗(近期疼痛缓解率 91%,复发率 54%,并发症 1%)和经皮穿刺慢性电刺激治疗等。而一些以往的破坏性手术,如神经节减压手术、部分神经切断术和神经节切除术等,由于疗效差、复发率高、损伤大,现已较少采用。

3.复发三叉神经痛的处理

虽然微血管减压可使 95%～98% 的三叉神经痛得到缓解,但是仍有一些患者术后无效或复发,经再次手术探查,常可见下列原因:①微血管减压不完全;②衬垫物如吸收性明胶海绵、肌肉等被吸收或移位;③衬垫物压迫或形成瘢痕压迫;④新的血管压迫,如动脉(特别是粥样硬化者)或静脉再通或侧支形成;⑤无明确原因。一般讲,术后早期复发或新开展这项手术缺乏经验者,以第一种原因多见。如在术后1年以上复发,则其他几种原因均有可能。

对复发三叉神经痛的处理,迄今无统一意见。有积极主张再手术探查,有主张改用药物或半月节毁损治疗等,我们认为应根据不同原因、复发发生的时间、患者的年龄和全身状态等综合考虑。下列情况,应再次手术探查:①术后近期内(3个月)发生;②不能排除手术技术因素;③患者全身情况良好,能耐受手术。再次手术探查时,除根据不同原因给予相应处理外,对无明确原因者,可作三叉神经感觉根切断术。

第八节　面神经麻痹和面肌抽搐

面神经麻痹引起面部肌肉运动功能丧失称为面神经瘫痪,又称面瘫。分为中枢性面瘫和周围性面瘫两类。中枢性面瘫是指面神经核以上至其大脑皮质中枢(中央前回下1/3)间的病损所引起的面肌瘫痪,又称核上性面瘫。周围性面瘫是指面神经核及面神经本身病损所引起的面瘫,又称核下性面瘫。面肌痉挛又称面肌抽搐或半侧颜面痉挛,是指一侧面部肌肉阵发性、节律性抽搐、痉挛或强直性发作。从眼轮匝肌开始,逐步向下扩大,波及口轮匝肌和面部表情肌,严重者引起面部疼痛,影响视觉、言语和睡眠,有数天至数月的发作间期。神经系统检查除轻度面瘫外,无其他异常。

一、诊断

(一)临床表现

1.面神经麻痹

(1)患侧面部表情肌完全瘫痪者,前额皱纹消失,眼裂扩大,鼻唇沟变浅,口角下垂,歪向健侧,患侧不能做皱额、提眉、闭目、吹气和噘嘴等动作。闭目时,眼球转向上、外方露出角膜下缘的巩膜,称为贝尔现象。鼓颊和吹口哨时漏气。进食时食物残渣常滞留于患侧的齿颊间隙内,并常有口水自该侧淌下,泪液外溢。患侧的眼轮匝肌反射减弱或消失。

(2)根据面神经在面神经管中的累及部位不同而出现一些其他症状。

面神经受损在茎乳突孔以上而影响鼓索神经时,有患侧舌前2/3味觉障碍。在发出镫骨肌分支以上处遭受损害,有味觉损害和听觉过敏。膝状神经节被累及时,除有面神经麻痹、听觉过敏和舌前2/3的味觉障碍外,有患侧乳突部疼痛,以及耳郭部和外耳道感觉迟钝,外耳道或鼓膜出现疱疹,构成Hunt综合征。膝状神经节以上损害时岩浅大神经受侵,出现Hunt综合征,此时无耳道内或鼓膜上的疱疹,有患侧的泪液分泌减少,患侧面部出汗障碍。

(3)面神经麻痹的后遗症表现:主要有面肌挛缩、面肌痉挛和联带运动等。面肌挛缩表现为患侧鼻唇沟加深、眼裂缩小,易将健侧误为患侧,若让患者作主动运动,如露齿时,即可发现挛缩侧的面肌并不收缩,而健侧面肌收缩正常。面肌痉挛表现为患侧面肌发生不自主的抽动。联带运动是当患者瞬目时即发生病例上唇轻微颤动,露齿时患侧眼睛就不自主闭合,或试图闭目时,患侧额肌收缩,更有在进食咀嚼时(尤其是浓味食物),即有患侧眼泪流下(鳄泪征),或出现颞部皮肤潮红、局部发热、汗液分泌等现象(耳颞综合征)。这些情况大约是由于病损后神经轴索再生长入邻近属于其他功能的神经施万细胞膜管道中所致。

(4)面神经麻痹的分级:采用面神经分级系统可以量化面瘫程度,以利于不同治疗方法疗效的比较。目前有多种面神经分级系统,通常运用的为 House 和 Brackmann 分级系统。

2.面肌抽搐面肌痉挛

多数在中年以后起病,女性多见,好发左侧。起病时多为眼轮匝肌间歇性抽搐,逐渐缓慢地扩散至一侧面部的其他面肌。口角肌肉的抽搐最易为人注意,严重者甚至可累及同侧的颈阔肌。抽搐的程度轻重不等,可因疲倦、精神紧张、自主运动而加剧,但不能自行模仿或控制。入睡后抽搐停止。两侧面肌均有抽搐者甚少见,往往是一侧先受累。少数患者于抽搐时伴有面部轻度疼痛,个别病例可伴有头痛,患侧耳鸣。

神经系统检查除面部肌肉阵发性的抽搐外,无其他阳性体征发现。少数病例于晚期可伴有患侧面肌轻度瘫痪。本病为缓慢进展的疾患,一般均不会自然好转,如不给予治疗,部分病例于晚期患侧面肌麻痹,抽搐停止。

(二)诊断和鉴别诊断

1.症状和体征

诊断时需区分中枢性面瘫和周围性面瘫,明确造成面瘫的原因。CT 用于诊断颅底骨性结构的改变有重要价值。MRI 对于脑肿瘤,特别是后颅的肿瘤、脑缺血性卒中和炎症改变等有诊断价值。

中枢性面瘫的特点为:①病损对侧眼眶以下的面肌瘫痪;②常伴有面瘫同侧的肢体偏瘫;③无味觉和涎液分泌障碍。周围性面瘫的特点为:①病变同侧所有的面肌均瘫痪;②如有肢体瘫痪常为面瘫对侧的肢体受累,例如脑干病变而引起的交叉性瘫痪;③可以有患侧舌前 2/3 的味觉减退及唾液分泌障碍。

Bell 麻痹是一种最多见的周围性面神经麻痹。病因可能是局部营养神经的血管,受风寒刺激而发生痉挛,导致面神经缺血、水肿而引起。也可能与局部感染有关。通常呈急性起病,20～40 岁最为多见,男性略多于女性。绝大多数为单侧,一侧面部表情肌突然瘫痪,几小时内达到顶峰。

颅脑外伤造成颅底骨折而面瘫者,通常有明确的外伤史,常有外耳道流血,乳突部瘀血,CT 颅底薄层扫描可有颅底骨折等表现。

中耳感染侵及面神经管产生的面神经麻痹,除面肌瘫痪外,由于鼓索纤维受累,常有患侧舌前 2/3 的味觉丧失,伴中耳炎史及耳部的阳性体征。

颅后窝病变例如桥小脑角肿瘤、颅底脑膜炎及鼻咽癌颅内转移等原因所致的面神经麻痹,多伴有听觉障碍、三叉神经功能障碍及各种原发病的特殊表现。

脑桥病变如肿瘤、炎症、出血等所致面神经麻痹常伴面神经核邻近的脑神经核或长束受损,例如患侧三叉神经、展神经麻痹和对侧肢体的偏瘫等体征。

大脑半球病变例如肿瘤、脑血管意外等出现的中枢性面瘫仅仅限于病变对侧下面部表情肌的运动障碍,而上面部表情肌运动如闭眼、皱额则仍正常,且常伴躯体偏瘫。

2.面肌抽搐

根据本病的临床特点,单侧阵发性面肌抽搐而无其他神经系统阳性体征,诊断并不困难。肌电图上显示肌纤维震颤和肌束震颤波。脑电图检查显示正常。

需与下列疾病鉴别。

(1)继发性面肌抽搐:桥小脑角肿瘤或炎症、脑桥肿瘤、脑干脑炎、延髓空洞症、运动神经元性疾病、颅脑损伤等均可出现面肌抽搐,但往往伴有其他脑神经或锥体束受损的表现,如同侧的面痛及面部感觉减退、听力障碍、对侧或四肢肌力减退等,而面肌抽搐仅仅是症状之一,所以不难鉴别。

(2)癫痫:面肌局限性抽搐亦可能是部分性运动性癫痫,但其抽搐幅度较大,并往往累及颈、上肢甚或偏侧肢体,或出现典型的按大脑皮质运动区顺序扩散的 Jackson 发作。脑电图上可见有癫痫波发放。仅仅局限于面部肌肉抽搐的癫痫罕见。

(3)癔症性眼睑痉挛:常见于中年以上女性患者,多系两侧性,仅仅局限于眼睑肌的痉挛,而颜面下部的面肌则并不累及。

(4)习惯性面肌抽搐:常见于儿童及青壮年,为短暂的强迫性面肌运动,常为两侧性。癔症性眼睑痉挛与习惯性面肌抽搐的肌电图与脑电图均属正常,在抽搐时肌电图上出现的肌收缩波与主动运动时所产生的一样。

(5)三叉神经痛:为面部阵发性短暂的剧烈疼痛,疼痛严重时可伴有面部肌肉抽搐。虽然原发性面肌抽搐发展至严重时,抽搐时间较久亦可引起面部疼痛,但其疼痛程度没有三叉神经痛那样剧烈。

(6)舞蹈病及手足徐动症:可有面肌的不自主抽动,但均为两侧性的,且均伴有四肢的不自主运动。

二、治疗

1.面神经麻痹

根据不同的病因,采用不同治疗措施。主要采取改善局部血液循环,促使水肿、炎症的消退,促进面神经功能的恢复,保护患侧暴露的角膜等。

(1)针灸、理疗和推拿按摩:针刺疗法以祛风、通经络、调气血为原则。理疗和推拿按摩有利于改善局部血液循环,消除水肿,减轻局部疼痛症状。

(2)药物治疗:①激素治疗:如氢化可的松、甲泼尼龙等;②维生素 B_1、维生素 B_{12} 等;③改善微循环:地巴唑等;④神经营养药物,一些营养神经的生物制剂可能有效。

(3)高压氧治疗:可能有效。

(4)保护角膜:用眼罩、滴眼药水、涂眼药膏等。长期不能恢复者可行眼睑缝合术。

(5)手术治疗

1)面副神经或面膈神经吻合术。将面神经的远端与副神经或膈神经的近端吻合,使副神经或膈神经的纤维长入面神经远端及其支配的肌肉,以恢复面肌功能。手术需牺牲副神经、膈神经的功能。

2)面神经管减压术:可用于颅底骨折后,面神经管破坏,面神经受压的病例。对 Bell 面瘫的疗效不肯定。

3)游离神经移植:采用耳大神经、腓肠神经,或颈丛皮神经,行游离神经纤维吻合移植,效果一般均较差。

4)带血管神经肌肉瓣移植术:效果不肯定。

2.面肌痉挛

首选药物治疗,用药物治疗效果不佳,选用微血管减压手术,面神经分支的肉毒素注射治疗也较常用。

(1)药物治疗:卡马西平、苯妥英钠、巴氯芬及各种镇静安定类药物,如苯巴比妥等,对少数患者可减轻症状。与三叉神经痛不同,这些药物对面肌痉挛的疗效不佳。

(2)理疗或针灸应用钙离子透入疗法或直流电刺激,可减轻症状,不能根治。

(3)微血管减压术

1)适应证:①药物、针灸、理疗等治疗无效者;②CT 和(或)MRI 不能除外继发性面肌痉挛;③排除 Bell 麻痹或面神经外伤后的面肌痉挛。

2)手术方法:麻醉和体位同三叉神经微血管减压术。

切口与骨窗:基本同三叉神经微血管减压术,但骨窗略偏下和偏大。除乙状窦始段外,还应更接近颅后窝底。

面神经显露:经腰穿放脑脊液或 20%甘露醇脱水后,剪开硬脑膜。应从小脑外下侧入路暴露面神经根部,不应用小脑外上侧入路(即三叉神经微血管减压入路),因为后者仅暴露面听神经桥小脑角段,而且易牵拉损伤听神经。用脑压板把小脑外下部轻轻抬起,用双极电凝镊电凝并切断 1～2 支桥静脉。打开小脑延髓池侧角,吸去脑脊液,探查桥小脑角有无异常。然后辨认副神经、迷走神经和舌咽神经,进一步抬起小脑,将小脑与后组脑神经之间的蛛网膜束带用双极电凝镊电凝后切断。显露第四脑室侧隐窝脉络丛,抬起小脑绒球,即见脑干和面听神经。安放自动牵开器。

面神经减压:通常面神经位于前内侧,听神经为后外侧,前者灰色,后者为淡黄色。几乎所有动脉压迫发生在面神经出脑干 5 mm 之内,大多为小脑后下动脉、椎动脉、小脑前下动脉或其分支,少数为静脉。多为单根血管压迫,少数为多根血管压迫。由于侧卧位可使脑干和血管的关系发生分开变化,因此距离神经根 1～2 mm 的血管均视为对神经有压迫。典型面肌痉挛者常为面神经的前下面受压,非典型者则为后或上面受压。用微型剥离子把血管与神经分开并用吸收性明胶海绵片嵌于血管和神经之间,用涤纶片将面神经出脑段包绕。如静脉压迫难以分离,可用双极电凝镊电凝后切断。应小心不要损伤进入脑干的血管穿通支。妥善止血,严密缝合硬脑膜,分层缝合肌层、皮下组织和皮肤。

术后处理:同三叉神经微血管减压术。

术后面肌痉挛的消失是逐步的。如术后 30 天面肌痉挛仍同术前,往往需要再次手术探查。

疗效和并发症:648 例面肌痉挛的患者 5 年随访率 92%,10 年随访率 88%。术后 1 个月内的早期疗效完全缓解 86%,部分缓解 5%,无效 9%。10 年后的效果,完全缓解 79%,部分缓解 5%,无效 16%。对于早期无效的病例尽早再次手术,同样可获得长期的完全缓解。常见的并发症有:面肌瘫痪、听力减退和脑脊液漏等,死亡率小于 1%。提高手术技巧,加强术前后处理,以及术时应用脑干听觉诱发电位、听神经直接电位和面神经肌电图等监测,可望减少并发症。

(4)肉毒素注射法:痉挛的肌肉中注射肉毒素正被逐渐广泛应用。治疗的机制是运用肉毒素阻断神经肌肉的传递,降低面肌痉挛的程度,不影响正常的神经传导。

1)注射方法:面神经在通过腮腺后分出末梢分支,呈扇形分布于面部表情肌肉。注射时用皮下注射针头在这些部位或其邻近刺入皮下组织。注射的范围可根据面肌痉挛的部位选择。

2)疗效:目前的报道为短期随访,早期完全缓解达 80%～100%,但一般 12～16 周,肉毒素代谢后症状复发,需重复注射。某些患者经注射后会产生肉毒素抗体,影响重复注射肉毒素的疗效。常见的并发症有:面瘫、眼球干涩、复视、吞咽困难等,这些并发症于单次注射发生率较低,但累积到 3 年后,发生率达 60%～75%。

(5)乙醇注射法:用不同浓度直至无水乙醇注射于面神经干可暂时中断面神经的传导功能,使面肌抽搐解除。注射后面神经传导功能障碍,立即出现面肌瘫痪或不全瘫痪,但在数月内可以恢复。疗效维持时间较短,大部分患者于 6 个月左右复发,需再次注射治疗。该方法目前已较少采用。

(6)其他手术方法:如面神经主干或分支切断术:破坏面神经的传导功能,以瘫痪代替抽搐,目前基本不用。

第九节　痉挛性斜颈

痉挛性斜颈是指头和颈部肌肉的一种异常抽动,常伴有头部转向一侧的震颤、徐动或肌痉挛样不自主运动,致使头部及颈部呈多种倾斜姿势。受累肌肉明显肥厚。本病有时伴有其他运动障碍性疾病。

一、诊断

(一)临床表现

患者多为中青年,起病缓慢,开始时症状轻微,逐渐加重,从出现症状到症状严重的时间从 3～10 多年不等。约 10% 患者症状可自行缓解,还有 20% 的患者症状可以有中等程度的自行改善。

临床表现各不相同。主要表现为颈部肌肉不能控制的异常活动,双侧颈部肌肉包括深浅肌肉可以同时受累,但以一侧胸锁乳突肌、斜方肌和头夹肌的影响最为明显。强制性的肌肉收缩使头部不断转向某一方向,如头部向一侧转动则为一侧胸锁乳突肌的收缩;头部向前屈为双侧胸锁乳突肌及头夹肌的收缩;头部向后伸痉挛收缩为双侧头夹肌及斜方肌的收缩。

Hassler 等将该病的头部异常姿势分为 4 型:①转向一侧的单纯水平型斜颈;②环绕前后颈的旋转型斜颈;③接近水平轴的伸展型斜颈,最后导致颈后伸;④接近水平轴的屈曲型斜颈,最后产生非对称性的颈前屈。前两型常见,后两型少见。痉挛动作可因情绪波动、疲劳或感觉刺激而加重,睡眠时症状完全消失。受累肌肉明显肥厚,发作时可有受累肌肉疼痛。

（二）诊断和鉴别诊断

根据发作表现本病诊断一般不难，但应与上颈椎肿瘤、颈椎骨折、颈椎间盘突出、枕下神经炎等疾病引起的头部异常姿势相鉴别，上述病变仅引起强直性斜颈，不会有痉挛发作，一般仅保持某一头部姿势。

小儿颅后窝肿瘤引起的强迫头位也应进行鉴别，但患者往往还有颅内压增高症状和共济障碍症状。另外还应和不明原因的一侧胸锁乳突肌萎缩和畸形相鉴别。最后还应和癔症性斜颈相区别，后者往往有明确的精神因素，发作突然，头部和颈部异常活动变化多端，无规律，情绪稳定后症状自行消失。

二、治疗

1.药物治疗

由于病因不明，药物治疗多数效果不好，但可起到减轻发作强度。常用药物有颠茄酊、东莨菪碱、苯海索和巴氯芬等。

2.手术治疗

症状严重且药物治疗无效者，都可以考虑行手术治疗。手术方法分两类，一类为颈部受累肌肉的切除或切断术、颈部肌肉的去神经术，另一类为立体定向术。受累颈部肌肉的切除已少应用。

选择性周围神经切断术在北美仍极为盛行，在国内未见有报道。据称手术后70%患者效果显著，但也有30%患者有手术后的颈部稳定性差、残余疼痛和吞咽困难。

肌电图应作为手术前的常规检查，主要了解：①颈部异常活动的主要主动肌和协同肌；②正常拮抗剂的状态。在痉挛性斜颈患者中，受累肌肉的异常活动随着患者头部和身体姿势的不同而改变。所以最少同时记录4块肌肉，最常记录的肌肉为两侧胸锁乳突肌和两侧头夹肌，除此之外，还应记录和颈部活动有关的协同肌，如斜方肌、头直肌和提肩肌等。

为确保针电极位置正确，要患者重复做每块肌肉的生理活动，分别记录患者作头颈部侧倾、屈曲和伸展和旋转时的肌电活动。也有报道在手术前，先用1%利多卡因阻滞准备去神经的肌肉运动点，可以预测手术效果。

选择性去周围神经术已有标准手术方法，读者可参考有关书籍。为熟悉手术区域的解剖，手术者最好先在尸体上反复练习，以熟知需要切断神经的走向。除了切断颈部的颈1～4神经根外，胸锁乳突肌的去神经术还需再作一切口，切口类似于作面副神经吻合术，在茎乳孔水平找到副神经，向下解剖并不时用电刺激，将引起胸锁乳突肌收缩的分支一一切断，通常用5～6支之多。同时，主干和2～3支进入斜方肌的分支给予保留。

目前国内应用较广，且为作者采用的手术为Foster-Dandy手术，即切断硬脊膜内双侧副神经脊根及双侧颈1～3前根，有时可能需要切断颈4前根。手术后戴颈托2～3周，以后再间断应用4～6周。在作Foster-Dandy手术时，首先探查两侧的小脑后下动脉和椎动脉及其分支是否压迫副神经，如有明显受压者，只需分开压迫之血管，受累副神经用涤纶小片包裹隔离，不切断神经也可取得良好效果。当上述手术效果不好，或者患者同时有扭转痉挛等运动障碍疾病时，可用立体定向破坏苍白球—丘脑核，一般需作双侧毁损。缓解率为70%～80%，但3%的患者在手术后可出现构音困难。

第十四章　胸心外科疾病

第一节　胸部创伤

一、分类

（一）根据损伤暴力性质不同

1.钝性伤

减速性、挤压性、撞击性、冲击性暴力等所致，损伤机制复杂，多有肋骨或胸骨损伤，常合并其他部位损伤。伤后早期易误诊或漏诊，多数不需要开胸手术治疗。

2.穿透伤

多由火器或锐器暴力所致，损伤机制较清楚，损伤范围直接与伤道有关，早期诊断较容易。器官组织裂伤所致的进行性出血是伤情进展快、伤员死亡的主要原因，部分穿透性胸部损伤需要开胸手术治疗。

（二）根据损伤是否造成胸膜腔与外界沟通

1.开放性胸部损伤

常导致开放性血气胸，伤情较重。

2.闭合性胸部损伤

轻者为胸壁软组织损伤、肋骨骨折；重者为血气胸、心脏损伤、心包出血。

二、治疗

对较轻的胸外伤，一般对症处理即可，如镇痛、相对限制活动（如包扎固定）等。对伤情较重者应遵循急救"ABC"法则（A：呼吸道清理；B：呼吸支持；C：循环支持），然后在此基础上视具体情况进行针对性处理。如有胸壁创口者，应予清创缝合；有血、气胸者，如量较少则密切观察，量多则应予胸膜腔闭式引流，同时应预防感染。如有连枷胸，应在软化区加压包扎固定，纠正反常呼吸活动。

即使在较严重的胸外伤中，大多数患者只需经胸腔闭式引流及其他保守治疗即可治愈。一旦出现下列情况，应及时行剖胸探查术：

（1）胸膜腔内进行性出血，经保守处理效果不佳，可能存在胸腔内较大血管、肋间血管损伤或较严重的肺组织损伤。

（2）经引流后，仍存在较大的持续漏气现象，提示有较广泛的肺组织或支气管损伤。

（3）心脏、大血管损伤。

（4）膈肌损伤或胸腹联合伤。

（5）食管破裂。

（6）大范围胸壁创伤导致胸壁软化等。

对其他一些情况如胸腔内存在较大异物、凝固性血胸、陈旧性支气管破裂也应尽早行手术治疗。

第二节　肋骨骨折

胸部创伤中肋骨骨折最常见；由直接暴力和间接暴力引起。①第 1~3 肋骨粗短，且有锁骨、肩胛骨保护，不易发生骨折。但一旦发生说明暴力巨大，常合并锁骨、肩胛骨骨折和颈部、腋部血管神经损伤；②第 4~7 肋骨长而薄，最易折断；③第 8~10 肋骨前端因与肋弓相连而不易骨折；④第 11~12 肋骨的前端游离，弹性较大而不易骨折；如果发生骨折，容易引起腹内脏器和膈肌损伤。多根多处肋骨骨折将使局部胸壁失去完整肋骨的支撑而软化，出现反常呼吸运动，即吸气时软化区胸壁内陷，呼气时外突，称为连枷胸。

一、诊断

(一)临床表现

有胸部外伤史，局部疼痛，疼痛使得呼吸变浅、咳嗽无力，呼吸道分泌物增多、潴留，易导致肺不张和肺部感染。胸壁可有畸形，局部压痛，挤压胸部疼痛加重，甚至出现骨擦音，此可与软组织损伤鉴别。刺破胸膜可见血胸、气胸、皮下气肿。伤后晚期由于骨折断端移位可造成迟发性血胸或血气胸。多根多处肋骨骨折导致胸壁软化，形成连枷胸，使呼吸困难更明显，常可导致呼吸循环衰竭，威胁生命。

(二)辅助检查

胸部 X 线检查，包括正位、侧位和斜位平片可见肋骨骨折端、骨折线和断端错位，但不能显示前胸肋软骨骨折。目前在有条件的医院采用 X 线 CR 和 DR 检查对诊断有较大的帮助，而肋骨三维 CT 重建则有更清晰的肋骨显示。

二、治疗

肋骨骨折一般均能自行愈合，即使断端对位不良，愈合后也不影响胸廓的呼吸功能。因此对单根或数根肋骨单处骨折，治疗的目的是减轻疼痛症状，使患者能进行正常呼吸活动和有效排痰，防止呼吸道分泌物潴留所致的肺不张、肺炎等并发症，对老年患者尤为重要。根据疼痛症状的程度可选用不同的镇痛剂，一般以口服或局部用药为主，辅以胸带包扎、相对限制局部活动等。较严重的可予肌注镇痛剂或肋间神经封闭。肋间神经封闭的范围应包括骨折区所有的肋间神经和骨折区上下各两根肋间神经，每根肋间神经在脊椎旁注入 1%~2% 普鲁卡因或 2% 利多卡因 3~5 mL。必要时数小时后重复，可连续封闭数天以维持疗效。鼓励患者咳嗽、咳痰、起床活动，是防止肺部并发症的重要措施。

多根多处肋骨骨折者应作详细检查以排除胸腔内其他脏器是否也受到损伤，并按伤情及早给予相应处理。产生明显或范围较大的反常呼吸运动，影响呼吸功能者，需采取下列方法治疗：

1.敷料固定包扎

用厚敷料或沙袋压迫覆盖胸壁软化区并固定包扎，可限制软化区胸壁的反常活动。

2.胸壁外固定术

在麻醉下用手术巾钳夹住游离段肋骨或用不锈钢丝绕过肋骨将软化区胸壁提起,固定于胸壁支架上,可消除胸壁的反常呼吸活动。

3.胸壁内固定术

切开胸壁软组织显露骨折断端后,用金属缝线或钛板、可吸收肋骨钉连接固定每一处骨折的肋骨。双侧多根肋骨骨折产生的严重的胸壁软化可用金属板通过胸骨后方将胸骨向前方拉起,再将金属板的两端分别固定于左右两侧胸廓的肋骨前方的方法,以消除反常呼吸活动。

4.呼吸机辅助法

重症患者经口、鼻气管插管或气管切开于气管内置管连接呼吸机后作持续或间断正压通气,这种强制方法可减轻反常呼吸活动,便于呼吸道分泌物清除,并能保证通气,利于抢救。待患者病情稳定、胸壁相对固定后,可逐渐停止呼吸机治疗。

开放性肋骨骨折:无论单根或多根肋骨开放性骨折,均应尽早施行清创术,摘除游离的断骨碎片,剪去尖锐的骨折断端,以免刺伤周围组织;肋间血管损伤者,应予缝扎止血。骨折根数不多者不需要固定断端,多根多处骨折则需作内固定术。胸膜破损者宜放置肋间引流管,然后分层缝合创口。术后宜用抗生素。

第三节　创伤性气胸

胸膜腔内积气称为气胸。气胸的形成多由于肺组织、气管、支气管、食管破裂,空气进入胸膜腔,或因胸部伤口穿破胸膜,外界空气进入胸膜腔所致。气胸可分为闭合性气胸、开放性气胸和张力性气胸三类。

一、闭合性气胸

闭合性气胸的胸内压低于大气压,胸膜腔积气量决定伤侧肺萎陷的程度。

(一)诊断

1.临床表现

轻者无症状,重者有明显呼吸困难。体检可发现伤侧胸廓饱满,呼吸活动度降低,气管向健侧移位,伤侧叩诊呈鼓音,听诊呼吸音减弱。

2.辅助检查

胸部 X 线检查可显示不同程度的肺萎陷和胸膜腔积气。

(二)治疗

1.对于胸腔积气量少者,无须特殊处理,积气一般可在 2 周内自行吸收。

2.中等量气胸可进行胸膜腔穿刺,抽出积气。

3.大量气胸应行胸腔闭式引流术,促进肺尽早膨胀,并使用抗生素预防感染。

二、开放性气胸

外界空气经胸壁伤口或软组织缺损处,随呼吸自由进出胸膜腔。空气出入量与胸壁伤口大小有密切关系,伤口大于气管口径时,伤侧肺完全萎陷。如伤侧胸内压显著高于健侧,纵隔向健侧移位,健侧肺扩张受限。呼、吸气时两侧胸膜腔内压力不均衡,出现周期性变化,使纵隔在吸气时移向健侧;呼气时移向伤侧,称为纵隔扑动。

(一)诊断

1.临床表现

呼吸困难、鼻翼扇动、口唇发绀、颈静脉怒张。胸部吸吮样伤口:伤侧胸壁可见伴有气体进出胸腔发出吸吮样声音的伤口。体检:伤侧胸廓饱满,气管向健侧移位,伤侧叩诊呈鼓音,听诊呼吸音消失,严重者可伴有休克。

2.辅助检查

胸部 X 线可见伤侧胸腔大量积气,肺萎陷,纵隔移向健侧。

(二)治疗

1.开放性气胸急救处理要点

立即将开放性气胸变为闭合性气胸,赢得挽救生命的时间。

2.医院进一步处理

给氧,补充血容量,纠正休克;清创、缝合胸壁伤口,行胸腔闭式引流术;给予抗生素,鼓励咳嗽排痰;如怀疑胸内脏器损伤或活动性出血,则应开胸探查。胸腔闭式引流术的适应证:①中、大量气胸、开放性气胸、张力性气胸;②胸腔穿刺术治疗下胸腔内气体增加者;③需使用机械通气或人工通气的气胸或血胸复发者。方法:根据诊断确定插管的部位,气胸引流一般在伤侧前胸壁锁骨中线第 2 肋间,血胸则在腋中线或腋后线第 6 或第 7 肋间,血气胸通常也在腋中线或腋后线第 6 或第 7 肋间。患者半卧位,消毒后用利多卡因在局部胸壁全层浸润麻醉,切开皮肤约 2 cm,钝性分离肌层,经肋骨上缘置入带侧孔的胸腔引流管。引流管的侧孔置入胸腔2~3 cm。引流管外接闭式引流装置,保证胸腔内气体、液体克服 3~4 cm 水的压力能通畅引流出胸腔,而外界空气、液体不会吸入胸腔。术后应经常挤压引流管以保持管腔通畅,记录每小时或 24 小时引流量。引流后经 X 线检查肺膨胀良好,无气体和液体排出 24 小时以上,可在患者深吸气屏气后拔除引流管,并用凡士林纱布与胶布封闭伤口。

三、张力性气胸

气管、支气管或肺损伤处形成活瓣,导致每次吸气进入胸膜腔并积累增多,胸膜腔压力高于大气压,又称为高压性气胸。呼吸困难的病理生理:伤侧肺呼吸面积严重减少或消失,纵隔明显向健侧移位,健侧肺受压,通气血流比例失衡,影响肺通气和换气功能;腔静脉回流受阻。

(一)诊断

1.临床表现

严重或极度呼吸困难、烦躁、意识障碍、大汗淋漓、发绀。查体:气管明显移向健侧,颈静脉怒张,多有皮下气肿。伤侧胸廓饱满,叩诊呈鼓音,听诊呼吸音消失,严重者可伴有休克。

2.辅助检查

胸部 X 线片见伤侧肺完全被压缩,纵隔向健侧移位,致健侧肺亦受压。

(二)治疗

张力性气胸是可迅速致死的危急重症,必须尽快胸腔穿刺排气。迅速使用粗针头穿刺胸膜腔减压,并外接单向活瓣样装置;在紧急时可在针柄部外接剪有小口的柔软塑料袋、气球或避孕套等,使胸腔内的高压气体易于排出,而外界空气不能进入胸腔。进一步处理应安置胸腔闭式引流管。持续漏气而难以膨胀时应考虑开胸探查术。

第四节　创伤性血胸

胸膜腔内积血称为血胸,可与气胸同时存在。胸膜腔内积血的主要来源:心脏、胸内大血管及其分支、胸壁、肺组织、膈肌和心包血管出血。血胸发生后不仅因血容量丢失而影响循环功能,还可压迫伤侧及健侧肺组织,使呼吸面积减少;纵隔移位影响腔静脉回流。出血量超过肺、心包、和膈肌运动所引起的去纤维蛋白作用时,胸腔内积血发生凝固。凝血机化后形成纤维板,限制肺与胸廓活动,损害呼吸功能。当胸腔闭式引流量减少,而体格检查和影像学检查发现有血胸持续存在时,应考虑凝固性血胸。血液是良好的培养基,经伤口或肺破裂口侵入的细菌,会在血液中迅速繁殖,引起感染性血胸,最终导致脓胸。

一、临床表现

血胸的临床表现与出血量、速度和个人体质有关。一般而言,血胸量≤0.5 L 为少量血胸,0.5～1.0 L 为中量,＞1.0 L 为大量血胸。患者可有不同程度的低血容量表现:面色苍白、脉搏细速、血压下降、末梢血管充盈不良。并有不同程度的胸腔积液表现:呼吸急促、肋间隙饱满、气管向健侧移位、伤侧叩诊浊音和呼吸音减低及相应的胸部 X 线表现。胸穿抽出血液可明确诊断。进行性血胸征象:①持续性脉搏加快、血压降低,或虽经补充血容量血压仍不稳定;②胸腔闭式引流量每小时超过 200 mL,持续 3 小时;③血红蛋白量、血红细胞计数和血细胞比容进行性降低,引流胸腔积血的血红蛋白量和红细胞计数与周围血相接近。感染性血胸征象:①有畏寒、高热等感染的全身表现;②抽出胸腔积血 1 mL,加入 5 mL 蒸馏水,无感染者呈淡红透明状,出现浑浊或絮状物提示感染;③胸腔积血无感染时红细胞与白细胞计数比例应与周围血相似,即 500∶1,感染时白细胞计数明显增加,比例达到 100∶1 可确诊为感染性血胸。④积血涂片和细菌培养发现致病菌有助于诊断,并可依此选择有效抗生素。

二、治疗

1.非进行性少量血胸

胸穿或胸腔闭式引流术,及时排出积血,促使肺复张,改善呼吸功能;并使用抗生素预防感染。胸腔闭式引流术指征应放宽,以利于观察出血量。

2.进行性血胸

应及早行开胸探查手术。

3.凝固性血胸

应待伤员情况稳定后尽早手术,采用凝固性血胸清除术及胸膜纤维板剥除术,清除血块,并剥除胸膜表面血凝块机化的薄膜;开胸手术可提早到伤后 2～3 天,更为积极的开胸引流则无益;但明显推迟手术时间可能使清除肺表面纤维蛋白膜变得困难,从而使得简单手术复杂化。

4.感染性血胸

应及时改善胸腔引流,排尽感染性积血或脓液。如效果不佳或肺复张不良,应尽早手术清除感染性积血,剥离脓性纤维膜。

近年来电视胸腔镜已用于凝固性血胸、感染性血胸的治疗。

第五节　脓　胸

胸膜腔化脓性感染后的脓液积聚,即形成脓胸。脓胸的液体为高比重的浑浊液,含有变性白细胞、坏死组织残骸和细菌。脓胸可分为:①全脓胸:脓液占据整个胸膜腔;②局限性或包裹性脓胸:脓液积聚于肺与局部胸壁之间、肺叶之间、肺与膈肌或纵隔之间。根据脓胸的病程和病理反应,可分成急性和慢性两种。自从抗生素问世以来,脓胸的发病率和死亡率均已明显降低。但近年来,随着厌氧菌感染的明显增多,新的抗药菌株的出现以及免疫抑制剂的大量应用,增加了发生脓胸的风险。

一、急性脓胸

急性脓胸大多为继发性感染,由邻近胸膜的器官化脓性感染引起。最常见的原发病灶多在肺部(40%～60%),胸外科手术和外伤所致脓胸约占 30%。

胸膜腔感染途径:

(1)肺部化脓性病灶侵及胸膜或病灶破裂直接累及胸膜腔。

(2)邻近器官的化脓性感染,直接穿破或经淋巴途径侵犯胸膜腔,如膈下脓肿、肝脓肿、纵隔脓肿和化脓性心包炎等。

(3)全身脓毒症或菌血症,致病菌经血液循环进入胸膜腔。

(4)胸部穿透伤带入细菌和(或)异物导致感染和化脓。

(5)手术后胸膜腔感染。

(6)血胸的继发性感染。

(7)支气管瘘或食管胃吻合口瘘。多种致病菌可引起胸膜腔混合感染。厌氧菌与需氧菌混合感染的脓液常具有恶臭,称为腐败性脓胸。脓腔内同时有气体和脓液,出现液平面称为脓气胸。脓胸可自行穿破胸壁,向外溃破成为自溃性脓胸。

(一)诊断

1.临床表现

由于大多数脓胸继发于肺部感染,因此急性炎症和呼吸困难常是急性脓胸患者的主要症状。患者常有胸痛、高热、呼吸急促、食欲减退、周身不适等症状。由于脓胸的症状与病因及分期、胸膜腔内脓液的多少、患者防御机制的状态,以及致病菌毒力的大小有关,临床表现可以相差很大。血液化验则有白细胞总数及中性白细胞明显增高。肺炎后的急性脓胸,多在肺炎缓解后 1～2 周突然胸痛,体温升高,有持续高热,肺炎尚未消退,随之出现脓胸。重症脓胸可有咳嗽、咳痰、发绀等症状。患者可出现急性病容,有时不能平卧,患侧呼吸运动减弱、肋间隙饱满。叩诊可发现患侧上胸部呈鼓音,下胸部呈浊音,大量胸膜腔积脓则纵隔向对侧移位,气管及心浊音偏向健侧。听诊呼吸音减弱或消失,语颤减弱。

脓胸的并发症可发生于脓胸形成的任何阶段,但更常见于脓胸的慢性期。主要并发症有:①支气管胸膜瘘:支气管胸膜瘘常由肺脓肿破入胸膜腔而形成,脓液经支气管胸膜瘘进入气管咳出,或流入对侧肺引发感染;②胸壁窦道:脓液也可穿向胸壁皮下组织,溃破后形成脓窦;③脓胸还可并发纵隔脓肿、肋骨或胸骨骨髓炎、脑脓肿、心包炎、脓毒症等;④急性脓胸可发展成慢性脓胸,肺纤维化及胸壁挛缩。

2.辅助检查

肺部炎症经抗生素治疗后患者仍有高热等症状,胸部 X 线检查出现积液阴影即应怀疑并发脓胸。X 线检查常见胸部有一片均匀模糊阴影,积液量较多时直立位时常在下胸部呈典型的 S 形线(Ellis 线)。胸部 CT 可鉴别脓胸、胸膜下肺脓肿、肺囊肿以及肺部原发炎性病灶。通过测定积液厚度及有无萎陷可对脓胸进行分期,确定分隔的严重程度。局限性脓胸则可包裹在肺叶间、膈肌上或纵隔面。脓腔内同时有气体则可见到液平面。在可疑的病例,经 X 线透视或超声定位后作胸腔穿刺,抽得脓液即可确诊。抽得脓液需分别送细菌涂片、细菌培养和抗生素敏感试验,及早选用适当抗生素。如果穿刺抽出的脓液呈灰色、稀薄,且带恶臭者,常是肺脓肿溃破或食管穿破引起的腐败性脓胸,这种脓液是多种细菌混合感染,包括需氧和厌氧细菌。

由于大部分患者在接受外科处理之前已应用了多种抗生素,多数患者无法分离出致病菌。

(二)治疗

急性脓胸治疗原则:

(1)选择敏感抗生素控制感染。

(2)及时抽除或引流脓腔内脓液,使受压的肺复张以恢复其功能。

(3)胸腔内滴注纤维蛋白溶解药物(链激酶或尿激酶)可使纤维蛋白凝块液化,使胸腔引流更为容易,但在急性期不宜使用。

(4)支持治疗,呼吸护理,注意营养,补充维生素,矫正贫血;治疗并发症。

(5)治疗引起脓胸的病因。

引流脓液方法有:

(1)胸腔穿刺抽液:经胸透和超声定位,进针应选在脓腔底上 1～2 肋间肋骨上缘,可避免损伤肋间血管。尽量吸净脓液。抽吸后将抗生素注入胸腔。

(2)肋间闭式引流:脓液稠厚穿刺不易抽净,毒性症状难以控制时,及早行闭式引流。对急性脓胸,特别是脓气胸或小儿脓胸,应早期施行闭式引流。生理盐水或碘制剂胸腔冲洗有助于稀释脓液,排出坏死物,缩短治疗时间。肋间插管要尽量选用较大口径(28～32 号)的导管,与水封瓶连接,防止肺萎陷。若引流不畅,应在 X 线透视下重新调整引流管位置。经上述处理,可迅速排空脓腔内的大量脓液,减轻患者中毒症状,开始肺复张、胸膜粘连消灭脓腔。闭式引流后 10～12 天,胸片上显示脓胸消失,可拔除肋间引流管,不需进一步治疗。如脓胸愈合状况不很清楚,可经胸管注入造影剂以获得正确评估。

(3)肋床闭式引流:对脓液稠厚、有多个脓腔、闭式引流不能控制中毒症状的多房性脓胸,可切除一段肋骨进入脓腔,分开多房腔的间隔成为一个脓腔,通过另一个小切口,在脓腔最低位置放置大口径引流管作闭式引流。

(4)纤维层剥脱术：常用于感染或非感染血胸病例。这时肺虽被纤维脓性外膜所约束,但仍可复张。纤维层剥脱术后可以继续闭式引流。肺可重新扩张,两层胸膜粘连,消除胸膜腔使脓胸愈合。

(5)20 世纪 90 年代以来,电视胸腔镜技术应用日益增多,通过胸腔镜可完全排出脓液,打开分隔,并可从肺表面剥脱纤维板。病程短于 4 周的脓胸治愈率高于病程超过 5 周的脓胸患者。

二、慢性脓胸

急性脓胸 6~8 周后,即逐渐转入慢性期。形成慢性脓胸的原因有：

(1)急性脓胸期治疗不当或治疗不及时,如纤维素较多、脓液稠厚的病例没有及时作引流术;引流管太细;引流管放置位置过高或过深,引流不畅;过早拔除引流管,脓胸尚未愈好等。

(2)合并有支气管胸膜瘘或食管瘘,污染物质及细菌不断进入胸膜腔。

(3)脓腔内有异物存留,如弹片、死骨、换药时不慎遗留棉球或短橡皮引流管等。

(4)肝或膈下脓肿溃破入胸膜腔引起脓胸,原发脓肿未得到及时治疗。

(5)某些特殊感染如结核分枝杆菌、真菌感染。

以上原因引起胸膜腔壁层和脏层胸膜纤维层增厚,使肺被紧裹而不能膨胀,胸内残腔不能闭合,形成慢性脓胸。

(一)诊断

1.临床表现

由于脓胸厚层纤维板的形成,脓液中毒素的吸收较少,慢性脓胸患者的急性毒性症状,如高热、多汗和白细胞增高等,明显减轻。但由于长期消耗,患者常有消瘦、低热、贫血、低清蛋白血症等,并有慢性咳嗽、脓痰、胸闷不适等症状。合并支气管胸膜瘘者,当患者向健侧卧时呛咳加重,咳出的痰液与脓胸的脓液性状相同。

体检可发现气管移向患侧。胸廓活动受限,肋间变窄。叩诊呈浊音,呼吸音减低和消失,有时可见杵状指(趾)。胸部溃破或引流者可见到瘘口。

2.辅助检查

胸部 X 线片可见胸膜增厚、胸廓收缩、肋骨增生,切面呈三角形,膈肌抬高。结核菌引起的脓胸可见肺内有结核病变和胸膜钙化。合并支气管胸膜瘘可见液平面。为进一步了解萎陷肺有无病变,还需作深度曝光片或 CT 检查。支气管镜检查可明确支气管腔是否通畅。支气管碘油造影可明确周围支气管情况,有无支气管扩张或有无瘘管存在。有窦道与胸外相通可施行窦道碘油造影术,明确脓腔大小和部位。局限性或包裹性脓胸可在超声定位下抽脓确诊。

(二)治疗

主要原则有：

(1)全身支持疗法改善营养状况,纠正患者的贫血和低蛋白血症,尽可能作些适当活动以增强体力。贫血严重的患者应行多次少量输血和进食高热量、高蛋白饮食。

(2)消除胸膜间脓腔,去除坏死组织。

(3)肺扩张恢复肺功能。

手术方法有：

1.改善原有的脓腔引流

原有引流不畅的患者应先扩大引流创口，或根据脓腔造影选择适当部位另作肋床引流术或胸廓开窗术，使脓液排除干净。控制脓腔的感染，不但可为以后的手术创造有利条件，少数患者还可因引流改善后，脓腔得以闭合。

2.胸膜纤维板剥除术

剥除壁层及脏层胸膜上纤维板，使肺组织从纤维板的束缚中游离出来，重新扩张，胸壁也可恢复呼吸运动，既能改善肺功能，又可免除胸廓畸形，是最理想的手术。适用于肺能复张、病程超过 6 周（即 Ⅲ 期脓胸）的病例。

手术在全麻下进行，取后外侧胸部切口。切除第 5 或第 6 肋骨，切开肋骨床，沿胸膜外间隙钝性剥离胸膜纤维板层。切口上下剥离至一定程度后，用牵开器撑开切口，扩大剥离范围。少数病例可以将纤维板层完整剥脱，但绝大多数病例需将脓腔切开，吸尽脓液及纤维素，刮除肉芽组织。肺表面纤维板剥脱比较困难的部位常就是原发病灶所在之处，可绕过它进行剥离。剩下部分脏层胸膜纤维不能剥离时，可用刀片由纵、横方向划开胸膜，以利于肺的膨胀。手术时失血较多，止血要彻底。术后血胸和肺破口漏气影响肺复张，往往是手术失败的主要原因。因此，要求安放较粗的橡皮引流管，保证引流通畅。必要时可加用负压吸引。手术死亡率为1.3％～6.6％。

3.脓腔清洁消毒术

Clagett 等报道对全肺切除后脓胸患者采用此方法，对不合并支气管胸膜瘘者有效率为50％～70％。胸膜腔开放引流，反复清创，抗生素溶液冲洗，最终闭合胸腔。此方法耗时长，适用于难以耐受胸廓成形术，其他方法无效的脓胸患者。

4.脓胸肺切除术

慢性脓胸合并肺组织和（或支气管已有广泛破坏如空洞、支气管扩张或广泛纤维化和（或）肺不张时，应将脓胸和病肺一并切除。可施行肺叶或脓胸全肺切除术，称为脓胸肺叶或脓胸全肺切除术。手术时创伤大，出血多，术前需给予营养和输血改善全身情况，术中补足大量失血。施行脓胸全肺切除术的患者如条件允许可作同期胸廓成形术；如患者不能耐受手术则可延期施行。

5.胸廓成形术

胸廓成形术是切除患部肋骨，使胸壁塌陷，压缩消灭脓腔的术式。现在常用改良的胸膜内胸廓成形术，仅在骨膜下切除脓腔顶部相应的肋骨和壁层胸膜纤维板。进入脓腔内清除脏层胸膜上的肉芽组织和脓块后，将肋间束（包括肋骨骨膜、肋间肌、肋间神经和肋间动、静脉）顺序排列固定在脏层胸膜纤维板上，然后缝合肌层和皮肤。由于肋间束血液供应丰富，肋间肌不会坏死。

胸膜内胸廓成形术适用于慢性脓胸或结核性脓胸、肺内有活动性结核病灶，及有支气管胸膜瘘者。切口设计要根据脓腔的范围和部位而定。手术时要显露脓腔的全部。先切除第 5、6肋骨，经肋床切开增厚的胸膜进入脓腔，经切口吸尽脓液，清除腔内坏死组织，探查脓腔范围，再切除相应的肋骨。翻转肋间肌，切除壁层纤维板及肉芽组织，保留肋间肌。要避免撕破损伤正常肺组织。冲洗脓腔,彻底止血。脓腔安放 1～2 条引流管,充分引流,保证伤口内无积血、积液。胸壁肌层用肠线缝合固定,最后用丝线松松对合皮肤切口,外用棉垫及绷带加压包扎。

第六节　气管、支气管异物

气管、支气管异物最多见于 3 岁以下婴幼儿,老年人也不少见,男性明显多于女性。临床症状可轻可重,典型症状有阵发性咳嗽、喘鸣,可造成慢性肺损伤,也可以无明显不适。硬质支气管镜取异物是首选的治疗方法。

一、诊断

(一)临床表现

支气管异物所产生的症状可分为 4 期:

1.异物吸入期

异物吸入气管后产生剧烈的咳嗽、憋气,甚至发生窒息。

2.安静期

异物滞留在相应大小的气管、支气管后,症状消失或仅有轻微咳嗽。

3.刺激或炎症期

由于异物对气道的局部刺激和继发炎症,咳嗽加重,并有发热症状。

4.并发症期

轻者引起支气管炎、肺炎、肺不张,异物长期滞留可导致肺脓肿、脓胸、支气管扩张等,临床表现为咳嗽、咳脓痰、发热、咯血、呼吸困难。抗生素和激素的应用可减轻或掩盖上述表现。

气管、支气管异物的体征是多样的,有时不易确定诊断,20％～40％的患者体格检查无异常。常见的体征有:颈前触诊可有气管内异物上下移动的击拍感,听诊时有击拍声;有阻塞性肺气肿者叩诊呈鼓音,肺不张者呈浊音;听诊患侧呼吸音减弱,可闻及干、湿啰音。并发肺部感染者有相应体征。

(二)辅助检查

1.X 线检查

对 X 线不透光的异物可确诊并定位。对植物性等透 X 线异物,除常规吸气期胸片之外,还需作呼气末期摄片,有时可见肺气肿、纵隔移动表现。大约 60％患儿可出现患侧过度膨胀,还可出现肺不张、肺渗出性改变。成人肺不张更为常见。婴幼儿因摄片时不协作,胸透更为适用。但 X 线检查正常并不能排除诊断。

2.CT

CT 检查显现的多为间接征象,不能确认异物本身。

3.MRI

MRI 能显影出花生、葵花子等富含脂肪的异物。支气管镜检查是最重要的诊断手段,并能同时取出异物。对有迁延不愈的咳嗽,反复发作的支气管炎、肺炎,临床上怀疑有气管、支气管异物的患者,均应尽早作支气管镜检查。

二、治疗

不宜采用体位引流和吸入支气管扩张剂。绝大多数气管、支气管异物可经内镜取出,经内镜无法取出或出现严重并发症者需外科手术治疗。

(一)内镜治疗

硬质支气管镜取异物是首选的治疗方法,可快速钳取各种大小形状的异物,并可维持通气。同时还可吸引气道内滞留的分泌物,清除增生的肉芽,从而解除因阻塞而引起的肺气肿、肺不张等。90%～95%的异物可经硬质支气管镜取出。对硬质支气管镜钳取困难的外周支气管异物,或因头、颈外伤以及人工机械通气无法插入硬质支气管镜情况下,则可经纤维支气管镜检查和取出支气管异物。对呼吸道狭小的婴幼儿,因纤维支气管镜身以实体为主,易发生通气不良,甚至有窒息危险,临床不宜采用。

(二)手术治疗

1.气管切开术

如患者出现严重的呼吸困难,病情危急,则紧急行气管切开术,以改善通气,并同时经气管切口直接或辅以内镜取出异物。异物较大或形状特异,估计通过声门困难,先行气管切开后再以内镜取出异物。气管切开术亦常用于内镜治疗后喉水肿的患者。

2.剖胸手术

经内镜无法取出异物者,则应剖胸手术治疗。因异物可能发生移位,甚至进入对侧支气管,因此术前需再次确定异物的部位。术前常规应用抗生素。术中肺组织萎陷后常能触及异物,结合术前定位检查,于异物近端切开相应的支气管,取出异物。异物取出后,要充分清除支气管远端的潴留物,如有支气管腔内肉芽组织增生,应予刮除,术前不张的肺大多能复张。如异物长期存留,肺组织病变严重难以复张,则需手术切除。异物引起支气管扩张或肺脓肿,可切除病变的肺叶或肺段。对残缺不整的异物,手术后宜常规行纤维支气管镜检查,以除外异物残留。

第七节　肺　癌

肺癌大多起源于支气管黏膜上皮,又称支气管肺癌,肺癌患者多数是男性,男女之比(3：1)～(5：1),但近年来,女性肺癌发病率也明显增加。发病年龄大多在40岁以上。

大量资料表明,长期大量吸烟是肺癌的一个重要致病因素。多年每日吸烟40支以上者,肺鳞癌和小细胞癌的发病率比不吸烟者高4～10倍。某些工业部门和矿区职工,肺癌发病率比较高,可能与长期接触石棉、铬、镍、铜、锡、砷、放射性物质等致癌物质有关。城市居民肺癌发病率比农村高,可能与大气污染和烟尘中致癌物质含量较高有关。因此,应提倡不吸烟,加强工矿和城市环境的三废处理工作。

免疫状态、代谢状况、遗传因素、肺部慢性感染等,可能对肺癌的发病有一定影响。

一、组织病理学分型

目前临床上广泛应用的是2004年WHO肺癌组织学分类方法。

此外,肺癌的细胞学诊断采用三级分类法:即未见癌细胞(阴性)、可疑癌细胞以及找到癌细胞(阳性)。

1.鳞癌

鳞状上皮细胞癌简称为鳞癌,曾经是最常见的肺癌类型,目前约占肺癌的30%。患者年龄多在50岁以上,男性占多数,男女比例约为10∶1,并多有长期大量吸烟病史。常为中央型肺癌,大多起源于肺段以上的支气管,少数可起源于外周的肺实质,起源于胸膜下较为罕见。位于大气道的鳞癌往往会造成受累的肺叶或者肺段的不张。大体标本上呈现出不规则状,质脆,切面呈灰白色,常可见大片的中心区域坏死,可伴或不伴有钙化。显微镜下可见肿瘤细胞大,呈多边形,胞浆较多,核染色深。分化程度较高的癌细胞呈复层排列,可见细胞间桥和角化珠。分化程度中等者细胞大,呈多边形,但无角化珠和细胞间桥。分化程度差者癌细胞呈小圆形或梭形,排列无层次。

2.腺癌

腺癌现已占据肺癌病理类型的首位。其常位于肺的周围部分,呈球形肿块,靠近胸膜,大多起源于较小的支气管黏膜分泌黏液的上皮细胞。女性发病率较高,发病年龄亦较鳞癌小。腺癌早期往往没有明显的临床症状,常在胸部X线检查时偶然发现。大体标本上呈现不规则的分叶状外观,切面呈灰白色,肿瘤内可有煤油样色素沉着。肿瘤极少与管状气道有密切关系。主瘤周围可以存在卫星结节灶,该现象也反映了肺腺癌,尤其是其亚型-肺泡细胞癌,有多灶性起源的可能。分化程度较高的腺癌主要由腺体架构组成,具有腺腔或者分泌黏膜,有时呈乳头状结构。分化程度差的腺癌可无腺腔结构,癌细胞聚集呈片状或索状。腺癌细胞一般较大,胞浆丰富,含有分泌颗粒或者黏液泡,胞核较大,癌细胞表面可见到丰富的微绒毛。

3.小细胞癌

在各型肺癌中占15%～20%,大多数为中央型肺癌,一般起源于较大支气管。发病年龄较轻,男性较多见。多数小细胞癌具有神经内分泌功能。病理上细胞大小比较一致,密集成片,常有坏死。细胞核大、深染,一端较尖,形似麦粒,核仁小而多个,胞浆很少,胞浆内可有嗜银神经颗粒,能产生5-羟色胺、促肾上腺素等多肽类激素。

4.细支气管肺泡癌

细支气管肺泡癌是肺腺癌的一个重要亚型,由于发病率的增加及其对表皮生长因子受体-酪氨酸激酶抑制剂(EGFR-TKIs)的高度敏感,近年来受到了越来越多的重视。细支气管肺泡癌只包括那些肿瘤细胞沿着肺泡结构扩散的非浸润性肿瘤。单纯的细支气管肺泡癌无基质胸膜或者淋巴区域的侵犯。细支气管肺泡癌可分为三个亚型:黏液型、非黏液型、黏液和非黏液相混合型或者未确定型。非黏液型细支气管肺泡癌表达甲状腺转录因子-1(TTF-1)。黏液型细支气管肺泡癌表达CK20和CK7,据报道缺乏TTF-1的表达。

5.大细胞癌

典型的大细胞未分化癌直径超过5 cm,可呈现分叶状外观,切面呈灰白色,偶可表现为鱼肉状。肿瘤内坏死比较多见。

6.鳞腺癌

鳞腺癌即肿瘤标本中同时存在鳞状上皮和腺管样结构。在多数的文献报道中其在肺癌中所占的比例不超过5%。有学者认为其可能和高分化的黏液上皮癌的唾液腺管型为同一种病理类型,后者多发生于中心气道,而鳞腺癌则多起源于肺外周。有文献报道鳞腺癌患者的预后要较鳞癌或腺癌差。

7.类癌

为起源于支气管和细支气管黏膜上皮的神经内分泌细胞的肺癌。90％发生于大支气管,属于中央型肿瘤,10％发生于小支气管,属于周围型肿瘤。类癌主要在支气管黏膜下生长,突入支气管腔内形成表面光滑含有丰富血管的息肉状肿块,易出血。

有的病例肿瘤同时向支气管内外生长,在支气管腔内和肺内各形成肿块,呈哑铃状。癌细胞小,形态相似,排列成片状。有时形成假腺泡,胞核小,染色深,胞浆嗜酸性,含有神经内分泌颗粒。类癌的手术治疗效果好,术后5年生存率在80％以上。

8.唾液腺型癌

起自支气管腺体的低度恶性肿瘤,好发于中年人,多数位于气管或主支气管。最常见的组织学类型为黏液表皮样癌和腺样囊样癌,偶可见腺泡细胞癌和恶性混合癌。

二、肺癌的扩散和转移

肺癌的生长速度、扩散和转移取决于肿瘤细胞的组织学分型、分化程度以及患者的免疫功能状态。一般有以下几种转移途径。

局部直接蔓延扩散:肿瘤在支气管壁发生后,可以向支气管腔内生长,导致管腔狭窄或阻塞。肿瘤向腔外生长可以侵入肺组织,并可累及邻近的组织器官。中央型肺癌可以累及纵隔结构。外周型肺癌可以侵及胸膜,引起胸膜腔种植转移和胸膜腔积液,甚至可以累及胸壁。

淋巴转移:肺癌早期即可发生淋巴转移。癌细胞首先经支气管和肺血管周围的淋巴管道侵入邻近的肺段、肺叶或支气管旁淋巴结。随后根据肿瘤所在部位的不同,经相应的淋巴引流途径到达肺门及纵隔淋巴结。最后转移至锁骨上、前斜角肌甚至对侧纵隔淋巴结。

血行转移:小细胞肺癌早期即可出现血行转移,腺癌亦多见血行转移,晚期鳞癌经血行转移亦不少见。通常癌细胞侵入肺静脉系统,然后回流至左心,随着体循环而转移至全身各处的组织和器官,最常见的转移部位有脑、骨骼、肺内、肝脏和肾上腺等。

气道播散:少数肺癌患者,脱落的癌细胞可以经气管、支气管播散,植入至对侧或同侧的肺叶及肺段,形成新的肿瘤病灶。气道播散较常发生于支气管肺泡癌。

三、肺癌的分期

肺癌的分期源自1946年的TNM分期系统,经不断修改现已在世界范围内广泛应用。

T分期

T_x:原发肿瘤不能评价;或痰、支气管冲洗液找到癌细胞但影像学或支气管镜没有可视肿瘤

T_0:没有原发肿瘤的证据

Tis:原位癌

T_1:肿瘤最大径≤3 cm,周围为肺或脏层胸膜所包绕,镜下肿瘤没有累及叶支气管以上(即没有累及主支气管)

T_2:肿瘤大小或范围符合以下任何一点

①肿瘤最大径>3 cm

②累及主支气管,但距隆嵴≥2 cm

③累及脏层胸膜

④扩散到肺门造成肺不张或阻塞性肺炎(不累及全肺)

T_3:肿瘤大小任意,但直接侵及下列任何部位

①胸壁(含上沟瘤)、膈肌、纵隔胸膜、壁层心包

②肿瘤在主支气管,距隆嵴<2 cm(未累及隆嵴)

③全肺的肺不张或阻塞性炎症

T_4:无论肿瘤大小,但侵及下列部位

①纵隔、心脏、大血管、气管、食管、椎体、隆嵴

②恶性胸腔积液或恶性心包积液

③原发灶同侧肺、同一叶内有卫星肿瘤结节

N 分期

N_x:无法判断区域淋巴结是否转移

N_0:没有区域淋巴结转移

N_1:转移至同侧气管旁和(或)同侧肺门淋巴结和原发肿瘤直接侵及肺内淋巴结

N_2:转移至同侧纵隔和(或)隆嵴下淋巴结

N_3:转移至对侧纵隔、对侧肺门淋巴结,同侧或对侧斜角肌或锁骨上淋巴结

M 分期

M_x:无法估计是否有远处转移

M_0:没有远处转移

M_1:有远处转移(注:与原发肿瘤同侧、但不同肺叶的转移结节为 M_1)

四、诊断

(一)病史及体格检查

(1)年龄>45 岁、吸烟指数>400 的男性为肺癌的高危人群。建议至少每年接受 1 次肺部体检。

(2)咳嗽伴痰中带血的患者,应高度怀疑肺癌的可能性。

(3)肺癌的症状学没有特异性,凡是呼吸道症状经治不愈超过两周,尤其伴有痰中带血或干咳,或者原有的呼吸道症状发生改变,应高度警惕肺癌的可能性。

(4)体检如果发现有胸片异常,如肺结核痊愈后的纤维增殖性病灶,应每年追踪检查,如病灶增大应进一步排除肺瘢痕癌的可能性。

(5)出现声嘶、头面部水肿等症状,提示肺癌晚期的局部表现。

(6)肺癌患者近期出现的头痛、恶心或者其他的神经系统症状和体征应考虑脑转移的可能。在肺癌初诊时,有约 10% 的患者被发现有中枢神经系统的转移灶,另外有 10%~15% 的患者在疾病的后续诊疗过程中发现有中枢神经系统的转移,但往往无症状。骨痛、血液碱性磷酸酶或者血钙升高应考虑骨转移的可能。右上腹痛、肝大、碱性磷酸酶、谷草转氨酶、乳酸脱氢酶或胆红素升高应考虑到肝转移的可能。皮下转移时可以在皮下触及结节,血行转移到其他脏器亦会产生相应的症状。

(二)辅助检查

1.胸部 X 线片

临床上疑为肺癌的患者,应常规进行胸部的正侧位胸片检查。5％～15％的肺癌患者可以无任何症状,而 X 线检查却发现了肺部病变。

2.CT

胸部 CT 检查在肺癌的诊断分期上有着无可替代的作用。CT 的优点在于能发现小于 1 cm 和常规胸片上难以发现的肺部病变,有助于病灶在胸腔内的准确定位和识别病变的性质(有无钙化、分叶或者毛刺征等),容易判断肺癌和周围组织器官的关系,对肺门及纵隔淋巴结的显示也有重要的作用。但 CT 对肺癌纵隔淋巴结转移的诊断价值有限。CT 检查作为排除远处转移的一种检查手段,还可用于其他部位包括脑、肝脏、肾上腺的检查。

3.MRI

由于其可以进行冠状面和矢状面及不同角度的斜切面扫描,MRI 对判断肺尖部和肺底部、主肺动脉窗病变以及纵隔内大血管与病变的关系极有帮助。可用于评估外科手术切除的可能性、鉴别放疗后肿瘤残留与放疗后纤维化的区别。此外,头颅 MRI 已经成为排查颅脑转移最主要的手段。

4.核素骨扫描

核素骨扫描是排查肺癌患者有否骨骼转移的主要手段。其敏感性高,但特异性较差,故对于核素骨扫描怀疑有转移的患者尚需 MRI 或 PET 甚至活检以进一步证实。

5.PET、PET/CT

正电子发射体层扫描(,PET)检查是 20 世纪 90 年代发展起来的一项新的检查技术,其机制是利用正常细胞和肺癌细胞对脱氧葡萄糖的代谢不同,可随之产生不同的影像,属于既能够定位又能够定性的检查。PET 是通过生物代谢原理而不是解剖学的原理来检测肿瘤,因此比 CT 更为敏感。PET/CT 则结合了 PET 和 CT 的优点,既有功能显像,又可以得到精细的解剖结构。主要用于排除胸内淋巴结和远处转移,也可应用于放化疗后肿瘤残留和瘢痕组织的鉴别诊断。

6.痰细胞学检查

临床上可疑肺癌的病例,应常规进行痰细胞学检查,可能在影像学发现病变之前便得到细胞学的阳性结果。痰细胞学检查阳性、影像学和支气管镜检查未发现病变的肺癌称之为隐性肺癌。

7.纤维支气管镜检查

临床上怀疑肺癌的患者,应该常规进行纤维支气管镜检查,这是肺癌诊断中最重要的手段。通过纤维支气管镜可以直接观察气管及支气管中的病变,并可在直视下钳取组织,获得病理学诊断。对于位于更外周的病变,可以利用支气管冲洗液进行细胞学检查或者行经支气管肺活检。对于肉眼难以观察到的原位癌或者隐性癌,可在内镜下使用血卟啉激光肺癌定位技术来帮助诊断。

8.经皮肺穿刺针吸细胞学检查

肺部病变经常规的细胞学检查或纤维支气管镜等非创伤性检查仍未能确诊的患者,可考虑行 CT 或 B 超引导下的经胸壁针吸细胞学或组织学检查。

9.经食管超声引导针吸活检、经气管支气管超声引导针吸活检

近年来经食管超声引导针吸活检（EUS-FNA）、经气管支气管超声引导针吸活检（EBUS-TBNA）被证实对患者分期和诊断纵隔疾病有效。其弥补了纵隔镜检查的不足，对于纵隔镜难以企及的第3p、5、8和9组淋巴结可采用该技术进行活检。与CT和PET相比，EBUS-TBNA对肺癌患者纵隔和肺门淋巴结分期具有更高的敏感度和特异度。

10.纵隔镜

纵隔镜检查术是评估肺癌手术前纵隔淋巴结状况最准确的手段，其敏感性、特异性达90%和100%，主要用于N_2、N_3转移的排除。关于纵隔镜检查的适应证，目前国内较为一致的意见认为是：①CT提示纵隔淋巴结大于1 cm；②中央型肺癌及分化差的肿瘤；③新辅助治疗前后纵隔淋巴结的评估；④T_3、T_4肿瘤需判断纵隔淋巴结转移水平和数目，以决定是否手术。

11.胸腔镜纵隔淋巴结活检

对位于隆嵴后、下纵隔淋巴结，胸腔镜检查可作为一种备选的分期检查手段。但由于其需要双腔气管插管及单肺通气、胸腔镜的相关并发症发生率也相对高等缺点，临床上仅作为纵隔镜检查的补充手段。

12.进胸探查

有研究表明患者年龄大于45岁时，60%以上的孤立性肺部结节为恶性。如果结节的直径大于1 cm，80%为恶性。因此，对于肺部孤立的结节性病变通过上述检查仍未能明确诊断，如果没有手术禁忌证，可选择胸腔镜下楔形切除或行剖胸探查、术中快速冷冻切片检查，诊断和治疗同步进行。

(三)临床表现

1.早期肺癌的临床表现

咳嗽(70%)、血痰(58%)、胸痛(39%)、发热(32%)、气促(13%)是常见的五大症状，其中最常见的症状为咳嗽，最具诊断意义的症状为痰中带血。

刺激性的咳嗽是肺癌最常见的临床症状，往往是由于气道的高反应或者气道受压所致。咯血则多为中央型肺癌的局部变性坏死或者侵犯周围支气管组织后发生溃疡型病变所致，但极少发生大咯血。轻度胸痛在早期肺癌中相当多见，大多呈现不规则的钝痛。中央型肺癌患者，受肿瘤本身的压迫或纵隔淋巴结转移的影响可能会导致呼吸困难。周围型肺癌患者的呼吸困难则往往是胸膜转移后恶性胸腔积液、广泛的淋巴管转移所致，由气胸所致属罕见。

2.肺癌侵犯邻近组织器官所致的临床表现

压迫或侵犯膈神经可以引起同侧膈肌麻痹，膈肌位置升高、运动消失或反常呼吸。喉返神经受累可以导致声带麻痹，出现声音嘶哑。上腔静脉受累可以导致上腔静脉阻塞综合征，呈现头面部静脉怒张、皮下组织水肿。胸膜受累可以导致胸膜腔积液，多为血性，胸腔积液中常可发现癌细胞，大量积液可导致气急及纵隔移位。累及心包可引起心包积液，积液量多者可出现心包填塞。纵隔淋巴结转移可以压迫食管，引起吞咽困难。肺尖部肿瘤也称为肺上沟瘤或者Pancoast，肿瘤可压迫或侵犯位于胸廓入口的组织器官，如第1肋骨、锁骨下动静脉、臂丛神经及颈交感神经干等，出现肩背部疼痛、上肢感觉运动异常和Horner综合征等。晚期肺癌患者可出现食欲减退、精神不振等症状，以致消瘦、恶病质。

3.肺癌转移的症状

肺癌早期即可出现远处转移,最常见的转移部位为颅脑、骨骼、肝脏、肺和肾上腺。根据颅脑转移病灶的大小、数目及不同部位,可以产生头痛、呕吐等颅内压增高的表现以及神经定位体征。肿瘤骨转移可以导致局部的剧烈疼痛和压痛,并可发生病理性骨折。肝脏广泛转移可以出现食欲减退、上腹部胀痛、肝大、腹腔积液和黄疸。肾上腺转移可呈现 Addison 病,血浆皮质醇减少或者消失,临床上呈现乏力、恶心呕吐、皮肤色素增加、腋毛脱落和低血压等。部分患者还可以出现皮下的转移性结节。

4.副癌综合征

部分肺癌患者由于肿瘤产生的神经内分泌物质,可在临床上呈现多种非转移性的全身症状,亦称为副癌综合征。这些症状往往在胸部 X 线检查异常之前即已出现,经外科治疗切除肿瘤后可消失。其具体的临床表现与其产生的各种内分泌物质密切相关,可表现出皮质醇增多症、甲状旁腺功能亢进或肺源性骨关节病等。

(四)鉴别诊断

1.肺结核病

(1)肺结核球:多见于青年,病程较长,病变常位于上叶尖、后段或下叶背段,一般增长不明显,易与周围型肺癌相混淆。在 X 线片上块影密度不均,可见到稀疏透光区,常有钙化点,边缘光滑,分界清楚,肺内常另有散在的结核病灶。

(2)粟粒样肺结核:多见于青年,常有发热、盗汗等明显的全身中毒征象。其 X 线征象与弥漫性细支气管肺泡癌相似,抗结核药物可改善症状,病灶逐渐吸收。

(3)肺门淋巴结结核:多见于青年,常有结核感染症状,但较少有咯血。其在 X 线片上的肺门块影可被误认为中央型肺癌。结核菌素试验常为阳性,抗结核药物治疗效果良好。

2.肺部炎症

(1)支气管肺炎:早期肺癌产生的阻塞性肺炎易被误以为是支气管肺炎。支气管肺炎一般起病较急,发热、寒战等感染症状比较明显,经抗菌药物治疗后症状迅速消失,肺部病变也较快吸收。如炎症吸收缓慢或者反复出现,应进一步检查。

(2)肺脓肿:肺癌中央部分坏死液化形成癌性空洞时,X 线征象易与肺脓肿混淆。肺脓肿患者常有吸入性肺炎病史。急性期有明显的感染症状,高热,痰量多且为脓性,有臭味。X 线片上空洞壁薄,内壁光滑,有液平面,脓肿周围的肺组织或者胸膜常有炎症性改变,并可伴有支气管扩张。

3.其他胸部肿瘤

(1)肺部良性肿瘤:需与周围型肺癌相鉴别。肺部良性肿瘤一般不呈现临床症状,生长缓慢,病程长。在 X 线片上显示类圆形块影,可有钙化点,轮廓整齐,边界清楚,多无分叶或毛刺。

(2)肺部孤立性转移癌:与原发的周围型肺癌较难鉴别。鉴别主要依靠详细的病史和原发肿瘤的症状和体征。肺转移癌一般很少出现呼吸道症状和痰中带血,痰细胞学检查不易找到癌细胞。穿刺标本或者手术切除的标本行病理免疫组化检查有助于鉴别。

(3)纵隔肿瘤:有时可能与中央型肺癌相混淆。纵隔肿瘤较少出现咯血,痰细胞学检查阴性。支气管镜检查有助于鉴别诊断。纵隔淋巴瘤较多见于年轻患者,常为双侧性病变,可有发热等全身症状。

五、治疗

肺癌的治疗应根据患者的身体状态、肿瘤的分期和病理分型,并结合细胞分子生物学上的改变,合理地应用现有的多学科治疗手段,最大限度地延长患者的生存时间,最大限度改善患者的生活质量。

(一)肺癌的外科治疗

1.非小细胞肺癌(NSCLC)的外科治疗

目前对临床Ⅰ、Ⅱ期、部分Ⅲa期的非小细胞肺癌,以及原发肿瘤可以切除又伴有孤立性转移灶的患者,外科治疗是主要的治疗手段。

根据手术的彻底程度和性质,肺癌的手术可以分为完全性切除、不完全性切除、不确定性切除和剖胸探查术四类。根据2005年国际肺癌分期委员会的定义,完全性切除应符合:①所有切缘,包括支气管、动脉、静脉、支气管周围组织和肿瘤附近的组织均为阴性;②行系统性或亚系统性淋巴结清扫,必须包括6组淋巴结,其中3组来自肺内和肺门淋巴结,3组来自包括隆嵴下淋巴结在内的纵隔淋巴结;③切除的纵隔淋巴结或者切除肺叶的边缘淋巴结不能有结外侵犯;④最高组淋巴结必须切除而且是镜下阴性。不完全切除是指:①切缘肿瘤阳性;②纵隔淋巴结或切除肺叶的边缘淋巴结结外侵犯;③淋巴结阳性但无法切除;④胸腔或心包腔内积液癌细胞阳性。不确定切除是指所有切缘镜下阴性,但出现以下情况之一:①淋巴结清扫没有达到上述要求;②最高纵隔淋巴结阳性但已经切除;③支气管切缘为原位癌;④胸膜腔冲洗液细胞学阳性。剖胸探查术是指开胸后癌瘤没有切除的手术或者仅行活检的手术。肺癌的外科治疗原则上推荐完全性切除,不推荐不完全切除或不确定切除。

肺癌的标准手术方式为肺叶切除术+纵隔淋巴结清扫(或者系统性纵隔淋巴结采样)。但结合肿瘤的部位和患者的心肺功能储备,支气管或血管成形肺叶切除术、全肺切除术以及局部切除术也是可行的。肺癌是一种极易发生纵隔淋巴结转移的疾病。

因此,为了达到完全性切除的目的,同时也为了更加准确的分期,肺癌根治手术应该行系统性淋巴结清扫或采样术。但究竟行淋巴结系统性采样还是清扫术一直存在争议。

对于可以行外科根治性切除手术的非小细胞肺癌患者,应进行全面的术前评估,其中尤其重要的是对心肺储备功能的评价。同时肺癌的外科治疗应该严格遵循肿瘤学原则:①通过肺叶或全肺切除术切除肿瘤及其肺内的淋巴引流。②行术中冷冻病理检查保证切缘阴性,包括气管、血管和肿瘤相邻的其他切缘。发现切缘阳性时,尽可能扩大手术切除范围。③行淋巴结取样或清扫术进行准确分期,都应该至少包括6组淋巴结,其中包括3组纵隔淋巴结,而且必须包括第7组淋巴结(隆嵴下淋巴结)。④尽可能整块切除瘤体及周围组织(侵犯周围组织时)。⑤术中尽量避免肿瘤破裂而引起播散。

(1)Ⅰ、Ⅱa、Ⅱb(T_2N_1)期NSCLC的外科治疗策略:该期患者最有可能通过手术获得良好生存率。手术方式首选肺叶切除、肺门纵隔淋巴结清扫术,但应根据病变范围和患者的心肺储备功能进行选择。当肿瘤突入支气管主干时,如解剖位置合适且能做到切缘阴性,保留肺组织的解剖性肺叶切除术(袖式或双肺叶切除)优于全肺切除术。肺段或楔形切除一般适用于心肺功能储备不佳的Ⅰ期患者,其较标准术式局部复发率增高、长期存活率降低。

Ⅰa期患者术后不推荐行辅助化疗。Ⅰb期患者术后辅助化疗价值仍有争议,目前仅对肿瘤直径大于 4 cm 等具有高危因素的Ⅰb期肺癌推荐术后辅助化疗。Ⅱ期患者完全切除术后应给予常规辅助化疗。完全切除术后的患者不需要辅助放疗。切缘阳性的不完全切除者,推荐扩大手术范围或者辅助放化疗。镜下阳性的Ⅰ期肺癌患者,术后放疗的 5 年生存率可以达到 30％。

(2)Ⅲa期 NSCLC(N_2)的外科治疗策略:根据治疗学的特点,Ⅲa期(N_2)NSCLC 可分为以下几种情况:①术前纵隔镜检查显示纵隔淋巴结阴性、术中活检也未发现纵隔淋巴结转移,但术后病理证实纵隔淋巴结转移者,此称为偶然性的Ⅲa期非小细胞肺癌。该组患者应该行标准的肺叶切除、纵隔淋巴结清扫(或系统采样)术,术后给予 4 个疗程的铂类为基础的辅助化疗。②术前纵隔镜检查显示纵隔淋巴结阴性、术中活检发现纵隔淋巴结阳性的患者,术中评估可以完全切除者,给予标准的肺叶切除、纵隔淋巴结清扫或系统性采样术。完全性切除的患者术后可给予单独化疗或联合纵隔放疗;如为不完全切除,则术后推荐给予同步化/放疗。③术前检查如 EUS、EBUS、PET/CT 或纵隔镜检查证实纵隔淋巴结转移者,目前的治疗模式是首选同步放化疗。对部分病例可采取诱导化疗/放疗。如疾病无进展,可选择外科手术治疗,术后辅助化疗或者放疗。④影像学上纵隔内有巨大的融合成团的淋巴结影、纵隔淋巴结活检阳性的患者,此称为不可切除的Ⅲa期(N_2)NSCLC,目前推荐的治疗为含铂方案的化疗和放射治疗联合的治疗模式。

(3)T_3、T_4($NO_{0\sim1}$)NSCLC 的外科治疗策略:此类患者共同的特点为肺癌的局部侵犯较为严重,而纵隔淋巴结未受累及。术前应行颈部纵隔镜活检以排除 N_2、N_3。在此讨论的 T_4 不包括恶性胸腔积液、心包积液的这一组病例。根据肿瘤的部位及外侵的方向,主要可以分为以下几种类型:

1)侵及胸壁:首选的治疗方法为包括受侵软组织在内的肺叶或全肺切除、纵隔淋巴结清扫术。手术切除范围至少距病灶最近肋骨的上下缘各 2 cm,受侵肋骨切除的长度至少在 5 cm以上。如果周围型肺癌与壁层胸膜粘连,可先试行胸膜外游离切除。如果游离的创面没有肿瘤组织,即可行胸膜外切除;如果在游离的过程中遇到任何的阻力,即应停止游离,改行胸壁整块切除。侵犯胸壁的 $T_3N_0M_0$ 非小细胞肺癌,5 年生存率可达 50％～60％。完全性切除的侵犯胸壁的 $T_3N_{0\sim1}M_0$ 非小细胞肺癌,推荐常规的术后辅助化疗,不需要辅助放疗。不完全性切除的病例,可以考虑扩大手术范围或者给予联合放化疗。如果术前评估为不可切除的病例,首选的治疗方法为诱导同期放化疗后再重新评估,如果肿瘤明显缩小、可以切除者行外科手术治疗,不可切除者继续化放疗。

2)侵及纵隔:纵隔内受累脏器很关键。累及到纵隔结构如上腔静脉、心房的 T_4 患者,仍有机会手术切除,但应该严格掌握手术指征。上腔静脉受侵有时可以通过手术切除,并用人工血管替代。心房壁有时也受累,但常可完全切除,有少数患者可望获得长期生存。累及主动脉、食管或椎体的患者,即使行整块切除,也很少有患者能获得长期生存。完全切除的患者,术后给予辅助化疗。如切缘阳性,推荐术后放疗和含铂方案化疗。不可切除的患者推荐含铂方案化疗和放射治疗的联合治疗模式。

3)侵及隆嵴:指肺癌累及隆嵴或者距离隆嵴2 cm以内者。其中隆嵴受到累及的非小细胞肺癌,不管是黏膜下侵犯,还是气管外侵犯,过去都曾被认为是不可切除的。但现在主张对该类患者可根据肿瘤的部位、外侵的范围采取气管支气管成形、隆嵴切除等术式来实现肿瘤的完全性切除。完全性切除术后,可给予标准的辅助化疗。如果不完全切除,推荐含铂方案化疗和放射治疗的联合治疗模式。

4)肺上沟瘤:如果术前评价为可切除的病例,首选同期化、放疗后(2~3周期化疗和半量放疗结束后1个月)手术切除,标准手术方法为完整切除受累肺叶和胸壁部分,包括全部第1肋、第2、3、4后段肋骨及相邻胸椎的横突、C_8和$T_{1\sim3}$神经根和臂丛神经干、交感神经链和纵隔淋巴结。Horner综合征和同侧锁骨上淋巴结转移并非手术绝对禁忌证。如果术前评价为不可切除的病例,首选治疗方法为同步放化疗后重新进行评估,如果肿瘤明显缩小、可以切除者行外科手术治疗,不可切除者继续化放疗。文献报道肺上沟瘤手术死亡率2.6%~4%,术后5年生存率28%~40%。若为完全性切除,有近50%的患者可以被治愈。

(4)T_4(肺癌卫星病灶)NSCLC的外科治疗策略:肺癌所在的同叶肺内出现的肿瘤卫星结节,此为另一种类型的T_4。对该类型的肺癌,可选择标准的肺叶切除、纵隔淋巴结清扫术。术后常规给予辅助化疗。此类患者常可获得较满意的生存率。

(5)T_4(恶性胸腔积液、恶性心包积液)NSCLC的外科治疗策略:肺癌伴随的胸腔积液中90%~95%为恶性,发生的原因可能与阻塞性肺炎、肺不张、淋巴管或静脉阻塞或者肺栓塞有关。对该类患者应作多次针对胸腔积液和心包积液的脱落细胞学检查。如果脱落细胞学检查阴性,则按照相应的TNM分期给予手术、化疗或者放射治疗。如果脱落细胞检查阳性,则按照Ⅳ期NSCLC治疗。部分患者的恶性胸腔积液可行胸膜固定术、胸腔闭式引流。心包积液可通过心包开窗术等姑息性治疗以改善患者的生活质量。

(6)Ⅳ期NSCLC的外科治疗策略:此期患者可分为单发转移和全身播散性转移。有远处单发转移患者的治疗策略取决于肿瘤转移的部位。单发脑转移的患者可能从手术切除中获益,5年生存率为10%~20%。肺原发癌和孤立的脑转移瘤同期发现、且两处均可彻底切除,则先切除脑转移瘤.短期内再切除原发肿瘤。

原发性非小细胞肺癌行肺切除术后发现孤立性脑转移者,如无其他手术禁忌证,则开颅切除脑转移瘤,手术切除后联合全颅照射能获得更好的疗效。对外科手术无法切除的颅内转移灶或多发性脑转移患者,可以选用立体定向放射治疗+/-全颅照射。这类患者术后是否需要联合化疗仍存在争议。肺癌肾上腺转移也较常见,但临床上也经常发现那些原发肿瘤可切除的病例中,其单发的肾上腺"转移灶"可能并非恶性。如果肾上腺占位经细针穿刺或切除活检获得病理学诊断后明确为转移,而肺部原发病变可以切除,部分患者(主要是$T_{1\sim2}N_{0\sim1}M_1$)行手术治疗后可以获得长期生存,术后应给予相应的辅助化疗。肺癌的肺内转移也很常见,如果在肺癌病例中出现对侧肺孤立性结节或者同侧胸腔其他肺叶中出现孤立性结节,如果皆可治愈的话,可以视两处均为原发肿瘤来处理。

2.小细胞肺癌的外科治疗

小细胞肺癌在肺癌中的比例达20%~25%,然而90%以上的患者在首次就诊时就被发现有区域淋巴结或者远处转移。即使在"局限性"或者可以手术切除的患者中,胸腔外微转移灶的存在也较为常见,因此外科治疗在小细胞肺癌治疗中的地位仍存在争议。

对于局限期小细胞肺癌患者而言,目前化疗联合胸部放疗(可以结合预防性颅内放射)已经成为标准治疗。其中位生存时间超过 20 个月,5 年生存率近 20%,但其原发部位的起始复发率在 20%～25%,累计复发率近 50%。化疗联合外科手术治疗小细胞肺癌在技术上是可行的,毒性可以耐受,术后的并发症和死亡率也在一个可以接受的范围内,但是应严格地筛选合适患者。LCSG 的研究表明了大多数的局限期小细胞肺癌并不能从外科手术切除中获益,术后生存率的高低和术后的 TNM 分期密切相关。因此局限期小细胞肺癌的手术治疗应局限于临床Ⅰ期及部分Ⅱ期的患者。小细胞肺癌的患者若拟行外科手术治疗,术前应行包括纵隔镜检查在内的严格评估。

Wada 等人的研究提示对 $T_{1\sim2}N_0M_0$ 的小细胞肺癌患者,外科手术可以作为初始治疗,然后紧接着给予辅助化疗。手术也可在诱导化疗结束后进行。在剖胸探查时偶然发现的可切除的小细胞肺癌,应该给予完整切除,并行纵隔淋巴结清扫。即使术后病理提示临床Ⅰ期,仍应给予辅助化疗。

LCSG 的研究显示外科治疗对绝大多数临床Ⅱ期的小细胞肺癌无效,临床Ⅲ期的小细胞肺癌更不应行外科手术,即使在诱导化疗后纵隔内肿块有明显缩小,外科手术也无助于提高患者的总生存时间。

3.胸腔镜(video-assisted thoracic surgery,VATS)在肺癌外科治疗中的应用

胸腔镜手术不切断胸壁肌肉,不撑开肋骨,与常规手术相比减少了手术创伤,最大限度上保留了患者胸廓的完整性和呼吸功能,术后疼痛减轻,恢复快,缩短了住院时间。

胸腔镜肺癌手术治疗的相对禁忌证包括:①肿瘤直径大于 6 cm;②术前曾接受放化疗;③肿瘤侵犯胸壁或者纵隔组织;④纵隔淋巴结转移;⑤中央型肺癌需要行袖式切除术;⑥无法耐受单肺通气、近期心肌梗死或有严重出血倾向;⑦严重的胸腔粘连。

对于早期非小细胞肺癌尤其是临床Ⅰ期患者来说,胸腔镜肺叶切除术的切除范围及术后长期生存率与开胸手术相同,但术后疼痛轻、并发症少。

(二)肺癌的化疗

1.非小细胞肺癌的一线化疗

近年来化疗对非小细胞肺癌的治疗效果虽有提高,但有效率一直维持在一个平台期。尽管如此,目前化疗仍然是晚期非小细胞肺癌主要的一线治疗手段。多数学者主张铂类＋新药的两药联合作为非小细胞肺癌的一线化疗方案。其中铂类是非小细胞肺癌联合化疗的基础,另一个化疗药物可在吉西他滨、紫杉醇、多西他赛或长春瑞滨中选择。

2.非小细胞肺癌的术后化疗

对Ⅱ～Ⅲa 期非小细胞肺癌患者术后辅以长春瑞滨＋顺铂化疗,能提高其 5 年生存率,但Ⅰb 期患者未见获益。鉴于现有的非小细胞肺癌辅助化疗随机临床试验中,辅助化疗均应用 4 周期,故目前辅助化疗的推荐疗程为 3～4 周期。考虑到支气管肺泡细胞癌恶性程度低、对化疗不敏感,因此不推荐术后辅助化疗。全肺切除术后是否辅助化疗的关键在于患者的一般身体情况,对于 PS 评分小于 2 分,尤其是在左全肺切除的患者,可以考虑行辅助化疗。

3.小细胞肺癌的化疗

对于局限期限小细胞肺癌,化疗总缓解率可达到 $80\%\sim90\%$,完全缓解率为 $40\%\sim50\%$,中位生存期 20 个月。与未接受治疗的患者相比,有效的联合化疗能提高患者中位生存期 $4\sim5$ 倍。而广泛期小细胞肺癌,联合化疗方案的有效率为 60%,中位生存期 $7\sim9$ 个月,有效率和生存率均低于局限期小细胞肺癌患者。EP 方案是目前治疗各期小细胞肺癌的标准方案(表14-1)。

表 14-1 各期小细胞肺癌的标准方案

	剂量mg/m²	用药时间	用药间隔
依托泊苷	80	d1~5	Q21×4
顺铂	20	d1~5	

(三)肺癌的放射治疗

放射治疗是肺癌多学科治疗的另一个重要组成部分。对于高龄或内科原因而不能耐受手术的早期肺癌患者,放射治疗也可作为一种根治性治疗手段。根治性放射治疗放射剂量为每次 $1.8\sim2.0$ Gy,每周 5 次,总剂量 $60\sim66$ Gy。同时放射治疗还可以用于术后的阳性切缘、局部晚期的 N_2 或者 T_4 病例。对于气管、支气管腔内肿瘤可在外照射的同时给予腔内近距离放疗。放射治疗还可用于控制肺癌的症状,诸如转移性骨痛、脑转移所致的瘫痪、脊髓压迫引起的截瘫等。

(四)肺癌的靶向治疗

最先进入临床应用的吉非替尼和厄洛替尼都是表皮生长因子受体酪氨酸激酶抑制剂(TKI)。

目前的生物靶向治疗主要作为化疗失败后的二线或三线治疗,对于有明确 EGFR 活化突变或者扩增且无吸烟史的晚期非小细胞肺癌患者,也可考虑厄洛替尼(加或不加化疗)作为一线治疗。

此外,肺癌的靶向治疗药物还有抗血管生成的贝伐单抗和重组人血管内皮抑素。贝伐单抗是一种重组单克隆抗体,它能阻断血管内皮生长因子(VEGF)。ECOG 4599 研究在晚期非小细胞肺癌的治疗上具有里程碑式的意义,其结果显示,贝伐单抗联合紫杉醇加卡铂(PCB 方案)与紫杉醇加卡铂(PC 方案)相比,显著提高了疾病无进展时间和中位生存时间,接受 PCB方案的患者的中位生存时间大于 12 个月。目前贝伐单抗联合紫杉醇加卡铂(PCB 方案)已经作为晚期非小细胞肺癌(非鳞癌)患者新的标准治疗。但贝伐单抗不应单药使用,而且考虑到有出血倾向,贝伐单抗联合化疗仅局限于非鳞癌、无咯血史、无中枢神经系统转移以及未进行过抗凝治疗的患者。

第八节　食管异物

食管异物是临床常见的急症之一。其危害程度与异物的性状、大小及在食管中停留的部位、时间等有关。对食管异物做出早期的判断并给予及时、正确的处理是防止其近、远期并发症的关键。

食管有三个自然狭窄：第一个狭窄为环咽狭窄，位于食管入口处；第二个狭窄位于主动脉弓和支气管分叉的后方；第三个狭窄是食管通过膈肌的食管裂孔处。食管第一个狭窄处是食管异物最好发的部位，但此处的异物多在耳鼻喉科就诊，并多能通过直接喉镜取出。本节主要阐述环咽部以下食管异物的治疗。

食管异物的病因主要有：

1.误吞异物

婴儿及年龄较小的儿童喜欢将拿在手中的东西放在嘴里，吞入食管。这些物品可包括硬币、纪念章、别针、牙签等。近来由于电器使用增多，吞入纽扣电池的事情也时有发生。由于其具有电化学腐蚀性及水银毒性等，因而危害更大。

进食仓促，进食时讲话、哭笑，可使鱼刺、鸡骨等误吞入食管，这是成年人食管异物最常见的原因。

小儿牙齿发育欠完整，咽部反射功能不健全，易发生误吞的情况。老年人装义齿，口舌反应迟钝，均可发生误吞鱼刺、鸡骨甚至义齿的情况。

2.精神病患者及企图自杀者

可主动吞入异物，这些异物包括硬币、纪念章、别针、钥匙、金银首饰、筷子等。

3.医源性

治疗牙病时，偶有牙齿充填物或牙科器械掉入食管的事故发生，为医源性食管异物。

一、诊断

患者起初吞入异物时多有哽噎感。异物进入食管后，再吞咽时可感到咽部、胸骨后异物感。食管异物多致不同程度的吞咽困难，是患者就诊最常见的原因。异物的大小不同，吞咽困难的轻重程度也不同。由于异物刺激、食物损伤、炎症等均可引起吞咽时疼痛，患者不愿进食。因异物损伤的部位不同，疼痛可表现为胸骨后或上腹部，有时可沿至背部。在儿童，很大的食管内异物可压迫气管而产生呼吸困难。若异物存留食管内时间较长，可引起继发感染，有发热、全身不适等症状。食管内异物，特别是尖锐异物可穿破食管，产生食管穿孔相关的症状（见有关章节）。有的异物穿破食管，刺破胸主动脉可引起失血性休克，危及生命。血常规检查白细胞计数大于 $10×10^9/L$，中性粒细胞比例上升者多提示继发感染可能。若有穿孔，白细胞计数可达 $20×10^9/L$ 以上。

当怀疑食管异物时，均应做 X 线透视、摄片检查。如为透光异物，可服少许蘸碘油的棉絮，以便发现异物部位。如异物为不透光时，颈部与胸部平片可以对异物进行定位。食管吞钡检查多可提示异物的部位、大小、形态等。若平片发现有纵隔积气、积液、胸腔积液或液气胸表现,多提示有食管穿孔可能,此时食管碘油造影有可能显示穿孔部位。当考虑有食管穿孔可能,拟取出异物时,应行 CT 检查了解异物与周围器官特别是主动脉的关系。

食管镜检查可确诊异物,有时因异物嵌顿,食管黏膜高度充血水肿或出血而不易看到异物,此时应考虑已有食管穿孔的可能。

二、治疗

(一)食管镜下取异物

对单纯食管异物,应尽量在食管镜下取出。鱼刺、鸡骨、牙齿等可用圈套器将其取出。别针、徽章等异物可用异物钳取出。经食管镜取异物需要有一定临床经验,能判断异物可借助食管镜取出,而不会因此撕破食管。切忌粗暴动作,强行经食管镜下取异物。

(二)手术治疗

手术治疗适用于:①经内镜取异物失败者;②尖锐异物,强行经内镜取除极易引起严重并发症者,尤其当异物位于主动脉弓水平时;③异物穿透食管,刺破主动脉或异物损伤主动脉引起大出血者;④食管镜下取异物时引起食管穿孔者。

异物穿破主动脉往往出现呕血,在积极抗休克治疗的同时,应考虑急症剖胸手术,以免耽误时间。

颈部食管异物可经颈部切口作异物摘除术。通常是在左侧胸锁乳突肌内缘,上起甲状软骨上缘,下至胸骨上切迹水平作斜切口。切开皮肤、颈阔肌及颈深筋膜,将胸锁乳突肌及颈动脉向外牵拉,在切口下部切断肩胛舌骨肌。沿气管及甲状腺外缘分离即可显露食管,将颈段食管稍作游离。沿异物纵轴方向切开食管全层,取出异物。然后作黏膜横向间断缝合,再缝合肌层。常规放皮片引流。如穿孔缝合不易,可放置烟卷引流,必须留置胃肠减压管。

主动脉弓水平的尖锐异物可经胸部切口进胸摘除。一般经右胸后外侧切口,先结扎切断奇静脉,以利暴露食管。切开纵隔胸膜。探查异物时操作应轻柔,以免导致穿孔。切开食管取出异物后,分别横向缝合食管黏膜、肌层。临床上开胸术更多见于内镜取异物过程中引起出血、穿孔等严重并发症时。

一般均需禁食 3～5 天。有继发感染者适当延长留置胃肠引流管和禁食时间。常规抗生素治疗,并给予静脉营养,保持水电解质平衡。

第九节　食管癌

食管癌是我国最常见的癌症之一,目前其临床治疗效果还相当有限,5 年生存率不到 15%。外科手术切除仍是治疗食管癌的最佳手段,而早期诊断则是提高食管癌生存率的最佳方法。

一、食管癌的分期

食管癌分期对指导患者治疗以及判断预后有着重要的价值。目前食管癌的分期仍参照 AJCC 标准(表 14-2)。淋巴结转移是食管癌患者重要的预后因素,因此也有学者建议根据淋巴结转移个数将 N 分期分为两个亚组(阳性淋巴结数大于或等于 4 个/小于 4 个)。贲门癌分期则参照胃癌分期标准。

表 14-2　食管癌的分期仍参照 AJCC 标准

原发肿瘤（T）	
Tx	原发肿瘤无法评估
T_0	无原发肿瘤证据
Tis	原位癌
T_1	肿瘤侵犯黏膜固有层和黏膜下层
T_2	肿瘤侵犯食管肌层
T_3	肿瘤侵犯食管周围组织，但未侵犯邻近结构
T_4	肿瘤侵犯邻近结构

区域性淋巴结（N）	
Nx	区域性淋巴结转移无法评估
N_0	未发现区域性淋巴结转移
N_2	存在区域性淋巴结转移

远处转移（M）	
Mx	远处转移无法评估
M_0	未发现远处转移
M_1	存在远处转移
M_{1a}	胸上段肿瘤 颈部淋巴结转移
	胸下段肿瘤 腹部淋巴结转移
M_{1b}	胸上段肿瘤 他非区域性淋巴结转移或是远处转
	胸中段肿瘤 非区域性淋巴结转移或是远处转移
	胸下段肿瘤 他非区域性淋巴结转移或是远处转移

TNM分期

0期	Tis	N_0	M_0
I	T_1	N_0	M_0
IIa	T_2	N_0	M_0
	T_3	N_0	M_0
IIb	T_1	N_1	M_0
	T_2	N_1	M_0
III	T_3	N_1	M_0
	T_4	任何N	M_0
IV	任何T	任何N	M_1
IVa	任何T	任何N	M_{1a}
IVb	任何T	任何N	M_{1b}

二、诊断

(一)临床表现

1.早期临床表现

约 90% 的食管癌具有早期症状,最典型的早期症状是"三感一痛",即大口或进食较急时轻微的哽噎感;吞咽时胸骨后闷胀不适感;吞咽后食管内异物感,吞咽时食管内针刺样或烧灼样疼痛。开始时症状往往十分轻微,并且间断发作,每次持续时间较短,易被本人和医师忽视。

2.中期临床表现

随着肿瘤的逐渐增大,食管腔受肿瘤的堵塞或压迫变得越来越狭窄,则出现典型的进行性吞咽困难的中期症状,表现为开始大口进食或进干硬食物如馒头、米饭时出现吞咽困难,而缓慢进食或进半流食无感觉,进一步恶化则进半流食也出现吞咽困难,需用汤或水将食物送下,最后发展为进汤、牛奶等全流食时也出现吞咽困难,并可出现呕吐、胸背部疼痛、体重下降、贫血低蛋白等营养不良症状。

3.晚期临床表现

除了吞咽困难症状逐渐加重外,主要出现由于肿瘤外侵、压迫和淋巴结转移累及纵隔器官和肺组织引起的症状和肿瘤血行转移引起的相应症状,如呼吸系统可出现咳嗽、呼吸困难、进食呛咳、肺内感染、发热等症状,神经系统可出现声音嘶哑、膈神经麻痹等症状。锁骨上淋巴结肿大,肝转移引起的肝区疼痛,食欲缺乏,骨转移引起的全身疼痛,最终可出现恶病质等极度消瘦和衰竭。

(二)辅助检查

1.食管镜检查

食管镜检查对于食管癌的诊断非常重要。根据 Orringer 的报道,内镜对食管癌诊断阳性率可达 95%。

2.食管钡剂造影

对于吞咽困难患者,食管钡剂造影是一项非常必要的检查手段。该检查可对食管黏膜、食管扩张性、活动度以及病理改变进行评价。

食管癌在钡剂造影检查中具有以下特征:浸润型食管癌表现为管腔的狭窄,根据狭窄段的两端可以判断肿瘤的长度和边缘;腔内型则表现为突入管腔的较大龛影;溃疡型肿块则表现为表面凹凸不平的溃疡影;对于肿瘤黏膜下扩散导致的静脉曲张型食管癌,钡剂造影中表现为食管黏膜变硬、迂曲,应与食管静脉曲张相鉴别。该类型肿瘤通常位于食管中段或上段,并且不随食管蠕动或呼吸而改变形状。另外,肿瘤与正常黏膜的分界比食管静脉曲张更明显。

早期食管癌在钡剂造影中可表现为小的腔内斑块样或息肉状突出,也可表现为区域性溃疡。上述这些特点在气钡双重造影中表现得更加明显。

3.CT 检查

CT 检查可以用来评价肿瘤局部生长情况、肿瘤和邻近结构的关系以及远处转移。Moss 等将食管癌在 CT 上的表现分为四期 Ⅰ期:腔内肿块不伴有食管壁的增厚;Ⅱ期:食管壁增厚;Ⅲ期:肿瘤侵犯邻近组织结构(气管、支气管、主动脉,心包);Ⅳ期:存在远处转移。

4.内镜超声

内镜超声(endoscopic ultrasound,EUS)为食管癌提供了较为准确的 T 分期,并且能够探及肿瘤局部、胃周以及腹腔淋巴结。在 EUS 观察下食管壁分为五层:①浅表黏膜,包括黏膜上皮和固有层;②黏膜肌层;③黏膜下层;④固有肌层;⑤食管周围组织。由此可以对肿瘤的浸润和侵犯进行很好的评估。该检查对 T 分期判断准确率为 84%,当然这也和操作者的技术相关。EUS 在判断早期食管癌和食管癌对周围组织侵犯时准确率最高,也最具利用价值。

5.支气管镜检查

支气管镜对评价颈部及胸上段食管癌对气管和支气管的侵犯非常重要。对于在 CT 上表现为隆嵴下方巨大肿块或是隆嵴下淋巴结肿大的患者均应行支气管检查,明确隆嵴有无肿瘤侵犯。支气管镜下可以表现为气管壁单纯膨出,气管环状线消失,甚至伴有气管或是主支气管(通常为左主支气管)的后壁固定。严重者可表现为明确的侵犯或是出现气管食管瘘。隆嵴下淋巴结转移可以导致隆嵴变宽。单纯的气管壁膨出并不代表肿瘤侵犯。气管镜下刷检和活检可以帮助确认食管癌对气管的侵犯。

6.PET 检查

多项研究表明,PET 在评价食管癌原发肿瘤方面的准确率高于 CT 检查。但是,和 CT 检查一样,PET 也不能判断食管壁的层次。

7.胸腔镜和腹腔镜检查

目前许多学者认为胸腔镜和腹腔镜检查是评估食管癌分期的有效方法,与无创伤性检查比较,可以更加准确的判断食管癌局部侵犯、淋巴结以及远处转移情况。

二、治疗

食管癌的治疗应根据肿瘤的病理分期而决定。比较一致的看法是采用以手术和放射治疗为主的综合疗法。

1.手术指征

参照 AJCC 的临床病理分期,并结合我国的病理分期,同时参照患者的全身情况,食管癌的手术指征参考如下:

(1)早期食管癌(AJCC Ⅰ期以前,我国的 0 期及Ⅰ期),积极手术治疗。

(2)AJCC Ⅱa 及Ⅱb 期食管癌,根据病变部位和浸润深度采用手术治疗或术前放疗(或结合术前化疗)后再手术治疗。

(3)AJCC Ⅲ期肿瘤,应先行放疗(或结合化疗)再争取手术切除。

(4)放疗后复发,病变范围不大,无远处转移,全身情况良好者,也应争取手术治疗。

(5)Ⅳ期患者,食管高度梗阻,如扩张、内支架等治疗无效,可考虑行短路手术。

2.手术禁忌证

(1)食管癌已属晚期,癌肿已明显侵犯到气管、主动脉弓、肺等,或出现声音嘶哑、持续胸背痛。因手术往往无法切除肿瘤。

(2)食管癌患者已有颈部淋巴结肿大,有肝脏转移等。此时切除食管癌已不能解决根本问题,即使切除原发病灶,但不久其他部位又会出现转移癌。

(3)有严重的心脏病或肺功能不良等。因食管癌手术属于大手术,患者心、肺功能不好,很难安全度过手术关。

3.手术方式

至今,外科切除食管癌仍然是治愈该病的最佳选择,同时也最大限度缓解了患者的主要症状——吞咽困难。

从手术路径来分,食管癌手术首先可分为经胸(transthoracic esophagectomy)和不经胸(或称为经膈肌裂孔食管癌切除,transhiatal esophagectomy)两大类。前者又可分为经左胸食管癌切除和经右胸食管癌切除术。按重建消化道的方式又分为胃代食管、结肠代食管和空肠代食管等。以吻合部位不同可有胸内吻合和颈部吻合。所谓不同的术式,最终都是上述分类的不同组合。

从吻合方法来说,可分为机械吻合和手工吻合两类。目前,凡吻合做在胸内的,多采用管状吻合器机械吻合。可简化手术操作,也降低吻合口瘘的发生率。也有医师喜欢采用直线切割器侧一侧吻合后壁,前壁手工吻合。如果吻合做在颈部则可采用手工吻合或者器械吻合。

近年来,随着微创外科发展,国内外均已有电视胸腔镜或电视胸腔镜联合电视腹腔镜辅助下的食管癌手术,其手术解剖、游离过程相当于经右胸、腹食管癌切除、胃代食管胸内或颈部吻合。

(1)经左胸食管癌切除、胃代食管胸内或颈部吻合术:本术式为食管癌常用术式。以左后外侧切口经第 6 肋(食管下段肿瘤及食管胃结合部肿瘤可经第 7 肋)进胸。打开纵隔胸膜后,先探查肿瘤是否可切除,然后游离食管周围,前至心包,肺静脉及气管、隆嵴旁,后至降主动脉,注意应将食管旁组织包括淋巴结一并切除。食管胃结合部肿瘤须打开膈肌探查肿瘤是否可以切除及有无网膜种植转移,特别须探查胃左血管周围是否有成团淋巴结转移,及肿瘤是否侵犯胰腺等重要脏器。切除食管或胃时,两端应至少距肿瘤边缘 5 cm 以上。食管癌有多中心发生及黏膜内扩散的生物学特性,多见向肿瘤上方的黏膜扩散。若上端切除长度不足,可能切缘有肿瘤细胞残留,易导致术后吻合口复发。故有学者认为如有可能,上切缘应距肿瘤 10 cm。在切下食管标本后,如肉眼不能肯定切缘是否阴性,可立即行冷冻切片病理学检查。为此,中上段食管癌应行颈部吻合,下段食管癌应在主动脉弓上吻合,胃食管结合部癌应在主动脉弓下吻合。由于主动脉弓位于左胸,对于该部位附近的食管癌经左胸手术往往比较困难,也增加手术风险,不如右胸手术安全。

(2)经中上腹、右胸二切口食管癌切除、胃食管胸内吻合(Ivor Lewis 术)或加颈部吻合术(三切口食管癌切除,Ivor Lewis-McKeown 术):几乎适用于所有适合手术的食管癌和食管胃结合部肿瘤患者。特别对于肿瘤位于气管隆嵴或主动脉弓水平及以上者,其暴露较左胸入路佳,可提高切除率,也便于上纵隔和隆嵴区淋巴清扫。采用右胸、腹两切口手术时,一般先平卧位开腹,充分游离胃并清扫淋巴结后关闭腹腔。改左侧 90 °卧位,右后外侧切口经第 5 肋间(食管胃结合部肿瘤可经第 6 肋间)进胸。根据肿瘤部位游离足够的食管长度并清扫纵隔淋巴结。将胃提至胸腔,切除足够范围的病变后,在胸内进行食管胃吻合。如果是食管中、上段癌需作颈部吻合时,一般先左侧 90 °卧位,经右胸第 5 肋间进胸充分游离食管(上至胸膜顶,下至食管裂孔周围),并清扫食管旁、纵隔淋巴结后关胸。改平卧位,腹部和颈部消毒。经中上腹游离胃并清扫胃周围淋巴结,注意保存网膜右血供。游离胃近端至裂孔时与先前游离的食管下端相贯通。如考虑胃长度不够时，可适当裁剪胃小弯做成管状胃，也有利于小弯淋巴结清扫。关闭腹腔。做左颈或右颈部切口，将食管和胃从颈部拉出后，切除病变食管，将食管与胃作吻合。本术式一般常规加作幽门成形术。

（3）食管癌切除、结肠代食管术：适用于胃部有病变或过去曾做过胃大部切除的食管癌患者；或同时有食管癌和胃部肿瘤的患者需同期切除者。因不能用胃代食管，临床上多用结肠代食管。因结肠系膜较长，血供较丰富，并且可以根据血供情况采取右半结肠、中结肠或左半结肠代食管，结肠的方向以顺蠕动为好。也可采用空肠移植重建食管。但由于空肠的肠管弯曲较多，血管蒂张力较大，高位移植常会引起肠管末端坏死，故失败机会较多，临床很少使用。

（4）经腹或左胸腹联合切口食管胃结合部肿瘤切除、胃食管吻合或空肠食管吻合术：单纯经腹手术适合于食管胃结合部肿瘤而食管下端无明显受累的患者，以及年龄偏大、难以耐受开胸者。作近端胃大部切除后，食管胃吻合。如病变范围大，特别胃小弯有累及者，需行全胃切除，空肠食管 Roux-Y 吻合。若病变累及食管下端，可考虑胸腹联合切口，特别是同时须行全胃切除的患者，左胸腹联合切口最具优势。

（5）电视胸腔镜（VATS）或电视胸腔镜加腹腔镜（LPS）辅助下食管癌切除：国内外均有文献报道，但临床例数不多。一般认为 VATS 手术治疗食管癌之中仅限于无明显外侵的食管癌行食管切除术，或是肺功能不能耐受剖胸手术的食管癌患者。

（6）经食管裂孔食管癌切除术：本术式最大特点是不需要开胸，因此更适合颈胸段食管原位癌或较小的食管癌、食管胃结合部癌；全身情况较差，年老体弱，心肺功能不能耐受开胸手术者。患者取平卧位，经中上腹切口充分游离胃，估计胃长度足够拉至颈部作吻合后，从食管裂孔将手指伸入后纵隔内分离食管。为便于分离食管，可用纱带套取食管下端牵引，如为食管下段肿瘤，手指即可探查肿瘤是否侵犯周围组织，特别是脊柱和主动脉等重要结构，如关系紧密，即不适合该术式。如为食管上段肿瘤，需经颈部切口进行探查，如发现肿瘤与气管关系紧密，也应慎重选择该术式。从腹部和颈部两个方向充分游离食管后，从颈部将胃沿原食管床拉出，于颈部作食管胃吻合术。也可以将胃从胸骨后提至颈部作吻合。

（7）内镜食管黏膜切除术（endoscopic esophago mucosectomy，EEM）：是近年来发展的先进技术。手术在具有两个操作管腔的电视内镜下进行。在内镜下用甲苯胺蓝或卢戈液染色技术辨认黏膜癌变区，然后用钳子提起病变，再用高频电刀切除病变黏膜。切除的最大宽度为 15 mm，最大标本一次可切除 12 mm 病灶。超过 12 mm 者可多次重复切除。切除标本的边缘应做病理检查，术后 3 天可进食。

（8）减状手术：若肿瘤已不能切除，仅能作减状手术，常用的有食管腔内置管术（包括放置记忆金属内支架）、食管分流术，以暂时解决患者进食，然后再施行放疗或化疗。

1）金属内支架放置术：总的原则要求支架能超过或覆盖肿瘤长度 1～2 cm。为此必须准确估计肿瘤大小范围，选择合适大小的支架。需要指出的是支架在食管内会使患者有明显异物感，有的患者难以耐受，因此术前须和患者解释清楚。如果估计患者存活时间超过半年以上，放置支架应谨慎。如果仅从改善患者营养状况考虑，可以采用胃造瘘或空肠造瘘等方法。可回收支架在放置后 1 个月内仍可取出，超过 1 个月以上取出支架应相当谨慎。

2）食管分流术：在开胸手术探查时，如发现肿瘤不能切除，可行胸腔内食管分流术。方法多在肿瘤上方 2 cm 以上处行食管胃侧一侧吻合术。如果食管中上段癌伴有严重的吞咽困难，可采用不开胸的结肠代食管分流术或胃造瘘术。

4.手术并发症

(1)吻合口瘘：食管胃(肠)胸内吻合口瘘是食管、贲门癌术后最严重的并发症之一。

胸内吻合口瘘多有严重的中毒症状，表现为体温增高、脉搏加快、胸痛及呼吸困难等。体格检查及胸部 X 线检查可见有胸内积液或液气胸。胸腔穿刺可抽出浑浊臭味液体。如患者已开始进食，则抽出液中可混有食物碎屑。晚期瘘可单纯表现为体温持续增高、胸背疼痛和全身衰竭症状。胸部 X 线仅见吻合口周围有块状阴影或纵隔增宽的改变。胸内吻合口瘘可通过口服亚甲蓝观察胸腔引流液颜色，或吞咽少量的碘油或稀钡透视摄片而确诊。

吻合口瘘的处理要根据瘘口的大小、部位及患者的具体情况决定。对胸内吻合口瘘的处理方法主要有：①晚期较小的瘘可采用胸腔闭式引流。②早期瘘一旦确诊，如患者一般情况允许，应争取尽早再次剖胸探查。如果瘘口较小，周围组织炎症水肿较轻，可单纯修补吻合口或用带蒂的肋间肌瓣修补；如无法修补可手术重建吻合口，一般可手术切除原吻合口再次行食管胃吻合也可采用结肠移植代食管。③如情况十分严重，不能耐受再次剖胸手术吻合，可采用上段食管颈部外置及胃造瘘术，待患者情况好转后再作食管重建术。④吻合口瘘患者引流通畅病情稳定后，可尝试在纤维胃镜下用金属夹夹闭瘘口。

(2)单纯脓胸：由于食管切除是污染手术，且患者大多术前存在营养不良，术后发生脓胸者也较常见。X 线检查及胸腔穿刺即可确诊。治疗可用大剂量抗生素以控制感染，同时必须放置闭式胸腔引流。单纯脓胸的预防主要是术中应严格无菌操作，及时更换敷料及器械，冲洗胸腔，术后保持胸腔引流管的通畅，发现胸腔积液后及时穿刺抽液。

(3)乳糜胸：食管癌手术易损伤胸导管，尤其是中上段食管癌手术损伤机会大。主要临床表现为因大量胸腔积液而出现胸闷、气急等症状，晚期可出现营养消耗症状及水电解质紊乱等。体检可见纵隔向健侧移位，血压降低、脉搏增快、重者可发生休克症状。胸腔引流管内可引流出大量淡黄或白色牛奶状液体，早期乳糜胸因混有胸腔内积血而呈淡血性，胸腔积液乳糜试验即可确诊。乳糜胸确诊后，如患者一般情况尚可，每天的胸液量少于 1 000 mL，可先保守治疗。方法为禁食，静脉营养等积极支持治疗，保持水电解质平衡，尝试给予生长抑素治疗 1周。如果胸腔引流量逐渐减少，可继续观察 1 周。如没有效果或减少并不明显，应尽快手术治疗。术前 2～3 小时可口服奶油等食物，使术中能从瘘口流出大量典型的白色牛奶状液体，便于辨认瘘口。手术结扎胸导管即可治愈。

(4)肺部并发症：食管癌患者由于年龄较大，术前多有营养不良及吸烟史，常伴有慢性支气管炎及肺气肿，肺功能较差，再加上手术时间长，创伤大，肺部并发症的发生率较高，占术后并发症的首位。一般有肺炎、肺不张、肺脓肿及呼吸衰竭等。多发生在术后 24～48 小时。除临床症状外，胸部 X 线及血气检查可协助诊断。对有慢性支气管炎、肺气肿的患者，术前作预防性治疗，并可在术中应用抗生素。如已发生术后肺部并发症，除加强抗感染治疗外，应重视咳嗽排痰，可用雾化吸入、支气管解痉剂和化痰药物，必要时间断鼻导管吸痰、纤维支气管镜吸痰，以及时清除呼吸道分泌物。如发生呼吸衰竭者，应尽早行气管切开，呼吸机辅助呼吸。

(5)喉返神经损伤：喉返神经与上段食管紧邻，行上段食管癌切除术时易损伤一侧喉返神经。由于一侧声带麻痹，术后患者声音嘶哑，进食时常因误吸而呛咳，而且影响有效咳嗽和排痰，增加肺部并发症的发生率。预防喉返神经损伤，主要是在术中注意保护喉返神经。在主动脉弓下分离中段食管时尽量紧贴食管分离，在分离颈段食管时亦因紧贴食管作钝性分离。

食管癌术后还可发生心血管系统、消化系统、切口感染以及术后膈疝等并发症。

第十节　心房间隔缺损

房间隔缺损（atrial septal defect，ASD）是最常见的先天性心脏病，Roesler 于 1934 年尸解时首次发现。房间隔缺损分原发孔型和继发孔型两种。原发性房间隔缺损通常合并房室瓣裂缺，属心内膜垫缺损范畴，继发孔房间隔缺损约占先天性心血管畸形的 10％～20％，女性多见，女与男之比例为（2∶1）～（3∶1）。10％～15％病例合并部分肺静脉异位连接入右心房。继发孔房间隔缺损可以单独存在，常可伴有其他先天性心脏病如肺动脉瓣狭窄、心室间隔缺损、动脉导管未闭、部分肺静脉异常连接右心房、先天性二尖瓣狭窄及左上腔静脉永存等。

一、分型

按缺损所在部位可分为下列数种类型

1.中央型缺损（卵圆窝型）

此型最常见，在心房间隔缺损病例中约占 70％。缺损位于心房间隔的中央部分，相当于胚胎期卵圆窝所在之处。一般呈椭圆形或圆形，缺损面积较大，直径为 2～4 cm 或更大。大多数病例呈单个巨大缺孔，但因可被不规则条索状的残留第一隔组织（卵圆瓣）分隔成许多小孔，呈筛孔样。多数病例缺损边缘完整。冠状静脉窦开口位于缺损的前方。继发孔型缺损下缘与房室瓣之间似有较多的房间隔组织，缺损距离房室结较远，缝合缺损时较易避免传导组织受伤。有些病例缺损较大，后缘的房间隔组织极少或缺如，右肺静脉开口进入缺损区易被误认为右肺静脉部分异常连接。

2.上腔静脉型缺损（高位缺损）

亦称静脉窦型缺损，在心房间隔缺损中占 5％～10％，面积一般不大，很少超过 2 cm。缺损位于上腔静脉开口与右心房联结的部位，下缘为房间隔组织，上缘即为骑跨于左右心房上方的上腔静脉。高位房间隔缺损经常伴有右肺上静脉异常连接入右心房或上腔静脉。

3.下腔静脉型缺损（低位缺损）

又称后位房间隔缺损，在房间隔缺损中约占 20％。缺损位于心房间隔的后下部分，下缘接近于下腔静脉入口处，与下腔静脉之间可能仍然存在少量卵圆窝组织，但房间隔组织亦可全部缺如。缺损下缘与下腔静脉入口之间没有明显界限，易将下腔静脉瓣误认为缺损下缘的房间隔组织，手术时应注意识别，以免缝合后造成下腔静脉血液全部回流入左心房，临床上术后出现静脉发绀。右肺静脉开口位于缺损区，亦可伴有右肺静脉异位连接入右心房或下腔静脉。

4.混合型

两种或两种以上畸形同时存在，约占 8.5％，缺损往往占房间隔的极大部分。

二、诊断

(一)临床表现

临床症状出现的早晚、轻重,决定于缺损大小。有的患者可以几十年没有症状。婴儿期因左右心室壁的厚度差距不大,左右心室舒张期的充盈阻力差别亦不大,因此左向右分流量也不致过大,临床症状不多。当肺/体循环血流量之比大于 2∶1 时才出现症状,如活动后易疲劳、急促,经常易患呼吸道感染和肺炎。伴有部分肺静脉异常连接入右心房、左向右分流量很大的病例,可在婴幼儿期出现心功能不全。30 岁以上的患者并发肺高压导致心力衰竭症状者增多。兼有右心室流出道梗阻或肺动脉瓣狭窄的病例产生逆向右向左分流时,临床出现发绀。

体格检查发现大多数患者生长发育正常,部分患者比同龄儿差。胸骨左缘第 2、3 肋间可听到由于大量血液通过肺动脉瓣,进入扩大的肺动脉而产生的喷射性收缩期杂音,常为 2～3级。肺动脉第 2 音亢进,固定分裂,部分病例在上述部位尚可扪及收缩期震颤。在三尖瓣区可听到由于血液加速通过三尖瓣而产生的舒张中期滚筒样杂音。伴有肺动脉高压后,在肺动脉瓣区收缩期杂音减弱,而第 2 音亢进更明显。伴有肺动脉瓣关闭不全时,在肺动脉区可听到舒张期杂音。右心房、室高度扩大导致相对性三尖瓣关闭不全时,在三尖瓣区可听到收缩期杂音。严重的肺高压,左向右分流量显著减少或呈现右向左分流时,则心脏杂音不明显,且可显现发绀。晚期患者可有颈静脉怒张、肝大、下肢水肿等慢性充血性心力衰竭的体征。

(二)辅助检查

1.胸部 X 线检查

婴幼儿病例心脏大小可正常或稍有增大,肺血增多亦不明显。左向右分流大的病例,显示心脏扩大,以右心房,右心室增大为主。肺总动脉明显突出,两侧肺门区血管增大,搏动增强,在透视下有时可见"肺门舞蹈",肺野血管纹理增粗。主动脉弓影缩小,慢性充血性心力衰竭患者,由于极度扩大的肺部小血管压迫气道,可能显示间质性肺水肿、肺实变或肺不张等 X 线征象。

2.心电图检查

典型病例显示电轴右偏,右心室肥大,伴不完全性或完全性右束支传导阻滞,P 波增高或增大,P-R 间期延长。30 岁以上的病例出现房性心律失常多见,如阵发性心房颤动,房速及房扑等。继发孔房间隔缺损成人病例,呈现心房颤动者约占 20%。

3.超声心动图检查

显示右心室内径增大,左室面心室间隔肌部在收缩期与左心室后壁呈同向的向前运动,与正常者相反,称为室间隔矛盾运动。二维超声心动图检查可显示缺损的部位和大小。彩超还可估量分流和推算右心室及肺动脉压力,且可发现部分肺静脉异位连接入右心房。当静脉注射造影剂后,心尖四腔可见充满气泡的右心房中近房间隔处出现无回声的负性显影区,或少数气泡从右心房进入左心房。

4.心导管检查及心血管造影检查

由于无创性的超声心动图检查、安全、简单、正确,重复检查的优点,对创伤性心导管及心血管造影检查用于单纯继发孔房间隔缺损的诊断已很少应用,但仍为诊断的可靠方法。

5.磁共振检查

可显示缺损部位、大小、伴发畸形及有无肺动脉高压等。

（三）鉴别诊断

继发孔型房间隔缺损首先要与原发孔型房间隔缺损相鉴别，后者症状一般出现较早，听诊可听到二尖瓣关闭不全的收缩期杂音，心电图示以一度房室传导阻滞多见，心动超声发现房间隔缺损位于心内膜垫处并有二尖瓣或三尖瓣裂缺，术中探查示冠状静脉窦开口位于缺损的后方。继发孔型尚需与左向右分流的其他心血管疾病相鉴别，如主动脉窦破入右心房、冠状动脉右心房瘘等，均有特殊的来回或连续性粗糙杂音。少见的心室间隔缺损血液从左心室分流入右心房则杂音类似心室间隔缺损响亮和粗糙。还有完全性肺静脉异常连接右心房，其临床出现发绀的发病年龄早，而且症状重。另有一种情况是心房间隔本身完整无缺，只是冠状静脉窦与左心房之间无间壁，故左心房血可由冠状静脉窦开口与右心房相通，有人称此为"无顶"（uroofing）冠状静脉窦。在手术时需要注意和正确处理。

三、治疗

手术适应证及禁忌证：身长、体重明显低于正常同龄儿标准，有反复呼吸道感染史或肺炎史，胸片和心动超声提示肺动脉压升高，或伴有部分肺静脉异常连接右心房，肺循环血流量与体循环血流量之比超过 1.5∶1，婴幼儿呈现充血性心力衰竭均应早期进行手术治疗。一般手术年龄为 4～5 岁，早期手术治疗可防止肺循环阻力升高和出现右心力衰竭竭。如果缺损较小、没有肺动脉高压，则可以等到少年时行经皮导管封堵术。肺血管阻力指数（RpI）是评价房间隔缺损的手术指征的可靠指标。当静息血氧饱和度（SaO_2）小于 97% 时，就应该行心导管检查，测定肺血管阻力指数。当肺血管阻力指数大于 8 个 Wood 单位以上，临床出现发绀，心房水平呈现右向左分流，运动后动脉血氧饱和度进一步降低，一般认为属手术禁忌。如果在静脉应用前列环素、吸入一氧化氮（NO）等降低肺动脉压措施后，血氧饱和度上升至 100%，肺血管阻力指数低于 7 个 Wood 单位以下时，说明肺动脉高压可逆转，仍可考虑手术。如果房间隔缺损为三尖瓣闭锁、肺动脉闭锁、完全性大动脉错位等复杂畸形的生命通道者，也禁忌单纯手术闭合。

目前体外循环下直视缝合或补片修补仍为房间隔缺损的标准治疗方法。治疗结果满意，并发症减少。一般采用胸骨正中切口，儿童、青年女性可采用乳腺下缘切口或腋下小切口。切开心包后即可见右心房、右心室、肺动脉显著扩大，肺总动脉处尚可扪到收缩期震颤。注意左上腔静脉以及肺静脉进入左心房的部位有无异常。用手指按压右心房壁，常可扪到房间隔缺损。注射肝素后，升主动脉及上、下腔静脉插管，建立体外循环。降温至 32℃，阻断主动脉血流，于主动脉根部注入 4℃ 心脏停搏液。束紧环绕上下腔静脉的纱带，在右心房界嵴前方作斜行纵向切口，吸去右心房血液，显露心房间隔。详细探查右心房内部解剖结构，注意房间隔缺损的部位和面积，边缘组织是否完整，肺静脉开口有无异常，以及冠状静脉窦开口，房室瓣上、下腔静脉开口和下腔静脉瓣的情况。中央型缺损在 3 cm 以内，左房发育良好，可直接连续缝再间断缝合加固数针。缝针应穿过缺损前后缘较多的房间隔组织使缝合牢固。缺损巨大直接连续缝合张力较大或缺损边缘房间隔组织比较薄弱，缝合后易于撕裂者则宜用大小形态适宜的涤纶织片或心包片缝合于缺损边缘。成年病例直接缝合缺损后产生的张力易致手术后房性心律失常,因此宜用织片和心包片缝补缺损。多个筛状缺损,可剪除后成单孔再作缝合或补片缝合。伴有部分右肺静脉异常连接右心房的病例,则将缝线或补片缝合固定在肺静脉开口前方的缺损右缘的房间隔组织,使缺损缝闭后肺静脉血液回流入左心房。上腔静脉型房间隔缺损的位置靠近上腔静脉开口,且常伴有右上肺静脉异常连接入右心房,做右心房切口时,应避免损伤窦房结。此型缺损需要心包片或织片作缝补术,而不宜直接缝合,以免导致上腔静脉狭窄梗阻。使用补片的宽度比缺损直径长50%,补片长度则比肺静脉异位开口上缘到缺损下缘的距离长25%,这样在缝补缺损后左右心房通道即行隔断,异位右肺静脉又可经房间隔缺损通畅地回流入左心房,同时上腔静脉血液回流也不受阻碍。有的病例一支较小的肺静脉异位回流流入上腔静脉,且开口入上腔静脉的位置较高,在这种情况下,只宜缝补房间隔缺损而对异位回流的小支肺静脉不作处理,以免补片伸入上腔静脉腔内引起上腔静脉管梗阻。有人主张做右心房整形术以扩大右心房与上腔静脉交接处的口径。下腔静脉型心房间隔缺损一般缺损面积较大,位置低,多数病例宜行缝补术,以免将下腔静脉瓣误认为缺损下缘予以缝合,以致术后下腔静脉血管回流入左心房,产生大量右向左分流,术后出现发绀。不论直接缝合或用心包片后织片作缝补术,在缺损下缘应将缝线穿过缺损两侧房间隔组织和左心房后壁,这样可避免下腔静脉后壁皱缩。缝合缺损下缘时,还应注意避免损伤房室结构和房室束。

　　心房间隔缺损缝合或缝补术即将完成时,气管插管加压使肺充分排出左心房内残留气体,然后结扎最后1针。缝合右心房切口后,放松腔静脉束带,于主动脉根部插入粗针排净残留气体后,逐渐放松主动脉阻断钳,待心脏恢复正常搏动,复温到体温37.5℃时停止体外循环。有条件的可行食管超声(TEE)检查,可以判明有无残余左向右分流。按常规拔除腔静脉及主动脉插管,心包腔内或胸腔内放引流管,缝合胸骨及胸壁。

　　房间隔缺损手术修补的常见并发症有空气栓塞、肺静脉梗阻、下腔静脉梗阻和残余分流等。空气栓塞是最严重的并发症,在术中避免吸引器头进入左心房吸引,在修补缺损结扎最后一针前,麻醉医师鼓肺使左心房血液和气体从缝合口裂隙中排出,当右心房血液充盈,抽紧最后一针,接着主动脉根部持续排气轻轻挤压左心室,逐渐开放主动脉钳。合并肺静脉异位引流的患者,要剪除后部房间隔组织,用大的补片将右肺静脉隔至左心房,补片的右侧要缝至右心房侧壁,这样才能避免肺静脉梗阻。误将下腔静脉瓣当作缺损下缘修补房间隔缺损,造成下腔静脉隔向左房,术后出现发绀,在下腔静脉插管下修补缺损发生机会极少。小的残余分流无血流动力学意义,临床无症状不需要处理,大的残余分流需再次手术修补。

第十一节　心室间隔缺损

　　先天性室间隔缺损(ventricular septal defect,VSD),是由于胚胎期原始间隔发育不全,而致左、右心室间存在的异常交通,为最常见的先天性心脏病。单纯室间隔缺损在小儿各类先天性心脏病的发生率占第一位,约占出生婴儿1.5‰,占先天性心血管畸形的12%～30%。在先天性心血管畸形中,室间隔缺损常为复杂心血管畸形中的组合部分之一,如法洛四联征、右心室双出口、完全性房室间隔缺损等。故在所有的先天性心血管畸形中,室间隔缺损的存在可达

50％以上。

一、分型

室间隔缺损分类方法较多，尚未统一。从外科手术所见的解剖部位和手术切口的选择，按照缺损所处的部位，临床将其分为下列四种类型。

1.嵴上型缺损

约占室间隔缺损的 20％，又称干下型。可分为圆锥间隔缺损和肺动脉瓣下缺损。圆锥间隔缺损位于流出道圆锥部，缺损与肺动脉瓣环之间尚有肌性组织。肺动脉瓣下缺损的上缘即为肺动脉和主动脉瓣环，无肌肉组织存在。由于右冠瓣缺乏足够的支持，舒张期时该瓣可向缺损处脱垂，长期脱垂可产生主动脉瓣关闭不全。

2.嵴下型缺损

最为多见，约占 80％，又称膜部或膜周部缺损。单纯膜部室缺位于室间隔膜部，膜周部缺损位于三尖瓣隔瓣和前瓣交界处，包括膜部间隔，向前延伸至室间隔肌部，向上延伸至室上嵴，向下延伸至隔瓣后。较大的膜部或膜周部缺损，如果后下缘与三尖瓣隔瓣之间无纤维或肌性组织，则传导束与该类室间隔缺损关系密切，通常位于缺损的后下缘，手术时易被损伤。

3.隔瓣后缺损

约占 5％，又称房室管型缺损。位于右心室流入道，三尖瓣隔瓣后，前缘为室间隔肌部，上缘可达室间隔膜部。极少数病例表现为左室，右房通道，因为三尖瓣隔瓣位置较二尖瓣隔瓣略低。

4.肌部缺损

一种少见的类型。缺损位于右室流入道或近心尖部的肌性室间隔处。整个缺损边缘均为肌性组织，常为多发性，即肌部缺损有多个大小不等的缺损组成，又称 Swiss-Cheese 型缺损。

有时以上两种类型的室间隔缺损可同时存在。室间隔缺损口径的大小，可从数毫米至数厘米不等，直径在 5 mm 以内的室间隔缺损又称 Roger 病。缺损的边缘组织可为纤维性、肌性或两者兼有。肌性间隔缺损的口径随心动周期的不同时相有所改变，心室收缩期时口径相应变小。

二、诊断

(一)临床表现

临床表现与缺损大小、分流量、肺动脉压力及是否伴发其他心血管畸形有关。一般缺损直径较小、分流量较少者，临床无明显症状。缺损较大、分流量较多者，出现症状早，可有生长发育迟缓，活动后易疲劳及气促，反复出现呼吸系统感染，严重时可出现充血性心力衰竭症状。在发生轻、中度肺动脉高压时，左向右分流量相应减少，肺部感染等症状反见减轻，但活动后气急、心悸和活动受限等症状仍存在。重度肺动脉高压，产生双向或右向左分流量时，临床出现发绀，体力活动和肺部感染时发绀加重，最终发生心力衰竭。

体检时，缺损小者生长发育正常。缺损大则生长发育比同龄儿明显瘦小。当发生重度肺动脉高压、右向左分流时，临床可见唇、指发绀或出现杵状指，以及肝大、下肢水肿等右心力衰竭竭表现。最典型的体征为左心前区隆起，胸骨左缘等 3～4 肋间可闻及Ⅲ～Ⅳ级粗糙全收缩期杂音，伴收缩期震颤。肺动脉高压患者肺动脉瓣第二音亢进，在心尖部尚可听到因大量血液通过二尖瓣，形成相对狭窄而产生的舒张期隆隆样杂音。严重肺动脉高压、左右心室压力相近时,收缩期杂音轻以致消失,而代之以响亮的肺动脉瓣的第二音或肺动脉瓣关闭不全的舒张期杂音(Graham-Steell 杂音)。高位室间隔缺损伴有主动脉瓣脱垂或关闭不全者,除收缩期杂音外尚可听到向心尖传导的舒张期递减性杂音。由于杂音之间的间隔时间较短,易误为连续性杂音。血压可见脉压增宽,并有股动脉枪击声等周围血管体征。有时缺损表面因被腱索、乳头肌或瓣膜组织覆盖,致使杂音强度较弱,震颤不明显,但根据其喷射性杂音性质及临床症状的表现,仍可加以判断。

(二)辅助检查

1.胸部 X 线检查

缺损小、左向右分流量较小者,常无明显的心、肺和大血管影像改变,或仅示肺动脉段较饱满或肺血管纹理增粗。缺损大、左向右分流量较大,但肺动脉压力轻度增高时,则示左心室和右心室扩大,肺充血明显。如左心室扩大为主,提示可能为巨大高位缺损合并主动脉瓣脱垂或关闭不全。肺动脉段膨隆,肺门和肺内血管影增粗,主动脉影相对小。当肺血管阻力明显增高,严重肺动脉高压者,心影反见缩小,主要示右心室肥大或合并右心房扩大。突出的表现为肺动脉段明显膨大,肺门血管影亦扩大,而肺野血管接近正常或反较细小。

2.心电图检查

因室间隔缺损直径的大小和病期的早晚而异。缺损小心电图正常。缺损大的初期示左心室高电压,左心室肥大。随着肺血管阻力增加和肺动脉压力升高,逐步出现左、右心室合并肥大。最终主要是右心室肥大,并可出现不完全性束支传导阻滞和心肌劳损等表现。

3.超声心动图检查

可发现室间隔缺损的部位、大小,回声中断,心室、心房和肺动脉主干扩大等情况。高位的大缺损合并主动脉瓣脱垂或关闭不全者,可见舒张期瓣膜脱垂或关闭不全。彩色多普勒超声检查可见经缺损处血液分流情况和并发主动脉瓣脱垂者舒张期血液反流情况。另外,尚可有助于发现临床漏诊的伴发的各种心血管畸形,如右心室流出道狭窄、右心室异常肌束、动脉导管未闭、继发孔房间隔缺损等。此外,超声检查还可提供在缺损周围是否形成"膜部瘤",有自然关闭的趋势,作为随访缺损自然关闭的数据。近年来,二维、三维心动超声检查和彩色多普勒检查的无创性检查正确性高,方法简便、安全,可重复检查,已成为诊断先天性心血管畸形的主要手段,在很大程度上已可取代心导管检查和心血管造影检查。

4.右心导管检查

测定心肺各部位氧含量和氧饱和度、压力,可计算心内分流量和肺动脉压力和肺血管阻力。如右心室血氧含量较右心房高出 0.9Vol%,说明心室水平存在左向右分流。分流量较少的小缺损,或缺损虽不算小,但已有明显的肺动脉高压致使左向右分流量减少者,右心室/右心房血氧差常不足 0.9 Vol%。疑有这种情况时,应加作吸氢试验,对比观察右侧心腔各处氢离子曲线出现的时间。如右心室较右心房明显超前出现,说明心室水平存在左向右分流。严重肺动脉高压,心室水平呈双向或逆向分流者,右心室、右心房间已无血氧差,可以同期测定的体动脉血氧饱和度有不同程度的下降而加以验证。测定右侧心腔,特别是连续测定肺动脉和右心室压力,看右心室压力明显超出肺动脉压力,根据其压力曲线特征,可辨明其合并右心室流出道和(或)肺动脉瓣狭窄的情况。一般按肺动脉压与体动脉压的比值判定肺动脉升高的程度,<40％者为轻度,40％～70％者为中度,>70％者为重度。根据肺动脉压力与心排血指数,换算出肺血管阻力,肺小动脉正常为<2 Wood 单位,肺血管总阻力<3 Wood 单位,有助于手术时机的选择和手术适应证及禁忌证的测定。测算肺循环与体循环血流量及两者的比值,一般以<1.3 为低分流量,1.3～2.0 为中分流量,>2.0 为高分流量。

5.心血管造影检查

经股动脉逆行性插管经主动脉入左心室,加压注入造影剂连续摄影,可显示缺损的部位、大小和数量。并可排除其他心血管畸形,如在主动脉根部造影可判断是否伴有主动脉瓣脱垂或关闭不全、动脉导管未闭和主动脉-肺动脉隔缺损等。

6.磁共振

单纯室间隔缺损不需要磁共振检查。复杂畸形伴有室间隔缺损或心脏超声检查不易查得的缺损,磁共振可揭示诊断。

(三)鉴别诊断

(1)动脉导管未闭伴肺动脉高位时,听诊仅为收缩期杂音,易与高位室间隔缺损混淆。高位室间隔缺损伴主动脉瓣关闭不全,易误为动脉导管未闭。心脏超声检查有助鉴别。

(2)肺动脉瓣狭窄需与室间隔缺损小,尤其是肺动脉瓣下型缺损鉴别。前者胸片肺血少,肺动脉总有狭窄后扩张。

(3)室间隔缺损伴重度肺动脉高压临床出现发绀时,需与其他发绀型先天性心血管畸形鉴别。病史中发绀从无到有,肺动脉瓣区第二音亢进等有鉴别价值。

三、治疗

室间隔缺损的治疗可分为介入治疗和手术修补。对于缺损较小的儿童,股血管已足够粗大,可行介入封堵。而对于婴幼儿,则可采用小切口杂交技术进行封堵。直径较大的缺损,邻近主动脉瓣和房室瓣,或合并其他心内畸形者,应行手术治疗。手术方法有肺动脉环束术和室间隔缺损修补术。以往对 1 岁以下大型缺损伴动脉高压、心功能不全者先行肺动脉环束术,2 岁以后再解除肺动脉环缩,修补缺损。由于需要二次手术,增加手术死亡率,且手术拆除环缩困难,易损伤肺动脉壁或因肺动脉已呈器质性狭窄,需行管腔扩大手术等。

1.室间隔缺损修补术适应证

膜部缺损无肺动脉高压、临床无明显症状、心电图及胸片检查无明显异常改变者,一般在 5 岁左右手术为宜。关于室间隔膜部瘤形成的手术选择问题,根据 Ramaciotti 等报道 247 例膜部室间隔缺损中 190 例(77％)伴膜部瘤,经长期随访发现约 10％缺损自然闭合,33％缩小,约 11％需手术治疗。故可在 5 岁以后再决定手术与否。嵴上型缺损常合并主动脉瓣膜脱垂,这种缺损由于左心室分流血液直接进入肺动脉,以致早期引起肺动脉高压及主动脉瓣关闭不全,且无自然闭合可能,临床出现症状早,故手术不受年龄限制,主张早期诊断及手术治疗。大口径缺损分流量大,易早期发生肺动脉高压,在婴幼儿期即有症状,反复呼吸道感染或肺炎,心肺功能不全。多数病例在 1 岁左右因大量的分流致肺血管阻力增高,继而限制左向右分流量,因此临床症状反见减轻,是手术的最佳时间。如不及时手术,肺血管阻力将进一步增高,最终造成不可逆性器质性病变。一般认为在 2 岁时,尽管肺动脉压力已有中至重度增高,而肺血管阻力往往仅为轻至中度增高,手术可获满意效果。对于 6 个月以下患儿,有严重充血性心力衰竭及反复呼吸系统感染、药物不易控制者应手术纠治。室间隔缺损并存心房间隔缺损、动脉导管未闭等畸形者,可同期手术纠治。合并主动脉缩窄者可先行手术解除主动脉缩窄,然后视血流动力学情况,再择期修补室间隔缺损,也可同期手术纠治。合并右心室流出道狭窄,必须同期纠治。室间隔缺损伴亚急性心内膜炎者,应予积极内科治疗,控制后 3~6 周再修补室间隔缺损。

室间隔缺损伴肺动脉高压的手术适应证:临床无发绀,动脉血氧饱和度达 95%,肺循环流量/体循环流量≥1.5,肺动脉阻力/体循环阻力≤0.75,肺总阻力<10 wood 单位。

2.手术禁忌证

出现下列情况者,说明病期过晚,已失去手术修补缺损的时机,如勉强为之侥幸度过手术阶段,亦无临床效果,而且手术反而加速其心肺功能衰竭。包括:①静止和轻度活动后发绀,或已有杵状指(趾);②缺损部位的收缩期杂音不明显或消失,代之以因肺动脉高压产生的肺动脉瓣区第二音亢进或肺动脉瓣关闭不全的舒张期杂音;③动脉血氧饱和度降低<90%静止时为正常1临界水平,稍加活动即明显下降;④Doppler 超声心动图检查示心室水平以右向左为主的双向分流或右向左的分流;⑤右心导管检查示右心室压力与左心室相似或反而高出肺总阻力>10Wood 单位(800dyn.s.cm^{-5});肺循环与体循环血流量比值<1.2,或肺循环阻力与体循环阻力比值>0.75。

3.术前准备

在婴幼儿病例伴有肺动脉高压,反复肺炎,心力衰竭者,术前准备十分重要,为保证手术成功的主要关键。包括:①预防、控制感染;②改善心功能(包括强心,利尿和扩张血管药物);③纠正营养不良,贫血和低蛋白血症。

4.手术步骤与操作技术

气管插管全身麻醉下,经锁骨下静脉穿刺插入中心静脉测压管,经桡动脉穿刺插入动脉测压管。进行心电监测。前胸正中切口,纵向锯开胸骨,剪开心包两侧固定,在右心室表面触摸最显著的收缩期震颤处,作为拟定心脏切口及寻找缺损部位的参数。绕置上、下腔静脉套带。注射肝素后,自右心房(耳)插入上腔静脉引血管,在右心房近下腔静脉处插入下腔静脉引血管,自升主动脉高位插入动脉给血管,与人工心肺机系统连接建立体外循环装置。心肺转流(体外循环)开始后经血流降温保持直肠温度 25~30℃,在婴儿如有需要可采用深低温 20℃左右。于插管近端阻断主动脉,并在其根部插针(管)加压注入 4℃ 心脏停搏液,待心脏停止跳动后,勒紧上下腔套带,阻断其回心血流。切开心脏进行室间隔缺损修补。在心内操作即将结束前开始复温。心脏切口缝闭过程中排尽右侧心腔内空气,自主动脉根部插针排尽左侧心腔及主动脉内气体。开放主动脉阻断钳,恢复冠脉循环后,心脏可能自行复跳,否则待室颤活跃后予电击除颤,一般在开放主动脉阻断钳,恢复冠脉循环后,至少再维持高流量心脏转流一段时间,以期心脏代谢及舒缩功能得到最大限度的恢复。待心脏跳动有力、血压、心率正常时,逐渐减少体外循环血流量,直至停止心肺转流,需要时作血液超滤排出体外循环后的液体,有利心肺功能的恢复。

为了防止心肺转流期间及心脏复跳初期左心室膨胀受损,常需经房间沟处左心房插入减压管,并通过二尖瓣进入左室,使心腔内血液随时经插管引入体外循环系统,在心脏复跳情况良好和体外循环行将停止之前将其钳闭。这特别适用于心脏扩大较显著,术前心功能不全,需施行主动脉瓣脱垂或关闭不全成形术者,以及并发某种程度的肺动脉口狭窄,肺内侧支循环较多者。一般性单纯性室间隔缺损手术可以免用。

(1)心脏切口:一般而论,不论何种类型的室间隔缺损,以往均可通过右心室切口完成缺损修补术。但为了避免右心室切口可能使其功能受损,按照缺损类型解剖部位的不同,目前均分别采用相应的切口,达到手术视野清楚、操作方便之目的:

①右心房切口:平行于房间沟约 1 cm 切开右心房,牵开三尖瓣,可清楚显露膜部和膜周部缺损进行修补。对三尖瓣隔瓣后的缺损大的膜部缺损,有时需切开隔瓣叶基部,显露修补更好。

②肺动脉切口:位于肺动脉根部上 1 cm 横切口,牵开肺动脉瓣,可清楚显露肺动脉瓣下型或双动脉瓣下型的缺损。

③右心室切口:为尽可能减少切口对右室功能的影响,切口宜做在右心室流出道前壁。依照该处附近冠状血管的分布情况,分别采用纵切口、横切口或斜切口。在能满足心内操作的前提下,尽量做短切口。如需延长,尽可能延向肺动脉瓣环下方,而少涉及右心室体部。特别适用于膜周偏向流出道的大缺损或法洛四联征中连接不良型缺损,或伴右心室流出道有梗阻者。

④右心房及肺动脉切口:大型膜周部缺损向肺动脉瓣下延伸时,右心房切口修补缺损下半部,肺动脉切口修补上半部,这样修补方便,又可避免右心室切口。

⑤主动脉切口:位于主动脉根部横切口,适用于需兼作主动脉瓣脱垂或关闭不全成形术或主动脉窦瘤修补等病例,可通过主动脉瓣孔施行缺损修补。

⑥左心室切口:仅适用于近心尖部多发性肌部缺损。由于左心室压力大,易发生术后切口出血,另外也可影响左心功能,故此切口应慎用。

(2)寻找缺损的方法:根据手术前检查分型,结合术中扪及右心室表面震颤最明显处,切开心腔后不难发现缺损所在处。对小缺损,表面被腱索或膜状组织覆盖的缺损,可请麻醉师张肺,有血涌出下即缺损所在。对经上述方法仍未能确定缺损所在处时,可以左心室插管加压注入亚甲蓝稀释液以显示。

(3)缺损修补技术:依缺损大小和类型,分别采用不同的修补方法,直接缝合法和补片法。补片修补方法有间断褥式缝合、连续缝合和间断褥式＋连续缝合三种。直接缝合法适用缺损直径<5 mm,边缘为纤维组织者。可直接作间断缝合,必要时再加褥式垫片缝合加固。肌性边缘的小缺损,以褥式垫片缝合为宜,以防因缝线切割肌肉影响手术效果。缺损直径>5 mm,边缘为肌性组织者,以采用相应大小的涤纶或聚四氟乙烯织片修补为宜,以免因直接缝合张力太大而撕脱。

肺动脉瓣下型缺损,均应采用涤纶补片修补,应防止误伤其上方的主动脉瓣。膜周和隔瓣后的大缺损,其右缘为隔瓣口环,传导束即沿此而下,因此缝线宜置于隔瓣的基部。缺损的后下角边缘组织为肌性,宜用褥式垫片缝法,并离开缺损边缘不少 5 mm。缝线深度应仅及肌性间隔的近右室部分,以防损伤传导束。邻近隔瓣的 1 针,应同时穿过瓣叶基部边缘,以防打结后此处有漏隙,其余部分可与补片作连续缝合,必要时间断作褥式垫片加固。

室间隔缺损并发主动脉瓣脱垂,有明显主动脉瓣关闭不全者,宜经升主动脉低位切口,将脱垂而变长的瓣缘多余部分折叠后,以褥式垫片缝合。将其与附近的主动脉壁缝固,线结打在主动脉壁外,以求脱垂的瓣缘与邻近瓣缘等长,闭合时不留缝隙。极个别脱垂的瓣叶已呈严重继发性退行性变,不能满意修复时,需行瓣膜替换术。如不能经主动脉切口通过瓣孔满意地缝补室间隔缺损,则应另做右心室切口完成。

室间隔缺损合并动脉导管未闭者,在体外循环准备工作就绪后,沿肺动脉向前游离导管后,加以结扎。如操作过程中因按压肺动脉导致循环不稳,可在体外循环条件下,从速完成。务必认清主动脉,左右肺动脉和动脉导管的解剖关系,防止误扎左肺动脉和降主动脉。另一种方法在头低位和低流量甚至停止灌注的状态下,切开肺动脉,从腔内迅速经开口处插入 Forly气囊导管入主动脉,注入盐水鼓囊拉紧后视野不再涌血,间断缝合缺损一排缝线取除气囊导管,依次一排缝线结扎缝闭缺损。然后按常规完成室间隔缺损。

室间隔缺损伴主动脉缩窄者,如缺损直径小,且有自然闭合者,可分二期手术,即先行主动脉缩窄纠治术,术后随访如在学龄前仍未自然关闭,则再行室间隔缺损修补术。大型缺损室间隔缺损伴主动脉缩窄,目前均主张一期根治,先采取左胸后外侧第4肋间切口,行主动脉缩窄纠正术,然后取胸骨正中切口在体外循环下修补室间隔缺损。也有仅在一个胸骨正中切口下完成的。

四、术后并发症

1.室间隔缺损闭合不全

残留左向右分流,发生率为 $1\% \sim 10\%$,甚至有报道达 25%。残留小漏,有望自行闭合,大的漏孔需再手术闭合。当室缺修补结束后,吸尽手术野的血液,阻断肺动脉,然后膨肺检查是否存在因缺损修补不全而有漏血现象,这是避免残余分流的一个极为重要的有效措施。

2.完全性房室传导阻滞

由于经验的积累和技术提高,永久性完全性房室传导阻滞的发生率已降至 20% 以下,需用永久性心脏起搏器维持心律及心功能。而暂时性完全性房室传导阻滞的术后发病率尚常见,多为缝线处水肿,出血压迫邻近传导束或术中牵拉损伤所致。采用激素治疗减轻水肿,同时应用心外膜临时起搏方法维持一定的心律,一般在短期内可恢复窦性节律。

3.术后肺动脉高压的处理

术后持续应用镇静剂和肌松剂保持患儿绝对安静。在呼吸机辅助通气下,通过高频通气或增加潮气量方法,维持 PEEP $2 \sim 4$ mmHg,PCO_2 在 4 kPa(30 mmHg),则可将肺动脉压力控制在体循环压的 $1/3$ 以下。用扩血管药及强心利尿药前需补充足够血容量,常用妥拉唑林、酚妥拉明、硝普钠、卡托普利、多巴胺、氨力农、米力农等。在上述处理后肺动脉压仍很高,为了防止肺动脉高压危象的发生可吸入 NO,可见效。

第十二节　法洛四联征

法洛四联征是常见的先天性心脏血管畸形,在发绀型先天性心脏病中居首位,约占发绀型先天性心脏病手术的 80%,在所有先天性心脏病手术中占 12% 左右。自然预后主要取决于右心室流出道阻塞的严重程度,绝大多数患者死于缺氧或心力衰竭。因此,法洛四联征应该尽早手术治疗。

一、诊断

(一)临床表现

1.症状

发绀是本病最突出的症状。出现临床症状的时间和轻重程度取决于右心室流出道梗阻的程度和肺循环血流量的多少。若右心室流出道梗阻程度严重如肺动脉闭锁、流出道弥漫性发育不良以及漏斗部、肺动脉瓣环、肺动脉瓣膜乃至肺动脉分支多处重度狭窄等,则出生后即可出现发绀。气喘和阵发性呼吸困难也是常见症状之一,多在哭闹或劳累后出现,在两个月至两岁的婴幼儿中较多见。儿童常有蹲踞现象,表现为行走一段路程后下蹲,双下肢屈曲,双膝贴胸。蹲踞可使含氧较低的回心血液减少,同时股动脉因蹲踞而弯曲,导致下肢动脉血流阻力增高,而躯干上部血流增加,使中枢神经系统缺氧状况改善。此外,体循环阻力增高可增加心室水平的左向有分流,使肺循环血流增多,发绀好转。重症患者可有缺氧发作,表现为面色苍白、四肢无力、阵发性晕厥,甚至有抽搐等症状,多在清晨、排便或活动后出现。对有缺氧发作的重症法洛四联征患者,应在婴儿期尽早手术,频繁发作者应急诊手术。

2.体格检查

患者一般发育较差,消瘦,口唇明显发绀,严重者面部及耳郭都有发绀。四肢末梢因缺氧而有发绀及杵状指(趾),杵状指(趾)的轻重与缺氧程度成正比。在一些婴幼儿患者可表现为肥胖和贫血,临床上发绀不明显。少数成年法洛四联征患者可有高血压的表现。左胸心前区常隆起,有的可见心前区抬举性搏动。胸骨左缘第3和第4肋间有收缩期喷射样杂音,少数患者没有杂音常提示梗阻严重或合并肺动脉闭锁。肺动脉瓣区第二心音单一。合并粗大的未闭动脉导管或体-肺动脉侧支者有时可在相应部位听到双期连续性杂音。

(二)辅助检查

1.实验室检查

法洛四联征患者动脉血氧饱和度可降至70%以下。通常有红细胞增多症,血红蛋白可升至200 g/L以上。但合并贫血的法洛四联征患者血红蛋白可能并不升高,多见于婴幼儿。

2.心电图

多为窦性心律,电轴右偏,右心室肥大和劳损,右心房肥大。其他异常心电图较少见,可出现完全或不完全右束支传导阻滞。

3.X线胸片

心脏大小基本正常,典型的法洛四联征心脏形态呈"靴状心",即心尖上翘圆钝,心脏扩大以右心房、右心室为主,在较大龄婴儿和儿童多见。肺血减少,肺血管纤细,有时可见网状的侧支血管影。心腰凹陷越深和肺部纹理越细,常提示肺动脉干及其分支发育较差。两侧肺门和肺部血管纹理不对称,一侧肺血比对侧明显减少,常提示法洛四联征可能伴有一侧肺动脉严重狭窄或缺如。25%病例为右位主动脉弓。

4.超声心动图

超声心动图检查有无创、方便、准确等优势,是确诊法洛四联征的首选方法。可直接观察到右室流出道狭窄部位和严重程度,室间隔缺损的类型和大小,主动脉骑跨程度,并测算左心室容积和功能以及合并畸形。冠状动脉左前分支通常也能较好显示。外周肺动脉显示较差。因此,描述肺动脉畸形为进行心导管的一个主要指征。

5.心导管和心血管造影检查

多数病例不需要心导管检查。如要了解肺动脉解剖、超声心动图冠状动脉显示不清或疑有多发室间隔缺损,则建议行心导管检查。通过测压可了解右室流出道狭窄部位、程度,血气分析可计算出心内分流部位和分流量。选择性心室造影可以显示室间隔缺损类型、大小、肺动脉发育情况、主动脉骑跨程度等。在右室流出道严重狭窄的患者,由于造影剂在肺动脉充盈不够充分,有时会影响对肺动脉发育情况的判断。逆行主动脉造影可以显示有无冠状动脉畸形、动脉导管、主动脉瓣启闭功能和肺部侧支循环血管等。

6.CT 和 MRI 检查

超高速 CT 及 MRI 检查能对主肺动脉和左右肺动脉直径进行准确的测量,并可直观地观察肺动脉的形态及其与主动脉的关系,同时对室间隔缺损的大小、部位和右室流出道狭窄的部位和程度得出准确的诊断。

二、治疗

法洛四联征唯一有效的治疗方法是外科手术。随着外科、麻醉、灌注及围术期处理技术的改进和手术效果的提高,法洛四联征根治术的适应证逐渐放宽,已不受年龄限制,从新生儿到成人均可取得满意的效果。

1.手术适应证

法洛四联征中肺动脉和左心室的发育状况是决定能否进行根治手术的重要因素。由于肺部和左心房血流减少,绝大多数法洛四联征患者往往左心室发育偏小。但是,同时由于法洛四联征患儿在胎儿期就存在右心室流出道和(或)肺动脉狭窄,右心室的一部分血液经心室间隔缺损流入左心室。这样左心室同时接受经卵圆孔及心室间隔缺损来的血液,因此左心室不会发育过小。左心室发育情况可通过左室舒张末期容量指数来评估,其正常值在男性为 58 mL/m^2,女性 50 mL/m^2,平均 55 mL/m^2。在左心室舒张末期容量指数≥30 mL/m^2,约为正常值的 60% 以上时,法洛四联征根治术才能得到满意的结果。

2.术前准备

法洛四联征患者术前应保证足够的液体摄入,避免缺氧发作。缺氧发作时需吸氧,屈曲下肢,同时皮下或静脉注射吗啡 0.1~0.2 mg/kg 或普萘洛尔 0.05~0.1 mg/kg。纠正酸中毒,必要时可使用缩血管药物,静脉注射去氧肾上腺素 0.05~0.1 mg/kg,以提高体动脉压力,使左心室压力增高,减少心室水平右向左分流,增加肺血流量,减轻发绀。血压上升后可用静脉维持,病情稳定后维持应用 12~24 小时。长期口服普萘洛尔每日 1~2 mg/kg 可以预防缺氧发作。年龄小的患儿,如表现为低体重和低血红蛋白小细胞性贫血者,多为营养不良的表现,其毛细血管通透性也会增加,体外循环术后在炎性介质的作用下易出现渗漏综合征及低心排综合征。这些患者术前应作充分准备,纠正贫血,最大限度地改善患者营养状况。病情重、缺氧发作频繁的患儿要尽早手术,而对发绀不明显,生长发育影响不大的患儿,可选择在幼儿期手术,以提高安全性。

3.手术方法

(1)姑息手术:指体-肺循环分流术,在体循环与肺循环之间施行血管吻合术,使部分体循环血液分流入肺循环,增加肺循环血流量,提高动脉血氧含量,消除和改善发绀等症状,并且扩大肺血管床,促进肺血管发育,为根治手术做准备。由于心脏外科技术的发展,一期根治手术逐年增多,而姑息手术逐年减少,仅用于肺动脉发育极差以及伴有其他严重心内畸形不适合一期根治的患者。

(2)根治手术:一般采用胸骨正中切口显露心脏,进一步证实冠状动脉的分布。心肺转流前尽量避免刺激心脏,以免引起缺氧发作和严重的低氧血症。

手术在体外循环下进行,大多采用右房、右室流出道切口,也有采用右房切口进行右室流出道疏通和室间隔缺损的修补。根据右室流出道狭窄程度及术中回血多少采用中度低温(25～27℃)或深低温(20～22℃)低流量。患儿越小越应增加预充液的胶体成分,晶胶比例应在 0.6～0.8。深低温应先降体温后减流量,待鼻温降至 20～22℃,肛温降至 27 ℃以下后再减流量,可减至 40 mL/(kg·min),但最好不要超过 1 小时。目前多不采用深低温停循环技术。复温时不宜过快,水温不能高于血温 100 ℃,复温要均匀,鼻温肛温差应控制在 5℃以内。在婴幼儿患者多采用术后超滤技术。尽量简化手术程序,缩短麻醉至转机时间,以免血压下降,增加右向左分流,加重组织缺氧。具体手术方法如下。

1)右室流出道疏通及重建:通常在右室流出道行纵切口,避开冠状动脉大分支,切口不宜过长,以免影响右室收缩功能。根据狭窄的部位和程度切除部分肥厚的隔束、壁束异常肌束,使右室流出道疏通满意。切除肌束多少当以病变而定,过少不能充分解除狭窄,过多会影响心肌收缩。一般以保留心室壁厚度 0.5～0.8 cm 为宜,使切除的异常肌束下面可以形成一个较完整的平面。室上嵴及调节束如不过分肥厚可不必切除,以利于室间隔缺损的修补及保持良好的右室功能。特别是婴幼儿继发性肥厚不严重,常不必过度疏通。切除时应显露良好,勿损伤主动脉瓣、前乳头肌,防止室间隔穿孔。切开狭窄的肺动脉瓣交界,要尽量分离瓣叶与肺动脉壁粘连部分,并用血管钳扩张,使肺动脉瓣环直径足够大,最小可接受的肺动脉瓣环直径见表 14-3。若瓣环不够大,肺动脉发育差,则应将右室切口向头侧延伸,跨越肺动脉瓣环至肺动脉,必要时直达左右肺动脉分叉部,如有左右肺动脉起始部狭窄,应加宽到狭窄后扩张部。部分右室漏斗部狭窄属异常肌束型、隔膜型者,如右室腔够大可将右室切口直接缝合。但在下列情况常考虑右室流出道加宽补片:A.多处右室流出道狭窄,包括漏斗部、肺动脉瓣和肺动脉干及其分支;B.干下型室间隔缺损,尤其是缺损较大者;C.一侧肺动脉缺如合并瓣环狭窄者。跨瓣环补片常用连续缝合法。跨瓣环补片时最好沿瓣膜交界切开瓣环,以保存原有肺动脉瓣的功能,必要时将其他狭窄的瓣交界切开,以增加瓣叶的活动度。跨瓣环补片后,如有严重的肺动脉瓣关闭不全会加重右心负担,甚至导致右心力衰竭竭,必要时需要二次手术。

对婴幼儿,由于同种单瓣瓣叶较大,缝合时应略高于自体瓣膜,使其关闭时能与自体瓣膜在同一水平上,确保术后瓣膜关闭严密。在肺动脉瓣缺如的患者应在右心室和肺动脉之间重建肺动脉瓣。

表 14-3 肺动脉瓣环直径

体重(kg)	直径(mm)	面积(mm²)
4	7.0	38
5	7.5	45
6	8.0	50
7	9.0	63
8	9.5	72
9	10.0	81
10	11.0	90
12	12.0	113
14	13.0	126
16	13.5	144
18	14.0	162
20	15.0	177

2)室间隔缺损修补:法洛四联征的室间隔缺损属于对合不良型,缺损较大,均应采用涤纶布补片进行修补。也可用自体心包,但心包补片不宜过大,以免在心内摆动,而致残余分流。一般经右室切口修补,也有医师经三尖瓣口修补室间隔缺损。经右室修补崤下型室间隔缺损时,为充分显露缺损,可将三尖瓣之前瓣和隔瓣分别向右前外侧牵开,而将室上崤左侧端向左前上方牵开,以良好显露缺损右后下缘的三尖瓣前、隔瓣交界处及右后上方的主动脉瓣环。一般采用连续缝合法,缝线时可以圆锥乳头肌为标志,右后下方缺损缘为危险区,通常采用超越及转移针的缝合方法,应缝在室间隔的右室面,避免损伤传导束,转移针要确切。可利用无传导束的三尖瓣环或隔叶的基底部,既要防止撕脱,又要保证三尖瓣关闭严密。危险区缝线也采用褥式带小垫片间断缝合 3~4 针。缺损前上缘及圆锥乳头肌左侧缘均为安全区,可采用连续缝合法。修补崤内型或干下型室间隔缺损一般不会损伤传导束。若主动脉骑跨严重,则补片应稍大于缺损,并缝合时稍远离主动脉瓣环,以保证左室流出道通畅。

3)合并畸形的手术:右位主动脉弓及右位降主动脉一般不必处理,但应注意动脉导管的位置会发生变异。左上腔静脉引流至冠状静脉窦,体外循环过程中可间断阻断或经插管引流。存在房间隔缺损或部分肺静脉畸形引流时,术中切开右房壁直视修补并将异位的肺静脉隔入左房。合并动脉导管未闭应在术中转流前游离结扎或切开肺动脉壁直视缝合。单冠畸形时右室流出道切口处有冠状动脉经过,若右室流出道不需加宽补片则可选用右房切口及肺动脉切口施行根治术或采用与此异常血管平行的右室切口修补室间隔缺损,以避免伤及此血管。若右室流出道需要加宽补片则可在血管下切除肥厚的肌束,并在血管的两侧补片加宽右室流出道,但应避免血管承受过大的张力。如果右室流出道疏通不够标准,也可采用右室-肺动脉瓣外通道方法。对合并冠状动脉畸形行法洛四联征根治手术有困难的患者,以及少数合并三尖瓣发育不良,特别是三尖瓣狭窄的患者,应考虑行一个半心室矫治。

(3)法洛四联征外科治疗的几个特殊问题

1)手术及介入联合矫治伴有体-肺侧支的法洛四联征:近年来,法洛四联征的术前诊断越来越依靠超声心动图检查,但超声心动图检查诊断体-肺侧支有一定的局限性。对临床表现为发绀不重,X线显示肺血不少,血氧饱和度降低不明显,超声心动图显示肺动脉细小的程度与上述表现不呈比例者,应高度怀疑合并体-肺侧支的可能性,应行心血管造影检查,以明确诊断。术前心血管造影和选择性侧支造影明确体-肺侧支是否与固有肺动脉有融合非常重要。对没有融合的巨大侧支,不能封堵,否则有发生肺梗死的危险,需手术将其与主肺动脉融合。对肺动脉有融合者应先行体-肺侧支的封堵,而后进行根治手术,可取得较好效果。技术上无法封堵的体-肺侧支,可考虑术中识别和游离结扎。对术前漏诊体-肺侧支,术中左心回血过多,术后出现充血性心力衰竭或肺的严重损伤者,也可考虑术后造影行封堵或相应处理。侧支封堵术可明显改善心肺功能,是外科矫治术后重要的挽救性手段。对于体-肺侧支的正确有效处理是提高法洛四联征手术疗效的有效手段。

2)一侧肺动脉缺如:与一侧肺动脉起源异常不同,一侧肺动脉缺如是指解剖上一侧肺动脉不存在。法洛四联征合并肺动脉缺如不多见,常发生在左侧,右侧肺动脉缺如则更少。X线胸片主要特征为两侧肺血管不对称,影像学检查多能对该病做出明确诊断,放射性核素肺血灌注扫描也可较好地了解有无一侧肺动脉缺如以及患肺发育程度。早年受技术因素的限制,手术死亡率较高,随着外科技术的提高,近年来死亡率已有明显下降。我们认为,合并一侧肺动脉缺如法洛四联征行根治手术的前提是健侧肺动脉发育良好,手术中常需行跨环补片,最好用带瓣补片材料,保证血流动力学矫治满意。对一侧肺动脉起源异常者可将患侧肺动脉移植至肺动脉。

3)肺动脉瓣缺如:肺动脉瓣缺如的发生率占法洛四联征的 3%～5%。除了一般法洛四联征的病理改变外,肺动脉瓣环可狭窄,瓣叶完全未发育而成环形嵴,有时可能连残迹也没有。狭窄大多位于肺动脉瓣环,主肺动脉或左右肺动脉明显扩张,甚至压迫支气管,出生后即可出现顽固性支气管炎、呼吸窘迫以及充血性心力衰竭。内科治疗常不能缓解。X线胸片可见肺门血管影增宽,而肺血减少,可有肺段或肺叶不张。超声心动图看不见肺动脉瓣叶活动。手术需选择较大的同种肺动脉或主动脉在重建肺动脉瓣。

(4)手术并发症

1)低心排出量综合征:这是法洛四联征根治术后最常见的并发症。除因血容量不足外,产生原因多为术中心肌保护不好,心内畸形矫治不满意,如右心室流出道狭窄解除不够,室间隔缺损有残余分流,右心室切口过长,右室流出道过度疏通,以及心包填塞等,均可导致低心排出量综合征的发生。表现为心率快、血压低、左心房压及 CVP 升高,四肢凉、组织灌注不足、少尿或无尿,代谢性酸中毒、静脉血氧饱和度降低等,超声心动图或漂浮导管检查可以确诊。首先予以针对病因治疗,如畸形矫治不满意的应考虑二次手术干预。术后应常规使用正性肌力药物,增强心肌收缩力,改善循环。必要时可考虑使用心室辅助设施可能会有帮助。

2)肺水肿或灌注肺:由于手术时间长,预充液中晶胶比例不合适,体外循环中炎症介质损伤,术后可表现为严重的低氧血症、肺内出血或大量渗出,X线肺透亮度下降。此外室间隔缺损残余分流以及术中回血过多,左心引流不畅也是原因之一。防治方法是严格控制输液量,适当提高体内胶体渗透压,充分给氧,适当延长辅助呼吸时间,及时纠正酸中毒。对于肺内侧支循环较多者术中采用深低温低流量的方法,保证左心引流通畅。

3)心律失常:术后早期出现的房室传导阻滞多与外科技术有关,随着手术技术的改进,房室传导阻滞的发生率已显著减少。一旦发生高度房室传导阻滞应安放临时起搏器,非器质性损伤多能在 3~5 天恢复,1 个月以上不能恢复的房室传导阻滞应安装永久起搏器。室上性心动过速,早期多因心肌损伤或缺氧所致,应改善通气,纠正水电解质酸碱紊乱,必要时可使用胺碘酮等药物。晚期出现室上性心动过速多由于流出道梗阻所致,需再次手术解除梗阻。室性期前收缩和室性心动过速多在晚期出现,可导致猝死,所以术后应定期随访监测。

4)肾功能不全:法洛四联征患者由于长期缺氧,常有不同程度的肾功能损害,因此在围术期要注意保护肾功能,术中要保证肾脏的灌注量和降温,术后要维持血压,以保证肾脏的基本灌注。出现肾功能不全时,婴幼儿可以考虑腹膜透析,成人可考虑血液透析。

5)渗漏综合征:婴幼儿毛细血管发育不成熟,长时间的体外循环后在炎症介质的作用下易引发全身毛细血管渗漏综合征,影响术后患儿恢复,其发生常与患儿的特异性体质有关。我们研究发现渗漏综合征的发生与年龄有关,而与病种、性别、术前血浆蛋白水平及体外循环时间等没有相关性。在治疗上主要是使用正性肌力药物及提高胶体渗透压,也可适当使用激素治疗。

6)室间隔缺损残余分流:多为缺损修补不完全,也可见于未发现的多发肌部室缺,分流量较大时可引起低心排血量综合征或肺水肿,应加强强心利尿。残余分流较大,婴幼儿室间隔缺损超过 5 mm 者,影响患者心肺功能的应考虑再次手术修补。

7)右室流出道残余狭窄:残余狭窄多见于肺动脉瓣环,也可发生于右室流出道加宽补片的远端,多由于流出道疏通不满意或补片加宽不够所致。此类患者易发生右心力衰竭、三尖瓣反流以及低心排血量综合征和各种心律失常,甚至猝死,狭窄严重者应再次手术矫治。

8)瓣膜关闭不全:法洛四联征患者术后常合并肺动脉瓣关闭不全和三尖瓣关闭不全。肺动脉瓣关闭不全多发生在肺动脉瓣切开或右室流出道跨环补片扩大后。严重的肺动脉瓣关闭不全可增加右室容量负荷,引起右心力衰竭。因此肺动脉瓣环发育小需跨环补片者,我们建议用同种带瓣的大动脉片,常可收到较好的血流动力学效果。三尖瓣关闭不全多为手术损伤所致,术中应避免损伤三尖瓣,如有关闭不全应同时成形三尖瓣,以免影响术后右心功能。术后肺动脉瓣或三尖瓣关闭不全都有可能导致右心功能不全,因此手术时应至少保证其中一个瓣膜的功能是良好的。术后主动脉瓣关闭不全往往也是手术损伤所致,严重的可能需行主动脉瓣成形或瓣膜置换。

(5)手术高危因素:我们在研究中发现手术时体重小、体外循环时低流量时间与低温时间比值大、预充液晶体与胶体比值高及体外循环时间长与手术后早期死亡或发生灌注肺和严重的低心输出量综合征有关,是法洛四联征根治手术的高危因素。因此法洛四联征根治手术时应充分考虑年龄的因素,体外循环应先降体温后减流量,并选择合适的晶胶比例,在婴幼儿患者多采用术后超滤技术。此外,年龄小的患儿,如表现为低体重和低血红蛋白小细胞性贫血者,多为营养不良的表现,其毛细血管通透性也会增加,体外循环术后在炎性介质的作用下易出现渗漏综合征及低心排综合征。这些患者术前应作充分准备,纠正贫血,最大限度地改善患者营养状况。

第十五章　泌尿系统先天性畸形

第一节　先天性肾发育异常

肾先天性异常是指胎儿出生时已有的肾发育不正常。在泌尿生殖系疾病中,它占有一定比例,其中有些疾病在临床上虽无症状,但可以导致其他疾病在其基础上产生。因为许多先天性异常可采用外科手术矫治而获痊愈,故早期发现、及时诊断与治疗有重要临床意义。

一、重复肾及重复输尿管诊治路径

所谓重复肾系指结合成一体,有一共同被膜,表面有一浅沟,但肾盂输尿管及血管都各自分开的一种肾先天畸形。其发病率 2%～3%,女性多见,多为单侧,以右侧多见。

【临床表现】

大致分为以下三种情况。

(1)不完全的重复输尿管畸形,或完全型的重复输尿管重复肾畸形,输尿管均开口于膀胱内,且没有并发症。这类病例完全没有临床症状,只有在因其他病或体检进行泌尿系检查时才被发现,此类患者约占 60%。

(2)重复肾伴有并发症,如上半肾常伴有积水、结石、结核等并发症,可因此出现腰腹部肿块、持续性腰部隐痛或不适、血尿、发热等症状;下半肾则易有反流,常致泌尿系感染症状,此时行泌尿系全面检查即可发现此症。

(3)为完全型的重复输尿管重复肾畸形,输尿管开口于外阴前庭、阴道等处,致患者幼年就有遗尿史,夜晚尿湿床铺,白天也经常短裤不干,但患者有正常的排尿活动。此时仔细检查外阴,常能查见异常之输尿管开口,即使找不到,静脉尿路造影异常亦能证实此种先天畸形问题。

【诊断方法】

1.影像学检查

(1)膀胱镜检查:可发现多一个输尿管开口,高位肾盂之输尿管口一般位于低位肾盂之输尿管口的内下方。

(2)KUB:肾轮廓增大,肾长轴增长,有时可发现结石影像。

(3)IVU:可见上下排列的双肾盂和双输尿管。高位肾盂狭小,肾大盏短小或缺如,肾轴变长,向外下方偏移。或肾影上半无肾盂肾盏显示,低位肾之肾盏下压、移位。大剂量静脉滴注尿路造影或延迟摄片会显示更清楚,并可显示原来显影不清或不显影的上半肾盂肾盏。

(4)逆行尿路造影:可更清楚地显示上述改变。如寻及输尿管异位开口,则应尽可能插入输尿管导管,注入造影剂摄片,这样可清晰显示上半肾情况。

(5)B超检查:肾影像增长,可见高位肾有积水改变。

(6)核素肾扫描:肾影像增长,核素分布均匀。

2.实验室检查

(1)尿常规:可见镜下血尿、白细胞,严重时可有肉眼血尿。

(2)血常规:感染严重时白细胞总数和分类可增高。

【治疗措施】

(1)对无并发症、无症状的患者无须手术治疗。即使有轻度感染表现也宜用药物控制感染,不必手术。

(2)对有症状或并发症或部分肾段(常是上半肾)功能已基本丧失的患者,则可行患病肾连同所属输尿管一并切除的手术。

二、单纯性肾囊肿

单纯性肾囊肿在肾囊性疾病中最多见,其发生率超过50%。发病机制尚不明确,一般为单侧单发,也有多发或多极者,双侧发生少见。单侧和单个肾囊肿相对无害,临床上常被忽视。任何年龄均可发病,多见于>60岁以上者。

【临床表现】

多见于成年男性左侧,不常产生症状,一般直径达10cm时才引起症状。主要表现为侧腹或背部疼痛,当出现并发症时症状明显,若囊内有大量出血使囊壁突然伸张,包膜受压,可发生腰部剧痛;继发感染时,除疼痛加重外,可伴有体温升高及全身不适。一般无血尿,偶因囊肿压迫邻近肾实质可产生镜下血尿,有时会引起高血压。

【诊断方法】

1.影像学检查

(1)B超检查:为首选的检查方法。典型的B超表现为病变区无回声,囊壁光滑,边界清楚;当囊壁显示不规则回声或有局限性回声增强时,应警惕恶性变;继发感染时囊壁增厚,病变区内有细回声;伴血性液体时回声增强。当显影为多个囊性分隔时,应注意与多囊肾、多发性肾囊肿及囊性肾癌相鉴别。

(2)CT:对B超检查不能确定者有价值。囊肿伴出血、感染、恶性肿瘤存在时,呈现不均性,CT值增加;当CT显示为囊肿特征时,可不必再做穿刺。

(3)IVU:能显示囊肿压迫肾实质、肾盂或输尿管的程度。在与肾积水的鉴别诊断中有价值。·第一章泌尿系统先天性畸形··实用泌尿外科诊疗技术·

(4)MRI:能帮助确定囊液的性质。

(5)囊肿穿刺和囊液检查:当B超和CT等不能做出诊断,或疑有恶变时,可在B超引导下穿刺。囊壁继发肿瘤时,囊液为血性或暗褐色,脂肪及其他成分明显增高,细胞学阳性;炎性囊肿穿刺液为浑浊,暗色,脂肪及蛋白含量中度增加,淀粉酶和LDH显著增高,细胞学检查有炎性细胞,囊液培养可确定病原菌。抽出囊液后注入造影剂或气体,若囊壁光滑表示无肿瘤存在。鉴于B超、CT、MRI的应用,对囊肿性质及有无恶变几乎都能确定,穿刺已较少采取。

2.实验室检查

囊肿继发感染合并出血时,血象可见白细胞总数升高,尿常规可显示有白细胞和镜下血尿。

【治疗措施】

(1)无肾实质或肾盂肾盏明显受压,无感染、恶变、高血压,或症状不明显时,只需密切随访。

(2)继发感染时,首先采用抗生素治疗和超声引导下穿刺引流再注入抗生素的治疗方法,稳定后,可采用囊肿切除。

(3)证实囊壁有癌变或同时伴发肾癌,选择开放或后腹腔镜下根治性切除术。

(4)囊肿直径>4cm 时,可行穿刺及硬化剂治疗。四环素具有硬化和预防感染的双重作用,疗效达 96%;无水乙醇疗效亦佳。

(5)当上述处理无效,症状或囊肿感染明显时,可行后腹腔镜下囊肿开窗术或囊肿切除术。

(6)如因囊肿导致患肾严重感染、肾功能已严重受损而对侧肾功能正常时,或合并有恶性肿瘤时,可行肾切除术。

单纯性肾囊肿的治疗必须综合考虑囊肿对肾和全身的影响,并视囊肿的发展而定。

三、成人型多囊肾

成人型多囊肾系指常染色体显性遗传性疾病,有家族史。表现为肾实质中弥散性进行性形成囊肿,可同时伴有肝、肺等脏器内囊肿。病情严重可致高血压和肾功能损害,最终发展为尿毒症,其发病率为 1/1000,多为双侧性,男女发病率相等,多数在 40～50 岁发病。

【临床表现】

1.泌尿系统表现

(1)疼痛:为最早期的症状,疼痛多为肋腹部、腰背部钝性隐痛、胀痛,可向上腹部、背部、耻骨周围放散。如有囊内出血或合并感染,可使疼痛加剧。血块或结石阻塞输尿管时则可有绞痛。

(2)血尿:25%～50%患者病史中有血尿,常由于并发症所致。

(3)感染:50%～75%患者迟早发生尿路感染,感染发生于肾实质或囊肿内,表现为体温升高、寒战、腰痛和尿路刺激症状。

(4)结石:约 20%患者合并有肾结石,为钙盐和尿酸盐结石。

(5)腹块:为主要体征,双侧占 50%～80%,单侧为 15%～30%。肾可十分肿大,呈结节状,伴感染时有压痛。

(6)肾功能受损:表现为头痛、恶心、呕吐、软弱、体重下降等慢性肾功能不全症状,严重时可出现急性肾衰竭表现。

2.心血管系统表现

(1)高血压:可为首发症状。约 60%以上患者在肾功能不全发生之前已出现高血压。

(2)可伴有左心室肥大、二尖瓣脱垂、主动脉瓣闭锁不全、颅内动脉瘤等。

3.消化系统表现

30%～40%患者伴有肝囊肿,一般较肾囊肿晚 10 年出现。10%患者有胰腺囊肿,5%左右有脾囊肿。结肠憩室的发生率约为 38%。

【诊断方法】

1.影像学检查

(1)KUB 显示肾影增大,外形不规则。若囊肿感染或有肾周围炎,肾影及腰大肌影不清晰。

（2）IVU 显示肾盂肾盏受压变形，呈蜘蛛状特殊影像，肾盏扁平而宽，盏颈变细拉长，常呈弯曲状。

（3）B 超能清晰显示双肾有为数众多之暗区。

（4）CT 显示双肾增大，外形呈分叶状，有多数充满液体的薄壁囊肿，亦可同时发现肝、脾、胰腺囊肿。

2.实验室检查

（1）尿常规：中晚期时有镜下血尿，部分患者出现蛋白尿。伴结石和感染时有白细胞和脓细胞。

（2）尿渗透压测定：病程早期即可出现肾浓缩功能受损表现。

（3）血肌酐随肾代偿能力的丧失呈进行性升高。肌酐清除率亦为较敏感的指标。

【治疗措施】

1.一般治疗

一般不必改变生活方式或限制活动，肾明显肿大者应注意防止腹部损伤，以免发生囊肿破裂。

2.囊肿去顶减压

可采用囊肿穿刺硬化、腹腔镜囊肿去顶减压或经腹双侧肾囊肿去顶减压术。术中应注意尽可能多的破坏囊肿，缓解症状。但减压后其余小囊肿易迅速增大。

3.透析与移植

一般进入终末期肾衰竭时，应立即予以透析治疗。肾移植前原肾切除的指征是：①反复尿路感染；②难以控制的疼痛；③伴发肾肿瘤；④持续性血尿；⑤脓尿；⑥压迫下腔静脉。

4.血尿治疗

减少活动或卧床休息，同时对因、对症处理。

5.感染治疗

病原菌以大肠埃希菌、葡萄球菌为主，也可能有厌氧菌感染，应联合应用抗生素。

6.结石治疗

根据结石部位及大小，按尿路结石处理原则治疗。

7.高血压治疗

肾缺血和肾素-血管紧张素醛固酮系统的激活，是发生高血压的主要原因，应依此选择降压药物并限制钠盐的摄入。

【预后】

本病预后不佳。成年病例发病后，一般生存期 4～13 年，50 岁以上者较差。高血压是影响预后的重要因素，尿毒症出现后生存期为 2～4 年。

四、海绵肾

海绵肾为先天性，可能有遗传性倾向的良性肾髓质囊性病变，系指一侧或双侧肾内单个或多个锥体内集合小管的病理性扩张。临床上不常见，常于 40 岁以后被发现，可无症状或表现为反复结石形成与尿路感染，故常致误诊。有的可导致肾衰竭。该病虽为散发，但有家族倾向。

【临床表现】

一般病变局限,轻微者无症状,常在误诊为肾结石及尿路感染发作行进一步检查时被发现。病变严重时,常见症状有反复发作的肉眼或镜下血尿、尿路感染症状、腰痛、肾区酸痛及排石史,这些系因扩张小囊中尿液滞留继发感染、出血或结石所致。当反复有结石形成和尿路感染时,可导致慢性肾盂肾炎,直至肾衰竭。

吸收性高尿钙症是海绵肾最常见的异常,发生率为 59%。肾排泄钙增多所致之高尿钙症仅占 18%,提示海绵肾与肾结石患者有相同的代谢异常。尿路结石患者中海绵肾发生率 3.5%～13%。

【诊断方法】

(1)KUB 显示钙化或结石位于肾小盏的锥体部,呈簇状,放射状或多数粟粒样。

(2)IVU 显示肾盂、肾盏正常或肾盏增宽,杯口扩大突出,于其外侧见到造影剂在扩大的肾小管内呈扇形、花束状、葡萄串状和镶嵌状阴影。囊腔间不相通。由于结石密度不均匀,边缘不整齐,环绕于肾盂肾盏周围的多数囊腔似菜花样。大剂量 IVU 更能清晰显示上述特点,而逆行尿路造影常不能显示其特征。

【治疗措施】

髓质海绵肾的治疗主要是针对并发症,可将患者分为三期:第一期无钙化结石;第二期有囊腔内结石;第三期有严重的单侧或节段性病变和游离的尿路结石。

第一期患者无特殊临床症状,不需特殊治疗,鼓励其多饮水,定期随访。

第二期患者除应多饮水,保持每天尿量 2000ml 以上,以减少钙盐沉积,还应服用药物治疗,以免尿路感染和结石。如高尿钙者应长期服用噻嗪类利尿药;尿钙正常者,可口服磷酸盐类药物。

第三期患者可考虑行肾切除或肾部分切除术和相应的结石手术。由于此症一般为双侧性,故必须仔细检查证实病变确系单侧,且对侧肾功能正常时,手术方能施行。

五、孤立肾

孤立肾又名单侧肾缺如。发病率为 1/(1000～1500),男女之比约为 1.8∶1,多见于左侧,一般不影响健康,不易被发现。

【临床表现】

代偿性肥大之孤立肾完全可以负担正常之生理需要,生活不受影响,可无任何不适,常终身不被发现。偶因体检、感染、外伤及并发结石、积水、肾结核时,做深入的泌尿系检查后才被发现。

【诊断方法】

(1)膀胱镜检查:可见膀胱三角区不对称,一侧输尿管嵴萎缩平坦,输尿管口缺如,有的虽有管口,但插管受阻;另侧输尿管口多在正常位置,也可异位在中线、后尿道或精囊。

(2)KUB-I-IVU:一侧肾影缺如,不显影,腰大肌影增宽,对侧肾影增大,并可发现孤立肾的其他畸形。

(3)B超、肾图、肾扫描、CT、DSA 等均可协助诊断。

【治疗措施】

无须治疗。如因旋转不良造成肾积水等其他并发症或有并发症,则按具体情况处理,但总原则是保护肾功能,维持生命是首要的,在此前提下决定处理方案。

在采取肾手术处理以前,必须考虑到存在孤立肾情况的可能。以免在切除患肾或因手术对患肾功能造成严重损害后,才发现对侧肾缺如。

六、马蹄肾

马蹄肾是先天性肾融合形成的一种,指两肾下(上)极在脊柱大血管之前互相融合,形成马蹄形异常。其发病率为 $1/(500\sim1000)$,男女比例为 $4:1$,任何年龄都可发现。

【临床表现】

患者可全无症状,亦有误诊为腹部肿瘤、阑尾炎、胰腺炎、十二指肠破溃等,或因并发症就诊。另有病例是在手术探查时发现。其临床症状可分为三类:①腰部或脐部疼痛,下腹部肿块;②胃肠道紊乱症状,如腹胀、便秘;③泌尿系并发症,如感染、积水、结石引起的尿频、脓尿等。80%病例可发生肾积水,原因有:输尿管高位开口、肾盂受融合肾限制,不能正常旋转,输尿管越过融合部时向前移位,导致尿流不畅;并发输尿管膀胱反流,这些同时也是易发结石的因素。

【诊断方法】

(1)KUB 可见轴线不正常的肾及峡部的影像。

(2)B 超:可见畸形的马蹄形肾。

(3)IVU 和 RPG:可见肾区异常影,肾位置较正常低,两侧肾盂阴影下垂、靠拢,自外上方向内下方倾斜。

(4)肾核素扫描可了解峡部有无肾实质组织。

【治疗措施】

如无症状和并发症,无须治疗。有尿路梗阻伴有严重腰肋部疼痛等症状,影响工作和生活者,考虑行输尿管松解、峡部切断分离、两肾肾盂输尿管整形与固定术。并发症根据具体情况处理:UPJ 狭窄行肾盂成形术,BU 反流行输尿管膀胱再吻合。

七、异位肾

正常肾应该位于第 2 腰椎水平,肾门朝向内侧。如不在正常位置即称为异位肾。它也可以是获得性的,如肾下垂。先天性异位肾是指肾上升过程的停顿或过速。大致可分为:盆腔肾、胸内肾、交叉异位肾等。下文以多见的盆腔肾加以研究。

【临床表现】

异位肾本身无症状,主要是并发症引起的临床症状。

(1)下腹部疼痛:为持续性隐痛或不适,系肠道受压所致。

(2)消化系统功能紊乱:因压迫,可有恶心、呕吐、腹胀、便秘等表现。

(3)腹部包块:为不随体位改变而移动、表面光滑、边缘圆钝、质地均一的实性肿块。行阴道和(或)直肠指检更可明确肿块特点。

(4)尿频、尿急:多为异位肾压迫膀胱所致。

(5)如并发膀胱输尿管反流或 UPJ,则可有结石、感染、积水等并发症,可表现为腰腹痛、血尿和脓尿。

【诊断方法】

(1)B 超检查:正常肾区无明显肾影,在盆腔位置可探及光点均匀一致、呈椭圆形的肾影像。

（2）KUB＋IVU 在盆腔位置可见一肾影大小和形态、症状、不随体位改变而移动的异位肾。肾盂位置向前,提示肾转位不良。逆行肾盂造影可清晰显示异位肾输尿管较正常短。

（3）放射性核素肾扫描:当肾影因受骨质或膀胱遮掩不能分辨时,此检查可清晰显示一位置位于盆腔,呈椭圆形的光点均匀一致的异位肾影像。

【治疗措施】

本病的手术治疗常较为困难,如无症状不需任何处理,如有并发症则行相应的处理,如并发症严重,无法控制,可选择肾切除术,但需了解对侧肾是否正常。

八、肾旋转不良

肾旋转不良指肾蒂不在正常位置而造成的先天性异常。可发生于单侧和双侧。

【临床表现】

（1）血尿为镜下血尿,剧烈活动可诱发或加重。

（2）腰痛为持续性胀痛或不适,因肾引流不畅所致。

（3）易并发结石、感染、积水,进而出现相应的症状。

【诊断方法】

IVU 显示肾盂向前或向外,肾盏绕其周边排列或向内侧,肾长轴与中线交角变小（正常约16°）或与中线平行;输尿管径路较正常者更偏离中线;有时可见肾盂输尿管交接部狭窄、扭曲或异位血管压迫现象。

【治疗措施】

在临床上肾旋转异常无重要意义,如无并发症存在,则无须治疗。

九、肾盂输尿管连接部狭窄

先天性肾盂输尿管连接部狭窄（UPJO）因先天性肾盂输尿管连接部发育不良、发育异常或受到异位血管纤维索压迫等因素引起肾盂输尿管连接部梗阻,导致肾盂内尿液向输尿管排泄受阻,伴随肾集合系统扩张并继发肾损害。肾集合系统的扩张并不等于存在梗阻。如何准确界定是否存在梗阻非常困难,一般认为梗阻是指尿液排泄受到影响,如不加以处理将出现肾损害的状况。

【诊断措施】

1.病史询问

（1）UPJO 的临床表现根据确诊年龄而异。儿童期患者常有疼痛,可伴有肉眼血尿及尿路感染,绝大多数患儿能陈述上腹或脐周痛,大龄患儿还可明确指出疼痛来自患侧腰部。伴恶心、呕吐者,常与胃肠道疾病混淆。

（2）成人的先天性 UPJO 常因慢性腰背部疼痛或急性肾绞痛检查而发现,部分患者因腹部或脊柱区域的其他疾病进行影像学检查时偶然发现。

（3）大量饮水后出现腰痛是该病的一个特点,因利尿引起肾盂突然扩张所致。

（4）婴儿阶段常以扪及上腹部肿物为主要临床表现。

（5）部分患者可合并肾结石,出现肾绞痛、血尿等症状。

（6）扩张的肾盂受到外力作用发生破裂,表现为急腹症。

（7）扩张的集合系统压迫肾内血管导致肾缺血，反射性引起肾素分泌增加，可引起高血压。

（8）双侧肾积水或单侧肾积水晚期可有肾功能不全表现。患儿生长缓慢、发育迟缓、喂养困难或厌食等。

2.B超

是最常用的筛查手段，推荐项目。

（1）产前B超：多数先天性肾积水可以用超声检出。通常在妊娠16～18周时能够通过超声检查发现胎儿肾，在妊娠第28周是评价胎儿泌尿系统的最佳时期。

B超测量胎儿肾盂横断面的前后径（APD）是评价肾积水的一项常用指标，多数文献以妊娠任何阶段APD≥5mm诊断为肾积水。LeeRS经过Meta分析后以APD将胎儿肾积水做以下分度。

（2）出生后B超：胎儿期B超诊断肾积水者应在出生后密切复查。新生儿的B超检查一般推荐在48h后进行，以避开因暂时的生理性脱水而导致的无尿期。但对于严重病例如双侧肾积水、孤立肾、羊水过少等，则应出生后立刻行B超检查。B超检查应观测以下指标：肾盂径线、肾盏扩张程度、肾大小、肾实质厚度、皮质回声、输尿管、膀胱壁及残余尿量。出生后的B超检查如未发现肾积水，也应该于4周后复查再次评价。

3.肾图

肾图是最常用的评价肾排泄功能受损严重程度的诊断方法，可测定肾小球滤过功能和显示上尿路是否存在梗阻。正常情况下，核素在肾内浓集达到高峰后下降至一半所需时间（即半量排泄时间，T1/2）为4～8min。T1/2＜10min可视为正常；10min≤T1/2≤20min提示肾盂出口可能存在梗阻；T1/2≥20min提示肾盂出口存在梗阻。

普通肾图难以区分功能性排泄缓慢与器质性梗阻，当排泄期C段曲线持续上升达15min而不降时，可行利尿性肾图，以鉴别梗阻性质。当注射利尿药后，短时间内尿量增加，尿流加快，若淤积在肾盂中的尿液不能加快排出，原来的梗阻型肾图曲线没有迅速出现下降段，则存在器质性梗阻。

4.排尿性膀胱尿道造影（VCLTG）

为推荐项目。新生儿肾积水中，需要与UPJO相鉴别的疾病还有膀胱输尿管反流、后尿道瓣膜、输尿管疝、膀胱憩室及神经源性膀胱等。约有25%的UPJO患儿同时存在与肾盂扩张无关的膀胱输尿管反流。当患儿B超发现肾积水伴输尿管扩张或双侧肾积水时应进行VCUG。但这项检查可能会带来逆行尿路感染，需加以注意。

5.静脉尿路造影（IVU）

IVU可显示扩张的肾盂肾盏，造影剂突然终止于UPJ，其下输尿管正常或不显影。当患侧肾集合系统显影不佳时，可延迟至60min或120min摄片，必要时还可延至180min摄片以提高诊断率。当UPJO合并肾结石时，应进行IVU检查。

6.CT血管造影（CTA）

CTA对于异位血管骑跨UPJ诊断的敏感性91%～100%，特异性96%～100%。但费用昂贵，不作为常规。当考虑施行UPJ内镜下切开术时，应进行CTA检查以明确是否存在异位血管。

7.MR 尿路造影(MRU)与 MR 血管造影(MRA)

可以显示尿路扩张情况,对是否存在异位血管骑跨 UPJ 准确性达86%。特别适合于肾功能不全、对碘造影剂过敏或上尿路解剖结构复杂者。但费用昂贵,不作为常规。

8.肾盂压力-流量测定(Whitaker Test)

经皮肾穿刺造影、输尿管肾盂逆行造影具有一定的创伤性,可能诱发尿路感染,对于婴幼儿实际操作也较烦琐,仅作为协助诊断的备选手段。

【治疗措施】

1.产前治疗

肾积水在产前阶段得以诊断之后,最重要的是让患儿父母充分理解病情。积水很严重的肾仍然能够具有相当的肾功能;但严重发育不全或者发育异常的肾则预后较差。

胎儿期肾积水程度的定量评估可能有助于预测出生后是否需要干预治疗。妊娠晚期 APD>7mm 预测出生后泌尿系统异常的阳性预测值为69%。文献表明 APD<10mm 的患儿出生后无须抗生素治疗或外科手术等干预治疗;而 APD 10~15mm、APD>15mm 者分别有23%和64%需要干预治疗。一项前瞻性研究显示 APD>15mm 者至少有80%出生后需要外科干预。

子宫内干预治疗基本不予推荐,仅在有很好经验的中心进行。

2.非手术治疗

当 UPJO 合并尿路感染时,需选用敏感抗生素控制尿路感染。内科非手术治疗对于 UPJO 本身是无效的。Sidhu 的一项 Meta 分析发现Ⅰ、Ⅱ度肾积水病例非手术治疗有98%可以得到改善;Ⅲ、Ⅳ度肾积水仅有51%得以改善。非手术治疗者,B超检查应于出生后3个月、1岁、2岁、5岁、10岁进行复查,发现肾积水加重或肾皮质变薄需复查核素肾图以评价肾功能。一旦肾功能受损进行性加重或肾发育不良,就需要采取干预治疗。

3.手术治疗

(1)手术目的:解除肾盂出口梗阻,从而最大限度地恢复肾功能和维持肾的生长发育。

(2)手术指征:诊断 UPJO 的患者,发现如下情况之一时应手术治疗:T1/2>20min;单侧肾功能受损(患侧 GFR<40%)、在非手术治疗随访中发现 B超下肾盂前后径(APD)增大以及Ⅲ、Ⅳ度扩张。当合并患侧腰痛、高血压、继发结石形成或是反复尿路感染也应考虑手术治疗。若肾功能完全丧失或合并肾积脓应考虑行肾切除术。

(3)手术方式

①离断性肾盂成形术:Anderson-Hynes 离断性肾盂成形术应用最为广泛,是 UPJO 修复手术的金标准,适合于包括腔内梗阻、腔外压迫、高位连接等各种类型的 UPJO 病例,这种手术的总体成功率为90%~99%。该术式的基本要求是形成漏斗状肾盂,无渗漏的缝合,吻合口无张力,保证肾盂输尿管连接部位的通畅排泄。一般术后放置输尿管支架管2~6周。开放性手术与腹腔镜手术的成功率及并发症发生率相似,可以根据医师本人的经验及掌握技术情况选择。腹腔镜手术可以采用经腹腔入路或经腹膜后入路手术。有条件的单位也可采用机器人辅助的腹腔镜手术。

②腔内肾盂切开术:腔内肾盂切开术主要适用于狭窄段<2cm 且肾盂无过度扩张的患者,

以及离断性肾盂成形术失败患者。总体成功率低于肾盂离断成形术,介于 $76\% \sim 90\%$。可以顺行经皮肾镜途径进行肾盂内切开,也可逆行经输尿管镜进行狭窄段切开。术中要求将狭窄部位全层切开,推荐采用冷刀或钬激光在直视下将狭窄段朝后外侧方向切开,以尽量避开可能存在的异位血管。与冷刀或钬激光内切开相比,Acucise 气囊扩张的成功率最低,并发症也更多。若术中发现肾盂内有脓性液体引流出,应暂停手术,待感染控制后再行内切开术。

腔内肾盂切开术一般术后放置输尿管支架管 6 周,经皮肾镜手术者可放置或不放置肾造瘘管。

腔内肾盂切开术不适用于:狭窄段较长(超过 2cm)、异位血管骑跨 UPJ、患侧肾功能严重减退,或是肾盂过度扩张需行肾盂修剪成形的患者。

第二节 膀胱外翻和尿道上裂

膀胱外翻、泄殖腔外翻和尿道上裂是外翻尿道上裂综合征中不同的变异,临床表现可从龟头型尿道上裂到广泛的多系统缺陷如泄殖腔外翻,严重程度不一。过去,泄殖腔外翻作为最严重的变异,常被认为手术重建是无效的。然而,随着小儿麻醉、新生儿期护理以及营养的发展,同时随着治疗原则的发展和变化,即便是泄殖腔外翻,其治疗效果也得到明显改善。

一、发病率与遗传性

膀胱外翻的发生率为 1/35000~1/40000,男女比率约为 2:1。单纯的尿道上裂更为罕见,男孩的发生率约 1/117000,女孩则为 1/480000。其严重程度从腹壁上小的膀胱皮肤瘘或轻度尿道上裂至包括尾肠和膀胱的泄殖腔完全外翻不等。

有研究认为膀胱外翻的后代中罹患膀胱外翻或尿道上裂的风险为 1/70,是正常人群的500 倍。

二、胚胎学

目前认为由于泄殖腔末端的泄殖腔膜发育异常导致了外翻—尿道上裂综合征。在泄殖腔膜的外层与内层之间的间质组织向内生长,形成下腹部肌肉和骨盆骨骼。泄殖腔膜发育异常将阻碍间质组织的移行,影响下腹壁发育。泄殖腔膜破溃的时间和位置的不同造成膀胱外翻、泄殖腔外翻或尿道上裂的各种类型。

三、临床表现

膀胱外翻的严重程度从腹壁上小的膀胱皮肤瘘或轻度尿道上裂,直至包括尾肠和膀胱的泄殖腔完全外翻不等。典型的膀胱外翻时,脐部向下移位,耻骨支与腹直肌均分离。膀胱从腹壁上翻出,其黏膜外露,呈一红色肿块,可见两侧输尿管开口,长时间暴露于空气中的膀胱黏膜可出现水肿、炎性息肉或纤维化改变。膀胱外翻病例的上尿路多正常。典型的男性膀胱外翻伴有完全型尿道上裂,阴囊变宽变浅。常伴有隐睾和腹股沟疝。单纯的男性尿道上裂的诊断很明显,表现为包皮堆积于阴茎腹侧、阴茎短而上翘、阴茎头扁平、尿道口位于阴茎背侧、自尿道口至阴茎头顶部为尿道沟。主要分为三种类型:①阴茎头型,尿道口位于阴茎头、冠状沟背侧,无尿失禁;②阴茎体型,尿道口位于阴茎体部,多于近阴茎根部,个别可有不同程度的尿失禁;③完全型,尿道开口于膀胱颈部,有完全性尿失禁,并多伴有耻骨联合分离。女性也可有尿道上裂,伴有阴蒂向两侧分裂,阴唇间距变宽,有耻骨联合分离者往往有尿失禁。耻骨支的广泛分离导致典型的宽基步态。无论男性或女性病例,肛门均向前移位,且可能存在直肠脱垂。膀胱外翻不经治疗可造成尿失禁,且增加了膀胱癌尤其是腺癌的发生率。典型的膀胱外翻病例,其上尿路多正常。膀胱外翻除涉及泌尿系统、生殖系统异常外,还包括骨骼肌肉、直肠肛门异常等。

1.骨骼异常

以前,典型的膀胱外翻往往被认为是以耻骨联合增宽为特征,这种增宽是由于双侧骶髂关节与人体矢状面上无名骨的旋转不良所引起的。此外,还存在耻骨支与髂骨连接处的外旋或外翻。有研究利用 CT 对骨盆进行三维重建,进一步发现了典型的膀胱外翻和泄殖腔外翻有特征性的多骨缺陷。典型的膀胱外翻每侧骨盆后方平均外旋 12°,髋臼后倾,骨盆前方平均外旋 18°,耻骨支缩短 30%。

2.腹壁缺陷

泄殖腔膜发育异常导致过早破裂形成腹壁三角形的缺陷,其内为外翻的膀胱及后尿道。在三角形缺陷的上部末端是脐。在膀胱外翻中,脐部常很好地固定在髂嵴连线以下,脐与肛门之间的距离常被缩短。脐疝通常存在,一般体积不大。脐膨出在膀胱外翻中很少发生,但常与泄殖腔外翻有关。

持续存在的鞘膜突、巨大的腹股沟内环或外环以及缺乏斜行的腹股沟管可造成腹股沟斜疝,尤其在男孩中更多见。

3.直肠肛门缺陷

会阴短而宽,肛门直接位于尿生殖膈后方,使其向前移位,后方的三角形筋膜缺陷。肛门括约肌也相应向前移位。

肛提肌、耻骨直肠肌和外括约肌的解剖异常造成了不同程度的肛门失禁和直肠脱垂。在年龄较小时肛门失禁通常是不完全的。直肠脱垂经常发生在未经治疗、伴有宽大分离的耻骨联合的膀胱外翻患儿中。在膀胱关闭或尿流改道后直肠脱垂可明显消失。在婴儿期直肠脱垂的出现提示需要对外翻的膀胱进行根治性手术。如果在膀胱外翻术后出现直肠脱垂,则应怀疑后尿道及膀胱出口的梗阻,且应立刻通过膀胱镜检查来对出口管道进行评估。

4.男性生殖器缺陷

很严重,无论采取分期关闭治疗、联合关闭还是其他方式的尿流改道,仍是外科重建中最棘手的问题。随着对膀胱外翻病例生殖器的研究,目前认为阴茎短不仅是因为耻骨联合的分离,而且还因为远段海绵体组织的明显缺陷。

5.女性生殖器缺陷

女性生殖器缺陷的重建比男性的并发症较少。阴道短于正常,但可有正常的管径。阴道口常狭窄,向前错位,阴蒂裂开,与阴唇、阴阜、阴蒂分开。输卵管及卵巢正常。

6.排尿缺陷

出生时,可表现为正常的膀胱黏膜,异位的肠黏膜、孤立的肠襻或错构瘤息肉也可位于膀脱表面。如果在膀胱关闭之前,不经常用盐水冲洗并进行保护膀胱黏膜的话,膀胱黏膜表面可能会发生囊性或化生样改变。

一系列研究发现,膀胱外翻患儿的整个膀胱可能发育延迟,但如早期成功关闭,这些膀胱可能正常发育。如膀胱小、出现纤维化、没有弹性并为息肉覆盖时,功能修复可能性不大。

有研究对有正常膀胱反射、具有尿控能力的膀胱外翻病例进行膀胱功能评价,70%～90%的病例膀胱内压检测正常。另一项对 30 例在不同时期进行重建的膀胱外翻病例的研究中,发现在膀胱颈部重建之前有 80%的病例膀胱有良好的稳定性和顺应性。

尿路大多是正常的,但也有发育异常的情况,如马蹄肾、盆腔肾、肾发育不良、孤立肾、巨输尿管伴发育不良等。在关闭的膀胱外翻病例中,100%存在反流。如果关闭外翻膀胱后出现出口梗阻,或在使用预防性抗生素后仍反复尿路感染的话,需要在膀胱颈部重建之前进行输尿管再植。

四、产前诊断

膀胱外翻的产前诊断很难明确。当发现脐膨出和腹裂时,应考虑膀胱外翻。尤其是反复检测中发现膀胱缺乏充盈和下腹壁可及有回声的组织团块,随着孕期增长,下腹部团块体积增大以及腹内内脏体积增大、耻骨支增宽、生殖器小等特点均提示膀胱外翻的可能。产前诊断膀胱外翻可进行相关合适的咨询,使患儿父母有一定的了解与心理准备,并安排特定的医疗中心对分娩后的患儿立即进行手术重建。越早进行膀胱关闭,膀胱就越可能会生长发育且可能不再需要进行膀胱扩大。

五、治疗

为了有效地治疗膀胱外翻尿道上裂,医师们通过努力已总结出一系列的手术方式,概括起来主要分为两种:外翻膀胱的切除和尿流改道;或解剖概念上的分期或一期功能性膀胱重建。其中,功能性膀胱重建已作为首选的方法。医师惯用的手术方式、病例的解剖特点、曾经的手术治疗方式、护理与设备的合理应用及全面的医疗关怀等等因素在对手术方式的选择中起着重要的作用。

1.出生后评价与处理

心肺和一般体格检查评价可以在生后数小时内进行。放射性核素扫描以及超声检查提示肾脏结构、功能及尿路排泄等资料,甚至是在生后数小时之内,在患儿进行膀胱关闭手术之前就可完成。

患儿出生时,膀胱黏膜通常光滑完整,呈淡红色,十分敏感且容易裸露。脐带应用 2-0 丝线固定于腹壁从而使脐部压紧而不损伤膀胱黏膜,外翻膀胱可用塑料薄膜覆盖以避免膀胱黏膜黏附于衣服或尿布。每次更换尿布时,膀胱表面用无菌盐水冲洗后更换干净的塑料薄膜。

如果在产前已通过产前超声明确,在产前就应该开始告知父母相关情况。患儿与家长需要有一个团队,包括有相关经验的小儿泌尿外科医师或畸形外科医师、小儿麻醉医师、新生儿科医师、有新生儿手术护理经验的护士、有相关知识的小儿精神科医生甚至社会工作者。

2.手术治疗

典型膀胱外翻手术治疗的主要目的:首先修复腹壁和外翻膀胱;其次在男性重建有功能、外观满意的阴茎,在女性重建外生殖器;最后控制排尿和保护肾功能。这些目标可通过出生后膀胱与后尿道的及时关闭、早期尿道上裂修补和最后进行膀胱颈部重建而实现。

目前膀胱外翻的治疗包括一系列分期重建手术,通常分为 3 期:①新生儿时期关闭腹壁、膀胱和后尿道(包括双侧骨盆截骨);②在 6 个月到 1 岁时进行尿道上裂修复;③患儿 4~5 岁,膀胱达到合适容量、准备控尿时,进行膀胱颈部重建与纠治膀胱输尿管反流的手术。

也有主张对新生患儿尽可能早地进行一期完全修复,包括同时膀胱内翻缝合、关闭腹壁和尿道上裂修复等,支持这一观点者认为在生后最初 6 个月至 1 年间,正常的膀胱充盈及排空(循环)有助于膀胱发育的正常化。因此,通过一期完全修复可获得令人满意的膀胱容量,减少患儿以后再进行膀胱扩大的可能性,因此也减少了手术次数。有报道一期完全修复术后约 1/3 的患儿可不必通过膀胱颈部重建即可达到控制排尿。一期完全修复后还需进行的手术主要包括输尿管再植、腹股沟疝修补和膀胱颈部修复。对于外翻膀胱直径小于 3cm、膀胱缺乏弹性等无法尽早进行一期关闭者,则可能需延期至出生 6 个月后再手术,此时,可同时进行尿道上裂的修复。需要强调的是,膀胱外翻和尿道上裂的治疗,尤其新生患儿的一期完全修复,必须经由具备这类疾病治疗能力的医疗中心和有丰富临床经验的小儿泌尿外科专家进行。

(1)膀胱、腹壁和后尿道关闭与骨盆截骨:新生患儿首选治疗是迅速关闭外翻的膀胱。在这一过程中腹壁被游离,将耻骨支向中线并拢。一般说来在生后 48 小时内做膀胱内翻缝合不需做骨盆截骨术,其优点为:①膀胱壁柔软易于复位;②尽早使膀胱黏膜不受外界刺激,避免一系列继发改变和失用性膀胱萎缩;③耻骨支有足够的游离度使耻骨联合对合,不必做骨盆截骨;④有利于排尿控制。早期膀胱关闭可应用于几乎所有典型的新生儿膀胱外翻,但手术时需注意新生儿特点,注意保温,减少或补充失血量等。对于手术风险过大或手术过于复杂,如早产儿等,则应将手术延迟至适当时间,但需联合应用双侧骨盆截骨术以使耻骨支能合并在一起。膀胱外翻手术失败者往往在膀胱关闭之前或同时未进行骨盆截骨手术。生后 72 小时、耻骨分离大于 4cm 的患儿需要进行骨盆截骨术。骨盆截骨术可与膀胱内翻缝合同期或提前数日进行。骨盆截骨术的优点是:①耻骨联合对合可减小闭合腹壁缺损的张力;②把尿道放入骨盆环内可减小输尿管膀胱角及重建膀胱颈后便于悬吊尿道;③使尿生殖膈及肛提肌靠拢,协助排尿控制。术后需进行双下肢悬吊牵引加用宽带将骨盆向上悬吊,也可应用外固定架固定骨盆。

(2)早期关闭后的处理:上述操作将患儿从膀胱外翻转变成完全性尿道上裂伴尿失禁。由于膀胱关闭后几乎均会出现膀胱输尿管反流,术后需预防性应用抗生素,并应密切注意患儿上尿路的情况,以发现可能出现的肾积水和感染。如果初次关闭后已经产生了一个有效的控尿间隔,那么进一步进行控尿手术可能就不再需要了。

每年需要进行膀胱镜检和膀胱造影,以监测膀胱输尿管反流与评估膀胱容量。即使是一个完全尿失禁的患儿,膀胱也可逐渐增加到一定容量。

膀胱外翻术后功能控制训练十分重要,首先使患儿有尿意感方可能控制排尿。有部分患儿需一段时间的清洁间歇导尿,不宜短期内评价手术效果或决定再次手术。术后需定期复查静脉尿路造影、超声、排尿性膀胱尿道造影,了解上尿路情况及有无膀胱输尿管反流。膀胱功能性修复后仍不能控制排尿、膀胱容量过小或仍有反复严重的尿路感染及肾输尿管积水时可考虑膀胱扩大、尿流改道手术以及间歇性清洁导尿。术后同样需要定期进行静脉尿路造影、B

型超声、血生化等检查。排尿控制与膀胱容量、顺应性、肌肉弹性等诸多因素有关。青春期男性前列腺发育，排尿控制可有显著改善。长期随访显示，男性膀胱外翻患者的阴茎长度为正常的一半，但可有满意的性功能。可能由于重建过程中性腺器官的医源性损伤，其生育能力很低。在女性患者中，生育不受影响，但经膀胱功能性修复的女性患者妊娠后宜行剖宫产，以防产后尿失禁及子宫脱垂。已做尿流改道者，宜经阴道分娩，以免产生腹腔并发症。部分成年女性患者在开始进行性生活前需做阴道成形术。

（3）男性尿道上裂修复：有研究发现在早期关闭膀胱后的小膀胱容量男性患儿中，当尿道上裂修复后 22 个月，膀胱容量平均增加 55ml。因此，在尿道上裂修复后准备进行膀胱颈部重建时，膀胱可能已达到合适的容量。

男性阴茎头型和阴茎体型尿道上裂通常有正常的排尿控制，可于 6～12 个月进行修复。对于更为严重的尿道上裂，其括约肌功能不完全，这些患儿（男性或女性）可有完全性的尿失禁，且常有耻骨支分离，这类患儿需要进行类似于膀胱外翻的手术重建。尿道上裂手术治疗目的是：①重建一个可留置导尿，且可进行膀胱镜检查的通畅尿道；②获得满意的阴茎外观；纠正阴茎背曲；③将术后尿瘘等并发症的发生率降至最低；④维持阴茎的勃起功能，避免阴茎勃起疼痛等症状；⑤控制排尿。

虽然外翻患儿在初期关闭时通过阴茎痛性勃起的缓解可能使阴茎有一定的延长，但通常仍需要在尿道上裂修复时进行正式的阴茎矫治术。

1）阴茎背曲纠治：阴茎背曲可造成阴茎勃起疼痛，在包皮脱套后，通过游离、切除纤维束带以及延长阴茎体的背中线与阴茎体自身的吻合等技术可纠正背曲。在尿道成形之前，另一种解决阴茎背曲的技术是腹侧阴茎体缩短，但需要牺牲一定的阴茎长度。

2）尿道重建：是外生殖器重建中的一个重要部分。目前多采用 Mitchell 法及其改良术式治疗单纯的男性尿道上裂，其方法为：通过将游离尿道板卷管形成新尿道，并将新尿道复位至阴茎海绵体腹侧，以减少尿道瘘的发生。

3）阴茎皮肤的缝合：如果由于皮肤缺乏而使皮肤关闭极困难的话，在阴茎基底处做一个 Z 形切开和缝合可以防止阴茎皮肤挛缩和阴茎上翘，腹侧远端的皮肤可在中线处切开并移至背侧作为背侧包皮皮瓣用于阴茎体的覆盖。

4）改良的 Cantwey-Ransley 修补：改良的 Carttwell-Ransley 技术包括：龟头牵引。阴茎背侧平行切开，以产生一宽 18mm 左右的尿道板，尿道板末端纵切横缝，将尿道口前移，从而使重建龟头时尿道口位于龟头。耻骨上区的 Z 字形切口使悬韧带和初期外翻关闭后的陈旧瘢痕组织更好的暴露、游离和切断。腹侧阴茎皮肤脱套至阴茎根部，注意保护到达尿道板的血供。沿覆盖于阴茎体的 Buck 筋膜表面进行游离，将阴茎分成三部分：两个阴茎体和尿道板，通过这种方式可以得到足够的活动度并易于将两个阴茎体自冠状沟水平转至尿道背侧汇合，将尿道转至阴茎腹侧。

5）术后问题：广泛的外生殖器重建术后疼痛和膀胱痉挛需要联合应用小儿镇痛。控制膀胱痉挛最重要的目的是避免更多的尿液外渗和瘘管形成。术后应用奥昔布宁可以减少膀胱痉挛的发生和提高患儿的舒适性。对于青春期的膀胱外翻患儿，因其耻骨区的毛发分布于外生殖器两侧，可通过阴阜整形使外观更为正常。

(4)女性外生殖器修复:初期外翻关闭时一旦应用骨盆截骨手术,耻骨可对合,进行女性外生殖器重建手术将很容易。在关闭时对裂的阴蒂向内侧游离并于中线会合,并可进行小阴唇重建,以提高膀胱外翻女性患儿的整体外观。

(5)尿控和抗反流手术:有报道在初次关闭1年后,患儿在麻醉下通过重力膀胱造影来测定膀胱容量,容量≥60ml时可进行膀胱颈部重建。然而,近年的研究表明膀胱容量≥85ml更多见于在膀胱颈部重建后可完全控尿的病例中。这些患儿大多为4~5岁,且情绪稳定,可以成熟、理智地参与术后排尿训练。常用的膀胱颈部重建方法为 Young-Dees-Lead-better 及其改良术式。需要进行非常彻底的切开膀胱、膀胱颈和后尿道,不仅仅包括骨盆,而且还包括耻骨弓的后面,提供足够的活动度以用于膀胱颈重建。

3.并发症

膀胱外翻的手术治疗,尤其是一期完全修复术后存在发生各种并发症的可能,包括伤口裂开、尿瘘的形成、阴茎海绵体和尿道萎缩等。如果膀胱和尿道被充分地解剖游离,表面的伤口裂开将不会影响膀胱和尿道的伤口愈合。而初次关闭手术后的伤口裂开则往往是毁坏性的。阴茎海绵体和尿道萎缩通常发生于解剖游离时海绵体和尿道血供的损坏。一些病例会继发膀胱和肾脏的感染,应该正确评估是否存在流出道的梗阻。对于膀胱输尿管反流的病例,应常规应用预防性抗生素。

4.辅助治疗及尿流改道

在一些医疗中心,膀胱外翻患儿治疗后排尿得到控制者可超过70%,上尿路损害者少于15%。这一结果不仅反映出功能性膀胱重建手术的成功,而且提示进行重建手术的新生儿获得正常膀胱功能和容量的可能性很大。然而,对于膀胱颈部重建后持续尿失禁1年以上,或由于膀胱容量小需要进行膀胱颈部重建的病例可考虑进行改良的重建手术以控制小便。包括:①膀胱扩大成形术,通过胃或肠补片增加膀胱容量;②应用胃肠建立一个可控性腹壁造瘘,形成新的膀胱出口,可进行间歇性清洁导尿;③置入一个人工尿路括约肌,同时进行膀胱扩大成形术;④输尿管乙状结肠吻合术,将输尿管从膀胱离断,缝合至乙状结肠,依赖肛门括约肌从肛门排尿以控制小便。输尿管乙状结肠吻合术过去很流行,目前仍被一些医学中心所应用。其优点在于避免了外部的尿流改道。但也可产生很大的风险,如慢性肾盂肾炎、上尿路损害、因氢离子和氯化物在肠道内的吸收而造成的代谢性酸中毒,并且至少有15%结肠癌的长期风险。

第三节　尿道瓣膜及尿道重复畸形

一、前尿道瓣膜

先天性远端尿道梗阻较近端梗阻少见,最常见的先天性前尿道梗阻是前尿道瓣膜。几乎所有的前尿道瓣膜病例都表现为先天性尿道憩室。瓣膜伸入尿道内,在排尿过程中阻塞尿流,造成瓣膜近端尿道扩张,继发憩室形成。前尿道瓣膜可见于前尿道的任何部位,通常会导致严重的尿道梗阻。

前尿道瓣膜的患儿可出现排尿困难、尿滴沥等症状,常有反复泌尿系感染。可于阴茎腹侧触摸到憩室,挤压有尿液排出。

前尿道瓣膜的确诊依赖于排尿性膀胱尿道造影(VCUG)和膀胱尿道镜检查。

有些前尿道瓣膜可采用膀胱尿道镜经尿道瓣膜电切或瓣膜冷刀切开术。对于合并有憩室的病例,可通过切除瓣膜、裁剪憩室、恢复正常尿道口径的方法解除梗阻。对于有电解质紊乱及泌尿系感染的重症患儿,应立即留置导尿或尿道憩室造瘘引流尿液,待情况稳定后再处理瓣膜或修复尿道。

二、后尿道瓣膜

后尿道瓣膜(PUV)是男性儿童先天性下尿路梗阻中最常见的疾病。发病率为每出生5000~8000个男性婴儿中就有一例。

1.分型

后尿道瓣膜分为三型。

Ⅰ型最常见,瓣膜从精阜远端向尿道膜部放射状伸出,伸入膜部尿道近端的前方。两侧瓣膜汇合于后尿道的背侧中线,在靠近精阜处有一孔隙。在排尿时,瓣膜向膜部闭合,甚至凸出至球部,形成梗阻。

Ⅱ型瓣膜被认为是从精阜放射状辐射至膀胱颈后外侧的黏膜皱褶,目前普遍认为,这些皱褶并不会引起梗阻,甚至基本否认Ⅱ型瓣膜的存在。

Ⅲ型瓣膜位于精阜远端尿道膜部的水平,呈环状隔膜,中央有一小孔。

总体上,超过95%的损害是由Ⅰ型瓣膜造成的,余下的为Ⅲ型瓣膜。尽管有不同的胚胎基础,但它们在临床表现、病理生理或者患儿的治疗上并没有明显的区别,甚至膀胱尿道镜检查中也很难鉴别。

2.临床表现

年龄和梗阻的程度不同,临床表现各异。

随着产前超声诊断的发展,大多数后尿道瓣膜患儿可在产前被发现,羊水过少、膀胱容量大、伴有双侧肾输尿管积水的胎儿应高度怀疑尿路梗阻。

在新生儿期,患儿可表现为排尿困难、尿滴沥,甚至急性尿潴留。腹部可及明显的肿块(膨胀的膀胱、积水的肾、输尿管)、腹水,或因肺部发育不良造成呼吸困难、发绀。大多数死于后尿道瓣膜的新生儿是由呼吸原因引起的,而不是因肾或感染造成。实际上,有严重肺发育不良的后尿道瓣膜新生儿死亡率高达50%。

新生儿腹水可由不同原因引起,但40%的患儿继发于尿路梗阻性病变。腹水通常认为是由婴儿腹膜后肾实质或肾窦尿液渗出引起的。与无腹水的患儿相比,尽管有腹水的新生儿在出生后会出现电解质紊乱和异常的体液分布,但在肾功能的预后上略好。

出生后未及时明确诊断的新生儿会出现尿毒症、严重感染、脱水及电解质紊乱、生长发育迟缓等。

学龄前患儿往往肾功能尚可,只表现为尿路感染和排尿异常。进入青少年时期的患儿以排尿异常为主,主要表现为尿线细、排尿费力,也可表现为尿失禁、遗尿等。5岁以上的后尿道瓣膜患儿中有35%存在肾功能异常,10%可发展成为终末期肾功能衰竭。

3.病理生理学

先天性尿路梗阻将引起泌尿系广泛的异常,包括肾实质、输尿管和膀胱平滑肌的功能损伤,这种病理改变即使在成功去除梗阻后仍可能存在。尿道瓣膜发生于胎儿发育早期,组织在管腔内高压和器官受压的环境中发育,这种状况导致了永久性的异常发育和功能异常。与先天性尿路梗阻相关的病理生理学内容主要包括以下五个方面。

(1)肾小球滤过:后尿道瓣膜治疗的最终目标是增加和维持肾小球滤过。因此,无论在治疗时机还是技术方面,对患儿应采取的治疗措施首先侧重于肾功能的治疗。肾功能逐步恢复的患者预后良好。

后尿道瓣膜患儿出生时可出现严重的肾功能不全,并逐渐演变为肾功能丧失,其原因未明。肾功能衰退可能是由于肾实质发育不良、梗阻缓解不完全、感染和高血压引起的实质性损伤等因素造成,或是由超过滤导致的肾小球肾炎演变而成。

有研究表明,肾发育不良可继发于尿道或输尿管的梗阻。另有研究认为,尿道瓣膜引起的肾发育不良是由于中肾管旁的输尿管芽易位导致的胚胎学改变。VURD综合征(瓣膜、单侧反流、肾发育不良)据认为即是由于输尿管异常出芽所引起的一种临床表现。

另一方面,降低尿道梗阻引起的膀胱内和尿道内高压有助于减缓渐进性的肾实质损害。因此,在确诊之后应尽快解除梗阻。

反复尿路感染及超过滤造成的肾小球肾炎等也是引起肾功能衰退的因素。由于患儿存在膀胱输尿管反流或膀胱排空不完全而有反复尿路感染的危险,可造成严重的渐进性损害。实验表明,高蛋白饮食可使肾滤过率过度增加,与肾功能逐渐衰退有很大关系。

尿道瓣膜中,一些相关的"安全阀"机制,包括单侧重度膀胱输尿管反流、大的膀胱憩室及尿性腹水等可缓解管腔内高压而使肾实质能在接近正常的环境中发育,从而起到降低尿路压力、保护患儿肾功能的作用。

(2)肾小管功能:后尿道瓣膜患儿可由于尿路高压而存在尿浓缩功能严重受损、尿量增多、尿比重下降,导致获得性肾性多尿或肾性糖尿病。尿液生成增多,使输尿管逐渐扩张,膀胱容量增加,膀胱内压升高,进一步加重上尿路损害,从而形成恶性循环。

(3)肾输尿管积水:几乎所有的后尿道瓣膜患儿都合并不同程度的肾输尿管积水。输尿管受损通常比较严重,输尿管的外观与功能明显异常。输尿管壁增厚,管腔明显扩张,但后尿道瓣膜患儿中真正存在膀胱输尿管连接部梗阻的情况很少。后尿道瓣膜经治疗后,部分患儿的肾输尿管积水会有不同程度的减轻,但也有部分患儿由于膀胱功能异常、输尿管蠕动功能等原因,在治疗后上尿路积水无明显变化。

(4)膀胱输尿管反流(VUR):常伴随于后尿道瓣膜。1/3~1/2的患儿在初次诊断时即发现存在反流。通常,这种继发性VUR是由膀胱内高压、输尿管旁憩室形成以及膀胱输尿管连接部的单向阀门功能丧失引起的。输尿管异常出芽也可造成原发性VUR。

VUR本身并不会影响后尿道瓣膜患儿的治疗。约1/3的病例在梗阻解除后VUR可自行消失;约1/3的病例反流仍存在,但可以通过预防性药物予以控制;只有约1/3患儿的VUR需要通过手术治疗。

(5)膀胱功能障碍:多数后尿道瓣膜患儿存在不同程度的膀胱功能障碍,通常表现为尿失禁。随着尿动力学在小儿泌尿外科中的应用,逐步发现膀胱功能障碍的产生与尿道瓣膜有关,即使解除梗阻后膀胱功能障碍也并未得到缓解,这种膀胱功能障碍最终将明显影响预后。

根据膀胱功能障碍的种类和程度及排空能力,需要选择针对性的治疗方案。通过抗副交感神经作用以减少非抑制性逼尿肌收缩;间歇性清洁导尿有助于维持膀胱的良好排空;增加尿量改善膀胱容积和顺应性。

4.诊断

(1)产前检查:目前,大多数尿道瓣膜患儿在出生前即可被超声检测出。尿道瓣膜 B 超表现有以下特点:双侧肾盂积水;输尿管扩张增厚;膀胱膨大;膀胱壁增厚;后尿道扩张;羊水量少。由于上述特点常不典型,易于同 prun-belly 综合征或双侧 VUR 相混淆,需要出生后再行 B 超复查确诊。

(2)产后诊断:除临床表现外,后尿道瓣膜的诊断基于排尿性膀胱尿道造影(VCUG)和膀胱尿道镜检查。

一旦怀疑患儿存在下尿路梗阻,应尽快进行 VCUG 检查,在检查过程中不必撤出导尿管。VCUG 可评价膀胱、膀胱颈、尿道等解剖结构,同时大致了解膀胱的功能。VCUG 可诊断尿道狭窄、前尿道瓣膜、后尿道瓣膜等下尿路畸形。后尿道瓣膜患儿的膀胱增厚、小梁小室明显。至少半数的患儿存在不同程度的 VUR,侧位片提示膀胱颈部抬高,后尿道扩张、伸长,梗阻远端尿道变细。

膀胱尿道镜检查与瓣膜电切手术可同时进行。对于大年龄患儿,尿动力学检查对于了解膀胱功能有一定的作用。放射性核素肾图有助于评价分肾功能。

由于新生患儿受母体调节,因此至少 48 小时后的血尿素氮和肌酐水平才可反映患儿真实的水平。对于病情严重的患儿,同时需要定期的电解质与血气分析检测。

5.治疗

(1)产前干预:对于诊断为后尿道瓣膜的胎儿,可在产前进行胎儿羊水膀胱引流,包括胎儿膀胱造口或经胎儿镜膀胱与羊膜腔留置引流等。在出生前进行干预存在一定的问题,如:产前诊断有一定的误差;超声精确定位有一定难度;对胎儿及母亲的危险性较大,可能会引起宫内感染、流产等并发症;缺乏足够的证据证明产前干预效果更好。

(2)产后干预

1)后瓣膜电切:迄今为止,瓣膜电切仍是后尿道瓣膜最简单有效的治疗方法。在患儿病情稳定时,早期诊断和瓣膜切开可有效提高患儿的生存率,使大多数病例避免尿路改道,改善膀胱充盈、排空循环,减少膀胱扩大成形的可能。有报道显示,后尿道瓣膜电切后超过 50% 的膀胱输尿管反流可自行消失,且在部分肌酐水平异常患儿中,术后短时间内肌酐可恢复至正常水平。另一方面,成功的瓣膜切开并不一定能使上尿路和膀胱的形态和功能产生明显改善,相关的肾脏病理改变可能是无法恢复的。

对于尿道太细而无法经尿道使用膀胱尿道镜者,可应用膀胱尿道镜经皮进入膀胱进行顺向瓣膜切开。瓣膜电切必须小心操作,电刀的能量应可切开瓣膜,但产生的热量又不应伤及周围组织。即使在新生儿,膀胱尿道镜瓣膜电切引起尿道显著狭窄或尿道损伤的发生率仍很低。需要强调的是,瓣膜电切并非需要完全切除瓣膜,而只需通过 3 点切开,使尿液可以顺利排出即可。后尿道瓣膜电切部位可为膀胱截石位 4、8、12 点。瓣膜电切一般很少出血,但术后最好留置 1～2 天导尿。

顺利切开瓣膜后,应对患儿进行定期随诊,了解排尿及膀胱排空、有无尿路感染、肾功能、肾输尿管积水和 VUR 的情况。尿道扩张的改善则需几个月甚至几年的时间。瓣膜切开术后 2～3 个月后可进行 VCUG 检查明确尿道通畅情况。

2)膀胱引流:病情严重的后尿道瓣膜患儿大多有脱水、肾功能不全、严重的酸中毒和电解质紊乱、感染等症状。这种情况下,应首先留置导尿管以解除下尿路梗阻,并预防性应用抗生素,控制感染,纠正水、电解质失衡。这些措施可迅速改善肾功能,5～7 天后可获得足够的肾小球滤过率。对于未经 VCUG 确诊但高度怀疑后尿道瓣膜的患儿,也建议立即留置导尿。有研究发现,Foley 导尿管的球囊可能会引起膀胱痉挛,甚至引起尿液进入膀胱困难,因此,有建议应用 3.5F 或 5F 胃管。

3)膀胱皮肤造口:如患儿留置导尿后因膀胱痉挛等原因造成引流不理想或感染不易控制时,可考虑膀胱皮肤造口。其优点是无引流管刺激、可减少膀胱刺激症状、避免膀胱痉挛。膀胱皮肤造口可缓解膀胱内高压,充分引流尿液。虽然有研究发现膀胱皮肤造口并不会明显影响膀胱容量,但与瓣膜电切术后的患儿相比,膀胱皮肤造口患儿的膀胱顺应性下降。因此,该方法是暂时性的,仅适用于极小新生儿或病情严重的患儿。

(3)并发症治疗

1)膀胱输尿管反流:后尿道瓣膜患儿的膀胱输尿管反流是继发于下尿路梗阻的,因此,解除梗阻是首选治疗。瓣膜电切后,20％～32％的 VUR 可消失,大多数数月内消失,也可长达 3 年。肾功能较好者反流更易消失,有研究发现分肾功能低于 20％者仅 10％的反流消失。与单侧 VUR 相比,双侧 VUR 似乎更易缓解。

膀胱功能障碍导致膀胱排空不完全、膀胱内压增高、残余尿量增多,往往是膀胱输尿管重度反流持续存在的原因。这类患儿应进行 VCUG 复查,如无瓣膜残存,则需进行尿动力学检查,膀胱功能改善后,部分反流可以得到改善。对于 VUR 的患儿,均应使用预防性抗生素以控制感染。如需进行抗反流手术,应考虑到膀胱壁厚、输尿管扩张扭曲,手术难度较原发性 VUR 大,手术至少应在瓣膜电切术后 6 个月全面评价后择期进行。如下尿路梗阻仍未解决,膀胱功能障碍,抗反流手术效果不佳,个别尿路感染不能控制的病例可进行膀胱皮肤造口或输尿管皮肤造口。

2)肾发育不良或无功能肾:后尿道瓣膜患儿中,一侧重度 VUR 往往合并该侧肾发育不良或肾无功能。以往通常将无功能肾及扩张的输尿管一并切除。实际上,只要没有尿路感染,并不急于进行手术切除。一旦膀胱功能恢复,扩张的输尿管是进行膀胱扩大最理想的材料。

3)膀胱功能障碍:后尿道瓣膜对膀胱的影响最大。罕有后尿道瓣膜病例不合并膀胱功能障碍。一部分患儿经瓣膜电切术后仍有排尿费力或尿失禁、上尿路积水无好转,此时应考虑膀胱功能障碍。这类患儿的尿动力学检查常提示膀胱顺应性低、逼尿肌不稳定、残余尿增加,对于这类患儿应着重于膀胱的诊治,因为膀胱功能障碍是导致进行性肾功能衰竭的关键因素。膀胱顺应性低、逼尿肌不稳定的病例可应用抗胆碱类药物治疗;对尿潴留、残余尿量多的病例可应用间歇性清洁导尿;对于膀胱顺应性差、膀胱容量小的病例可进行膀胱扩大术。

4)瓣膜膀胱综合征：瓣膜膀胱是指后尿道瓣膜患者在成功进行瓣膜切开后，由于固有的膀胱功能障碍，导致上尿路恶化和尿失禁的一种慢性病变，包括膀胱感觉差、膀胱容量大、顺应性差、膀胱内高压以至于上尿路引流不畅、肾功能进行性减退。尿失禁是后尿道瓣膜患儿最主要的问题，目前认为是膀胱感觉和顺应性差、逼尿肌不稳定和多尿等多因素的结果。瓣膜膀胱需要通过尿动力学检查予以确诊。最初的治疗可以是分段排尿，如不能排空膀胱、降低膀胱内压力，需要通过白天间歇性清洁导尿、夜间留置导尿或应用药物治疗。有研究发现，间歇性清洁导尿可有效改善肾小球滤过率，还可以增加膀胱容量，改善膀胱顺应性。

6.预后

随着对后尿道瓣膜认知的深入，产前诊断、控制感染、合适的治疗方法与手术时机、治疗技术的提高等，后尿道瓣膜患儿的存活率较之过去有空前的提高，死亡率由原来的50%降至5%左右，新生儿死亡率仅为2%～3%。

超声表现、血生化检测、初诊年龄以及有无反流是判断后尿道瓣膜病例肾功能的重要指标。后尿道瓣膜合并肾发育不良造成的肾功能受损很难恢复。血肌酐水平是观察预后的一个重要指标。及早诊断、及早治疗对于后尿道瓣膜患儿的预后有一定的影响。无膀胱输尿管反流或存在"安全阀"机制的病例往往预后较好。

后尿道瓣膜对生育及性生活的影响尚未明确，可能是多方面的。瓣膜切开时损伤输精管和逆向射精是可能的两大原因。10%的患者同时患有隐睾。总的来说，大多数患者能够正常勃起和射精，许多后尿道瓣膜的患者都能生育。

三、尿道重复畸形

尿道重复畸形很罕见，目前还没有公认的分类标准。尿道重复畸形可分为背侧和腹侧两类，或分为上下位（矢状位）或左右位（并列位）两种。多数尿道重复畸形为矢状面排列，重复尿道中多有一个位置正常，另一个发育差，称为副尿道。在背侧类中，腹侧位的正常尿道常终止于龟头的正常出口，副尿道可开口于从龟头到阴茎根部的任何一处的背侧阴茎体部。尿道重复畸形也可分为不全性或完全性，不全性重复尿道外表只有一个尿道口，副尿道一端为盲端，与膀胱、尿道不相通，在不全性重复尿道中这种类型最为常见；或副尿道开口于尿道，另一端呈盲端终止于尿道周围，经常与尿道憩室混淆。完全性重复尿道有两个尿道口，两个尿道分别发自膀胱且互不相通；或一个尿道发自另一个尿道，但尿道开口不同，完全性重复尿道中这种类型最为常见。

尿道重复畸形可无临床症状，也可表现为泌尿系感染、（副尿道）尿失禁等，可合并尿道下裂、尿道上裂、膀胱外翻等泌尿系畸形。

尿道重复畸形主要依靠排尿性膀胱尿道造影和膀胱尿道镜检查确诊。

尿道重复畸形并不都需施行手术，对于无症状、外观无明显异常的重复尿道可以不必处理。对于需要手术的病例，往往需要切除副尿道或切开重复尿道间隔，以确保正常位置的尿道通畅。

第四节　尿道下裂

一、定义

　　尿道下裂是男性小儿泌尿生殖系统最常见的畸形之一,发病率可达 1/250,且重度尿道下裂的比例有明显升高的趋势。尿道下裂的发病有家族倾向。有文章提出胎盘分泌的 hCG 供求不平衡学说,指出纯合子双胎的尿道下裂发病率是单胎的 8.5 倍,并认为一个胎盘不能充分满足两个胎儿的需求,因此 hCG 水平下降,从而导致双胞胎男婴尿道下裂发病率提高。

　　三种阴茎的解剖和发育异常可以定义为尿道下裂:①异常的腹侧尿道开口,异常的开口可位于阴茎腹侧的龟头部到会阴部的任何位置,变异很大;②异常的阴茎腹侧弯曲;③包皮的异常分布,表现为背侧包皮帽状堆积和腹侧包皮缺损。三种异常可单独或联合出现,有些患儿较为特殊,可能被漏诊,直至包皮完全上翻或在包皮环切术中才被发现,这类病例往往为轻度尿道下裂。

二、分类

　　历史上有多种不同的尿道下裂分类系统。例如,可将尿道下裂分为前段型(远段)、中段型和后段型(近段),但以阴茎弯曲纠正(阴茎伸直)后尿道口新位置进行的分类原则最具代表性,根据特异性解剖术语对尿道开口位置进行分类,分为:龟头型、冠状沟型、冠状沟下型(远段型);远段阴茎体型、阴茎体中间型、近段阴茎体型(中段型)和阴茎阴囊型、阴囊型、会阴型(后段型)。

　　国外文献中,龟头型、冠状沟型和冠状沟下型尿道下裂占的比重最大,可能与轻度尿道下裂越来越得到早期诊治有关。国内报道却以中段型和后段型尿道下裂更为多见。

　　尽管阴茎弯曲常伴有尿道下裂,但也存在尿道正常的阴茎弯曲。单纯阴茎弯曲可分为三种:Ⅰ型,弯曲最为严重,尿道黏膜极薄,弯曲起始处直至龟头部均无尿道海绵体,代之以纤维索,并由此引起阴茎弯曲;Ⅱ型,尿道海绵体存在,但 Buck 筋膜和肉膜发育不全;Ⅲ型,仅肉膜发育差。

三、病因学

　　1.尿道下裂

　　目前已知尿道下裂有多种致病因素,包括环境或其他的内分泌因素、先天性内分泌因素、酶反应、局部组织异常、发育不良表现等。

　　2.阴茎弯曲

　　关于阴茎弯曲的病因目前主要有三种观点:①尿道板的异常发育;②尿道的异常纤维间质组织;③背侧的海绵体组织与腹侧的肉膜组织发育不平衡。

　　3.相关的发现

　　(1)遗传学联系:文献报道,所有龟头型尿道下裂患者的染色体核型都是正常的,而异常染色体核型常发生于严重尿道下裂,尤其是合并隐睾的尿道下裂患儿。

（2）隐睾和腹股沟斜疝：尿道下裂常合并隐睾、腹股沟斜疝和（或）鞘膜积液，尿道下裂越严重，上述并发症的发生率明显增高。

（3）相关综合征：目前尿道下裂在 49 种已知综合征中可作为常见或偶发的相关症状，其中 38 种还合并小阴茎、隐睾和（或）阴囊异常。近段型尿道下裂手术中常因留置导尿困难而发现前列腺囊，或术后尿道延长、尿道阻力增加导致前列腺囊继发感染，表现为反复的睾丸附睾炎。

（4）两性畸形：有作者认为所有的尿道下裂都可以作为男性假两性畸形的一种形式。尿道下裂合并单侧隐睾和双侧隐睾的病例出现两性畸形的发生率相近，未触及睾丸者出现两性畸形的可能性是可触及者的三倍。另外，后段型尿道下裂更有可能发生两性畸形。

四、治疗

"尿道下裂纠治手术是一门深奥的学问和艺术。"任何尿道下裂的患儿考虑进行手术的唯一原因都是矫正排尿影响和生育的畸形。毫无疑问，严重的尿道下裂需要通过手术修复从而获得站立排尿的能力，并能够完成性交和进行授精。然而，对于轻度尿道下裂，尤其是龟头型尿道下裂是否需要手术修复观点不一，随着技术的进步和对美观的重视，越来越多的龟头型尿道下裂患儿及家长要求进一步治疗。

手术修复是尿道下裂唯一的治疗手段。尿道下裂修复有三百多种不同的手术方法，所有的技术均强调阴茎弯曲及其矫正（阴茎伸直术）、尿道成形、尿道口成形、阴茎头成形及最终的皮肤覆盖。大多数手术医师偏好其中的一些修复手术，但应谨记没有一种手术适用于所有的尿道下裂。所有的手术均强调精细手术和充分的皮肤覆盖。手术成功与否与患儿年龄、术者经验、恰当手术方式的选择、患儿生殖器情况尤其是尿道板情况，甚至手术材料等都有密切关系。

1.手术相关因素

（1）手术年龄：尿道下裂手术在新生儿期即可治疗。包皮常被用于手术修复，故应避免进行包皮环切。健康婴儿的理想手术年龄为 6～12 个月。选择该年龄段是由于：①与 2～3 岁相比，该年龄段全身麻醉的风险不会更大；②在随后的数年内阴茎生长缓慢；③患儿对手术过程没有记忆；④相对年长儿童，镇痛需要较少。有研究发现，大年龄患儿进行尿道修补后并发症的发生率明显增高，从侧面反映了较小年龄进行手术的优点。

（2）缝合及缝合技术：间断或连续缝合取决于医师的个人习惯和喜好，但在组织愈合可能受影响的情况下，连续缝合可能更好。在缝合过程中，合适的镊子及钳夹方法可尽量减少损伤缝合组织。当进行尿道管化时，可通过皮下缝合纵向闭合新尿道。每一次缝合应准确定位，避免上皮表面的边沿外翻，尽量使皮下组织的新鲜表面贴近，愈合后形成一条"不漏水"的吻合线，从理论上减少尿瘘发生的可能。

（3）尿液的引流：随着手术经验的积累和导尿管的改进，膀胱造瘘已不作为尿道下裂手术常规的引流方法。对于单纯阴茎弯曲矫正、MAPGI 甚至短段缺损的前段型尿道成形手术（Mathieu 等），可不留置导尿。良好的术后尿液引流可减少尿液从导尿管与新尿道间隙漏出的可能，理论上可以减少尿瘘的发生。

（4）敷料：理想的阴茎敷料必须透气性好，质地柔软，略有黏性且有一定的弹性。敷料可以起到固定阴茎、减少水肿和压迫止血的作用。敷料并不能防止皮肤坏死或尿瘘的发生。敷料一般于术后 3～5 天拆除。

2.手术方法的选择

(1)阴茎伸直术

1)对阴茎弯曲的评价:在术前体检时须对患儿是否存在阴茎弯曲进行评价,尤其是阴茎勃起时评价阴茎有无弯曲及程度。另外,术中通过人工勃起的方法对阴茎弯曲进行评价也是尿道下裂修复中的重要步骤,一般在阴茎皮肤脱套后,完全松解纤维束带后进行。

2)对合并或不合并尿道下裂的阴茎弯曲治疗:轻微且无尿道下裂的阴茎弯曲可以通过简单的皮肤松解来矫正,阴茎弯曲的矫正可以在阴茎表面的任何位置,如阴茎的背侧、腹侧及两侧等。根据弯曲的严重程度和阴茎大小选择阴茎伸直术的位置及方法。有时,对一些严重阴茎腹侧弯曲但不合并尿道下裂的病例需要同时进行尿道成形术。

阴茎皮肤是引起阴茎弯曲或扭转的原因之一。部分阴茎弯曲的病例通过阴茎皮肤脱套、仔细分离阴茎皮肤与尿道、松解腹侧过紧的阴茎皮肤及浅筋膜即可伸直阴茎。

对于阴茎脱套后仍弯曲的病例,则需要采用白膜折叠、Heineke-Mikulicz 术、阴茎全长分解术、真皮或游离鞘膜等缺损补片技术等矫正阴茎弯曲。白膜折叠已作为目前矫正阴茎弯曲的流行术式。将阴茎脱套后,将神经血管束从阴茎海绵体两侧游离。于阴茎弯曲最大弧度处纵向切开白膜,切口两端缝合,缩短一侧过长的阴茎体,从而纠正了对侧阴茎弯曲。有报道采用在阴茎最大弯曲处对侧(凸面)正中线上用多重平行折叠的方法纠治阴茎弯曲,无须游离神经血管束,便于缝合。另外,将阴茎过长一侧(凸面)纵向切除一块椭圆形白膜,横向缝合(Nesbit 术);或将阴茎过短一侧白膜做数个横切口纵向缝合,延长凹面(Heineke-Mikulicz术),也可达到阴茎弯曲纠治的目的。白膜折叠或 Nesbit 术往往会牺牲一部分阴茎长度,不适于阴茎弯曲严重且短小的病例。当这类病例切除凹面白膜后缺损较大时,往往需要用真皮(多采用无毛的腹股沟区)或游离鞘膜作为补片,使阴茎得到最大程度地伸直。

(2)尿道成形术

1)新尿道成形材料:在进行尿道下裂修补时,许多基本的原则和技术是成功的尿道成形术的保证。其中之一是术语组织转移,这意味组织移动的目的是为了重建。尿道成形术往往需要应用邻近组织、局部组织皮瓣以及从生殖器或生殖器外来源的组织移植物等作为新尿道的构成材料。

①邻近组织:新尿道可以通过尿道下裂开口和(或)尿道成形术经过部位的周围组织来重建。应用邻近组织重建新尿道的方法在所有的尿道成形手术中风险和技术难度都是最小的。MAPGI、Thiersch-Duplay、Snodgrass(TIP)尿道成形术是采用该项技术的代表。

②局部组织皮瓣:邻近组织无法满足新尿道成形所需材料时,可以通过局部组织皮瓣进行修补。皮瓣是指使用的组织联同供应血管一起作为移植单位,往往称作带(血管)蒂皮瓣。

用于尿道重建的局部组织皮瓣要求薄层、无毛,并可按需求进行剪裁。Mathieu 尿道成形术应用的是尿道口基底皮瓣,是冠状沟及冠状沟下型尿道下裂治疗中最常使用的局部组织皮瓣术式之一。Onlay 术、Koyanagi 术与 Duckett 术应用的也是包括包皮内板、阴囊中缝皮瓣等局部组织皮瓣。

③游离移植物:移植是指组织从一个部位切下并转移到移植的宿主床上,由宿主床提供良

好的血供,使移植物与宿主床通过吸收与结合实现成功种植。对所有的游离移植物而言,一个好的血管生成受体部位对于移植物的生存是很重要的。移植初期依靠从附近的移植宿主床扩散来的营养物质进入移植物,这个吸收过程需要 48 小时,接着形成新的永久性移植物血管,称之为结合,这一过程也需要 48 小时。单独或联合应用游离移植物,包括游离皮肤、膀胱黏膜、口腔黏膜(唇黏膜、颊黏膜)等,已被用于修复近段尿道下裂。

2)新尿道覆盖材料:新尿道表膜覆盖第二层组织可大大减少尿道皮肤瘘的发生,这层组织可以是各种带血供的筋膜,包皮下筋膜是理想的覆盖组织。阴囊肉膜可作为近段型尿道下裂中新尿道的覆盖材料。另外,尿道板两侧海绵体表膜的筋膜组织也可用于新尿道的覆盖。

3)尿道成形术原则:对于尿道下裂个体而言,需要对患儿自然尿道开口位置、阴茎大小、弯曲程度、尿道板的性状、可用的新尿道成形材料等特性进行综合评估。有时,为了获得健康、发育良好的组织,必须切除部分尿道下裂开口周围的尿道组织和皮肤。

尿道板应先予保留,而后进行阴茎体皮肤脱套。脱套后阴茎弯曲的评价和处理可能是尿道下裂修复中最重要的一个步骤,部分尿道下裂病例的阴茎弯曲是非常严重的,其中尿道板是造成阴茎弯曲的主要原因,这种情况下,必须离断尿道板以完全伸直阴茎。此后进行尿道成形术时,根据尿道下裂开口的位置选择合适的术式。首先考虑应用血供好的邻近组织,其次考虑使用局部组织皮瓣,游离移植物是最后的选择,有时需要联合应用上述几种材料。

4)尿道成形术常用方法:目前尿道下裂手术还没有一种全面通用的技术,尿道下裂个体差异导致选择的治疗方案也因人而异,而术式的选择往往根据手术医师的个人喜好或对某项技术的掌握程度以及对个体的评价而定。

①Ⅰ期尿道成形术:龟头型尿道下裂可进行改良的尿道口前移龟头成形术(MAGPI)。切开背侧尿道板三角形组织以前移背侧尿道口,并缝合于新的顶点。在近尿道口处腹侧皮肤做一马蹄形切口,龟头处切口加深,将腹侧皮瓣游离,松解腹侧尿道口。将该皮瓣向远端牵引,通过水平褥式缝合使龟头接近成形,将龟头表层再次间断缝合进一步关闭龟头。皮瓣修整后缝合成形腹侧尿道口,修整、缝合包皮。

伴有轻微阴茎弯曲的阴茎中段或远段型尿道下裂,如尿道板宽裕,可以直接应用 Duplay 尿道板卷管尿道成形术,或应用 Snodgrass 尿道板纵切卷管尿道成形术。

对于无法进行 Duplay 或 Snodgrass 手术纠治的尿道下裂,短段缺损者可应用 Mathieu 术,或应用 Onlay、Duckett 或 Koyanagi 术,术中应保证皮瓣的血供,并将皮瓣无张力与尿道板吻合或自卷形成新尿道。

②分期尿道成形术:大多数尿道下裂可一期手术纠治。对于严重的阴囊或会阴型尿道下裂、严重弯曲的阴茎等,分期修复操作简单,是尿道下裂手术纠治不错的选择。第一期先纠正阴茎弯曲,并将健康皮肤转至阴茎腹侧留用作为在二期形成新尿道的材料。二期重建尿道手术一般在 6 个月后进行,多可应用阴茎腹侧皮肤围绕导尿管自卷成管状,形成新尿道(Duplay 术)。

3.并发症及相应处理

尿道下裂修复的并发症包括出血和血肿、尿道口狭窄、尿道狭窄、尿道皮肤瘘、尿道憩室、愈合不良以及修复失败等。除由于出血、感染或清创需要立即手术探查外,通常出现并发症后的再手术应至少在 6 个月后。

（1）出血和血肿：出血是尿道下裂最常见的并发症。如发生连续渗血，可能需要应用加压敷料；如严重的术后出血可能需要立即探查以明确出院原因并加以治疗。血肿可能是持续出血造成的结果，如果血肿进行性增大，应进行手术探查。血肿形成后轻则可能影响外观，重则可引起伤口裂开。

（2）尿道开口狭窄：是由于技术原因引起的最常见并发症，多由成形的新尿道口太窄或阴茎头成形术时牵拉过紧造成。轻度的尿道口狭窄通过尿道扩张或尿道口切开术大多可以纠正，少数需要再进行尿道口成形。

（3）尿道狭窄：尿道狭窄（除外尿道口狭窄）是近段尿道下裂成形术后的主要并发症，尿道狭窄多发生于 Duckett 等新尿道皮管化后的近端吻合口处。对于短段环形尿道狭窄可尝试微创方法，如经内镜下尿道冷刀尿道切开术。然而尿道切开的成功率仅 50% 左右，对于尿道切开后仍狭窄或广泛、严重的狭窄往往建议进行尿道造瘘术先解决排尿困难的问题，而后择期进行尿道成形术。

（4）尿道皮肤瘘：尿道皮肤瘘的发现者多为患儿的父母或看护人。尿瘘可能是由于远端尿道或尿道口狭窄，或尿道成形时新尿道上皮外翻生长，局部组织失活或吻合口缺血等造成血肿、感染。许多报道肯定了新尿道表面的筋膜覆盖可以明显减少尿瘘的发生。尿瘘修复时应去除周围不健康组织，保证修复无张力，并在修复表面覆盖筋膜。对于缺损较大或局部多发尿瘘的病例，需要按尿道成形处理。

（5）尿道憩室：很少发生，往往与尿道远端的狭窄或尿道口的狭窄有关。皮瓣裁剪不合适造成新尿道管径不一致或新尿道腹侧壁缺乏足够支持也可导致尿道憩室。手术修复包括切除憩室，修补尿道，使尿道口径恢复一致，并于修复尿道表面加盖筋膜。

（6）阴茎弯曲复发：是单纯或合并尿道下裂的阴茎弯曲术后的一个后期并发症，往往在青春期前或青春期被发现。其发生可能与重建尿道的纤维化、阴茎不对称有关或二者兼而有之。如弯曲明显，影响外观与性生活，则需要再次进行阴茎弯曲矫治。

（7）感染：不是尿道下裂手术常见的并发症。当怀疑存在感染时，应进行培养、切开、引流和清创，并应合理使用抗生素治疗。严重的感染可引起伤口完全裂开。

（8）闭塞性干燥性龟头炎：是一种不知道原因的慢性炎症过程，可自发引起或发生于小的创伤或阴茎手术（包皮环切或尿道下裂手术）。闭塞性干燥性龟头炎较少见，有报道 8 例已经病理证实为闭塞性干燥性龟头炎的病例，其中 7 例是在初次尿道下裂术后 1～8 年出现排尿困难、尿道口狭窄或新尿道的狭窄。这类病例建议使用膀胱或口腔黏膜等游离移植物进行修复。

（9）尿道下裂残废：是指经历多次尿道下裂修补手术仍未成功，造成明显严重的阴茎畸形的病例。这些病例出现的并发症很复杂，往往产生大量瘢痕或组织坏死，修复很困难，膀胱黏膜、口腔黏膜（唇黏膜、颊黏膜）、游离全层网眼移植皮片和鞘膜等游离移植物往往是修复尿道下裂残废的最后手段。

参 考 文 献

1.陈孝平,汪建平.外科学.北京:人民卫生出版社,2013

2.赵玉沛,陈孝平.外科学.北京:人民卫生出版社,2015

3.王彬.外科与普通外科诊疗常规.北京:中国医药科技出版社,2013

4.赵玉沛,姜洪池.普通外科学.北京:人民卫生出版社,2014

5.邢华.现代临床普通外科学.河北:河北科学技术出版社,2013

6.孙维佳.普通外科学住院医师手册.北京:科技文献出版社,2009

7.周良辅.现代神经外科.上海:复旦大学出版社,2015

8.王忠诚,张玉琪.王忠诚神经外科学.湖北:湖北科学技术出版社,2015

9.房林,陈磊,黄毅祥.甲状腺疾病外科学.北京:军事医学科学出版社,2015

10.唐中华,李允山.现代乳腺甲状腺外科学.湖南:湖南科技出版社,2011

11.姜军.现代乳腺外科学.北京:人民卫生出版社,2014

12.黄焰,张保宁.乳腺肿瘤实用外科学.北京:人民军医出版社,2015

13.胡盛寿.胸心外科学.北京:人民卫生出版社,2014

14.王春生.胸心外科手术彩色图解.江苏:江苏科学技术出版社,2013

15.姜宗来.胸心外科临床解剖学.山东:山东科学技术出版社,2010

16.魏于全,赫捷.肿瘤学.北京:人民卫生出版社,2015

17.赫捷.临床肿瘤学.北京:人民卫生出版社,2016

18.万德森.临床肿瘤学.北京:科学出版社,2016

19.刘宝林,金中奎.胃肠外科诊疗与风险防范.北京:人民军医出版社,2011

20.苏忠学,吴亚光.实用肝胆外科学.北京:世界图书出版公司,2012

21.朱继业.肝胆外科手术技巧.北京:人民军医出版社,2011

22.何蕾,张文智.肝胆外科重症监护手册.北京:人民军医出版社,2012

23.杨勇.泌尿外科学.北京:人民卫生出版社,2008

24.郭震华.实用泌尿外科学(第2版).北京:人民卫生出版社,2013

25.(美)伯洛克 等著,郝希山 主译.现代肿瘤外科治疗学.北京:人民卫生出版社,2011

26.戴显伟.肝胆胰肿瘤外科.北京:人民卫生出版社,2013

27.公茂琪,蒋协远.创伤骨科.北京:中国医药科技出版社,2013